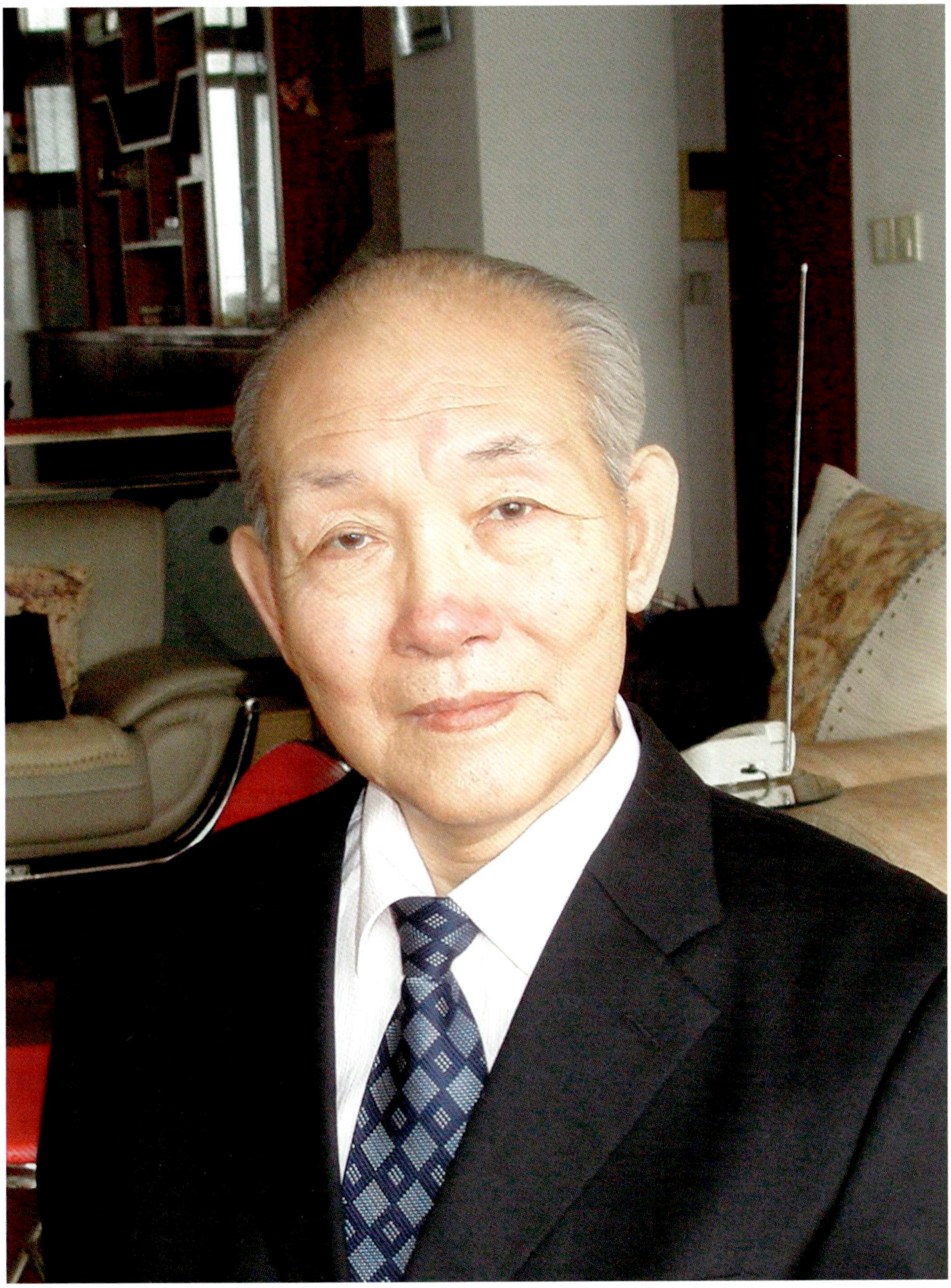

王德光先生近照

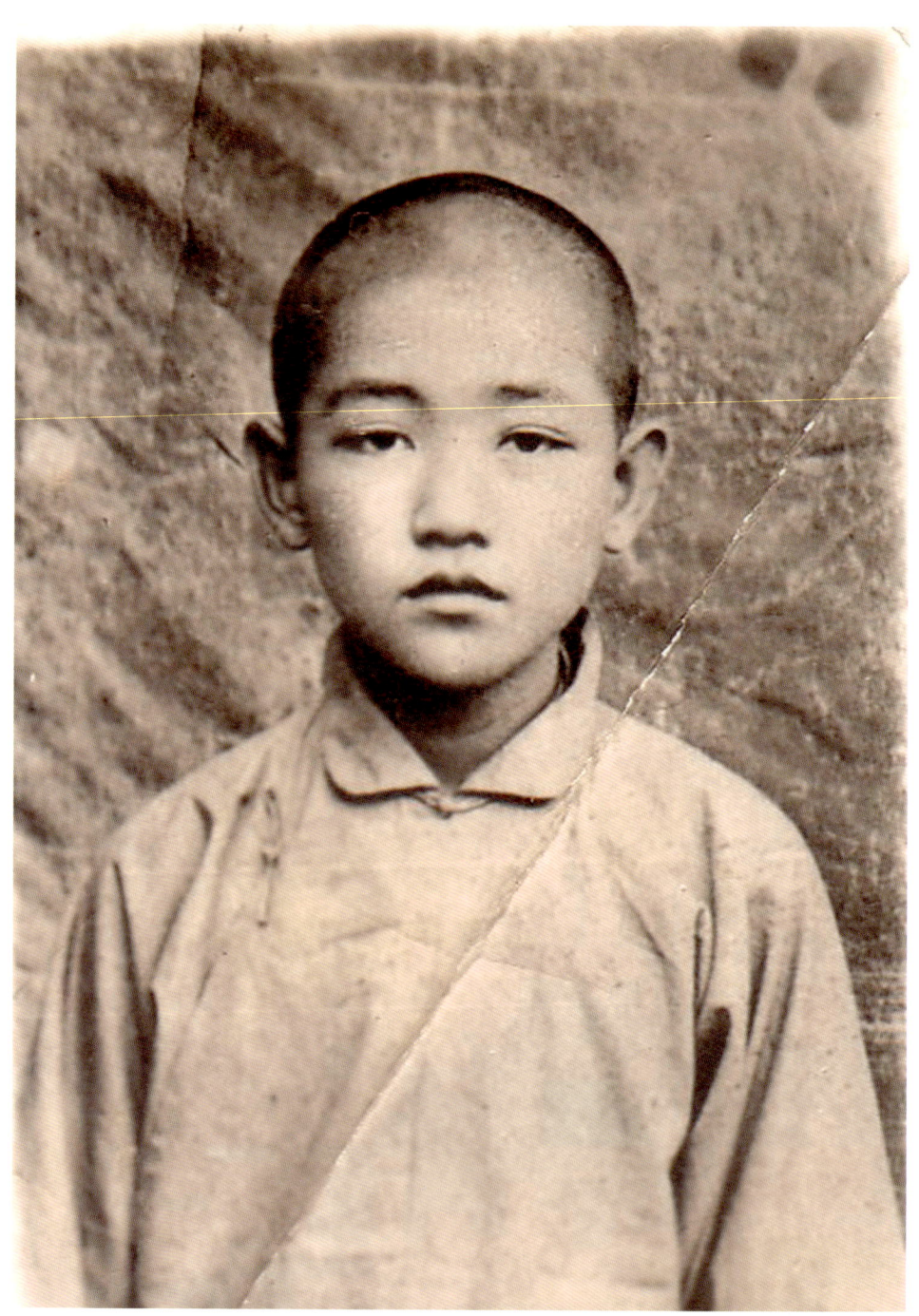

少年时期的王德光(1936年)

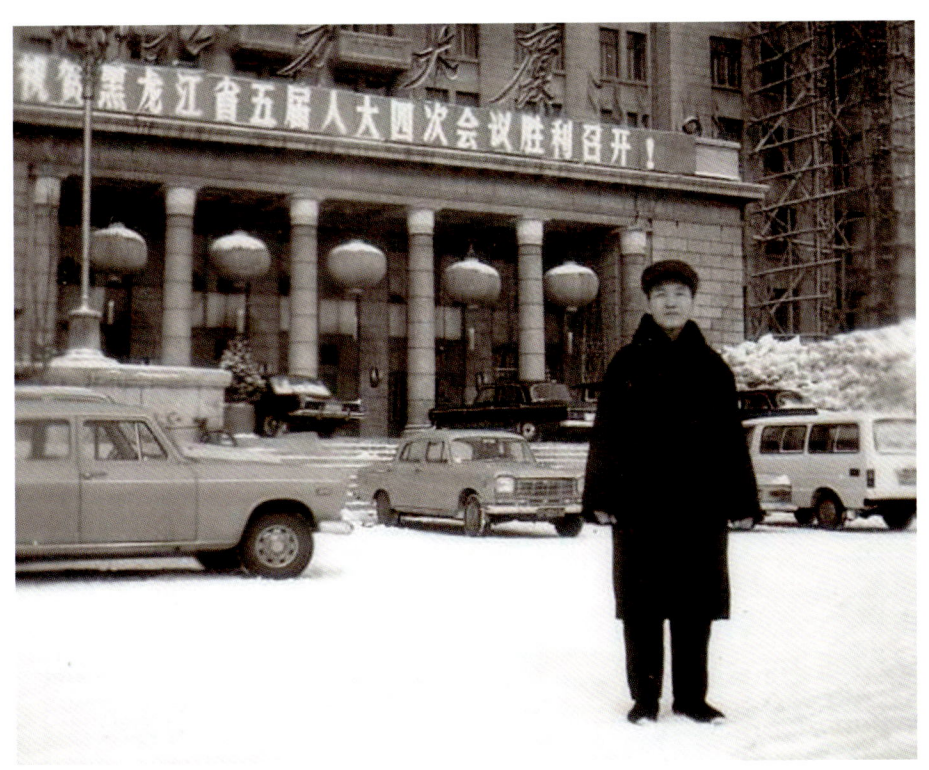

王德光先生参加黑龙江省人民代表大会(1978年)

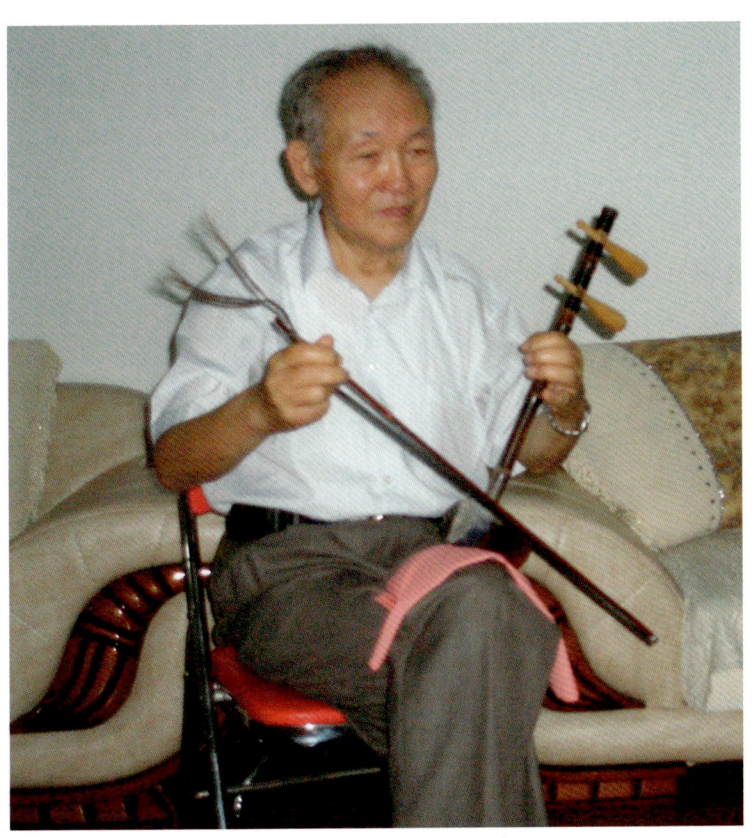

王德光先生操琴自娱

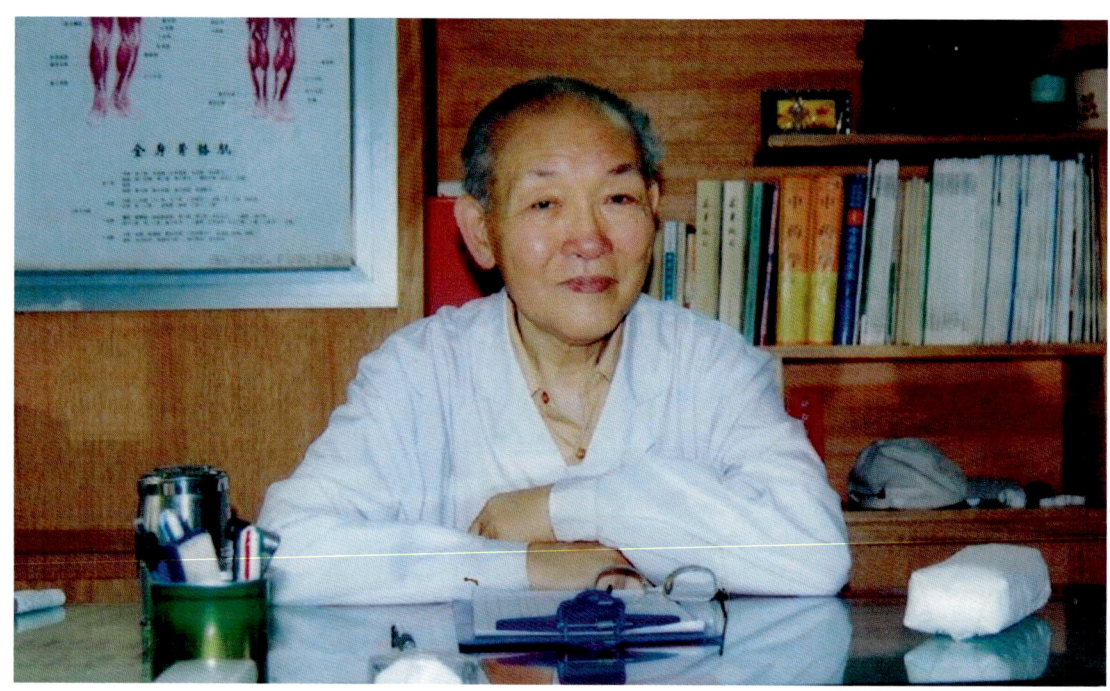

王德光先生在诊室

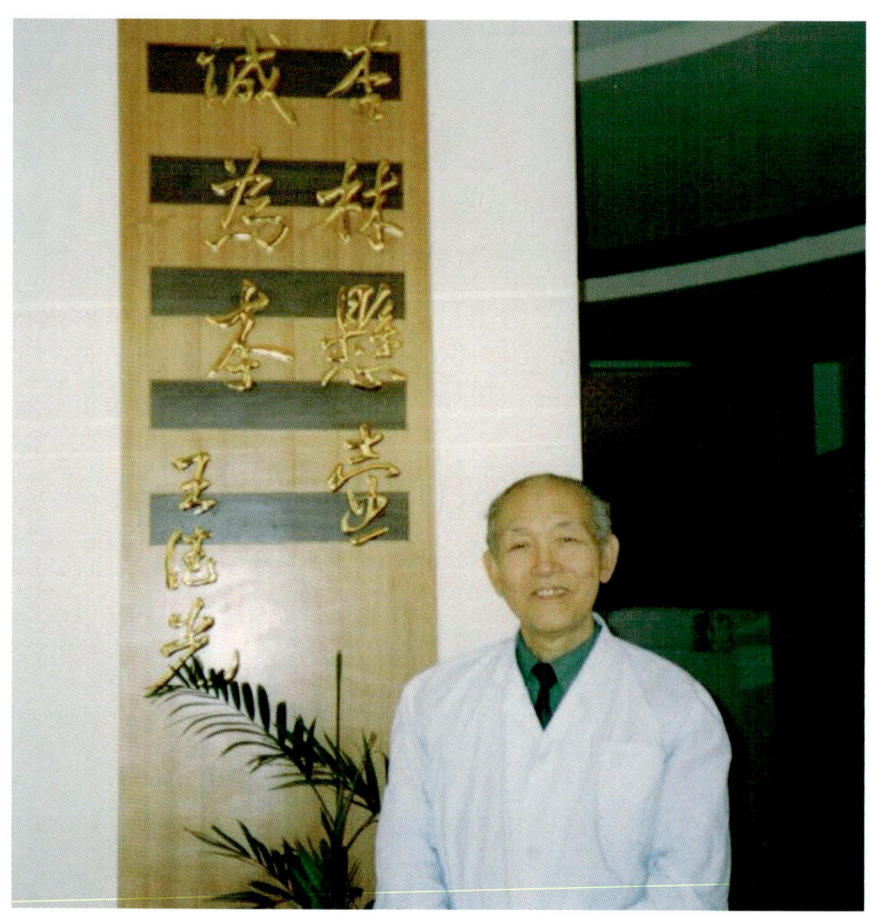

杏林悬壶,精诚为本

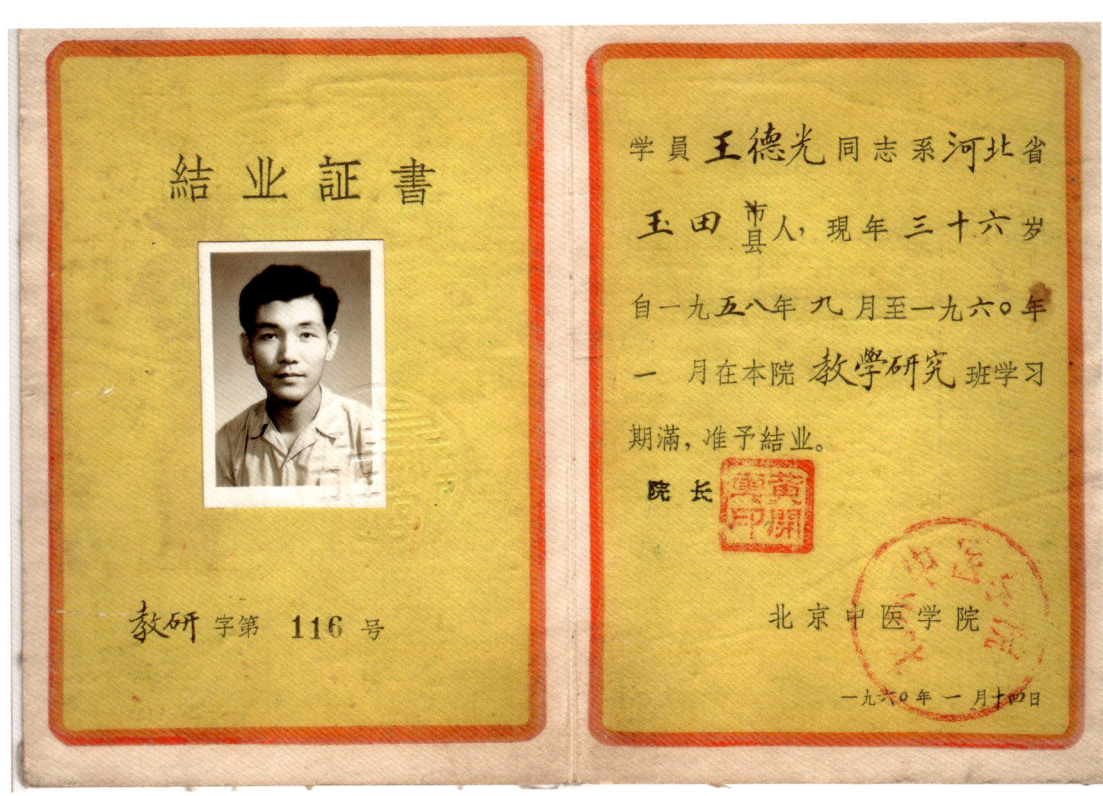

北京中医学院（现北京中医药大学）教研班结业证书(1960年)

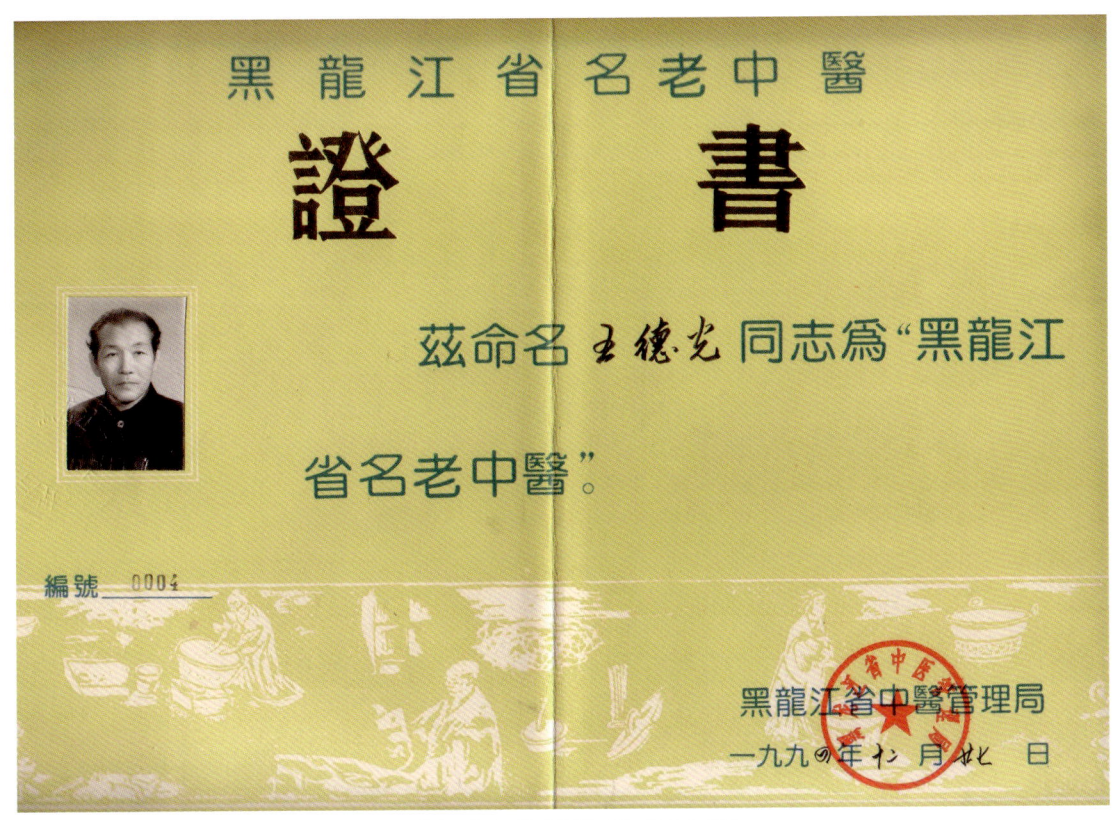

黑龙江省名老中医证书(1994年)

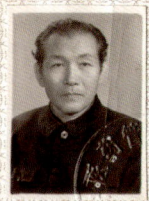

全国继承老中医药专家学术经验指导老师证书(1994年)

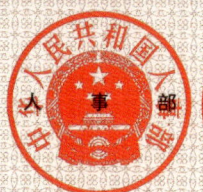
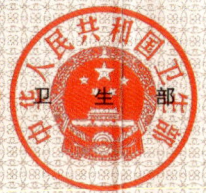
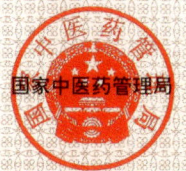

《汉方治疗百话》日译汉手稿

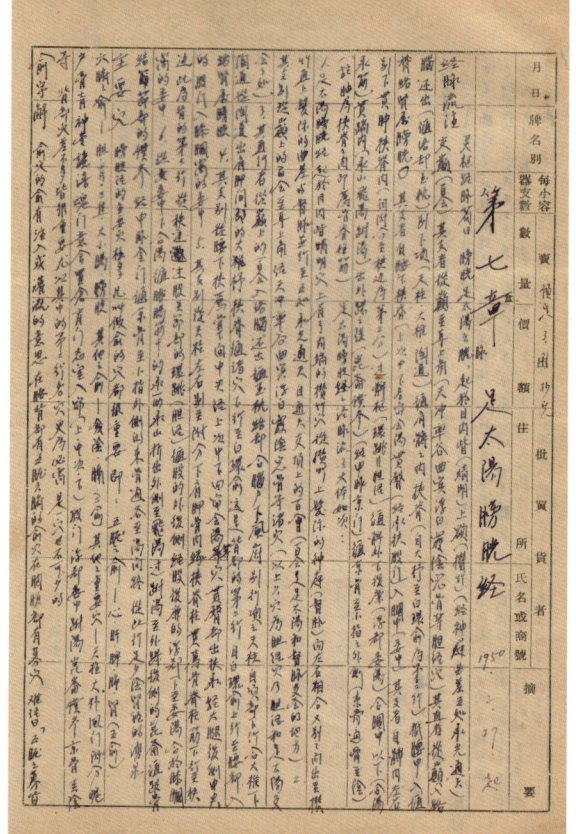

《针灸治疗基础学》日译汉手稿

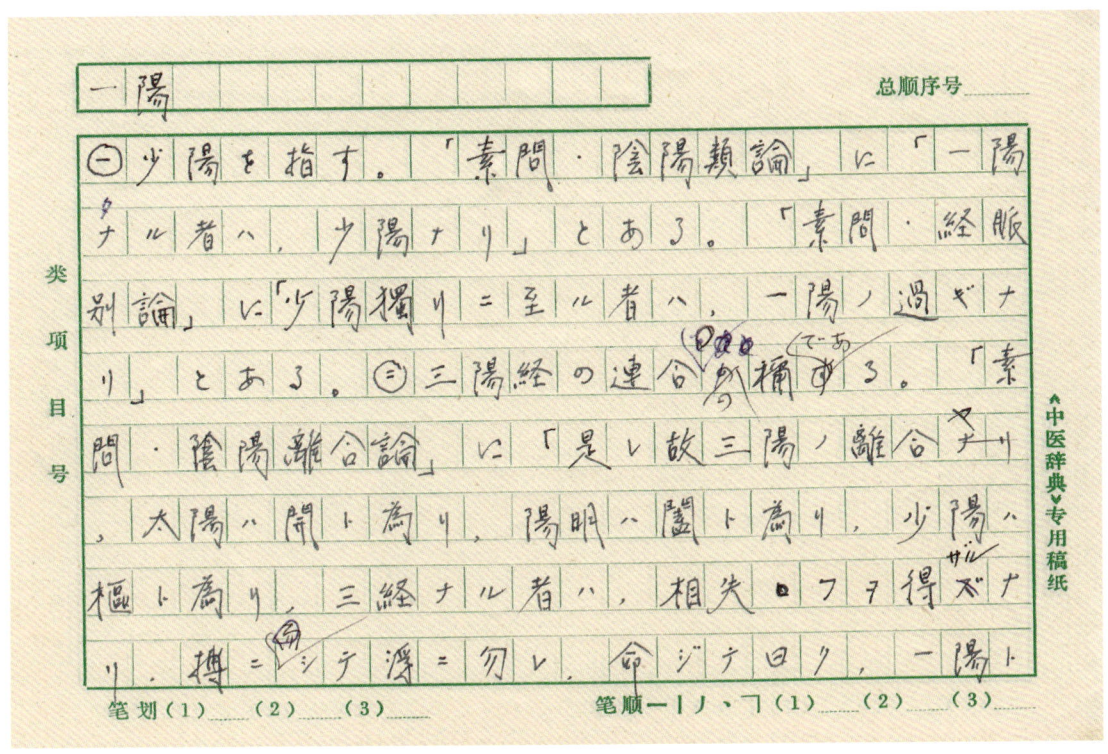

《中医大辞典·基础理论分册》汉译日部分手稿

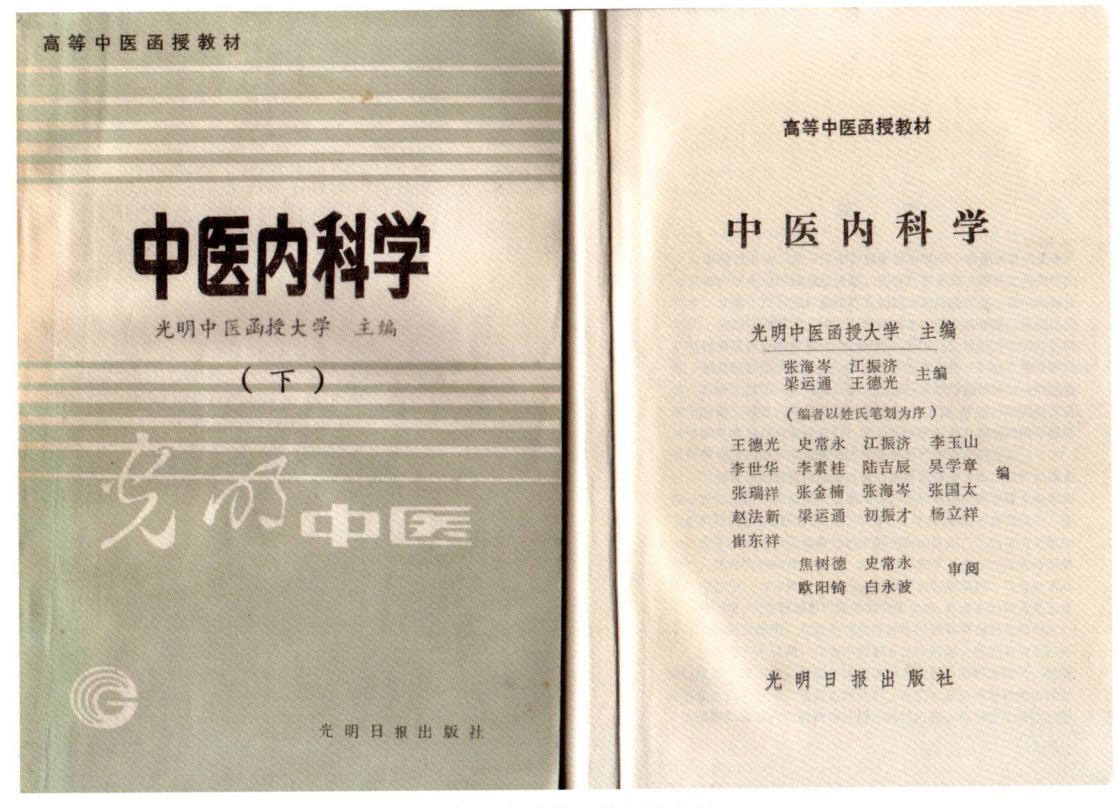

《中医内科学》封面及内封

龙江医派丛书

姜德友　常存库　总主编

王德光学术经验集

王克勤　主编

科学出版社

北京

内 容 简 介

龙江医派是在黑龙江省特有的地域环境和文化背景下，在动荡不安、不断更迭的历史条件下，相互碰撞争鸣、撷取交融，所形成的风格独特、蕴育了北寒地区中医药防治疾病的优势与特色、在我国北方地区新崛起的医学流派。《龙江医派丛书》全面、系统地搜集整理了有关龙江医派诸位医家学术思想和临床经验的珍贵文献资料，而且利用现代研究方法对其进行了深入的分析、研究和提炼。

本书整理汇集了我国现代著名中医学家王德光教授的著作、医论、医话、医案等，分为医事传略、学术思想、著作撷粹、论文集锦、临床经验、医案汇编六个部分，系统总结了王德光教授的学术思想和临床经验。

本书可供中医药研究及临床工作者，中医院校学生及广大中医爱好者阅读、参考。

图书在版编目（CIP）数据

王德光学术经验集／王克勤主编.—北京：科学出版社，2014.8
（龙江医派丛书／姜德友，常存库总主编）
ISBN 978-7-03-041635-3

Ⅰ．王… Ⅱ．王… Ⅲ．中医学-临床医学-经验-中国-现代 Ⅳ．R249.7

中国版本图书馆 CIP 数据核字（2014）第190340号

责任编辑：鲍　燕　陈　伟／责任校对：张怡君
责任印制：赵　博／封面设计：范璧合

版权所有，违者必究。未经本社许可，数字图书馆不得使用

科学出版社 出版
北京东黄城根北街16号
邮政编码：100717
http://www.sciencep.com
北京中石油彩色印刷有限责任公司印刷
科学出版社发行　各地新华书店经销
*
2014年8月第 一 版　开本：787×1092　1/16
2025年1月第四次印刷　印张：25 1/4　彩插：4
字数：599 000
定价：108.00元
（如有印装质量问题，我社负责调换）

《龙江医派丛书》组委会

总 顾 问	张琪　袁纲　索天仁　田文媛
主 任 委 员	李大宁　王国才
副主任委员	陈亚平　姚凤祯　黄友　柳鸣　于黎明
委　　　员	（按姓氏笔画排序）

王立军　王学军　王春雷　王晓鹏　王爱萍
左　军　曲　峰　曲敬来　刘世斌　关立峰
孙　莹　孙　斌　孙志彬　孙茂峰　运　峰
李丽雅　李建民　杨　波　杨天悦　邱文兴
张晓峰　陈　光　陈　宏　陈　晶　陈冬梅
陈祖仁　武朋蓊　赵海滨　徐　峰　徐国亭
高志刚　郭加利　郭志江　梁　华　蒋希成
靳万庆　廖佳音　翟　煜

《龙江医派丛书》学术委员会

主 任 委 员	匡海学
副主任委员	程伟　王喜军　田振坤　李冀　孙忠人
委　　　员	（按姓氏笔画排序）

于福年　王　顺　王有鹏　王雪华　李永吉
李廷利　李显筑　李敬孝　杨天仁　杨炳友
佟子林　邹　伟　汪少开　张佩青　周亚滨
周忠光　段光达　段富津　都晓伟　徐　巍
高　雪　唐　强　阎雪莹　谢　宁

《龙江医派丛书》总编委会

总 主 编 姜德友 常存库

编　　委（按姓氏笔画排序）

马龙侨	马伯艳	王　历	王　宇	王　兵
王　非	王　瑶	王　磊	王东岩	王芝兰
王远红	太　鑫	田旭生	白玉宾	丛慧芳
冯　军	冯晓玲	吕姵瑶	朱　峰	乔　羽
任为民	刘　明	刘　征	刘华生	刘春红
刘晓晶	刘雅芳	孙　洋	李　军	李凤莲
李文英	李阳光	李富震	杨云松	吴文刚
邱海丽	冷德生	宋立群	张　茗	张　浩
张友堂	张宗利	张海丽	张福利	陈　飞
陈岩波	陈宝忠	林　静	林晓峰	罗庆东
周雪明	郑　杨	郎笑飞	赵文静	赵春森
赵桂新	柳成刚	段永富	姜雪岩	姚　丽
姚素媛	高长玉	高恩宇	郭伟光	桑希生
黄鹏展	常佳怡	常惟智	常滨毓	符　强
隋博文	韩凤娟	韩彦华	韩洁茹	鲁美君
谢晶日	解　颖	裴　丽		

学术秘书 李富震

《龙江医派丛书·王德光学术经验集》编委会

主　　编　王克勤
副 主 编　王孝莹　吕　波　郑庆瑞
编　　委　(以姓氏笔画为序)
　　　　　于会游　王永红　王孝坤　王孝莹
　　　　　王克勤　王国红　王碧莹　吕　波
　　　　　刘新平　杨桂森　汪少开　郑庆瑞
　　　　　赵铭宇　高鸿翼　崔振儒
主　　审　王学军　陈祖仁

总　序

中医药学源远流长。薪火相传，流派纷呈，是中医药学的一大特色，也是中医药学术思想和临床经验传承创新的主要形式。在数千年漫长的发展过程中，涌现出了一大批的著名医家，形成了不同的医学流派，他们在学术争鸣中互相渗透、发展、融合，最终形成了中医药学"一源多流"的学术特点及文化特色。

开展中医药学术流派的研究，进一步挖掘和揭示各医学流派形成和发展的历史规律，不仅仅是为了评价流派在中医药传承和发展中的作用及历史地位，更为重要的是以史为鉴，古为今用，不断丰富中医药学术理论体系，从而推动当代中医药学研究的创新和发展，促进中医药事业的繁荣与发展。

黑龙江地处祖国北疆边陲，白山黑水之畔，与俄罗斯、日本、韩国都有密切交往，具有独特地域地理气候特点及历史文化底蕴。通过一代代中医药人的不懈努力，在龙江大地上已逐渐形成了以高仲山、马骥、韩百灵、张琪四大名医为首的黑龙江名中医群体，他们在黑龙江省特有的地域环境和文化背景下，在动荡不安、不断更迭的历史条件下，相互碰撞争鸣撷取交融，以临床实践为重点的内科、外科、妇科、儿科、五官科、骨伤科、针灸科等，协同发展，各成体系，学术经验多有特点，并有论著传世，形成了风格独特的"龙江医派"，蕴育了北寒地区中医药防治疾病的优势与特色，成为我国北方地区新崛起的医学流派。

当今，"龙江医派"已融汇成为区域中医学术传承创新的精华，筑建起黑龙江中医学术探讨的平台，成为黑龙江中医事业发展和人才培养的内生动力。中医龙江学派的系统研究将为学派的学术内涵建设提供良好环境，为黑龙江中医文化品牌和地域社会文化的优势形成做出卓越贡献。

《龙江医派丛书》不仅全面、系统地搜集整理了有关"龙江医派"的珍贵文献资料，而且利用现代研究方法对其进行了深入的分析、研究和提炼。"龙江医派"反映了近百年来中医药不畏艰苦、自强不息、不断发展壮大的奋斗历程，为中医药学的理论研究和创新实践提供了坚实的学术基础。相信本丛书的出版，对于继承和发扬"龙江医派"名老中医学术思想和临床经验，激励中医药新生力量成长有着重要的教育意义，亦将对推动黑龙江中医药学术进步与事业发展产生积极、深远的影响。同时，对全国中医药学术流派的挖掘、整理、研究也有重要的启迪，更期盼同道能将丛书所辑各位名家临床经验和学术思想综合剖析，凝炼特点，彰显"龙江医派"所独具的优势和特色。谨致数语为之序。

中　国　工　程　院　院士
中国中医科学院　院长
天津中医药大学　校长

2012 年春日

总 前 言

中国地大物博，传统文化源远流长，中医学就是在中国的自然和人文环境中发育成长起来的。由于自然和人文条件的差异，中医学在其发生发展过程中就必然地形成了地方特色，由此便出现了林林总总的地方流派。龙江医派是近现代我国北疆新崛起的中医学术流派，是黑龙江省独特的历史、文化、经济、地理、气候等诸多因素作用逐渐形成的，是在黑龙江这块白山黑水中、在黑土文化历史背景下孕育生长起来的，有鲜明的地域文化特色。以高仲山、马骥、韩百灵、张琪四大名医为代表的新时代黑龙江名中医群体，凸显了对北方地区疾病防治中的优势。特别在其百余年的发展过程中，龙江医派医家群体不断创新，薪火相传，形成了鲜明的学术特色和临证风格。龙江医派体现了中医学术流派必须具备的地域性、学术性、继承性、辐射性、群体性等特点，有自身的贡献和价值。总结龙江医派的学术经验和成就，使龙江医派跻身于全国各医学流派之林，是龙江中医界应该承担起来的使命，它对促进龙江中医的进步，发展全国的中医事业都有重要意义。

1 龙江医派之源起

黑龙江地处白山黑水，气候条件恶劣艰苦，在古代是生活艰难之地，因此文化开发较中原和南方各省要晚，中医学的发育成长自然也晚。但是如仔细寻觅，还是能理清龙江中医流派的发育成长脉络的。

1.1 龙江中医的孕育

有了人类就有了医疗保健活动。据史料记载，旧石器时代晚期，黑龙江流域就有了中华民族先人的生息活动，西汉时黑龙江各民族就已经处于中央管辖之下。经历代王朝兴衰、地方民族政权的演替，黑龙江地区逐步发展为多民族聚居的省份。

黑龙江是多民族聚居的区域，有丰富的地方物产，其中就有大量的地产药材。在漫长的历史过程中，各族人民利用地产药物和不同的民族文化，积累了特色鲜明的医药经验和知识，形成了满医、蒙医、朝鲜医、中医等不同的民族医学，还有赫哲、鄂伦春等特殊的民族医药经验和知识。黑龙江的中医学在历史上不可避免地吸收了各方面的医药知识和经验，如此就使龙江医派的学术中融汇了地方和民族医药因素，逐步形成了地方医学流派的内涵和风格。

在漫长的古代，黑龙江区域的医疗主要是少数民族医药内容。汉民族的中医学基本是从唐宋以来逐步兴盛起来的。唐代时渤海国接受唐王朝册封后，多次派遣人员赴唐学习中原文化，中原文化大规模输入北方渤海国。这样的反复交流活动，促使黑龙江的中医学术逐步积累起来。金代女真人攻陷北宋汴梁，掳中原人十余万，其中就有大批医药人员，包括太医局医官。除此外还有大量的医药典籍和医药器具，这极大地促进了中医药在黑龙江的传播和发展。

到了清代，随着移民、经商、开矿、设立边防驿站、流放犯人等活动，中医药大量进入黑龙江，专业从事人员日益增多，中医药事业随之发展起来并逐渐形成了阵容和规模。

1.2 龙江医派的初形

由于民族因素和地方疾病谱以及地方药物等物质文化原因，黑龙江的中医在其学术思想和理论以及临床经验、风格等形成过程中，也就不可避免地会孕育出独到的内涵和特色。

黑龙江的中医药学经过了漫长的孕育，吸收了多民族的医药成分，积累了较丰富的内涵，到清末和民国初期，初步形成了龙江医派的格局。当时的黑龙江中医有六个支系，分别为龙沙系、松滨系、呼兰系、汇通系、三大山系和宁古塔系。

龙沙系的主流是由唐宋以来至明清的中原医药辗转传承而来的，渊源深远，文化和经验基础雄厚。他们自标儒医，重医德，讲气节，放任不羁，注重文化修养，习医者必先修四书五经以立道德文章之本，然后才研读《内经》《伤寒论》等医药典籍。临证多用经方，用药轻，辨证细腻。1742年（清乾隆七年），杭州旗人华熙被流放齐齐哈尔，在此地行医，其对天花、麻疹患儿救治尤多。1775年（清乾隆四十年），吕留良的子孙发遣到齐齐哈尔，有多人行医，最有名望者为吕留良的四世孙吕景瑞。1807年（清嘉庆十二年），晋商武诩从中原到黑龙江带来药物贸易，该人擅针灸并施药济人。文献记载他曾把药物投入井中治疗了很多时疫病人。此系医风延及黑龙江的嫩江、讷河、克山、望奎一带。

松滨系起于黑龙江的巴彦县，因沿松花江滨流传而得名。该派系医家多以明代医书《寿世保元》《万病回春》为传承教本，用药多以平补为主，少有急攻峻补之品。理论上讲求体质禀赋，临证上重视保元固本。应用药物多以地产的人参、黄芪、五味子等为主，治疗以调养为主要方法。

呼兰系世人多称为"金鉴派"，源于光绪年间秀才王明武叔侄于1921年（民国十年）所创之"中医学社"。该社讲学授徒专重《医宗金鉴》，并辅之以明清医书《内经知要》《本草备要》《温病条辨》，依此四种医书为基础授业。此派医家用药简洁精炼，擅长时方，治热性病经验丰富。此医系门人数百，分布于黑龙江的哈尔滨、绥化、阿城、呼兰一带。

汇通系以阎德润为代表。阎德润先生1927年留学日本东北帝国大学，1929

年夏获医学博士学位,1938年至1940年任哈尔滨医科大学校长兼教授。先生虽习西医,但是热爱中医,并著有中医专著《伤寒论注释》等。他是近代西医界唯一以肯定态度研究中医而成就卓著者。其授课时除讲解生理、解剖等西医知识外,还研究中医名著,主张中西医汇通,见解独到,是黑龙江近现代中西医汇通派的优秀代表人物。

三大山系属走方铃医性质,串雅于东北各地区。据说此派系王氏等三人以医艺会友而结派,为此派的开山祖师,三人姓名中都有"山"字,故又名为"三大山派"。哈尔滨道外北五道街有"王麻子药店",以王麻子膏药著称,此即为三大山派人物之一。同派人物流落到此,可管吃管住,但是临别时须献一治病绝技,以此作为交流,增长提高治病技艺。该派偏重奇方妙法,忽视医理探究,除惯用外用膏药外,多习针灸之术,而针灸又以刺络泄血手法称绝。

宁古塔系在今宁安县一带,古为渤海国,此系军医官较多。1664年(清顺治十二年),流徙宁古塔的周长卿擅长医术,为居民治病,是宁古塔中医的创始人。1822年(清道光二年),宁古塔副都统衙门有从九品医官杜奇源,1824年(清道光四年),副都统衙门有从九品医官刘永祥行医治病,衙门不给俸禄,只给药资银每月12两。1862年(清同治元年),宁古塔民间中医有李瑞昌,擅长内科。1875年(清光绪元年),宁古塔有医官刘克明行医治病。1880年(清光绪六年),有练军退役军医黄维瑶,持将军衙门的带龙旗的执照在宁古塔城设四居堂诊所。此时城里还有专治黑红伤的中医刘少男、串乡游医李芝兰。1880年(清光绪六年)吴大澂来宁安,次年设立种痘局预防天花。据1911年(清宣统三年)统计,宁古塔有中医内科医生19人,外科医生4人,妇科医生2人,儿科医生3人,喉科医生2人,眼科医生1人,齿科医生1人。宁古塔一地,中医已形成了人才比较全面的群体。

1.3 龙江医派的发展壮大

从民国初年以降,龙江医派逐步发展壮大。一代名医高仲山可谓龙江医派发展壮大的关键人物。他积极组织学术团体,筹办中医教育,培养了一大批龙江中医俊才,是他整合和凝聚了龙江中医的各个支系,组织领导并推动了龙江医派在现代的进步。其时虽无龙江医派之名,但却具备了龙江医派之实。

高仲山,1910年生于吉林省吉林市,祖辈均为当地名医。高仲山幼读私塾,1924年于新式教育的毓文中学毕业,后随父学医。1926年为深造医学,他远赴沪上,求学于上海中国医学院,有幸接触了一批沪上名医如秦伯未、陆渊雷等,传承了孟河医派的学术思想。

1931年毕业并获得医学学士学位,同年来到黑龙江省哈尔滨开业行医。1932年他在哈尔滨开办"成德堂"门诊,不久便名声远扬。同时自编讲义开展早期中医函授教育。1941年创办"哈尔滨汉医学讲习会",培养了500余名高水平的中医人才,后来成为龙江医派的中坚力量。1955年高仲山先生被国务院任命为黑龙江省卫生厅副厅长,负责中医工作。此时期他四处访贤,组织中医力量,先后创办了哈尔滨中医进修学校、黑龙江省中医进修学校、牡丹江卫生学校、黑龙江省中医学校、黑龙江省卫生干部进修学院。1959年在原黑龙江省卫生干部进修学院基础上创建了黑龙江中医学院,标志了黑龙江省高等中医教育的开始。

1934年高仲山先生就组建中医学术团体,集中了黑龙江的中医有识之士。1937年成立"哈尔滨汉医学研究会",1941年又成立"滨江省汉医会",并在各市、县设立分会。新中国成立后,于1956年创办"黑龙江省祖国医药研究所",20世纪70年代成立了"黑龙江省中医学会"。

20世纪40年代初,高仲山先生创办了《汉医月刊》,并发行了53期。1958年创办《黑龙江中医药杂志》。

高仲山先生通过办学培养了龙江的中医人才,通过组建中医学术团体组织了龙江的中医队伍,通过访贤集中了龙江的中医大家,通过创办中医学术期刊传播了中医学术和经验。

在高仲山先生的率领下,黑龙江汇聚了数百名中医名家,形成了龙江医派的阵容和规模。目前,龙江医派的队伍得到了前所未有的发展,学术成就也获得了前所未有的进步。如今的龙江医派,不仅有名满海内的国医大师和学界泰斗,而且也涌现出了一大批青年才俊。相信在新的时代,龙江医派必将会有更大的发展和贡献。

2 龙江医派之人才与成就

龙江医派经长期吸收全国各地中医人才,终于在近现代形成了蔚为壮观的阵容。在汇聚积累人才的同时,龙江中医不仅在临床上为黑龙江的民众解决了疾苦,而且在学术上也做出了突出的贡献。

2.1 龙江医派之人才队伍

龙江医派的人才队伍是经过漫长的时间才逐步积累起来的,自唐宋移民直至明清才使黑龙江的中医人才队伍初具规模。随着近现代东北的开发,中医人才迅速集中。而新中国的建立,为黑龙江中医人才辈出创造了优越的条件。

在20世纪40年代的日伪时期,哈尔滨就产生了"四大名医",分别为高、马、金、张,即高仲山、马骥、金文华、张金衡四位。除此之外,当时在黑龙江省名望卓著的中医有左云亭、刘巧合、安子明、安世泽、高香岩、王子良、纪铭、李德荣、王俊卿、高文会、阎海门、宋瑞生、李修政、章子胭、韩凤阁、马金墀、孙希泰等,他们都是当时哈尔滨汉医学研究会和滨江省汉医会的骨干成员。各地还有分会,会长均由当地名医担任。计有延寿县罗甸一,宾县真书樵,苇河县林舆伍和毛子馨,双城县刘化南,青冈县李凤歧,木兰县李英臣,呼兰县王明五,巴彦县金昌,安达县吴仲英和李相宾,肇东县李全德,兰西县杨辅震,肇州县孙舆,郭后旗佟振中等。这是旧中国时龙江医派的精英和骨干,是后来龙江医派发展壮大的奠基人士。

新中国成立后,高仲山先生各地访贤,汇聚各地著名中医还有张琪、赵正元、赵麟阁、钟育衡、陈景河、金文华、白郡符、华廷芳、孙纪常、王若铨、吴惟康、尹松岩、陈占奎、孟广奇、胡青山、柯利民、郑侨、黄国昌、于瀛涛、于盈科、衣震寰、刘青、孙文廷、刘润之、孙贵美、汪秀峰、杨乃儒、张志刚、高式国、夏静华、常广丰、阎惠民、翟奎、吕效临、崔云峰、武雅滨、姜淑明、李西园、刘晓汉、范春洲、邹德琛、段富津等近百人。这些名医是龙江医派后来发展的中坚力量,并产生了黑龙江"四大名医",即高仲山、马骥、韩百灵、张琪。

1987 年黑龙江人民出版社出版了《北疆名医》一书,书中记载了 70 多位当时副高职以上的黑龙江著名中医的简要生平、学术经历以及他们的学术特点和经验。书中虽然收集资料不全,遗漏了很多人物,对他们的学术经验也只是挂一漏万,但是从中还是能够反映出龙江医派的学术成就及其特点。

从 20 世纪 80 年代末开始,国家和省市陆续评定了首批国医大师和几批全国老中医药专家学术经验继承工作指导老师及省级名中医。张琪是黑龙江省唯一一位国医大师,黑龙江省共有 44 人被评为全国老中医药专家学术经验继承工作指导老师,224 名被评为省级名中医。从这些名中医的数量、学历和职称等因素看,龙江医派的队伍构成已经发生了很深刻的变化,也表现了龙江医派与时俱进的趋势。我们有理由相信,龙江医派的新成分、新素质能够发扬前辈的优秀品质,以新的姿态为龙江医派作出新的贡献。

2.2 龙江医派之学术成就

龙江医派作为龙江地方的学术群体,在近现代以来,不仅在医疗上为黑龙江的防病治病做出了历史性的贡献,而且在学术上也为后人留下了弥足珍贵的财富。这些学术财富不仅引导了后学,在医学历史上也留下了痕迹,具备了恒久的意义和价值。

在新中国成立之前的日伪时期,高仲山先生为发扬中医学术,培养后学,曾编著了多种中医著述,既为学术传播上的成果,又可作为学习中医的教材读本。这些著述有《黄帝内经素问合解》、《病理学》、《汉药丸散膏酒标准配本》、《高仲山处方新例》、《湿温时疫症之研究》、《时病新论》、《血证辑要》、《中医肿瘤学原始》、《妇科学》等十余种。此外还撰著有数十篇医论,内容涉及中医经典著作、中医学历史、中医基础理论、中医诊断学、伤寒和温病、内科杂症、妇科病证、传染病学、中医科普、预防养生、中医思想、医理论辨等多方面。另外还有医案、医话十数则,内容多有新意阐发,足以启导后学思维。

新中国成立后,老一代中医专家也都各自著书立说,为龙江医派的学术建设做出了可贵的贡献。如马骥著有《中医内科学》、《万荣轩得效录》,王度著有《针灸概要》,白郡符著有《白郡符临床经验选》,孙文廷著有《中医儿科经验选》,华廷芳著有《华廷芳医案》,吕效临著有《吕氏医案》、《效临医话》、《医方集锦》等,张秀峰著有《温病歌诀》、《新编汤头歌诀》、《药性歌诀》、《张秀峰医案选》、《张秀峰临证医话》等,张金衡著《中药药物学》,肖贯一著有《验方汇编》、《临床经验选》等书,吴惟康著有《针灸各家学说讲义》、《中国医学史简介》、《中医各家学说及医案分析》、《医学史料笔记》等,张琪著有《脉学刍议》、《临床经验集》、《张琪临床经验荟要》、《国医大师临床丛书·张琪肾病医案精选》、《跟名师学临床系列丛书·张琪》、《中国百年百名中医临床家丛书·张琪》、《国医大师临床经验实录·张琪》等,李西园著有《中医内科学》、《西园医案》等,张缙著有《针灸大成校释》,孟广奇编有《中医学基础》、《中医诊断学》、《金匮要略》、《温病学》、《本草》、《中医妇科学》、《中医内科学》、《中医临床学》等,杨乃儒著有《祖国医学的儿科四诊集要》,杨明贤著有《常用中药手册》、《中药炮制学》,陈景河著有《医疗心得集》,邹德琛著有《伤寒总病论点校》,郑艺钟著有《肝病古今名方选》、《现代针灸医案选》、《老中医医案选》等,郑玉清著有《实用内科手册》、《中医内科学讲义》、《伤寒论临床研究》等,郑侨著有《郑侨医案》、《郑侨医疗经验集》,段富津著有《中国百年百名中医临床家丛书·段富津》,并主编国家普通高等教育中医药类规划教材《方剂学》及其配套教学参考、学习指导、国家试题库等教学用书4部及《金匮要略方义》等,高式国著有《内经摘误补正》、《针灸穴名解》等,栾汝爵著有《栾氏按摩法》,韩百灵著有《百灵妇科》、《中医妇产科学》、《妇科学讲义》、《百灵临床辨证》、《百灵论文集》等,窦广誉著有《临床医案医话》,樊春洲著有《中医伤科学》。

以上所列龙江中医的著述仅一鳞半爪,而且多为20世纪初中期的论作。这些论作表现出了老一代中医学人的拳拳道业之心,既朴实厚重,又内涵丰富,既有术的实用,又有道的深邃幽远。正是这些前辈的引领,才使今天的龙江医派人才如林,成果丰厚,跻身于全国中医前列。

3 龙江医派之学术特点

龙江医派汇聚了全国各地的医药精粹,融合了黑龙江各民族的医药经验,结合黑龙江的地方多发病,利用黑龙江的地产药物,经过漫长的历史酝酿,在学术上形成了独到的地方特色,在临床诊疗和遣方用药方面形成了自己的风格。正是以学术和经验的特色和风格,龙江医派能够以独有的姿态立足于全国医林,以自己独有的声音回响于华夏医坛。

3.1 多元汇聚,融合各地医学之长

龙江医派的学术,除了融合早期地方民族医药经验之外,就通过从唐代开始

的移民等方式从中原和南方各地传播而来。这种从内地传入的方式从宋代以后逐步增多，至明清达到一个高潮，已经形成初步人才队伍，这种趋势到近代随东北开发而达到顶点。因此可以说龙江医派的学术根源是地方民族医药经验与全国各地医学的融合，因此也就必然会显示出全国各地医学的特色元素。

唐代渤海国派遣人员到中原学习，带回了中原医学的典籍，这就使中原医学的学术思想和临床经验传播到了黑龙江地区，从而龙江医学也就吸收了中原医学的营养。

北宋末年，金人攻陷汴梁，掳掠了大批医药人员以及医学典籍和器物，其中就有北宋所铸造的针灸铜人。这在客观上是比较大规模的医药传播，使中原医药在黑龙江传播的更加广泛和深入。

到明清时期，随着移民、经商、开矿、设立边防驿站、流放犯人等，中医药开始更大规模地传播到黑龙江，并逐渐成为龙江医学的主流。如顺治年间流入的史可法药酒，乾隆年间杭州旗人流放齐齐哈尔并在当地开展医疗活动，吕留良的子孙在齐齐哈尔行医等，这都是南方医学在黑龙江传播的证明。而清代大多在龙江各地行医者都是中原地区来的人，清宣统时仅宁古塔一地就有了比较齐全的各科医生，说明全国各地的医药学术意在黑龙家安家落户。这对龙江医派的学术特点影响至深至广。

再从近现代的黑龙江各地中医人员的籍贯出身，就更能反映出龙江医派学术的来源。多数名医祖籍均为山东、河北，另有祖籍为江南各省者。如果上追三代，他们绝大多数都是中原和南方移民的后裔。因此，龙江医派的医药学术特点和风格就不是整齐划一的，而是显示出了融合各地的学术内涵。

因为黑龙江省地处北部边陲，古代地广人稀，从唐代以后是最主要的北方移民所在地之一，到清代形成移民高潮。移民是最主要也是最有效的文化传播方式，龙江医派融合全国各地的医药内容就是历史的必然。移民地区虽然原始文化根基薄弱，但是没有固有文化的限制，因此有利于形成开放的精神，不保守，不因循，可以为不同的医药学内容的发展传承搭建舞台。这可能是今天黑龙江的中医事业水平跻身全国前列的文化基因。

3.2 以明清医药典籍为主要学术内容

黑龙江文化开发较晚，因此在古代少有精通中医"四大经典"的人士，所以相当长的历史时期内，都是依靠地方民族医药进行医疗保健活动。医药经验比较零散，学术理论缺乏系统性，传播规模也极为有限。直到清代形成移民高潮，黑龙江的医药才显示出了繁荣局面。

但是由于黑龙江地区长期由少数民族统治，缺少正宗系统的传统文化教育，因此在相当时期内对中国传统文化修养薄弱。直到晚清时期这种中国传统文化也积累不足，所以明清以前很少有能修习中医古代文献者。鉴于这种历史文化状态,黑龙江清代以后古代传统文化也仍然显得不足,黑龙江的中医人士也少有修习唐以前的医药典籍。为了应对临床诊治需要,除诵读普及读物"四百味"、"药性赋"、"汤头歌"、《濒湖脉学》等歌诀外,人们多以明清时期明了易懂的医书作为修习的课本,如《寿世保元》、《万病回春》、《医宗必读》、《外科正宗》、《温病条辨》、《本草备要》、《医宗金鉴》等。其中尤以《医宗金鉴》最为通行,而研读"四大经典"的人士较少。

因为中医学发展到明清时期已达到鼎盛,医书的编写也已经内容比较齐全,体例也日益标准化。这些医书因为理法方药内容较全面,只要熟读一本就可以应付一般的临床需要,所以为一般医生所偏爱习诵。比如《医宗金鉴》是清代朝廷组织国家力量编著的,其中对中医基础理论、诊断、药物、方剂以及临证各科都有全面系统的论述,既有普及歌诀,也有详细解说,确实是中医药学书籍中既有相当深度广度,又切合临床实用的优秀医书。因此龙江医派的大多数医家都能熟记《医宗金鉴》内容,熟练应用该书的诊疗方法。

直到日伪时期,因高仲山先生自沪上毕业来黑龙江兴办汉医讲习会,才使"四大经典"以及近现代的中医课程在黑龙江成为习医教材。新中国成立之前,得益于高仲山先生对中医教育的积极努力,黑龙江地区涌现了一大批高素质的中医人才,中医队伍素质有了根本改变。

3.3 龙江医派学术的地方特色

龙江医派的学术来源有多元化特点,既有全国南北各地的医药传入,又有地方民族医药观念和经验,这些都是酝酿龙江医派学术特色和风格的基础。同时,黑龙江地处北方,地方性气候、地理特点以及民众体质禀赋、风俗文化习惯长期以来深刻地影响了龙江医派医家的学术认知,这也必然会给龙江医派医家群体学术思想、理论认识和临床诊治特点和风格打上深刻的地方性烙印。

首先,善治外感热病。黑龙江地区纬度较高,偏寒多风,而且冬季漫长,气温极低,寒温季节转变迅速,罹患伤寒、温病者多见,尤其春冬两季更为普遍。地方性高发疾病谱使龙江医派群体重视对伤寒和温病的研究,对北方热性病的诊治积累了丰厚的经验,临床应用经方和时方并重而不偏。许多医家重视以仲景之法辨表里寒热虚实,善用六经辨证和方证相应理论指导临证,同时对温病诸家的理法方药也多能融会贯通,互相配合,灵活应用。而且龙江医派大多数医家无论家居城乡、年龄少长,都能对《医宗金鉴·伤寒心法要诀》和《温病条辨》背诵如流并熟练应用,寒温之说并行不悖,可见一斑。

其次,善治复合病、复合症、疑难病。本地区民众豪放好酒,饮食肉类摄入较多,蔬菜水果相对偏少,而且习惯食用腌制品,如酸菜、咸菜等,造成盐摄入量过高,导致代谢性疾病如糖尿病、痛风等多发,心脑血管疾病在本地区也十分常见。黑龙江地区每年寒冷时段漫长,户外运动不便,加之民众防病治病、养生保健意识相对薄弱，客观上也造成了疾病的复杂性，单个患者多种疾病并存，兼症多，疑难病多，治疗棘手。龙江医派医家长年诊治复合病、复合症、疑难病，习惯于纷繁复杂之中精细辨证，灵活运用各种治法，熔扶正祛邪于一炉。面对疑难复杂病症，龙江医家临证谨守病机，重视脾肾，强调内伤杂病痰瘀相关、水血同治，或经方小剂，药简效宏，或大方复法，兼顾周全，总以愈疾为期。

再次，本地区冬季寒冷，气候以寒湿、寒燥为主，民众风湿痹痛普遍，加之龙江地区冰雪天气多见，外伤骨折、脱位高发。龙江医派医家对此类疾患诊治时日已久，骨伤科治疗经验独到丰富，或以手法称奇，或以药功见著，既有整体观，又讲辨证法，既有家传师授的临床经验，又有坚实的中医理论基础，外科不离于内科，心法更胜于手法。值得一提的是，许多龙江医家注意吸收源于北方蒙古等善于骑射的少数民族的骨伤整复、治疗方法，从而也形成了龙江医派骨伤科学术特色的一部分。

另外，众多医家在成长之中，对黑龙江地产药材如人参、鹿茸、五味子、北五加、北细辛等的特殊性能体会深刻，进而影响他们临证时的遣方用药。更因龙江民众一般体质强壮，腠理致密，正邪交争之时反应较剧，所以一般地说，龙江医派医家多善用峻猛力强之品，实则急攻，虚则峻补，或单刀直入，或大方围攻，常用乌头、附子、大黄、芒硝、人参、鹿茸等，所以多能于病情危重之时力挽狂澜，或治疗沉疴痼疾之时，收到出人意料之效。

龙江医派医家也多善用外治、针灸、奇方、秘术。黑龙江是北方少数民族聚集之地，本地区少数民族医药虽然理论不系统，经验零散，但是在漫长的历史中积累了很多奇诡的治病捷法。比如龙江大地赫哲族、鄂伦春族、达斡尔族及部分地区的蒙古族民众等普遍信奉的萨满文化，即包含许多医学内容，这些内容在民间广为流传，虽说不清医理药性，但是临证施用，往往立竿见影。此外，常用外用膏药、针挑放血、拔罐火攻等治疗方法在龙江医派中也是临床特色之一。

正是因为龙江中医药学术根源多元化，在没有统一的医学教育情况下，至清末民初发育形成了六大支系，龙江医派的格局基本形成。自高仲山先生兴办近现代中医教育以后，龙江医派的不同特点和风格渐趋一致。

龙江医派源远流长，经历了漫长发展过程，积累了丰富的经验，形成了独到特点和风格，为龙江医派的进一步发展进步提供了历史性基础。经过不懈努力，"龙江医派"已得到学术界的高度关注，国内外广播、电视、报纸等20余家主流媒体均对此进行了报道。其中我国台湾最大报纸《中国时报》也发表相关文章，给予高度赞誉，"龙江医派台湾分会"业已成立，这也是中国大陆在台湾建立的首家学术流派民间社团组织，它对促进两岸中医药学术交流将起到历史性的积极作用黑龙江省原委书记孙维本同志欣然题词："龙江医派·功业辉煌"。

有关龙江医派还有大量的工作需要去做，首先对龙江中医的学术经验进行抢救挖掘、整理提炼,深入开展龙江医派文化、教育、学术研究,完成《龙江医派丛书》的编纂工作,建立龙江医派研究会、龙江医派研究所、龙江医派网站、龙江医派博物馆,举办龙江医派成果展、龙江医派学术文化节等。通过对龙江医派底蕴的发掘和打造,定能使其成为黑龙江中医药学术界理论产生和创新的土壤,成为黑龙江省中医从业者的凝聚中心,成为黑龙江中医学术探讨的平台和学术园地,成为黑龙江省中医药人才培养与成长的核心动力,成为引领、传承、传播黑龙江中医学术的主体力量,成为黑龙江中医文化品牌和精神家园,成为龙江医药学的特色标志,成为我省非物质文化遗产,成为黑龙江的重要地理文化标识。相信,在新的历史时期,龙江医派将会做出新的学术建树,为丰富祖国医学的内涵做出更大的贡献。

《龙江医派丛书》总编委会
2012年5月

序

国运昌隆,马年大吉。适值王德光先生九十岁寿辰、从医七十年之际,《王德光学术经验集》即将付梓,真乃双喜临门。"龙江医派丛书"原本花团锦簇,而今又添新葩一枝,实乃中医界一件幸事。

说到王老,他本身就是一部传奇大书。弱冠悬壶杏林,青年便名噪牡丹江,现在已成为我省著名老中医,是全国第一批老中医药专家学术经验继承工作指导老师,学验俱丰。王老曾为牡丹江市中医医院创建人和带头人,被誉为终身名誉院长。师带徒或兼客座教授,为人师表,桃李四方,王老叱咤风云,蜚声杏林当之无愧。

古人说,仁者长寿。王老秉承"大医精诚"的理念,生命长度和宽度都得到延伸,人生极为精彩。他崇德向善,济危扶困,演绎出德艺双馨的一幕幕故事,堪为佳话。王老之善行,既帮助了他人,也提升了自己,在别人的愉悦中收获了幸福。

王老酷爱读书,尤为崇尚经典,厚积而薄发。他熟谙岐黄之术、仲景之法,每每口诵如流。然而,王老治学又以开放、包容见长,对中外古今之先进兼收并蓄,博采众长,无门户之见。师古而不泥古,融会贯通,探索创新,自成一帜。其对内科、妇科疾病的辨证论治,方药、针术的运用与治则、治法的独到之处,更为同仁所叹服。

《王德光学术经验集》彰显了王老严谨沉稳而又标新立异的学术思想,敢于冲破旧禁区的勇气和风格;汇集了王老的若干论著,新见解、新技法令人一新耳目。其中"临床经验"、"医案汇编",可谓王老用心血铸成的医林珍宝,嘉惠同仁,启迪后学,足可担当。更为可贵的是,该书文如其人,朴实无华,重实践而无空谈之忧,经验、心得含金量高,读后受益实为必然。

"振兴中医",让中医药为民族的健康保驾护航,还在路上;让中医药文化立于世界之林,任重而道远。因此,复兴并光大中医药事业需要大智慧、多方破解难题。而从中医药自身而言,自立自强不可少。作为中医界同仁,矢志不渝,开拓创新,乃必由之路。事业恢宏,需要改革的勇士奋然前行。王老率先垂范,不失为后学的榜样。

前辈学验丰富,挖掘并予整理,时不我待。王老后人王克勤、王孝莹教授等,应"龙江医派丛书"总主编姜德友教授之邀,编纂《王德光学术经验集》,这是一件大好事。倘诸同仁奋力仿效,龙江杏林界定有更多"经验"问世,我们予以期待。

黑龙江省卫生和计划生育委员会副主任
黑龙江省中医药管理局局长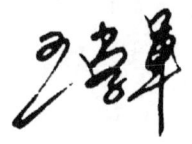

2014 年 1 月于哈尔滨

前　言

　　王德光先生是黑龙江省著名老中医，生于1924年，至今已90岁高龄。王老是牡丹江市中医医院创始人之一，任历届院长，离休后仍荣任终身名誉院长，是全国第一批老中医药专家学术经验继承工作指导老师。王老从医已近70年，在长期临床实践中，积累了许多宝贵的经验，也撰写或编译了很多学术著作和论文，可谓学验俱丰。为了整理王老的宝贵经验，总结其学术思想，编者曾于1988年申报了黑龙江省中医药管理局"王德光老中医学术经验的整理研究"课题，精选了100例医案细心整理，并完成了部分专题研究。但后来因种种原因未能继续下去，深感遗憾。时光荏苒，进入21世纪，随着党和国家对中医药事业的进一步重视，迎来了"振兴中医"的大好形势，中医学术流派的研究蓬勃开展起来。黑龙江中医药大学基础医学院院长姜德友教授，作为中华中医药学会学术流派专业委员会副主任委员和黑龙江省龙江医派研究会会长诚邀编者整理王老的学术经验，拟将《王德光学术经验集》作为"龙江医派丛书"之一出版问世。姜教授之邀，不仅可实现编者20世纪80年代未圆之梦，又可续接90年代之后的内容，尽管年近耄耋，但亦欣然受之而动笔。当姜教授得知2014年是王老90岁寿辰，更加敦促编者务于是年成书，以示庆贺。姜教授对王老如此尊重和关爱，作为王老的后人，编者感激之余，只有更加责无旁贷地努力工作。经过2年多的资料搜集和整理研究，终于在新年之初完稿，以向王老90岁寿辰和从医70周年献礼。

　　本书编写体例基本按姜教授所赠《龙江医派丛书·高仲山学术经验集》编写。全书共分医事传略、学术思想、著作撷粹、论文集锦、临床经验、医案汇编6个版块。其中"著作撷粹"版块，除了收载王老在主编高等中医函授教材《中医内科学》时亲自编写的部分章节外，还特别将王老在为中日文化交流做出贡献的《中医大辞典·基础理论分册》日文版的审校时，亲自改写条目的部分手稿内容也收载其中，彰显其默默无闻、甘为人梯的人格魅力。此外，还将因故未能付梓的日本矢数道明《汉方治疗百话·第六集摘编》的部分译文，及早年对日本代田文志《针灸治疗基础学》的日译汉部分手稿进行了整理，从中不仅可看到王老深厚的日语功底，也体现了他早年即已养成的兼收并蓄、包容乃大的治学风格。王老平素诊务繁忙，无暇撰写更多论文，故"论文集锦"版块，除了收录王老在书刊中发表的文字外，主要收载的是编者及其弟子在杂志上公开发表的有关王老学术经验的文章，其中与其他版块中相类同的内容，书中都已一一注明。关于"临床经验"版块，这是专为王老所设计，因其作为临床家几十年来积累了丰富的宝贵经验，对内科、妇科疾病的辨证论治，方药的运用及治则、治法的运用，都有独到之处，因此分为"内科杂病"、"妇科诸疾"、"方药运用"及"治法运用"4个部分。前两个部分以病、证为纲，介绍了王老对内科某些病证的临床治疗经验，还对妇科疾病的临床治疗进行了系统的总结。"方药运用"部分则以方、药为纲，介绍了王老临床选方用药的经验，尤其详尽地总结了临床对乌头、附子、半夏的用药特点和经验。"治法运用"部分，既包括了治疗大法的理论，也包括了治疗方法的运用，对王老扶正祛邪法、温补肾阳法、外治法的临床运用经验进行了总结，尤其着重介绍了王老运用针灸疗法及针药并施的临床经验。

关于"医案汇编"版块所收载的医案，大致按王老离休前后、移居前后的时间顺序，分为"精选百例"、"证治验案"、"医案补记"3个部分。其中"精选百例"是编者在20世纪80年代立项"王德光老中医学术经验的整理研究"课题时，从王老1951～1989年所积累的医案中精选出100例，并在王老指导下进行研究，加按语整理而成。从这些医案中，可了解王老这一时期的临床经验和学术特点。这部分医案基本是按病种编排的，即呼吸系统疾病、心脑血管疾病、神经系统疾病、消化系统疾病、寄生虫病、血液病、泌尿系统疾病、骨关节病、周围血管病、皮肤病、五官科疾病、男性病、内科杂病、妇科病、儿科病等。关于病名，是以中医病名为主，在中医病名后括弧内列出相应的西医病名，尽量做到中西医病名对照。"证治验案"部分，原本收载的应是王老20世纪90年代离休之后的医案，这部分医案的搜集和整理主要来自王老学术继承人高鸿翼、杨桂森、崔振儒三位主任医师的跟师学习心得。因大部分医案已在本书"临床经验·内科杂病"中收载，此处未再重复，仅收载了杨桂森整理的泄泻证治验案和臌胀证治验案。"医案补记"部分，收载的是迈入21世纪之后的临床医案。此时王老年事已高，丧偶后移居大连子女处颐养天年，编者对这一时期的医案未能及时收集整理。在进行本书编写时，为弥补这一缺憾而追记补之，故称为"医案补记"。由于是追补的医案，因时间仓促尚未进一步整理，故暂按患者就诊时间的先后顺序排列。因还未进行深入研究而略显粗糙，尚有待进一步完善，在此特以致歉。但这些"原生态"的资料，更能反映王老晚年的学术思想，因此收而载之。

本书的编写得到黑龙江省中医药管理局及牡丹江市中医医院领导的支持和关注，黑龙江省卫生和计划生育委员会副主任兼中医药管理局局长王学军教授、牡丹江市中医医院陈祖仁院长出任本书主审，特别是王学军局长欣然为本书作序，对此表示由衷的感谢。姜德友教授一直关注着本书的编写，本书得以完稿和出版与姜教授的大力支持是分不开的，在此致以最诚挚的谢意。

王克勤　王孝莹
2014年1月于冰城

目　录

总序
总前言
序
前言

医 事 传 略

一、天资聪颖，多才多艺 ………………………………………………… (3)
二、矢志岐黄，终生不渝 ………………………………………………… (5)
三、杏林悬壶，精诚为本 ………………………………………………… (8)
四、继承发扬，包容乃大 ………………………………………………… (11)
五、笔耕育人，桃李天下 ………………………………………………… (13)

学 术 思 想

一、研习经典，师其法而指导临床 ……………………………………… (17)
二、博览群书，采其长而为我所用 ……………………………………… (20)
三、遣方用药，胆大心细权衡轻重 ……………………………………… (23)
四、精研针术，针药并施治病救人 ……………………………………… (26)

著 作 撷 粹

一、高等中医函授教材《中医内科学》部分书稿 ……………………… (31)
二、《中医大辞典·基础理论分册》部分条目汉译日文稿 …………… (129)
三、《漢方治療百話》日译汉部分文稿 ………………………………… (133)
四、《鍼灸治療基礎學》日译汉部分文稿 ……………………………… (145)

论 文 集 锦

一、王德光医案九则 ……………………………………………………… (167)
二、高热治验一例 ………………………………………………………… (174)
三、顽痰巧治 ……………………………………………………………… (175)
四、妊娠恶阻用药一得 …………………………………………………… (176)
五、非特异性多发性小肠溃疡病一例治验(译文) …………………… (177)
六、王德光老中医治疗胃溃疡病的经验 ………………………………… (179)
七、王德光老中医临床应用乌头附子的经验 …………………………… (182)
八、秦艽鳖甲散加减退热降温治验 ……………………………………… (185)

九、王德光治呕验案三则 ……………………………………………………… (187)
十、王德光老师治疗休克的经验 ………………………………………………… (189)
十一、辨治胆汁性肝硬化验案一则 ……………………………………………… (191)
十二、王德光辨治脓毒血症验案一则 …………………………………………… (193)

临床经验

一、内科杂病 …………………………………………………………………… (197)
二、妇科诸疾 …………………………………………………………………… (223)
三、方药运用 …………………………………………………………………… (234)
四、治法运用 …………………………………………………………………… (256)

医案汇编

一、精选百例(1951~1989年) ………………………………………………… (279)
　(一)太阴温病(肺内感染)(279)　(二)太阴温病(无名高热)(280)
　(三)热闭心包(脓毒血症)(280)　(四)阳脱证(感染中毒性休克)(282)
　(五)痨瘵发热(肺结核)(283)　(六)感冒(病毒感染)(284)　(七)肺痈(肺化脓症)(285)　(八)肺热咳嗽(肺内感染)(286)　(九)风寒咳嗽(上呼吸道感染)(286)　(十)肺痨咳嗽(肺门淋巴结结核)(287)　(十一)咳血(结节病)(287)　(十二)痰热哮喘(支气管喘息)(288)　(十三)寒痰哮喘(支气管喘息)(289)　(十四)支饮(慢性支气管炎合并肺内感染)(290)
　(十五)支饮(慢性支气管炎急性发作、肺心病)(291)　(十六)支饮(肺心病、Ⅲ度心力衰竭)(292)　(十七)水气(Ⅲ度心力衰竭)(293)　(十八)胸痹(冠心病心绞痛)(294)　(十九)心悸(心房纤颤)(295)　(二十)中风(脑梗死)(296)　(二十一)中风(高血压脑病)(296)　(二十二)中风(脑出血)(297)　(二十三)头风痛(蛛网膜下腔出血)(298)　(二十四)风火头痛(血管性头痛)(298)　(二十五)肝郁头痛(紧张性头痛)(299)　(二十六)风痰头痛(三叉神经痛)(300)　(二十七)少阴头痛(血管性头痛)(300)
　(二十八)眩晕(梅尼埃病)(301)　(二十九)风颤(震颤麻痹综合征)(302)
　(三十)胃脘痛(肺心病)(303)　(三十一)胃脘痛(消化性溃疡、完全性幽门梗阻)(304)　(三十二)阴虚呃逆(305)　(三十三)实积呃逆(306)
　(三十四)腹痛(慢性胰腺炎)(306)　(三十五)腹痛(腹肌痉挛)(308)
　(三十六)阳黄(急性黄疸型肝炎)(309)　(三十七)阴黄、臌胀(胆汁性肝硬化)(310)　(三十八)女痨疸(肝硬化)(311)　(三十九)臌胀(慢性肝炎、肝硬化)(312)　(四十)霍乱(急性胃肠炎)(313)　(四十一)痢疾(细菌性痢疾)(314)　(四十二)寒泻(慢性结肠炎)(314)　(四十三)久泻(溃疡性结肠炎)(315)　(四十四)蛔虫病(316)　(四十五)绦虫病(317)
　(四十六)虚劳(血小板减少症)(317)　(四十七)髓劳(再生障碍性贫血)(318)　(四十八)虚劳短气(支气管胸膜瘘、自发性气胸)(319)　(四十九)虚热尿血(局灶性肾炎)(320)　(五十)虚寒尿血(急性肾炎)(321)　(五十一)关格

(慢性肾炎、尿毒症)(322)　(五十二)大气下陷(慢性泌尿系统感染)(323)　(五十三)劳淋(慢性泌尿系统感染)(324)　(五十四)石淋(肾结石)(325)　(五十五)腰痛(肾结石)(326)　(五十六)腰痛(腰椎骨质增生)(327)　(五十七)胸痛(肋软骨炎)(328)　(五十八)痹证(骨关节炎)(328)　(五十九)历节风(多发性关节炎)(329)　(六十)脉痹(脉管炎)(330)　(六十一)脉痹(闭塞性动脉硬化)(331)　(六十二)痹厥(雷诺病)(332)　(六十三)肢厥(无脉症)(333)　(六十四)肢软(334)　(六十五)肢麻(335)　(六十六)柔痉(低血钙性手足搐搦症)(335)　(六十七)顽痰怪病(336)　(六十八)失眠(337)　(六十九)多寐(338)　(七十)失眠、多寐交替发作(338)　(七十一)盗汗(339)　(七十二)遗尿(340)　(七十三)阳痿(慢性前列腺炎)(341)　(七十四)㿉疝(附睾炎)(342)　(七十五)皮肤瘙痒(343)　(七十六)风疹块(慢性荨麻疹)(343)　(七十七)鼻塞、头痛(副鼻窦炎)(344)　(七十八)鼻衄(鼻出血)(344)　(七十九)唇肿(345)　(八十)喉痹(慢性咽炎)(346)　(八十一)闭经(346)　(八十二)崩漏(功能性子宫出血)(347)　(八十三)癥瘕崩漏(子宫肌瘤)(348)　(八十四)癥瘕腹痛(盆腔炎)(349)　(八十五)经期头痛(350)　(八十六)痛经不孕(351)　(八十七)不孕症(输卵管阻塞)(351)　(八十八)痰湿恶阻(妊娠呕吐)(352)　(八十九)阳虚恶阻(妊娠呕吐)(353)　(九十)子淋(妊娠尿路感染)(354)　(九十一)滑胎(习惯性流产)(354)　(九十二)产后身痛(355)　(九十三)产后发热(356)　(九十四)阳虚发热(人工流产术后发热)(357)　(九十五)小儿咳喘(小儿肺炎并药物疹)(358)　(九十六)小儿顿咳(百日咳)(358)　(九十七)小儿鼻塞(359)　(九十八)小儿偏食(359)　(九十九)小儿尿频(小儿神经性尿频)(360)　(一百)小儿血瘤(海绵状血管瘤)(361)

二、证治验案(1990～1999年) .... (362)
　(一)泄泻证治验案(362)　(二)臌胀证治验案(363)

三、医案补记(2000～2013年) .... (365)
　(一)阳虚恶寒(365)　(二)早泄(366)　(三)腰痛(腰椎骨质增生、椎间盘突出)(366)　(四)小儿咳喘(小儿肺炎)(367)　(五)不孕症(肝郁肾虚)(367)　(六)腹泻(鼻咽非霍奇金淋巴瘤并发条件性肠炎)(368)　(七)咳喘(咳嗽变异性哮喘)(369)　(八)脉痹(脉管炎)(370)　(九)关格(尿毒症)(370)　(十)面痛(三叉神经痛)(371)　(十一)胸痹(隐匿型冠心病)(372)　(十二)痹证(腰椎、颈椎骨质增生)(372)　(十三)胸胁痛(胆石症)(373)　(十四)不孕症(输卵管阻塞)(374)　(十五)呕吐(375)　(十六)头痛(高血压、脑动脉硬化)(375)　(十七)求嗣(376)　(十八)男子不育(弱精症)(377)　(十九)男子不育(少精弱精症)(378)　(二十)热入血室(378)　(二十一)流火(丹毒)(379)　(二十二)神经性头痛(380)　(二十三)妊娠恶阻(380)

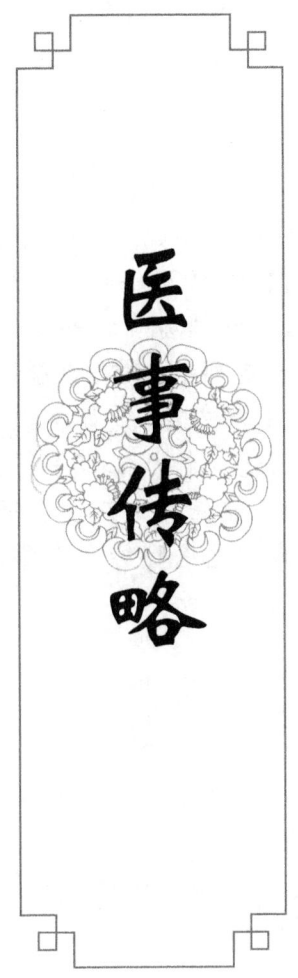

医事传略

王德光(1924—)先生是黑龙江省著名老中医,国家人事部、卫生部、中医药管理局确认的首批全国老中医药专家学术经验继承工作指导老师。王老师承家学,弱冠即悬壶杏林,至今已七十载。他医术精湛,医德高尚,针药并施,效如桴鼓,青年时期即名噪牡丹江地区,登门求医者甚众。王老为牡丹江市中医医院创始人,历任各届院长及地市中医药学会理事长,兼任黑龙江中医药大学、牡丹江医学院客座教授,离休后荣任牡丹江市中医医院终身名誉院长。

一、天资聪颖，多才多艺

王德光先生，1924年2月1日（农历癸亥年腊月廿七日）生于天津市宁河县丰台镇。自幼天资聪颖，喜爱读书。小时虽在当地就学于新学"天尊阁"，但在家又跟随祖父诵读四书五经，常能过目不忘，因而练就了国学的基础，为以后学习古典医籍创造了良好的阅读条件，也为其从中华传统文化大背景理解中医理论奠定了基础。王老至今虽已九旬高龄，仍能流畅背诵四书五经的某些章句，可见其功底之深。

王老年少时兴趣广泛，求知欲强，形成了一种不服输的倔强性格，认为"别人会的我也能会，别人能做的我也能做"，常在实践中自悟其理，自得其用。因天资聪颖，愿意接受新事物，因此学知识很快。自小就自立自强，不愿意依附他人生活，想出去闯荡世界，不足13岁即离乡北上。1937年在伪满中央银行安东支行牡丹江分行当练习生，闲暇时间自学《会计学》，很快便精通了有关业务而由练习生升为准行员、行员。因业务熟练，小小年纪不到三年就被提升为贷款主任。因勤奋好学，在工作余暇时间又认真学习了日语和速记。日语的对话、阅读和书写能力都很强，为以后查阅、翻译日文资料及编译日文版《中医大辞典》等中日中医学交流工作打下了坚实的日语基础。熟谙捷声速记术，基本可达到同声记录的速度，在录音机没有普及、没有电脑的时代，对记录学术报告及写读书笔记大有裨益。尤其1958年至1960年在北京中医学院师资班学习期间，王老在听名医大家授课的同时，几乎将讲课内容全部记录在笔记本上，这也得益于年轻时练就的速记功夫。

王老酷爱京剧，精通音乐韵律、京剧曲牌板眼。因有音乐天赋，虽未专攻但水平甚高，常常听到名家吟唱便能及时谱曲熟记，因此熟悉很多京剧名家唱段，甚至整出戏的唱腔曲牌、板眼结构，以致京剧院的导演常请其为演员说戏，一些"角儿"也常请教王老。新中国成立后"歌唱祖国"一曲刚一播出，王老当即谱曲教唱大家，以表达群众对新中国的热爱，这在其当时就职的牡丹江铁路工会中医诊所成为美谈。王老在临床上不仅精于中医传统四诊，而且对现代医学的听诊技术也很娴熟，对心音及呼吸音的微细变化和杂音性质的辨识，连西医专家也为之折服。这样高超的听诊水平，除了勤学苦练外，也与王老的音乐天赋使其对声音变化及性质辨识的敏锐性有关。王老年轻时积累的音乐功底，也使其在"文化大革命"中免受不少磨难。"文化大革命"时期王老被打成"反动学术权威"蹲"牛棚"改造，因其能从广播中听到毛主席语录歌后及时谱曲，教唱"牛鬼蛇神"及"革命造反派"，鉴于其"忠心"，因而少受很多皮肉之苦。

王老尤其擅长京胡演奏，青年时期其水平甚至超过当地专业琴师。当地京剧院经常邀请其出场伴奏。1953年秋，我国著名京剧表演艺术家马连良先生到牡丹江巡演，因其家属患病而请王老到寓所诊治，当得知其酷爱京剧、琴艺高超时，便邀王老伴奏，即兴演唱了传统京剧"十老安刘"中的一段。王老的琴艺获得了马先生的赞誉。王老将京胡作为解除疲劳、调剂业余生活的好伙伴，离休前每天除了院长的行政工作外，还有门诊、查房、院内外会诊等业务工作,因此一天下来身心疲惫。但下班回家后首先操琴拉上两段,顿感神清气爽、疲惫全除。悦耳的琴声,路人常被吸引驻步。日而久之已形成习惯,每天这个时候,都有人聚在室外路边倾听,成为当时居地柴市街的一景。在2002年牡丹江市中医医院建院50周年的庆祝大会上,年近八旬的王老依然精神抖擞地登台操琴,独奏一曲难度较大的京剧名段"夜深沉",获得满堂喝彩。离休后王老仍保持这一习惯,认为这能调节心身,将其与控制饮食、走步运动作为自己养生的三大法宝。

二、矢志岐黄，终生不渝

王德光先生年幼时，其外祖父及两位舅父皆悬壶于杏林，常年在吉林行医，已名噪当地，很多奇闻轶事传回家乡，这些美谈触动了童蒙之心，久而久之影响着王老在年幼时即有了中医情结。经少年时期的闯荡后，于1941年始正式师从舅父孙玉坡习医。舅父孙玉坡师承外祖父，早年即到吉林悬壶已成名医，1941年旅居牡丹江市，王老乘此良机便跟随舅父师承家学，矢志岐黄之术，同时还参加了天津中国国医学院的函授，学习《黄帝内经》、《伤寒论》等十门课程。那时在银行就职的王老，不仅聪颖而且勤奋，本职业务完成后余暇时间就埋头读书。舅父要求甚严，特别强调有关歌诀均需熟练背诵至脱口而出。初学从《医宗金鉴》开始，以内科、妇科、儿科为主；针灸以《针灸大成》为范本，并授以祖传秘穴；脉学则以《三指禅》为范本，强调诊脉以"缓"为基准，然后再推论其他。之后又精读《黄帝内经》、《伤寒论》等经典。舅父严格的教诲，使其奠定了扎实的中医基本功底；多年的临床侍诊，又使其掌握了丰富的临床经验。经过四年的寒暑苦修，终于学有所成，1945年抗日战争胜利后，自立门户悬壶于牡丹江市，自此便步入了终生不渝的中医之路。

当时王老虽年仅21岁，但因中医功底扎实，针药并施疗效卓著，简便廉验更迎合患者的就医需求，因此深受欢迎，名声渐渐大了起来。1948年牡丹江铁路工会成立中医诊所，慕名请王老坐诊，于是王老在当年11月便正式参加了"革命工作"，成为当时牡丹江中医界参加"革命工作"的第一人。自王老在诊所坐诊后，就医者数量大增，为了能挂上王大夫的号，经常在头一天晚上就排起了长队等候。过去很多人都认为中医越老越值钱，但年轻的王大夫却如此受患者的信赖，看来精湛的医术和显著的疗效才是根本。在名声大振如日中天之时，王老反却深感所学之不足，正所谓"人之所病病疾多，医之所病病道少"。于是他频繁到书店购买或到图书馆借阅多种中医书籍，《珍本医书集成》、《脾胃论》、《儒门事亲》、《景岳全书》、《张氏医通》、《傅青主女科》、《温疫论》、《温病条辨》、《医林改错》等大量古医籍，都是在这一时期阅读的，同时还将体会记在读书卡片上，由此养成了读书写卡片的习惯，积累卡片逾万余枚（遗憾地是在"文化大革命"中均已佚失）。王老读书密切联系临床实践，学以致用，反对"读死书"和"为读书而读书"。王老对《伤寒论》方的临床灵活运用，都是在读书中受到的启发。通过读书，不仅解决了临床中遇到的问题，而且也大大提高了中医理论水平，开阔了视野，他从理性上真正认识到中医药学博大精深，是一个伟大的宝库，值得一辈子去奋斗。

确实如此，王老矢志岐黄，终生不渝地致力于中医事业的发展。1952年奉召，与当时牡丹江名医吴文华、陈孝思、张永财、陈济平等筹建牡丹江市中医医院，初期曾担任医务主任、副院长，正式开院后便任业务院长一职直至离休（"文化大革命"期间除外）。在党的中医政策和上级领导部门的正确领导和支持下，带领全院职工努力奋斗，突出中医特色，发挥中医优势，提高医疗质量，弘扬"大医精诚"的传统医德，使牡丹江市中医医院由小到大，由弱到强,名声大振,"文化大革命"前已发展成为可与市立医院齐名的一座地市级中医医疗机构,而且也成为黑龙江省著名中医院之一。

从建院到离休,王老不仅承担着繁重的行政管理工作,其诊务更加繁忙,门诊、查房、院内外会诊、领导保健等一系列业务工作,加之地市民盟副主委、中医药学会理事长及省市人大代表等社会兼职,使一向精力过剩的王老也感到了读书时间的紧张。学无止境,不读书就不能进步,王老便忍痛割舍业余的京剧爱好,将精力和时间完全投入到振兴中医事业中。王老的事业虽有所成,但并不满足于已取得的成绩,为了中医学术水平的进一步提高,他于1958~1960年又就读于北京中医学院师资班。该班是受卫生部委托,为各省已建或正在酝酿建立的中医学院培养师资,因此对学员水平要求甚高,从各省优秀中医中选拔。王老经市卫生局推荐参加了省统一考试,成绩优秀,与黑龙江省通过考试的其他几位中医共同赴京学习。王老回忆这段学习经历很有感慨,因授课老师如袁鸿寿、时逸人、陈慎吾、任迎秋等诸位先生皆为当时全国名流,学验俱丰,听其授课受益匪浅,不仅使其中医理论水平更上一个台阶,还学到了很多宝贵的临床经验。此外,因北京中医学院同时还开办了高级西学中班,有机会与许多参加学习的西医专家同学共处,其中尤与张孝骞教授交往甚密,中西医相互切磋,眼界大开,在现代医学方面收获颇丰。在京学习期间,王老还萌生了另辟一种中医教育模式的想法,认为若将师带徒的传统模式与院校教育的现代模式结合起来,更符合培养中医后继人才的特点。于是在1960年结业后,怀着对亲手创建的牡丹江中医医院的深厚感情毅然归来,除了进行日常工作外,又计划筹办"牡丹江中医本科班",并在全院掀起了提高业务水平的读书热潮。

王老在为中医事业奋斗的征途中,并不是一帆风顺的,也经常遇到一些坎坷和挫折。在以"阶级斗争为纲"的年代里,像王老这样把精力和智慧完全放在业务上的知识分子,显然是不符合当时潮流的,因此历届政治运动皆有所触动,尤其是史无前例的"无产阶级文化大革命"。在"文化大革命"期间,王老作为"走资本主义道路的当权派"首先靠边站,继而又被扣上"反动学术权威"的帽子而关进"牛棚"。政治上所受到的摧残,并没有磨灭掉王老的中医情结。王老认为,虽然不是院长了,但还是一名医生,就要尽医生"救死扶伤,实现革命人道主义"的神圣职责;即使被打成"牛鬼蛇神"劳动改造,剥夺了当医生的权利,但还有一颗仁爱之心,仍要将"一技之长"用于救人夺命。在此期间,作为被"革命"的对象,王老曾多次随巡回医疗队下乡"劳动改造"。在"改造"期间每逢遇到患者,仍不顾当前身份而前去诊治,尤其对于急重患者,为了不耽误抢救时机,常就地取材,用针灸或当地草药挽救了不少生命。如1966年9月,在海林县柴河公社羊脸沟村遇一卜姓感染中毒性休克的阳脱患者,因当地无任何医疗条件,为挽救其生命,王老运用当地种植的鲜人参而抢救成功。当晚在该村又遇一双侧扁桃体炎的年轻女患者,因家庭贫困,当地又缺医少药,未及时治疗而发展成双侧扁桃体肿大至腭垂,以致呼吸困难即将窒息,王老得知后跑步至其家,见其已面色发紫,大汗淋漓,出现闭脱危象,立即将一枚三棱针绑在一根筷子上,深入口中点刺双侧扁桃体,经咯出几滴血后,患者顿觉呼吸通畅,全身舒适,至次日热退肿消而愈。诸如此类运用中医简、便、廉、验的适宜技术抢救患者的事例还有很多,这都是王老作为"牛鬼蛇神"时冒着风险进行的,因为一旦有所闪失,便会被扣上"迫害"贫下中农的大帽子而"罪"上加"罪"。王老回忆这段经历时说,在农村"劳动改造"期间,由于帮助农民解除疾病痛苦而获得了群众的尊重和关爱,自己重新找回了做"人"的感觉,当被拉回单位批斗时,就又由"人"变成了"鬼"。

即使做"鬼"时,王老也从未放弃医者的职责,遇有危重或难治的患者,只要"造反派"允许便不避风险为其诊治,他常说:"我是来治病的不是来放毒的,如果因此而发生什么事,把我定个什么罪也心甘情愿。""文化大革命"前王老作为地市领导的保健医,自然又多了一项罪名,但当这些被打倒而蹲"牛棚"的老干部患病请其诊治时,王老甘冒风险,一如既往为其诊治(当然是在"革命造反派"的押解下)。就这样,下乡做"人",回城做"鬼",如此反复直到1969年被解放出"牛棚",1970年才由乡下返回市卫生系统重新安排工作。"文化大革命"中长达四年的磨难,王老虽身心憔悴,但发展中医事业的责任心并未减退。恢复院长工作后,面对已被撤销合并、名存实亡的中医院,他从零做起,呕心沥血进行重建,再振当年中医院雄风。直到1985年离休,牡丹江市中医医院比"文化大革命"前又有了很大的发展。

  王老的离休,实际是离而未休,离开的仅是院长的职位,但在矢志岐黄的路上仍然奔波着。没有了行政事务的干扰而专心于诊务,门诊量激增,为了照顾其身体,后来不得不采取限号的措施来控制。1999年底王老夫人离世,在大连生活的子女为照顾老父,欲接其往大连养老。但为了他服务将近一辈子的家乡人的热切挽留,为了他奋斗大半生的牡丹江中医医院的新任院长的殷切希望,王老难以割舍这份情怀,便又在中医院出诊、带教,用岐黄之术为家乡人服务至2004年,才以八旬高龄离开黑龙江,前往滨海之城大连与子女团聚。但矢志岐黄、济世救人业已成为王老生活中不可或缺的重要内容,因此到大连后仍坚持半日出诊。一些经医院认为无治疗价值或不好治疗的疑难重症,王老运用中医药治疗后屡见奇效。如曾接诊一位第四脑室脑积水术后插管引流治愈半年而又复发的年轻女患者,因头晕、头痛伴有恶心呕吐、心悸,治疗无效,医院拟再次开颅检查,但患者因惧怕手术而求诊于王老,王老以小半夏加茯苓汤数剂而愈,患者及家属甚为惊喜,医院也甚感惊奇。如此口碑相传,患者日渐增多,后来也不得不限号控制门诊量。王老以老迈之躯加之过度辛劳,于2011年发现罹患结肠癌。手术后家人都劝其在家好好调养,但王老闲在家中却倍感不适,只有穿上白大褂坐在诊桌旁,全神贯注地为患者四诊合参、辨证施治,才能忘却自己的病痛。尤其是见到患者病痛减轻,眉头舒展,身心倍感愉悦时,王老自己也欣慰不已。王老已九旬高龄,仍"老骥伏枥,志在千里",真可谓"矢志岐黄,终生不渝"。在考虑身后之事时,他将子女召集在身边,郑重地宣布一项决定,身后要将遗体捐献给为之奋斗一生的医学事业。为避免子女感情上难以接受而违背其遗愿,还特地进行了法律公正,可见其捐献遗体决心之大。王老认为只有这样才"死而无憾"。

三、杏林悬壶，精诚为本

"杏林悬壶，精诚为本"，这是王老为大连诊所题写的座右铭，镌刻在正门入口处，时刻激励自己和后学，也向来者宣传了中医文化。王老从习医开始就经常诵读孙思邈《千金要方》的"大医精诚"篇，深得其旨，并择取其中"精"、"诚"二字，一直作为自己从医所遵循的根本原则，并向后学者言传身教。

精，指业务技术要精湛。"以至精至微之事，求之于至粗至浅之思，岂不殆哉"，所以要"博极医源，精勤不倦"。王老就是这样来要求自己的，常说"学如逆水行舟，不进则退"，每天都坚持读书，自费订阅多种医学杂志，随时了解新进展，不放过任何可以学习的机会，目的就是要不断提高业务技术水平，还要争取精益求精，这是其临床疗效好的根基之所在。王老的"精"，在临床上表现为诊断辨证"精"、遣方用药"精"，在关键时刻抢救危疾重患，常转危为安，效如桴鼓。如1962年6月曾抢救一名高热昏迷、抽搐，继而肢体瘫痪的34岁季姓女患者，该患者是因产后急性乳腺炎处置不当而引发脓毒血症，合并肺内感染，并经西医会诊认为已形成多发性脑脓肿，经10余日治疗仅热势稍减，病情危笃，预后不佳。邀王老会诊，认为属于中医温病重危证，乃因产后乳痈失治，热毒之邪未得外解，内陷心包，热化肝风所致。病势延至10余日，热毒耗气伤阴，已成邪盛正衰之象，又灼津生痰，上蒙清窍，横窜经络，故热势虽减而神志仍未清，反增肢体不用。病虽危笃凶险，但未见患者呕逆，王老认为胃气未绝，经云"得胃气者生"，有一分胃气便有一分生机，故不应放弃抢救。按温病辨证，王老认为本病热毒已由气分转入营分，内闭心包，耗气伤阴，并已化痰动风，病虽已至气阴两伤，但热毒不解则窍不能开、风不能息，气阴亦不能护，故重用生石膏150g，并伍入鱼腥草、黄芩、安宫牛黄丸等清热解毒、开窍醒神，以救其急；另以天麻、钩藤、菖蒲、郁金、半夏、蜈蚣、全蝎等祛风痰之品，辅之以息风定痉、醒神通络；又将生脉散加入方中，以益气养阴而扶其正。由于诊断辨证、遣方用药精准，故投之即效。病现转机后呈邪衰正虚之候，随之以扶正为主而兼以祛邪，经20余日中医药治疗而愈。此例之效验被西医称为奇迹，充分显示了中医药抢救急症的优势，有力地驳斥了中医只能治慢性病而不能治急危重症的谬论。王老常说"用药如用兵"，正因其诊病精细，辨证精准，熟谙药性，遣方得当，知己知彼，运筹帷幄，故临床常出奇兵而制胜，在实践中积累了运用大量生石膏退高热、生半夏治呕逆、乌头附子祛沉疴痼疾等经验。

王老临床不仅精于内科，也精于妇科。治疗妇科疾病重视调治奇经，尤重冲任。认为妇科诸疾本于冲任，所以治疗时非常重视对冲任二脉的调理。临床常根据造成冲任失调的不同病机，而采用不同的调治方法。如因脏腑失调导致冲任失调者，以调治脏腑为主，兼顾冲任；若六淫之邪直接损伤冲任者，则祛其邪而调冲任；若因人流手术等导致冲任亏损者，则以调补冲任为主。用药视病情而别，对冲任亏虚者，多用血肉有情之品，如鹿角胶、龟板胶等，以滋补冲任，积精化气；对冲气上逆者，多用重剂潜镇降逆之品，如代赭石、生半夏等，以降冲脉逆气;对冲任瘀阻者,多加虫类祛瘀入络之品,如全蝎、蜈蚣、土虫等,以使经脉通利。王老认为黑龙江省地处高寒,故因寒致瘀、虚实夹杂证多见。因此治疗妇科诸疾,常用温经散寒、活血祛瘀之法,视虚实之多少,标本之缓急,灵活运用扶正祛邪、标本先后之治则,形成了独特的风格,摸索出适合北方高寒地区之有效方剂。临床治疗痛经,以通为主,善用活血化瘀之法,多以血府逐瘀汤加减;治疗闭经,通补兼施,善用酸甘化阴之法,自拟通经汤(山楂、元肉、山药、枸杞、熟地、白术、丹参等);治疗崩漏,以补为主,善用补肾固冲之法,自拟补肾固冲汤(熟地、女贞子、山药、白芍、黄芪、白术、续断、旱莲草、生地榆、茜草、杜仲等);对重症恶阻,辨标先本后,急以降逆止冲之法,重用生半夏、代赭石,多以小半夏汤加味;认为胎元不固以虚为本,治宜补肾养血,以固冲任,自拟补肾养血安胎汤(续断、鹿角胶、白术、黄芪、杜仲、巴戟天、阿胶、熟地、砂仁、菟丝子、枸杞、覆盆子、寄生等);认为产后发热虚多实少,治宜益气养阴、清热解毒,自拟加减秦艽鳖甲汤(黄芪、生鳖甲、地骨皮、柴胡、青蒿、当归、生地、秦艽、白芍、黄芩、鱼腥草、白花蛇舌草、太子参、生石膏、甘草等);治疗不孕,注重寒瘀,多用温肾助阳、祛瘀通经之法,自拟温肾祛瘀汤(熟地、故纸、菟丝子、女贞子、鹿角霜、枸杞、淫羊藿、白术、白芍、丹参、甲珠、当归等)。

　　王老临床治疗,不仅精于用药,也精于用针。在跟随舅父习医时,因舅父精于针灸术,故在这方面对其要求尤其严格,由此打下了深厚的针灸功底。虽然熟记取穴分寸,甚至可以做到"盲取",但王老并不满足于穴位的体表定位,于是在博览《针灸甲乙经》、《针灸大成》、《十四经发挥》等众多针灸古医籍的基础上,还参阅《人体解剖学》及日本有关针灸文献(如代田文志的《针灸治疗基础学》),努力弄清每一穴位的解剖部位和下面的组织结构,以做到心中有数,针下明了。王老经过苦练,针法娴熟,进针快而无痛,临证选穴少而精,常可获针到病除之效。如1949年夏治一急性胃肠炎中年男患者,因吐泻不止,滴水不能下咽,根本无法服药,王老在腹部用针急刺阴都穴(双),吐泻立止,再用足三里以收功。又如在"文化大革命"下乡"改造"期间,遇一鼻衄不止持续达24小时之久的患者,虽经当地医生进行鼻填塞,但出血未止而改道经鼻泪管由眼角溢出,王老当即针刺印堂穴,进针后向下平刺至鼻根,患者顿觉鼻内麻木,眼角溢血立止,经提插捻转3分钟后出针,取出鼻内填充物,衄血已止。其他如埋针三阴交治小儿遗尿、委中放血治急性腰痛、曲泽或尺泽放血治外感发热等。王老认为,针灸疗效的关键不在于选穴之多,而在于选穴之精。

　　王老从行医开始至今,之所以一直深受患者的拥戴、群众的信任,并曾连任两届(8年)黑龙江省人大代表,这不仅因其有精湛的医术,更因其具有高尚的医德。王老常说:"医乃仁术,仁爱乃为医之本。"因此对孙思邈"大医精诚"的教诲,丝毫不敢懈怠,在日常诊疗活动中以严格的高标准要求自己,长此以往已形成其人格的重要方面。王老在执业之初,就非常痛恨当时业内流行的"八天不看病,看病吃八天"的不良风气,认为若将"普救含灵之苦"的岐黄仁术当作捞钱的手段,与"含灵巨贼"何异。因此在接诊时,不论贫富贵贱、长幼妍蚩,皆聚精会神地认真诊治,并根据病情需要,尽量做到简、便、廉、验,以减轻患者的负担,对贫苦者则发"大慈恻隐之心",常常免收诊费及针灸费。组建中医院后,为了减轻患者用药的经济负担,曾仿照古代传统"煮散"的方法,以降低用药成本。在流行性感冒期间,制成的银翘散、桑菊饮、九味羌活汤等煮散,发挥了很好的防治效果,深受广大群众的欢迎。王老为了解决农民群众进城看病难,在"文化大革命"前就经常带领医疗队下乡巡回医疗。在"文化大革命"被打成"牛鬼蛇神"下乡"劳动改造"期间,仍不顾个人安危,甘冒"迫害贫下中农"、

"阶级斗争新动向"的风险,为农民解救重症危疾。难怪当地群众责问:"像王大夫这样具有菩萨心肠的好人,怎么能是'牛鬼蛇神'呢?"王老的仁爱之心,使自己在逆境中少嗔恨而心地宽。当年共同建院的一位老中医,此时也被打成"牛鬼蛇神",因不堪折磨而在"牛棚"中悬梁自尽,幸得王老发现,及时抢救,耐心劝导,不仅保全了性命,还增强了活下去的信心,共同渡过了这一劫难。王老在"文化大革命"前虽为地市领导的保健医,但从不"企踵权豪",可是对"文化大革命"中作为"革命对象"被打倒的这些大"牛鬼蛇神",却一如既往为其诊治,从未因地位变化而改变。王老推崇求实精神,并身体力行。一些疑难重症患者在辗转各地后,或无明确诊断,或诊为不治之症,或治疗无效,最后慕名前来求治者甚多。王老本着求实精神,"知之为知之,不知为不知",对没见过的、不了解的疾病,如实告知来者,绝不"自逞俊快,邀射名誉";但也绝不拒之门外,必待诊余查阅资料后给患者一个交代。王老这种实事求是、全心全意为患者服务的精神,不愧为人们所称颂的"德艺双馨"之美誉。

四、继承发扬，包容乃大

　　王老精通中医理论，并且理论与实践相结合，在学术上重视对《黄帝内经》、《伤寒论》等经典的研究，认为这是中医之根基，必须要很好地继承。强调研习经典师其法、博览群书采其长，要熟记经旨，认真领悟，在实践中能够指导临床。王老领会"古方今病不相能也"之古训，认为中医学术的发展也要与时俱进，在继承的基础上还要发扬，这样才能进步。他推崇金元四大家之医学成就与其敢于创新的精神，师古而不泥古，对刘河间之寒凉、张子和之攻下颇有心得，尝师其法于临床而每获良效。王老在临床选方用药方面，因时因地因人制宜，力求与病机相吻合，不执死方治活病，并视病症而权衡药量之轻重；在治病方法上，常针药并施祛顽疾，认为在用药过程中兼用针者，贵在关键时刻刺其关键穴位，则或顿挫其病势，或根治其痼疾，故非单纯使用药物所能及也。

　　王老习医虽师承《医宗金鉴》，但对其所载之方的应用却不囿于此，常有创新独到之处。如运用二十四味流气饮加甘遂，临床治愈肝硬化腹水之危笃重症（1987年病例）等。1946年得读张锡纯《医学衷中参西录》后，受其发扬传统，敢于创新，取西学之所长为己所用，以提高临床疗效为目的的治学精神影响颇深。此后即私淑张锡纯，精研《医学衷中参西录》，对其活血化瘀法体会尤深，临床运用"活络效灵丹"治愈不少沉疴痼疾。对"寿胎丸"的组方领会深刻，临床加减灵活运用治疗先兆流产，保胎不计其数。王老对吴又可《温疫论》中"达原饮"的应用，也不囿于"温"字，认为只要辨证准确，可广泛应用于温病及内科杂症中。

　　王老在中药的使用上，也多有独到之处。他认为当前所用的中药材与古代不尽相同，多为人工种植而野生者甚少，所以在用药剂量方面就不能囿于传统，应在临床实践中探索，为保证疗效可适当增加用量。对于传统的用药配伍禁忌"十八反"、"十九畏"，在尊重科学、尊重实践的原则下也时有突破，并且积累了不少使用相反药物配伍以增加疗效的经验，如运用海藻与甘草配伍，以增强化痰散结的功用等。对于妊娠用药禁忌也不墨守，王老认为"有是证用是药"，只要辨证准确、药证相符，则"有故无殒亦无殒也"。如重用半夏、赭石治疗重症妊娠呕吐多例，从未见坠胎之弊。王老在《黄帝内经》"有故无殒亦无殒也"的用药理论指导下，在临床实践中突破了中药毒剧药的用药禁区，总结出应用大量生乌头、生附子、生半夏治疗顽疾的经验。此外，还常用逐水峻药甘遂祛顽痰痼疾，认为只要用之得法，皆可获显著疗效而未见其不良反应。

　　王老的博学多识也得益于其思想开放，博采众长。他认为学识的增长、学术的发展，首先必须要破除固步自封，切忌抱残守缺，要胸怀宽广地去包容。"包容乃大"，也成为其治学的座右铭。在历史上，中医学的发展对亚洲周边国家，尤其是日本和朝鲜的影响很大。王老认为中医学传入日本和朝鲜后所形成的汉方医和东医，不仅继承了中医学而且还有所发展，因此取其所长为我所用，未曾不是一件好事。早年王老就读过《皇汉医学丛书》和《东医宝鉴》，尤其是日本代田文志的《针灸治疗基础学》，在当时对针灸临床正确取穴具有很大的参考价值，王老至今仍念念不忘。随着中日邦交正常化后的日中文化交流，王老连续多年自费订阅《漢方の臨牀》、《日本東洋醫學會誌》等多种日文杂志，随时了解国外中医发展的动态，并吸取其所长来丰富自己。如学习日本汉方医的腹诊技术，来充实中医的胸腹部切诊等。

王老认为，任何一个学科的发展都不是孤立的，都伴随着其他学科的渗透，中医学也不例外。《黄帝内经》时代的中医学，就是汲取了古代天文、历法、物候、气象、军事、哲学等很多学科的知识才发展起来的。在现代科技高度发展的今天，中医学的发展也必须要遵循这一规律。王老不排斥将现代科技成果引进中医学中，认为X线、CT、MRI、超声、多普勒、内镜等影像学技术手段，不应为西医所垄断，也应充实到中医望诊中，至于各项体液检查也可作为中医微观辨证的依据。中医要自强，当代中医也应掌握这些新技术为我所用，打破西医的垄断，以争取与西医平等的地位。

王老认为中医学与西医学都是医学学科，具有保护人类健康、防治疾病的共同目标，因此是密切相关的兄弟学科，二者应相互协作，取长补短，没有理由相互排斥。王老之所以尊崇张锡纯，原因之一就在于此。施今墨先生《临床经验集》上说的好，"不讳中医之短，不嫉西医之长"一语，深入王老心中，于是在成名之后仍以包容、虔诚之心，认真学习现代医学以充实自己。1953年参加"中学西班"学习1年，后虽课程因故停办但仍坚持自学。因与西医同仁建立了良好的关系，所以不懂的问题可随时请教。特别是1958年至1960年，他进京参加北京中医学院全国中医师资班学习期间，有幸与全国高级"西学中班"学员成为同学，课余时间经常得到西医名家的辅导，因而在中医理论水平明显提高的基础上，现代医学知识也大有收获，取得了中医、西医的双丰收。王老学习西医充实自己，是为了更好地提高中医学术水平，通过学习不仅将现代科技手段充实到中医四诊中，还在理论上找到了很多可以融会贯通之处。在两种医学的比较中，也发现了西医思维的局限性和刻板性，以及临床"只见病不见人"的缺憾，更体现出中医学整体观念和辨证思维的优势，因而王老更进一步深刻领会到中医学确实是"一个伟大的宝库"，但必须"要努力发掘，加以提高"。

五、笔耕育人,桃李天下

王老一生忙于诊务,没有充裕的时间著书立说,但在诊余仍辛勤笔耕,除写下了万余枚读书卡片外,还总结了不少临证心得和临床经验,其中部分收载于《北方医话》、《北疆名医医案》、《龙江医话医论集》中。之后由董建华教授主编的《中国现代名中医医案精华》中,又收载了"一味甘遂治愈顽痰1例"、"健脾和胃,行气化瘀法治愈胃脘痛1例"、"重剂葛根汤加味治愈长期腹痛1例"、"清热除蒸、益气养阴法治愈骨蒸潮热1例"、"一味鲜人参救治阳脱证1例"、"小半夏汤加味治愈妊娠恶阻1例"、"益肾精固冲任法治愈滑胎1例"、"针药并施、扶正祛邪法治愈劳淋1例"、"针药并施、疏肝解郁法治愈经期头痛1例"等9篇医案。在其指导下,其子女与学生又整理了其在1951~1989年间的临床医案百余例、临证心得十余篇。其中在杂志上发表的有《王德光老中医治疗胃溃疡病的经验》[黑龙江中医药.1982,(3):5]、《王德光老中医临床应用乌头、附子的经验》[黑龙江中医药.1985,(6):1]、《秦艽鳖甲散加减退热降温治验》[黑龙江中医药.1993,(1):2]、《辨治胆汁性肝硬化1例》[上海中医药杂志.2008,42(11):6]、《王德光辨治脓毒血症验案1则》[上海中医药杂志.2009,43(2):11]等。王老最大的心愿,是在有生之年将毕生的临床经验汇集成册,留于后学,以使岐黄薪火世代相传并发扬光大。

王老行医之初,临床常用针灸治疗,在用针时遇到的首要问题就是取穴要准。针灸古籍中记载的腧穴位置和定位方法略显粗疏,但在新中国成立前又苦于缺少当代的针灸书籍可资参考。后来发现日文版代田文志《针灸治疗基础学》一书是参考大量古代针灸文献编著而成,其中穴位图画得很精确,部位的解释很细致,取穴方法也很实用,其主治记载更加详尽。王老认为此书很有临床价值,于是便动手翻译,历时3年,终于在1949年将其全部译成中文(包括大量绘图)。书成后同出版社联系出版,但因出版社当时正在出版朱琏所著《新针灸学》,与之冲突而未能问梓,实为憾事。因王老精通日语,对日本汉方医学也颇有研究,所以于20世纪80年代初,人民卫生出版社邀其参与《中医大词典》的汉译日工作,负责中医基础部分译文的审校。该书已于1983年由日本大阪浔雄社出版,王老为中日两国医学交流做出了贡献。

王老非常重视中医后继人才的培养。20世纪50年代在中医院校教育尚未开展之前,王老就组织师带徒班,不仅培养新人,同时还提高在职青年中医的业务水平。黑龙江中医学院(现黑龙江中医药大学)成立后,牡丹江市中医医院一直作为教学医院承担着学生的课间实习和毕业实习任务,王老虽工作繁忙,但对此非常重视,并尽量挤出时间亲自带教。离休后还被聘为黑龙江中医药大学及牡丹江医学院兼职教授,继续为培养后继人才贡献力量。1991年又被国家人事部、卫生部、中医药管理局认定为全国第一批老中医药专家学术经验继承工作指导老师,为培养名中医而传承。

1960年王老于北京中医学院师资班毕业回牡丹江市后,鉴于当时中医后继乏人的现状,即考虑创建师带徒传承与院校教育相结合的模式,以补充中医院校教育之不足。1963年经黑龙江省卫生厅批示,并在中医处的大力支持下,终于创办了牡丹江市中医医院中医本科班,规定学制六年,课程与中医学院相同。但有别的是入学之初即拜传承之师,尊重历史上名医辈出的规律,以多临床、早临床为原则,集中上课分散从师。如此经过近3年的学习,学员们基本达到了运用中医药治疗常见病的水平。遵照毛主席"把医疗卫生工作的重点放到农村去"的"6.26指示"精神,学员们的实践课即是参加医疗队下乡巡回医疗。该班尽管后来同其他高校一样因"文化大革命"干扰而停课,并提前于1968年毕业,但还是培养了一批中医骨干人才,其中已成为省及国家名中医者也不乏其人。

此外,在中西医结合教育、中医函授教育上,王老也贡献了很大力量。1970年牡丹江地、市举办为期一年的高级西医学习中医班,刚从"文化大革命""牛棚"中出来不久的王老,满怀热情地投入到教学中,一人兼任《中国医学史》、《黄帝内经》、《伤寒论》、《内科》等多门课程,并连任数届,直到被调回重新组建牡丹江市中医医院。这些毕业学员,现在都已成为各地中西医结合的骨干和专家。20世纪80年代,中医函授教育兴起,王老又被聘为光明中医函授大学的校董,除为当地学员亲自面授外,还积极参与编写光明系列函授教材。教材编写中本着对学员和广大读者负责的态度,努力克服空谈理论与抄袭的弊病,将自身的临床经验和体会融入其中,因此作为主编之一的《中医内科学》,正式出版后获得业界好评。

几十年来,王老呕心沥血培养的大批人才,如今都已成为中医或中西结合的栋梁之才,其中不少已成为名医,也有的成为大学教授、研究员,不仅活跃在省内外,也已遍布海内外,为振兴中医事业、发扬光大中医学术而努力奋斗着。正所谓"昔日辛勤耕耘,如今桃李天下"。

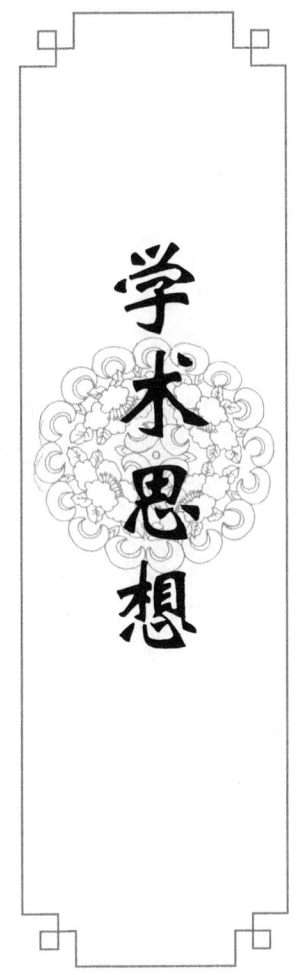

一、研习经典，师其法而指导临床

王老重视对《黄帝内经》、《伤寒论》、《金匮要略》、《温病条辨》的研习，认为这些经典著作乃中医之根基，对其中之重要章节，更应精研熟读。弱冠习医之始即诵读岐黄、仲景之作，天津中国国医学院函授也以此为重点课程，因此在早年即打下了坚实的基础，尤其是后来在京又得到任迎秋、陈慎吾等名家的亲传，经典的基础更加扎实。对经典的研习，几十年来孜孜不倦，结合临床对其体会也日加深刻，师其法用于临床每每可获良效。

（一）以《黄帝内经》为本，谨遵经旨临床为用

《黄帝内经》（简称《内经》）包括《素问》、《灵枢》两部分，这是中医学理论的奠基之作。王老强调，只有认真研习《内经》，才能知晓中医理论之渊源，窥见中医理论之原貌。《内经》是中医学之根本，此根扎得牢靠，在发展中才能枝繁叶茂；《内经》是中医学之源头，认清源之所在，在发展中才不致误入歧途。王老研习《内经》不是咬文嚼字，而是深谙经旨指导临床为用，兹列举数例如下。

《素问·异法方宜论》谓："黄帝问曰：医之治病也，一病而治各不同，皆愈何也？岐伯对曰：地势使然也。"并详述东、西、南、北、中五方地域不同，水土刚柔、气候寒暖、生活习惯有异，因此病之由来及治法也有不同，"故圣人杂合以治，各得其所宜，故治所以异而病皆愈者，得病之情，知治之大体也"。这便是中医临床治疗"因地制宜"的理论依据。于是王老在临床中根据黑龙江地处北方，"风寒冰冽"、"天地闭藏之域"的特点，探讨当地一些内科杂病及妇科常见病的病因病机特点，认为这些常见病、多发病多以寒为主或夹以寒邪，因此治疗多用温法。如脾胃病多虚寒，常用黄芪建中汤加减温补；痹证多风寒，重用乌头、附子以祛寒；痛经多寒瘀，常用逐瘀汤加桂、附以温通。

《素问·六元正纪大论》云："黄帝问曰：妇人重身，毒之何如？岐伯曰：有故无殒亦无殒也。"王老遵此经旨，在临床治疗妊娠恶阻时，经常使用小半夏汤加代赭石降逆止冲，对重症恶阻其半夏用量有时多达50g且生用，代赭石多达150g。半夏、代赭石皆为妊娠禁忌药物，生半夏有毒，更为临床所忌，王老审视病情，临床用之不仅获其著效，而且对孕妇和胎儿都未见发生任何不良反应。王老感叹，"《内经》所言真不我欺也"。王老又遵此经旨，指导了其他一些疾病的临床用药，如曾用重剂芒硝治丹毒，在处方中每剂用至25g，前后共服1000g之多，不仅根治了久治不愈反复发作之顽疾，并且未见发生腹泻等不良反应。但王老强调，在使用这些突破常规的用药方法时，必须要以辨证准确无误为前提，"有故"才能"无殒"，否则后果不堪设想。

《灵枢》内容偏重针灸、经络，因此自古即有《针经》之称。王老精于针术，习医之始虽以《针灸大成》为范本，但知后世针灸著作皆本于《灵枢》，故溯本求源而研习之，并用其针法指导临床实践。如王老针刺阴都穴治疗胃脘痛，即宗《灵枢·官针》"扬刺"之法而发挥之。阴

都穴为足少阴肾经之穴,距中脘穴仅5分之遥。王老细读《灵枢·官针》,深悟"扬刺者,正内一,傍内四,而浮之,以治寒气之博大者也"之义,认为"扬刺"之法意在增加主穴的刺激量,以增强主穴祛病之功能。故此,王老效仿"扬刺"之意,以中脘穴为"正内一",两旁之阴都穴为"旁内二",以加强中脘穴的主治功能。验之临床,确实取得了比单刺中脘更好、更快的效果。

(二) 宗仲景之法,扩展经方临床应用

东汉医家张机,字仲景,著有《伤寒杂病论》,流传后世成为《伤寒论》和《金匮要略》两部经典,其言精而奥,其法简而详,其方验而效,活人无数,后人称其为"医圣",中医界遵其为经方之祖。王老对仲景方剂的运用,既重视其辨证精细,制方严谨,对适应证要求严格的一面;更注重探讨其遣方用药之法度,师其制方之意,宗仲景之法,随机应变,将经方应用的主治范围在临床加以扩展,取得了很好的疗效。

如1979年治疗李某腹痛一例,即为师仲景葛根汤立方之意,而灵活运用于治疗腹肌痉挛的典型案例。葛根汤方出《伤寒论·卷三·辨太阳病脉证并治中》,曰:"太阳病,项背强几几,无汗、恶风,葛根汤主之。"《金匮要略·卷上·痉湿暍病脉证第二》也载有:"太阳病,无汗而小便反少,气上冲胸,口噤不得语,欲作刚痉,葛根汤主之。"可见葛根汤本是治疗太阳病的方剂,是仲景为治"太阳病,项背强几几"或"欲作刚痉"而设。李某发作性腹部拘挛疼痛,经西医多项检查未见异常,久治不愈已10余年。王老切其腹肌挛急拒按,认为此腹痛乃因腹肌痉挛拘急而致。腹部肌肉主要为足阳明、太阴经筋之所布,经脉不利,阴津不布,经筋失养,故拘急而痛。王老认为此与太阳病经输不利,经筋失养而致痉同理。其"强几几"、"痉"都是筋肉拘急紧张,与此腹痛部位虽异,但皆为经筋之病。《灵枢·卫气失常》曰"筋部无阴无阳,无左无右","见筋之病,索之于筋"。筋肉痉挛作痛,非用重剂解肌之不为功,解肌则以葛根汤为最善,故灵活运用葛根汤加味,以解肌生津、养筋缓急而获奇效。本例虽无太阳表证,但腹筋拘急,疼痛难忍,其势实较"项背强几几"为重,故重用葛根以解肌生津;加生地、山药补脾肾以助生津之力;重用白芍酸柔和营以加强缓急止痛之功。诸药相伍,解肌和营,生津养筋,津血得布,腹筋得濡而筋缓痛止。

又如,王老临床善用黄芪建中汤加减治疗多种胃脘痛、腹痛和胁痛,也是宗仲景之法,将黄芪建中汤的主治范围在临床扩展的例证。黄芪建中汤方出《金匮要略·卷上·血痹虚劳病脉证并治第六》,曰:"虚劳里急,诸不足,黄芪建中汤主之。"虽然仲景明确指出本方是治疗虚劳病的方剂,但王老探讨其组方用药特点,重用白芍并加饴糖,其意在缓急止痛,是仲景针对"里急"而设,故王老宗仲景之意,临床不仅将黄芪建中汤广泛应用于因"虚劳里急"而致的诸痛症的治疗,随证加减变化后,用于气滞、血瘀、阴虚等里急痛症也获良效。

(三) 倡寒温并重,温病治疗理法分明

黑龙江地处北疆,虽以寒邪为病居多,但也不乏温病。故王老力倡寒温并重,虽注重《伤寒论》,但也不忽略对温病的研习。明清之际温病学家辈出,论著颇丰,如吴有性《温疫论》、叶桂《温热论治》、吴瑭《温病条辨》等,皆为王老常读之典籍。尤其叶桂创立的"卫气营血"及吴瑭创立的上、中、下"三焦"辨治大纲,与仲景的六经辨证相结合,成为王老临床辨治外感热病的准绳。

如1987年曾治一例肺内感染西医屡治不效之高热、咳喘患者,据证辨为邪入气分、肺热失宣之太阴温病,立清气泻热、宣降肺气为大法,以白虎加人参汤为主方加减,重用生石膏,仅服数剂即热退喘平而愈(参见"医案汇编·精选百例"之一)。又治一例与此相似之高热,二者皆因温邪袭肺而致,故同诊为"太阴温病"。但本例经西医治疗后感染控制,炎症已消、肺已肃降,咳喘已平,可是高热不退,虽经西医会诊,仍未弄清原因,因而治疗无效,而成为无名高热。王老诊之,认为病初虽为温邪犯肺,病在气分,经西医治疗炎症虽消,但邪热内伏太阴未解,耗气伤阴,正气无力祛邪于外,而高热不退并见舌绛、脉细数、口不甚渴等症,按温病辨证已有渐入营阴之虞。故王老认为退此高热,必须用气营两清、扶正祛邪之法,在前例用药基础上酌加益气养阴、清营除蒸之品,服之而热退脉平(参见"医案汇编·精选百例"之二)。

又如1962年曾抢救一例因产后急性乳腺炎处置不当而引发的脓毒血症,合并肺感染、多发性脑脓肿的中年女患者,高热、昏迷、抽搐数日,西医抢救未见转机,病情重笃已报病危,并邀王老会诊。王老认为这是温病重症,诊见舌绛而干瘦、脉弦细而数,按温病辨证,此属热毒之邪未得外解,已由气转营,内陷心包,窍闭神昏并已热动肝风。虽迁延数日,已耗气伤阴、生痰动风,但热毒不解,则窍不能开,风不能息,气阴不能护。故先用气营两清、清热解毒、开窍醒神、息风定惊之法以救其急,继以益气养阴而扶其正,因辨证精准,药证相符,故投之即效。以后随病之转机呈邪衰正虚之势,而治也随之变为扶正祛邪。历经20余日中医药治疗而痊愈(参见"论文集锦·王德光辨治脓毒血症验案一则")。

二、博览群书，采其长而为我所用

王老治学，主张博览历代医书，并各取其长不偏执一家之见。他认为各学派之间，虽然学术观点不同，但实为相辅相成，并无根本矛盾，因而在争鸣中推动了中医学的发展。关键在于后人要善于学习各家的独到之处，采其所长为我所用，以充实、提高中医理论水平，更好的指导中医临床实践。

（一）遵金元四家，继承发扬勇于创新

刘完素（河间）、张从正（子和）、李杲（东垣）、朱震亨（丹溪）四位，皆为金元时期的著名医家，在学术上各有突破，各有所长，对推动中医学的发展做出了重大的贡献，在我国医学史上号称"金元四大家"。王老领会"古方今病不相能也"之古训，认为中医学术的发展也要与时俱进，在继承的基础上还要发扬，这样才能进步。因而他虽敬佩金元四家师古而不泥古，敢于创新的治学精神。四家学术思想的代表作，如《素问玄机原病式》、《宣明方论》、《儒门事亲》、《内外伤辨惑论》、《脾胃论》、《格致余论》、《丹溪心法》等，都是王老经常阅读之书。金元四家虽然学术观点不同，但都是结合临床实际对《内经》某一方面的深入阐发，因此不应偏颇一家之言而鄙视他家所见，应各采其所长，在临床为我所用。

王老认为刘河间对"火热论"的发挥，大大丰富了《内经》火、热病机的内容，并用以指导临床实践。王老临床凡遇白虎汤证以及邪居气分不具备攻下证者，只要无里寒证，常用双解散治疗，其效果实较一般清阳明经证及清气分证方剂为佳。他认为无里证而用硝黄者，因人身本为一个有机统一整体，表里之热只是相对而言，并无绝对之表（经）热而里（腑）不热者，故用双解散即可"调顺阴阳，洗涤脏腑"而收功。

王老宗张子和所言："下之攻病，人亦所恶闻也。然积聚陈莝于中，留结寒热于内，留之则是耶，逐之则是耶？"（《儒门事亲·汗吐下三法该尽治病诠》）临证善于运用攻下，对子和"陈莝去而肠胃洁，癥瘕尽而荣卫昌，不补之中有其补存焉"（《儒门事亲·凡在下者皆可下式》）的观点深有领会。尝用木香流气饮治疗水肿胀满、气壅喘促、内外疼痛诸疾，功专力宏，收效迅速。此即取其快利三焦，通行营卫之意。至于顽痰怪症，王老认为一般疗法无效者，则又非峻下不为功。如1970年治疗单某背冷如掌大而久治不效之顽痰怪症，原非一般理气化痰、通经活络之品所能奏效，故改用甘遂峻剂以荡涤攻逐而愈。甄权谓甘遂能"去痰水"。王老认为，此药除快利通下外，尚能搜剔顽痰巢穴，无论其潜伏于皮里膜外，或胶着于经络之中，只要正气尚充，多能一鼓而下，痼疾亦随之而愈。

在治法方面，王老还汲取了李东垣重视调理脾胃之所长。《易经》云"至哉坤元，万物滋生"，即指土德能生养万物而言。脾属土，为气血生化之源，又为五脏气血升降之枢机，是以为后天之本，只有脾胃健运，方能化精微以濡养五脏六腑，四肢百骸。《灵枢·决气》云："中焦受气取汁，变化而赤是谓血。"因而在血液系统疾病的临床辨证论治上尤其如此。王老认

为,培补脾土以健气血生化之源,不失为治疗血液病的常用方法,并用此法治愈再生障碍性贫血数例。如1954年治疗林某重度再生障碍性贫血,始终宗李东垣"内伤脾胃,百病由生"之论,坚持以健脾益气为主,守此法度而不惑,前后治疗约2年,患者终于获得痊愈。此外,不少血小板减少症患者,亦是以此法为主而治愈的。王老深谙东垣创制的补中益气汤之方义,在临床将其应用范围扩大到治疗因中气不足所致之肾小球肾炎、尿路感染、眩晕症、气虚发热、肥胖症等,并收到满意的疗效。

朱丹溪力倡"阳有余阴不足"论,感叹"人之阴精难成而易亏"。王老受此说影响,认为稚幼之年阴精未充,垂暮之年阴精已亏,因此在儿科及老年病的临床治疗中,尤其重视对肾精之补益及养护。丹溪论治杂病甚详,后世向有"杂病用丹溪"之说。王老吸取了丹溪以气、血、痰、火、郁为纲论治杂病的丰富经验,在临床中广为应用,纲举目张地规范了内科杂病的论治过程,明显提高了治疗效果。

(二) 读百家之书,取其精华充实自我

王老一生嗜好读书,除喜读金元四家著作外,历代名家医著只要能搜集到的皆在其阅读之列,有启发之处则做札记或读书卡片,并在临床运用以积累经验。其中尤对《景岳全书》、《医林改错》等读之更精。《医林改错》所载诸逐瘀汤,王老皆取之广泛运用于临床。他认为诸方虽各有所主,但血府逐瘀汤是其核心,以此方加减可广泛运用于各种瘀血症,因而扩展了血府逐瘀汤的应用范围,并取得了很好的效果。

1946年王老得读张锡纯《医学衷中参西录》后,受其发扬传统,敢于创新,取西学之所长为己所用,以提高临床疗效为目的的治学精神影响颇深。此后即私淑张锡纯,精研《医学衷中参西录》,对其活血化瘀法体会尤深,临床运用"活络效灵丹"治愈不少沉疴痼疾。对"寿胎丸"的组方领会深刻,临床加减灵活运用治疗先兆流产,保胎无计其数。王老对吴又可《温疫论》中"达原饮"的应用,也不囿于"温"字,认为只要辨证准确,可广泛应用于温病及内科杂症中。

王老除研读历代医家著作外,也注重汲取当代各家之所长。反对固步自封、墨守成规,坚持广泛阅览国内外中西医学期刊杂志,凡能为我所用者,莫不广为搜集。从所阅览资料中汲取营养,总结多年临床经验,创立了很多临床用之方便、有效的自拟方,如鱼白桑止咳汤、益气化痰汤、通经汤、补肾固冲汤、补肾养血安胎汤、温肾祛瘀汤、加减秦艽鳖甲汤等。

(三) 展包容胸怀,取长补短与时俱进

王老酷爱中医学,但并不排斥现代医学,他认为二者都是医学学科,具有保护人类健康、防治疾病的共同目标,因此是密切相关的兄弟学科,二者应相互协作,取长补短,没有理由相互排斥。王老赞同中西医结合的方针,但对拼盘式的凑合持有异议。王老之所以尊崇张锡纯,原因之一就在于此。施今墨先生《临床经验集》上说的好,"不讳中医之短,不嫉西医之长"一语,深入王老心中,于是在成名之后仍以包容、虔诚之心,认真学习现代医学以充实自己。王老学习西医充实自己,是为了更好地提高中医学术水平。他认为学习解剖学,更加明确经络腧穴的具体部位,便可做到针下明了;学习诊断学基础,便将西医临床诊断的望触叩听技术充实到中医望、闻、问、切四诊之中;学习生理、病理学,便可更好地探讨中医病机制论;学习临床各科,便可更好地指导临床辨病与辨证相结合。现代医学的学术进展很快,王

老还与时俱进，不断知识更新，如《实用内科学》只要版本更新便及时购买阅读。王老在学习现代医学过程中，还在理论上找到了很多可以融会贯通之处，在对两种医学的比较中，也发现了西医思维的局限性和刻板性，以及临床"只见病不见人"的缺憾，更体现出中医学整体观念和辨证思维的优势，因而王老更进一步深刻领会到中医学确实"是一个伟大的宝库"，但必须"要努力发掘，加以提高"。

　　王老认为，任何一个学科的发展都不是孤立的，都伴随着其他学科的渗透，中医学也不例外。《内经》时代的中医学，就是汲取了古代天文、历法、物候、气象、军事、哲学等很多学科的知识才发展起来的。在现代科技高度发展的今天，中医学的发展也必须要遵循这一规律。王老不排斥将现代科技成果引进中医学中，认为X线、CT、MRI、超声、多普勒、内镜等影像学技术手段，不应为西医所垄断，也应充实到中医望诊中，至于各项体液检查也可作为中医微观辨证的依据。中医要自强，当代中医也应掌握这些新技术为我所用，打破西医的垄断，以争取与西医平等的地位。

　　王老的博学多识也得益于其思想开放，博采众长。他认为学识的增长、学术的发展，首先必须要破除固步自封，切忌抱残守缺，要胸怀宽广的去包容。"包容乃大"，也成为其治学的座右铭。在历史上，中医学的发展对亚洲周边国家，尤其是日本和朝鲜的影响很大。王老认为中医学传入日本和朝鲜后所形成的汉方医和东医，不仅继承了中医学而且还有所发展，因此取其所长为我所用，未曾不是一件好事。早年王老就读过《皇汉医学丛书》和《东医宝鉴》，尤其是日本代田文志的《鍼灸治療基礎學》，在当时对针灸临床正确取穴具有很大的参考价值，王老至今仍念念不忘。随着中日邦交正常化后的日中文化交流，王老连续多年自费订阅《漢方の臨牀》、《日本東洋醫學會誌》等多种日文杂志，随时了解国外中医发展的动态，并吸取其所长来丰富自己。如学习日本汉方医的腹诊技术，来充实中医的胸腹部切诊等。

三、遣方用药，胆大心细权衡轻重

王老临床在遣方用药方面，因时因地因人制宜，力求与病机相吻合，不执死方治活病，药量轻重之权衡亦然。根据病情之需要，胆大心细地应用有毒药品祛顽疾，并对妊娠禁忌和配伍禁忌常有突破。

（一）视病情轻重，用药轻重有所不同

王老认为，随着历史的进展"古方今病不相能也"，即使"今病"也因人而异不尽相同，故临床遣方用药，即不墨守于古方古法一成不变，也不拘泥于当代习用之法度，而是根据病邪之盛衰、体质之强弱，视病情之轻重而权宜用药之轻重。若病情严重，非重剂不能愈者，则放胆使用重剂。

如1962年曾抢救一脓毒血症并发大叶性肺炎、脑脓肿的热闭证危重患者，王老诊之认为该患者热毒深重，虽已入于营分热闭心包，并热动肝风，但气分热邪并未尽解，此热不清则病有进一步转危之虞，故在气营两清、解毒开窍、息风定痉的处方中，重用生石膏150g而转危为安（详见"医案汇编·精选百例"之三）。又如"医案汇编·精选百例"所载之一、之二，前者为肺内感染高热，后者为一无名高热，王老皆诊为"太阴温病"，重用生石膏达200g之多而获著效。又如1989年王老曾治一西医拟终止妊娠的恶阻重症女患者，诊之为痰湿中阻、冲气上逆，投以小半夏加茯苓汤加减，首剂加代赭石50g未效，后增至200g以重镇上逆之冲气，药后冲气降而呕逆止，孕妇及胎儿皆无虞（详见"医案汇编·精选百例"之八十八）。《中药学》载生石膏用量一般为15~60g，代赭石用量一般为10~30g，但王老根据具体病情，认准其证，胸有成竹地将大寒之品生石膏和重镇之品代赭石的用量突破常规用量达数倍之多，不仅屡获奇效，且未见不良反应，真可谓胆大心细。

王老临床遣方用药，不仅对重疾善用重剂，若病情能用小剂量以收功者，则又仅用1~2g，如木香、薄荷、细辛之类，煎药时后入，突显"以巧拨千斤"之妙。王老又仿宋代煮散法，以轻灵之药，纠正阴阳之偏，如用银翘散、桑菊饮、参苏饮等方治疗流行性感冒即属此类。其法将饮片轧为粗末，每日量仅15~20g，装于特制纱布袋内，用时将药袋放于碗内，沏入开水，10余分钟后即可服用。每袋药于早、午沏2次，晚间再煎煮1次，如此1日3次，均饭后服。此种煮散药性温和，显效迅速，且无不良反应，具有简、便、验、廉之功，而无强迫发汗、仅能轻快一时之弊。先沏后煮者，乃先取其气，后取其味，使药力得以充分发挥。此种用法虽曾载于张锡纯《医学衷中参西录》第3期，但彼为治疗妇科病而设，此则用于外感证。其疗效实优于汤剂，且又可节省大量药材。目前此法多被忽视，亟宜大力提倡，用以提高药效，减轻患者负担。

此外，王老临床对危重病症、沉疴痼疾，用药时多亲自察看其饮片质量。凡有药材不地道、炮制不得法、切片不正规、逢子不破（不捣）者，必仔细告知病家，使其更换或教其如何处置。嘱咐患者或家属煎药方法，也是王老对待每位新患者之常规，以期充分发挥药物效能，

达到治疗之目的。

(二) 有故而无殒,合理使用毒剧之品

经曰:"虚则补之,实则泻之。"虚者正气虚,治当以扶正;实者邪气盛,治当以祛邪。扶正则运用补益之剂,其药性多平和;而祛邪所用之药物却不乏毒剧之品,如乌头、附子、半夏等,尤其是未经炮制之生品,其毒性更剧,因此自古以来皆将其视如蝎虎,故成为临床用药之禁区而不敢越雷池一步。王老认为,世间一切事物都应一分为二,对于药物之毒也应如此,其毒性可能也正是其药效最佳之所在,因此谨遵《内经》"有故无殒亦无殒也"之旨,在辨证精准的基础上,对某些常规使用此类药物效果不佳的顽疾重症,探索超常规用药而屡获奇效,在长期临床实践中总结出科学、安全、有效的运用毒剧药品的经验。

乌头为毛茛科植物乌头的块根,有川乌、草乌之分,而附子则为乌头的旁生块根,因此乌、附同类。因乌、附所含之乌头碱,对心血管、中枢神经系统等皆有较大的毒性作用,故历代本草皆载乌头、附子有大毒。《中华人民共和国药典》(简称《药典》)载附子用量为3~15g、川乌为3~9g,草乌为1.5~4.5g,且皆经炮制,并需先煎、久煎至入口无麻辣感为度。王老认为,《药典》之规定是为安全用药所设,其安全用药范围尚有很大潜力可挖,因此对用此等剂量无效的适应病证,应逐渐加大用量,以发挥乌头、附子之起沉疴痼疾、挽危证重病之卓效。王老还认为,《药典》所规定的偏轻之剂量,若再经先煎久煎,其药效将丧失殆尽,故处方中所用之乌、附不主张久煎。王老临床在熟谙其药理、毒理的基础上,视其病情确有其"故",屡屡超常规地使用用乌头、附子治疗沉疴痼疾而获奇效。因其用之极为审慎,故几十年来从未发生乌头碱中毒需抢救的事故。王老临床经验,只要是使用乌、附的适应证,一般将乌头的剂量加至10~20g,附子20~30g(与群药同煎),大都可以奏效,且不会发生中毒反应。但个别也有用量超过此数倍者,如"医案汇编·精选百例"之六十二所载"痹厥"(雷诺病)刘姓患者一例。王老初诊时处方中只用川乌、草乌各5g,以后逐渐加量至各20g,直到用至各30g时,才使病情得以完全控制乃至痊愈。此例最后每日川乌、草乌用量合计达60g之多,且未经先煎久煎,全疗程2个月余竟用乌头2510g,终于使顽疾得愈而丝毫未发生中毒反应。王老认为,个体对乌头碱耐受性的差异很大,该患者虽然大量服用未见不良反应,但也有常规服用而中毒者。王老就曾抢救过因自服含有乌头的风湿药酒而导致乌头碱中毒生命危笃的患者,因此王老强调使用乌、附还要因人而异。王老积数十年之经验,不仅突破了乌、附用量的框架,而且还总结出"逐次加量,少量频服"安全有效的服药法,提出乌、附的使用应"因人制宜"、"因地制宜",北方用以治痹勿需大剂量久煎。王老将乌、附的应用范围,由寒痛、阳虚扩展到温热病乃至阴虚阳亢,皆收到很好的疗效。王老是在采用了安全措施,保证安全的前提下使用乌、附的,正所谓"胆愈大而心愈细"。对于那种心中无底盲目乱用,或以胆敢重剂使用乌、附而炫耀者,王老一贯反对。因此告诫使用乌、附时,一定要提高警惕,绝不许麻痹大意,若发生"瞑眩"现象(即轻度中毒症状),即应减量或停服,以免发生危险(详见"临床经验·方药运用"之一)。

半夏为天南星科多年生草本植物半夏的块茎。因生半夏有毒,故临床所用之品多为经姜汁、白矾加工过的制半夏。《中药学》教材及《中华人民共和国药典》中所载应用于临床之半夏,皆指制半夏而言。前者明确指出,生半夏有毒,内服一般不用;后者则把生半夏明确列入毒麻药管理之中。但王老认为,半夏生用于丸散之中的确有毒,故断不可用;但用于汤剂,经过煎

煮后毒性大减,只要用之得当,用之得法,还是安全的。王老平素善用生半夏于各种疾病之中,特别是顽固性呕吐一证,更常用生半夏,并且根据病情用量较大。因生半夏不能切片,故需捣碎,亦不必先煎。如1991年曾治疗向某重症呕吐一例,即用小半夏汤加味治愈,方中生半夏用量达至50g之多,大大超过《药典》之规定,并未见不良反应发生,此正所谓"有故无殒亦无殒也"(详见"临床经验·方药运用"之二)。王老认为,半夏的临床用量应根据患者的具体情况及病情轻重缓急而定,不可因噎废食、谨小慎微,拘泥于5~10g甚或3~4g而埋没良药之功。

(三) 倡求实精神,正确对待用药禁忌

关于中药的用药禁忌,传统上主要是指妊娠禁忌和配伍禁忌。古人根据临床用药所积累的经验,为了安全用药所规定的这些禁忌,古今相传,至今仍是中医处方和药房配方的一项规则。但其是否完全科学、合理,王老认为应本着实事求是的精神,需进一步研究和验证。

妊娠禁忌用药,大多具有损害胎元甚至堕胎的不良反应,根据其对胎元损害程度的不同,又有禁用和慎用之分。《珍珠囊补遗》将妊娠禁忌用药整理归纳为歌诀曰:"蚖斑水蛭及虻虫,乌头附子配天雄,野葛水银并巴豆,牛膝薏苡与蜈蚣,三棱芫花代赭麝,大戟蝉蜕黄雌雄,牙硝芒硝牡丹桂,槐花牵牛皂角同,半夏南星与通草,瞿麦干姜桃仁通,硇砂干漆蟹爪甲,地胆茅根都失中。"王老本着求实的精神,临床并不拘泥于此,根据病情需要常有所突破。如生半夏与代赭石,虽皆为妊娠禁忌用药,但王老在治疗重症妊娠恶阻时,根据患者的具体情况,生半夏用至20~50g,代赭石用至50~200g,呕逆止而毫无动胎之虞(参见"医案汇编·精选百例"之八十八、八十九)。他认为,有些禁忌并非一成不变。据王老考证,半夏作为妊娠禁忌始见于《名医别录》的"堕胎"说,虽然《珍珠囊补遗·妊娠禁忌歌》明确规定为妊娠禁忌用药,但《四库全书》云该书为"庸医至陋之本,而亦托名于杲,妄矣"。可见古人已对妊娠禁忌歌诀产生怀疑。《本草纲目》"半夏条"虽也载有"孕妇忌半夏",但说明其因"为其燥津液也"。1963年版《中华人民共和国药典》列半夏为妊娠慎用药,而1977年、1985年版中半夏则不再定为孕妇禁用、慎用药。可见本着求实的精神,某些禁忌是可以突破的,但必须认证准确有的放矢,这才符合"有故无殒亦无殒也"之经旨。

中药的配伍禁忌,是为了避免药物之间出现"相恶"、"相反"的情况。金元时期将这些配伍禁忌归纳概括为"十八反"与"十九畏",并编成歌诀。"十八反"歌诀曰:"本草明言十八反,半蒌贝蔹及攻乌,藻戟芫遂俱战草,诸参辛芍叛藜芦";"十九畏"歌诀曰:"硫黄原是火中精,朴硝一见便相争,水银莫与砒霜见,狼毒最怕密陀僧,巴豆性烈最为上,偏于牵牛不顺情,丁香莫与郁金见,牙硝难合荆三棱,川乌草乌不顺犀,人参最怕五灵脂,官桂善能调冷气,若逢石脂便相欺"。这些配伍禁忌,自金元时期总结出来后流传至今,在中医药界普遍认可。王老认为,为安全有效地用药,在组方配伍时应该重视配伍禁忌,但对流传至今的"十八反"、"十九畏"却不敢完全苟同,因为有一部分记载同临床实际应用有出入。如王老临床常以海藻与甘草同用,不仅未见其不良反应,反而增强了化痰散结之功。王老考证,古医籍中对此说法并不一致,古方中就有用此配伍禁忌组方者,如甘遂半夏汤、海藻玉壶汤等,可见古人对此认识并不一致,而今人若以此为藩篱禁锢自己,岂不作茧自缚?因此王老主张实事求是,既要尊重古人的经验,也要重视今人的实践,在安全有效的前提下,以求实的精神科学地验证传统的配伍禁忌,为对人类的健康负责,应认真研究中药配伍宜忌,尽早对中药的配伍禁忌做出一新的科学规范。

四、精研针术,针药并施治病救人

中医治疗疾病的方法,自古即有"一针二灸三汤药"之说。但当代由于中医临床分科过细,针灸已独立成为一个专业,临床单独成为一科,因此临床能兼针、药并熟练运用于疾病治疗的中医师,目前已为数不多,实为一件憾事。王老认为应继承中医的这一优良传统,在临床治疗中发挥中医的这一专长。

(一)苦练基本功,针术精湛娴熟

王老从舅父习医之始,即重视对针灸的学习。在舅父的严格要求下苦练基本功,背诵十四经循行及腧穴分寸歌诀,达到精熟的程度,并牢记在心,至今仍能脱口而出。王老初学针灸虽以《针灸大成》为范本,但为精研针术并不满足于此,继而又苦读《针灸甲乙经》、《十四经发挥》等古典针籍,乃至溯源于《内经》。在20世纪40年代末,有幸得读日本人代田文志《针灸治疗基础学》一书,更是认真厘定各腧穴位置,研究中日取穴方法之异同,并取其所长。后来学习《人体解剖学》,又进一步研究各腧穴的解剖特点,对针下的血管、神经及脏器组织等努力做到心中有数。王老认为,熟记腧穴能达到盲取的程度,对每个穴位下面能达到"庖丁解牛"样明了,这是善用针者必备的基本功,不下工夫苦练是达不到的。此外,王老还通过刻苦努力,练就了持毫针刺透书本的指力,认为只有将气运于指,借针传导于病家的腧穴经络,才能"气至而有效"。

王老认为,当今有些人拒绝针刺治疗就是因为惧怕进针时的疼痛,因此在临床中摸索总结出无痛的快速进针法。先用押手将腧穴处皮肤展开,并点压穴位,然后运气于刺手用爆发力快速刺入,未及患者反应即已刺入皮下,这样就可以基本消除或减少刺皮时的疼痛。刺入后再根据病之虚实寒热,行捻转提插补泻之法,以得"酸麻胀痛,抽筋触电"之针感。正因患者传言"王大夫扎针不痛,针到病除",故行医之初前来"扎针"的患者即络绎不绝,特别是很多见针如蝎虎的小儿患者,也由其父母抱来接受针刺治疗。

(二)选穴少而精,临床彰显奇效

王老在针灸方面的造诣,不仅基本功扎实,针术精湛娴熟,而且在腧穴配方上也深有研究。在掌握腧穴主治功能的基础上,根据病之脏腑经络之所在,虚实寒热之所属,首选主穴再适当配穴,将方药之"君臣佐使"配伍原则,也运用于腧穴配方上。王老认为,"用药如用兵",兵不在多而在精;"选穴如点将",将不在广也在于精。故临证选穴少而精,能刺一穴治之者,绝不刺二穴,在临床积累了很多单穴治急症、大病的经验。

如1949年夏治一霍乱(急性胃肠炎)中年男患者,因吐泻不止,滴水不能下咽,根本无法服药,王老在腹部用针急刺阴都穴,吐泻立止,再用足三里以收功。阴都穴为足少阴肾经之穴,距中脘穴仅5分之遥。王老效仿《灵枢·官针》"扬刺"之意,不仅加强了中脘穴的主治功能，又因阴都穴是足少阴经与冲脉的交会穴，冲为血海，隶于阳明，足阳明胃经多气多血与冲脉关系密切，故阴都又与胃经相关联。王老总结的针刺阴都的经验，多年来运用于临床治疗胃肠病，都取得了良好的效果(参见"临床经验·治法运用"之五)。

王老总结了针刺膻中治疗胸闷气短不足以息的气虚证的经验。因膻中为上气海，膻中穴为八会穴之一的气会。《针灸大成》指出本穴主治"上气短气……胸中如塞"。故王老宗其"气病治此"之旨，选用膻中以补气顺气。如1989年盛夏治一暑热伤气之女患者，因胸闷气短，自觉气少不能接续，时而大口吸气，活动后尤甚，故而卧床不起。经王老针刺膻中后，当时即感胸中之气宣通，呼吸畅达，胸闷气短、气不足以息之症顿除(参见"临床经验·治法运用"之三)。

王老还总结了针刺印堂立止鼻衄的经验，屡用屡效。如1967年下乡期间，遇一鼻衄不止持续达24小时之久的患者，虽经当地医生进行鼻填塞，但出血未止而改道经鼻泪管由眼角溢出，王老当即针刺印堂穴，进针后向下平刺至鼻根，患者顿觉鼻内麻木，眼角溢血立止，经提插捻转3分钟后出针，取出鼻内填充物，衄血已止。此外，王老还总结了针刺中极治疗小便失禁，针刺风池治疗头痛眩晕，大椎刺血或曲泽、尺泽放血治外感发热，指压脐下二寸半治尿潴留，针刺天宗治产后乳汁不足，三阴交埋针治疗小儿遗尿，委中放血治疗急性腰痛等经验。王老认为，针灸疗效的关键不在于选穴之多，而在于选穴之精。

（三）善针药并施，祛除沉疴痼疾

王老在临床上对某些疾病的治疗首先考虑用针。如早年曾治一历节风(多发性关节炎)患者，他医用药久治不愈，王老接诊后认为是针刺的适应证，即单独运用针刺治疗而愈(详见"医案汇编·精选百例"之五十九)。对于患儿，为解决服用中药困难的问题，只要是适应症便用针点刺，屡屡获得针到病除的效果，如"医案汇编·精选百例"之九十七所载一例因感冒而致鼻塞不通、呼吸受阻的2个月患儿，王老点刺迎香、印堂而鼻窍立通。

在很多情况下，王老对于一些顽固性疾病都运用针药并施的方法，取得了单独用药或单独用针而不能获得的疗效。如1981年治疗一例经期头痛张姓女患者，病史长达8年，屡治不愈。王老诊之，认为此例患者经期头痛，乃因素禀阴血不足，每值经期阴血骤下，肝失所养，疏泄失权，气滞血瘀，头部脉络滞涩，不通则痛。久痛夹痰，痰瘀交阻，故疼痛加剧，时间延长。因就诊时正值头痛发作，患者痛楚不堪，故王老急则治标，急用针刺以通经止痛。深刺左侧风池，使其酸麻感直达指端，头痛顿减。后再服用散偏汤合逍遥散加减，针药并施而愈(详见"医案汇编·精选百例"之八十五)。又如1980年治一淋证反复发作达5年的患者，伴有腰痛屡治不愈之张姓女患者，王老诊之为淋证失治，邪客下焦，久则伤及肝肾，属于气阴两虚，虚中夹实之证，在投以益肝肾、补气血、清利湿热方剂的同时，针刺中极、太溪、行间、委中(出血)，调治月余而彻底治愈。王老认为，中极为膀胱之募穴，针刺中极以恢复膀胱气化功能；太溪穴为足少阴之输，又为肾经之原，有补肾之功；行间穴乃肝经之荥火，刺行间即"实则泻其子"；委中穴为膀胱经之合，刺其出血，取其速效。《素问·阴阳应象大论》曰："故善用针者，从阴引阳，从阳引阴。"肾属阴，腰为肾之府，肾虚腰痛取膀胱经委中穴者，实属"从阳引阴"之意。治疗期间又加刺百会，因此穴乃督脉与膀胱经之交会穴，刺之乃"下病上取"之意。诸穴配合，加强了汤剂益肝肾、补气血、清利湿热之功，特别是中极一穴，可直达病所，扶正祛邪，为整体治疗之关键。王老认为，在药物治疗过程中兼用针者，贵在于关键时刻刺其关键穴位,则或顿挫其病势,或根治其痼疾,故非单纯使用药物所能及也。

针药并施,是王老临床治疗沉疴痼疾所常用的方法,已成为其临床特点之一,故本学术经验集在"临床经验·治法运用"部分,列有专题详细介绍,可参阅。王老的临床治疗方法,除药物、针灸或针药并施外,对有关疾病之饮食调理、身体锻炼等也非常重视,皆详告患者及家属以配合之。凡属情志之疾,则又配合心理治疗,耐心开导以散其郁,端正其对疾病的认识,反复谆谆告诫,务使其心情开朗而后已。

(王克勤　王孝莹　徐丽丽　整理)

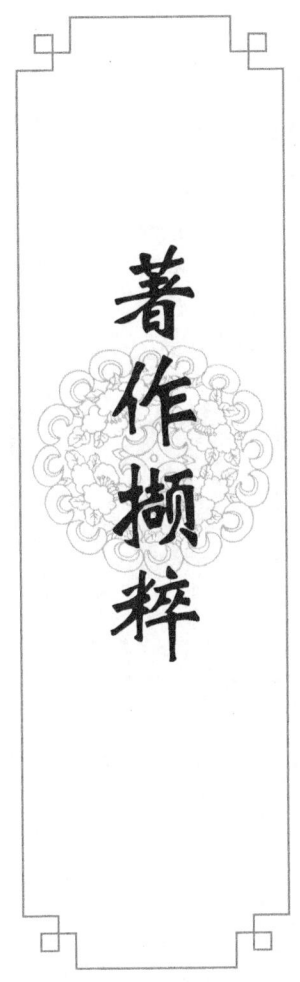

著作撷粹

一、高等中医函授教材《中医内科学》部分书稿

20世纪80年代,中医函授教育蓬勃发展,其中最具规模者当属光明中医函授大学。该校具有较完善的教学管理体系和教学计划,汇聚了全国知名中医专家作为兼职教师。为培养合格的中医人才,对中医教育的课程设置和教材内容的改革进行了探索,为此组织全国力量新编了一套较为完整的中医教材,定名为"高等中医函授教材",共28门课程,每门课程皆由全国著名老中医担任主编。《中医内科学》即为本系列教材之一。王老受聘担任《中医内科学》(光明日报出版社,1988年第1版)主编之一,并负责撰写各论第一章(风火燥湿痰病证门)、第二章(气血津液病证门)、第三章(神志病证门)及第六章(虫病证门)共32个病证。在此选摘部分病证如下。

感 冒

感冒又称伤风,是风邪触犯人体引起以头痛、鼻塞、流涕、喷嚏、恶寒、发热为主证的疾病。本病一年四季皆可发生,而以冬、春季为多见。若在一个时期内广泛流行,且证候多相类似,病情较重者,称为时行感冒。

病 因 病 机

1. 六淫时邪,侵袭肺卫

气候突变、寒暖失宜,风邪乘虚侵入人体,犯伤肺卫。肺失宣降,气道不利;卫阳被遏,营卫失和,正邪相争,则见表卫之证。风为六淫之首,虽可单独致病,但临床多见合邪为患,如兼寒、兼热、兼暑、兼湿等,尤以风寒、风热者更为常见。

2. 体质虚弱,外邪袭表

素体虚弱,正气不足,或劳逸不适,卫气不固,皆易招致外邪,内外相因,而发本病。体虚之人,素质不尽相同,感受外邪亦有差异,如素体气虚、阳虚者,易感受风寒;阴虚、血虚者,易感受风热、燥热;气虚湿盛者,易感受风湿等。

另外,外邪入侵是否发病,关键在于人体抗邪能力的强弱,并与感邪的轻重有一定关系。人体的抗邪能力来自先天禀赋,禀赋不足则卫外不固。此外生活起居不节、过度疲劳、寒暖失调、素有宿疾等皆可使卫外之气不能调节应变,导致感冒。本病病势的进展,也取决于卫外功能的盛衰。强壮者见证轻微,可不药而愈;年老体弱或有宿疾者则病情较重,且易于反复、传变,或使宿疾恶化。

辨证论治

1. 辨证要领

（1）辨恶寒发热：感冒初起，邪气外束肌表，卫阳郁阻，故见恶寒、发热。其恶寒重，发热轻者为风寒；恶寒轻，发热重者为风热。至于夏月贪凉感冒，多兼暑湿，则身热不扬，微恶风寒。

（2）辨偏虚偏实：感冒以实证为多，但虚实夹杂者亦不少见。一般以发热、无汗、恶寒、身疼痛者为表实；以发热、汗出、恶风者为表虚。反复感冒，多见于体虚受邪，本虚而标实；经久不愈，时轻时重，多见于施治不当，或虚实兼杂者。

（3）辨相兼证候：感冒兼见气短语低，脉浮无力者为气虚感冒；兼见四肢不温，甚则蜷缩寒战，舌淡苔白者为阳虚感冒；兼见头晕心悸，面色无华者为血虚感冒；兼见心烦咽燥，手足心热，舌质红者为阴虚感冒。又感冒发于秋季，兼鼻咽干燥，干咳少痰，舌红脉细数者为夹燥；发于夏令，兼心烦口渴，小便赤，舌苔腻者为夹暑；兼头沉发胀，胸闷口淡者为夹湿；兼脘胀闷痛，纳呆泛恶，腹泻苔腻者为夹食；兼咳嗽痰涎，胸闷气喘者为夹痰饮。

另外，恶寒、发热若兼咽喉红肿疼痛者，为外感风热；若无咽喉红肿疼痛者，为外感风寒。

2. 论治要点

感冒的病位在肺系卫表，治当因势利导，使邪从表解。用药宜轻清宣散，取微汗而邪随外解。

（1）解表祛邪：是直接解除外邪的大法，适用于表实证。如辛温解表法，是通过服用辛温类药物为主，促其发汗，邪随汗出而解，适用于风寒感冒之实证，常用药物有荆芥、防风、麻黄、细辛、羌活等。又如辛凉解表法，是通过服用辛凉类药物为主，使表卫疏泄以驱邪外出的方法，适用于风热感冒，常用药物有桑叶、菊花、银花、连翘、牛蒡子等。对于兼有暑湿之气的暑湿感冒，宜用化湿解表法，多用芳香化湿浊类药物，例如藿香、佩兰、苏叶、苍术、荷叶、香薷等。对于时行感冒，虽有风寒、风热之分，但临床以风热证为多见，常在辛凉剂中加入一二味清热解毒之品，药如板蓝根、大青叶等。

（2）扶正托邪：是间接祛邪之法。即扶助正气以托邪外出而使表证解除的施治方法，适用于虚人外感。但人体所虚不同，有机体抵抗力薄弱，外卫不固，以致经常感冒，或缠绵难解，治疗不宜选用一般解表法。应以扶正祛邪，可用玉屏风散加减治之，若卫阳不足而有表寒的可加桂枝，此外还有体虚者、肾阳虚衰、邪伏于里，症见脉沉微，恶寒踡卧者，适用制附片、生地以温经托邪。

综上所述，实证感冒，易于辨证，治疗效速。体虚外感，多与内伤虚证相混，若辨证准确，施治亦属不难。唯虚人外感，又失治、误治，反复发作，迁延日久，致成外损者，常难调治。

3. 常见证治

（1）实证

1）风寒感冒

证候：恶寒重，发热轻，无汗，头痛，肢节酸疼，鼻塞声重，时流清涕，喉痒，咳嗽，痰吐稀薄色白,口不渴或渴喜热饮,舌苔薄白而润,脉浮或浮紧。

治法:辛温解表。

方例:荆防败毒散。

2)风热感冒

证候:身热较著,微恶风,汗泄不畅,头胀痛,咳嗽,痰黏或黄,咽燥,或咽喉乳蛾红肿疼痛,鼻塞,流黄浊涕,口渴欲饮,舌苔薄白微黄、边尖红,脉象浮数。

治法:辛凉解表。

方例:银翘散、葱豉桔梗汤。

3)暑湿感冒

证候:身热,微恶风,汗少,肢体酸重或疼痛,头昏重胀痛,咳嗽痰黏,鼻流浊涕,心烦口渴,或口中黏腻,渴不多饮,胸闷泛恶,小便短赤,舌苔薄黄而腻,脉濡数。

治法:清暑祛湿解表。

方例:新加香薷饮。

(2)虚证

1)气虚感冒

证候:恶寒发热,或热势不盛,而形寒、自汗,头痛鼻塞,咳痰色白,语声低怯,气短,倦怠,苔白,脉浮无力。

治法:益气解表,调和营卫。

方例:参苏饮、黄芪桂枝五物汤。

2)阳虚感冒

证候:阵阵恶寒,甚则蜷缩寒战,稍见发热,无汗,或自汗出而恶塞更甚,头痛,肢酸痛面白语低,四肢不温,舌质淡,脉沉细无力。

治法:温阳解表。

方例:桂枝加附子汤。

3)血虚感冒

证候:头痛,身热微寒,无汗或少汗,面色不华,心悸头晕,唇、舌色淡,苔白,脉细。

治法:养血解表。

方例:葱白七味饮加味。

4)阴虚感冒

证候:发热,微恶风寒,无汗,或微汗或盗汗,头痛,心烦,口咽干燥,干咳无汗,手足心热,舌质红,脉细数。

治法:滋阴解表。

方例:加减葳蕤汤。

4. 临证权变

(1)审因兼治,灵活加减:风寒感冒,若夹痰饮者,证兼咳嗽,吐涎沫,可选用小青龙汤以解表化饮;夹湿邪入侵者,证兼头胀如裹,肢体酸痛且重,其热不扬,可选用羌活胜湿汤,以散风祛湿;夹内湿为患者,兼见胸闷泛恶,纳呆口淡,舌苔白腻,可加苍术、厚朴、半夏、陈皮等,亦有用藿香正气散加减取得良效者。风热感冒,热盛、咽痛者用银翘散,轻证用桑菊饮;若夹暑热者,可用新加香薷饮配用藿香、佩兰、六一散等;若兼暑湿偏重者,可选藿香正气散加减。对于表寒里热相兼者,宜疏风宣肺,散寒清热为主,方宜麻杏石甘汤加羌活、鱼腥草等。若外寒甚、骨节痛者,加桂枝、苏叶以祛风散寒;若里热甚而咽痛红肿者,加板蓝根、牛蒡子、黄芩等,以清热解毒利咽喉;若大便秘结,身热不退者,可表里双解,改用防风通圣散加减。其他夹燥邪者,随其主证加入一些养阴生津润燥之品,如沙参、花粉等。

(2) 表药有特点,临证宜活变:表药多发汗、泄热力量强,对于虚证感冒,不宜重用发汗之剂。辛温与辛凉,有时相兼用之,如风寒感冒化热而寒邪未尽者,可在辛凉解表的同时,稍佐辛温透邪之品。宣肺解表药,有时和肃肺降气药并用,如射干麻黄汤,既用了麻黄辛温以宣肺,又用了款冬花肃肺以下气,此取开阖并用之意,对外感风寒、咳喘气急、喉中有痰鸣声者甚效。另外,对芳香解暑类药的应用,选新采药或气味芳香浓郁者为佳,荷叶之类,尤以鲜者为胜。

调 护

重证感冒,宜适当卧床休息,多饮暖水,以加速痊愈的时间,并可防止变生他证,对年老、婴幼、体弱患者,注意保暖防止受凉。此外,饮食宜清淡,凡油腻、辛辣、燥热之物,当少用或禁用。

应 用 例 案

例一 蒋×,男,26岁。

初诊:4月13日,发热头痛,恶寒无汗,体温40.2℃,鼻塞咳嗽,胸闷且痛,肢节酸楚,舌苔白润,脉象浮紧,拟荆防败毒散,希邪从汗解。

处方:荆芥4.5克 防风4.5克 羌活4.5克 柴胡4.5克 川芎4.5克 枳壳4.5克 桔梗4.5克 茯苓9克 薄荷3克 甘草1.5克 生姜3片

二诊:投荆防败毒饮,汗出颇多,肌热已退,体温降至36.8℃,唯有咳嗽痰腻,肢酸且软,再拟疏解宣化。

处方:紫苏梗4.5克 姜半夏9克 云茯苓9克 光杏仁12克 木防己9克 丝瓜络9克 苦桔梗3克 炒枳壳4.5克 广陈皮4.5克 嫩桑枝12克 (上海市卫生局《中医中药临床实验汇编》)

按 本例属于典型风寒感冒,用荆防败毒散辛温解表,则汗出邪退而愈。本例之胸闷胸痛,亦属肺气不得宣通,不通则痛之故。至于体温高低,只供参考,不可作辨证依据。复诊时仅咳嗽痰腻未能尽除,故改用杏苏饮温散风寒而宣肺化痰。加入木防己、丝瓜络、桑枝,疏风通络,以治肢体酸软而标本兼顾。

例二 李×,1954年春就诊。

初诊:温邪初起,头昏发热,舌苔厚腻,肢体酸痛,小溲深黄,大解未通,右脉浮洪,口作干。宜清化宣通。

处方:薄荷4.5克 银花9克 连翘9克 黄芩9克 竹叶9克 滑石9克 大青叶9克 黑栀子9克 枳实6克 广郁金4.5克 瓜蒌3克

二诊:服药后汗出甚透,身热即退,大便通调,口不渴,小溲浅黄,脉已平静;唯头尚不清,胃纳不佳,肢体无力。再以上方去大青叶,并将枳实减去四分之一,瓜蒌减去五分之一,服后即愈。(张菊人《菊人医话》)

按 本例属风热感冒,治当辛凉解表。方中银花、连翘、薄荷疏散风热,轻清宣达。因见但热不寒,溲赤便秘、脉浮洪等热邪偏重之证,故用栀子、黄芩、大青叶,瓜蒌等清热通便。舌苔厚腻,为夹湿之象,故以滑石、竹叶、郁金、枳实利湿化浊。诸药配合,使表解热除,湿浊消散而愈。

例三 宋×,男,55岁。

初诊:1966年4月20日,患者本体素弱,平时易罹感冒,此次感冒持续月余,服药不愈,头痛,畏风,自汗出;身倦乏力,关节不利,二便正常,舌淡无苔,脉象沉迟无力,此属阳虚感冒,营卫不固,治宜温阳益气,宗玉屏风散加味。

处方:黄芪15克　防风3克　白术9克　熟川附子9克

先煎附子30分钟,可纳余药同煎,去滓取汁,分二次温服。

二诊:畏风消失,恶寒亦减,头痛见轻,仍时汗出,脉弦缓,右沉迟,左沉弱,舌苔白腻。属卫阳既虚,内湿渐露,改用温阳利湿为治。

处方:生黄芪12克　白术9克　川附子9克　薏苡仁15克　山茵陈9克　桑枝(炒)30克

三诊:诸症大减,气机舒畅,尚感恶凉,脉缓有力,前方去桑枝加良姜6克,以温胃阳。

四诊:服药后已不畏冷,脉右沉迟,左弦缓,继宜温阳补中,改用丸剂缓调以善其后,早服附子理中丸6克,晚服补中益气丸6克,逐渐恢复而获痊愈。(中医研究院《蒲辅周医案》)

按 本例系阳虚感冒。此次病程较长,汗出不解,卫阳不固。故先以玉屏风散加附子,益气温阳解表,使营卫得偕,继以温阳利湿,终以温阳补中而愈。本例未用一般感冒药剂,乃因阳虚而卫弱,此时只宜扶正,正气充则御邪力强,自可驱邪外出,若滥用解表剂,则邪未除而正先伤,病必不解。

例四 薛立斋治一妇人,素清苦,勤于女工。因感风邪,自用表散之剂,反朝寒暮热,自汗盗汗,形气甚虚,其脉或浮洪,或微细。其面或青白,或萎黄。此邪去而气血愈虚也。用十全大补汤三十余剂,渐愈。又用加味逍遥散兼治,半载而痊。(《续名医类案·伤风》)

按 本案素体气血亏虚,伤风汗后邪去,但体虚更甚,出现朝寒暮热,自汗盗汗诸证,如当初扶正解表,则不致出现后面证候,此属不详察患者体质,只着眼伤风之证的失误。

简 便 验 方

(1)大青叶60克,紫草60克。

上药用温水浸泡30~60分钟,然后用文火煎煮至沸后3~5分钟,忌煎时间过长。每日一剂,早晚各服一次。小儿以少量昼夜分服。

资料来源:河南中医学院禹县门诊部牟敬周载《河南中医学院学报》,1980.3.

(2)绿豆一大把,白菜疙瘩4个,冰糖30克。

上三味水煎成浓汁,去渣,趁热服下,卧床微微汗出即愈。

资料来源:《民间灵验便方》第四集,河北人民出版社,1966.4.

(3) 生绿豆 50 粒,捣碎,青茶叶一捻,冰糖 15 克。

先将绿豆用木器捣碎带皮同青茶叶、冰糖共合一处,用开水冲后盖好,约 20 分钟,代茶饮用。对流行性感冒的咽喉肿痛、热咳者效佳。

资料来源:《河南省秘验单方集锦》,河南科学技术出版社,1983.10.

(4) 葱白头、生姜各 30 克,食盐 6 克,白酒一盅。

上 3 味共捣如糊状,再把酒加入调匀,用纱布包之,涂擦前胸、后背、手心、脚心及腘窝、肘窝,涂擦一遍后,嘱患者安卧。

资料来源:《新中医》1976.1.

(5) 石莲子一斤。

石莲子去壳,炒黄研末,贮密封备用。成人每服 2～3 克,一日三次,开水或姜汤送服。患儿酌减。

资料来源:《常见病验方研究参考资料》,人民卫生出版社,1971.3.

文 献 摘 录

《诸病源候论·感冒源流》:"夫时气病者,此皆因岁时不和,温凉失节,人感乖戾之气而生,病者多相染易。"

《类证治裁·伤风》:"须察虚实、审轻重、辨寒热、顺时令。"

《杂病源流犀烛·感冒源流》:"风邪袭人,不论何处感受,必内归于肺。"

《丹溪心法·中寒》:"伤风者属肺者多,宜辛温或辛凉之剂散之。"

(摘自高等中医函授教材《中医内科学》66～74 页)

痉 病

痉有强急之意。痉病,是指筋失濡养,脉络阻滞引起以项背强急,四肢抽搐,甚至口噤,角弓反张为特点的病证。痉病所出现的一些症状,在中风、痫证、震颤、破伤风等病中亦可见到,临证时应予以鉴别。

病 因 病 机

痉病的病因病机,归纳起来可分为外感和内伤两个方面。外感是风寒湿邪侵袭人体,壅阻经络,气血不畅,或热盛动风,或热灼津液而致痉;内伤是阴虚血少,虚风内动,筋脉失养而致痉。外感和内伤在病因上虽不同,但导致发痉的病机,都是阴阳失调,阳动而阴不濡所致。现分述如下。

1. 邪壅经络

风寒湿邪,壅滞脉络,气血运行不利,筋脉失养,拘急而成痉。

2. 热甚发痉

热甚于里,消灼阴液,筋脉失于濡养而致痉。

3. 阴血亏虚

素体阴血久虚,或因亡血,或因汗下太过,致使阴血不足,筋脉失其濡养而成痉。

此外,如血行不畅,瘀滞经络;或痰浊凝结、阻滞经络;均能使筋脉失养而致痉。又如《金匮要略》谓"疮家虽身疼,不可发汗,汗出则痉",这是指出凡津血不足之人,用发汗法使津伤致痉。

辨 证 论 治

(一) 辨证要领

痉病的辨证要点是辨外感内伤、辨瘀血痰浊、辨病势和刚痉柔痉等。兹分述如下。

辨外感内伤。先有恶寒、发热、头痛、颈项不适、肢体酸重等症状,数日后,头痛加剧,随即出现四肢抽搐,甚至角弓反张,舌苔薄白或白腻,脉浮紧等证;或初发即有发热不恶寒,口渴、胸闷腹满,大便秘结,舌赤苔黄而干,脉弦数,继而出现痉证者皆属于外感为实证;若久病或素体阴血亏虚,或在失血之后或汗下过多而有头目昏眩,自汗,神疲,气短懒言,舌质淡,脉弦细而发痉者为内伤属虚证。

1. 辨瘀血痰浊

若久病形体消瘦,气短乏力,头痛如刺,痛处固定不移,舌质紫暗,边有瘀斑,脉象细涩而发痉者为瘀血;如脾虚湿聚,或肝火灼津成痰,经七情触动而突然发痉者,症见舌苔白腻,脉滑或弦滑等。瘀血或伏痰,多属虚实夹杂之证。

2. 辨病势

凡发病急,变化快,伴有寒热,头痛,呕吐,全身抽搐,角弓反张者,病势较重;若久病体衰,仅见四肢痉挛,项强,头痛不甚,时发时止者,病势较轻。

3. 辨刚痉柔痉

一切痉证,凡无汗者为刚痉,有汗者为柔痉。刚痉多实,柔痉多虚。

此外,内伤与外感、虚证与实证在整个病程中也可互相转化,如阴血亏虚者易感外邪而致痉;热盛发痉可兼痰浊、瘀血;外感痉病反复发作者,日久可致阴血亏损。临床宜仔细辨认,方不致误。

痉病当与痫证、中风相鉴别。痫证昏迷时筋脉拘急,四肢抽搐,但为时较短,苏醒时抽搐即止,一如常人。中风可兼见筋脉拘急的抽搐症状,但同时可见口眼㖞斜,半身不遂,清醒后多有后遗症。

（二）论治要点

外感风寒湿邪者当祛风散寒，和营燥湿；热盛伤阴或肝经热盛者宜平肝潜阳，息风镇痉，泄热存阴；血瘀者活血化瘀；痰浊留滞者祛风豁痰；阴血亏虚者养阴补血等。此外，各个证候之间有时可错杂出现，宜在明确辨证的基础上灵活运用。兹分述于后。

1. 祛风散寒

此法用于风寒湿邪阻滞经络，以致气血运行不利，筋脉失其濡养而发痉者。常用解肌发汗，调和营卫药物如葛根、防风、藁本、蔓荆子、麻黄、桂枝、羌活等，并宜伍用白芍以敛阴和营，以免风药耗阴。

2. 和营养津

适用于发热不恶寒、头痛汗出、项背强直、无卫分实象之柔痉。宜调和营卫，解散表邪，如花粉、芍药、葛根、瓜蒌等。清热生津，柔和筋脉，用生石膏、知母、麦冬、花粉之类。

3. 泄热存阴

适用热甚发痉。加大黄、芒硝、枳实等，荡涤积热，急下存阴，同时加用玄参、麦冬、生地、花粉等品，以养阴增液。热去津复，则热痉缓解。若热盛动风痉证较重者，可加羚羊角、钩藤等凉肝息风，以助止痉之力。

4. 滋阴补血

适于阴血亏虚的痉病。阴血充足，筋脉得以濡养，则痉病自愈。如当归、川芎、白芍、熟地、龟板胶、麦冬、牡蛎、鸡子黄之类。若病程较久者加人参、黄芪、白术之类，以益气生血。若四肢抽搐、痉挛较重者可再加钩藤、天麻、龙骨、牡蛎等以息风定痉。

5. 活血化瘀

适于瘀血内阻之痉证，或久病兼有瘀血征象者。活血消瘀，开窍通络，则血行通畅，筋脉得养而痉病自愈。常用药物有赤芍、川芎、桃仁、红花、土虫、三棱、莪术、丹参、牛膝等。并与理气药如枳壳、木香、桂枝、陈皮、香附等配。气行则血行，共奏化瘀之效。

6. 豁痰燥湿

适于痰浊留滞而致痉者。豁痰化浊，健脾燥湿，则痰气得开，血气流畅，筋脉自濡。常用胆南星、半夏、陈皮、竹沥、姜汁、枳实、藿香、佩兰、苍术、白术等。

（三）常见证治

1. 邪壅经络

证候：头痛，项背强直，恶寒发热，肢体酸重，苔白腻，脉浮紧。
治法：祛风散寒，和营燥湿。

方例:羌活胜湿汤。

2. 燥热内盛

证候:发热胸闷,口噤龂齿,项背强直,甚至角弓反张,手足挛急,腹胀便秘,咽干口渴,心烦急躁,甚则神昏谵语,无汗,小便少,苔黄腻,脉数。

治法:泄热存津,养阴增液。

方例:增液承气汤、葛根汤。

3. 阴血亏虚

证候:素体阴亏血虚,或在失血、汗下太过之后,项背强急,四肢抽搐,头目昏眩,自汗,神疲,气短,舌淡红,脉弦细。

治法:滋阴养血。

方例:四物汤合大定风珠加减。

(四)临证权变

《内经》谓"诸痉项强,皆属于湿","诸暴强直,皆属于风"。这是指因外邪致痉,如风邪甚而发热汗出者,用瓜蒌桂枝汤加减。若由湿热入络,症见身热筋脉拘急,胸脘痞闷,治用秦艽、地龙、威灵仙、丝瓜络、滑石等清热化湿通络,佐以芳香以化湿浊的藿香、蔻仁等药。若因热盛伤津而致痉者,可用人参白虎汤以清热救津。

调 护

痉病多急证,当住院治疗。有义齿者,应除去,以免脱落堵塞气道。痉病发作时,宜轻按患者肢体,保护舌头,防止坠床。兼昏迷者应四诊结合,密切观察病情,必要时可中西结合进行护理。轻病患者,宜保持心情舒畅,勿使受凉。饮食应富于营养,勿偏食。

应 用 案 例

例一 钱×,女,27岁,食堂职工。

初诊:1974年12月23日。因产后血虚,调护失当,复受风寒湿邪,经多方治疗,至今半年未愈。邀余治时,患者蒙被而睡,寒战动床。去其被,脸色苍白,十指簇集,向内弯曲,腕关节呈90°,置于胸前;十趾紧聚,并抵前下方,跟不着席,踝关节呈180°,两膝隆起,膝关节曲屈呈90°,全身弯曲似弓形。肘膝以下皮肤浮肿,按之凹陷不起,体温如常,口渴不多饮,小便短少,大便秘结,舌质淡胖苔白腻,脉沉紧而迟。证属刚痉。乃风寒夹湿,袭于经脉,营卫闭塞而成,当温经达邪。投葛根汤合麻黄附子细辛汤加减。

处方:生麻黄、生川乌、桂枝各9克 北细辛4.5克 炒白芍、葛根、鸡血藤各30克 防己18克 白术、生姜各15克。

二诊:二剂后,汗出,小便增多,口渴仍不多饮,肿退一半,指趾舒松,腕踝柔软。舌苔薄白,脉沉迟。余邪未净,原法追踪,前方去生川乌,加淡附片9克,续进。服二剂汗出量多,肿

势退净,关节自利,并能行走。舌苔薄白,脉转浮缓。以桂枝汤加黄芪三剂,调其营卫,获愈。(王晖:刚痉摘要,《浙江中医药》)

按 本例为产后气血两虚,又兼湿邪外袭形成之刚痉。与陈无择"血气内虚,外为风寒湿热所中则痉"之说颇相类似。病属内虚邪中,虚实互见,故以葛根汤合麻黄附子细辛汤加减,通阳散寒,分利水湿。其后改用桂枝汤加黄芪调和营卫,以固其本。其中生川乌用至9克以代附子,可谓有胆有识,宜其速效。但生川乌为剧毒之药,若非经验丰富,审证精确,不可滥用,以免中毒,初学者尤宜慎之。

例二 刘×,女,25岁。

初因热病,阴津受劫,误服温补,致成痉病。肌热面赤,唇青甲紫,头痛项强,角弓反张,口渴,耳聋,神志模糊,肢挛腰硬,腹胀便秘,小便不禁。热盛伤津,经脉失养。经云:"热淫于内,治以咸寒,佐以甘苦。"拟三根白虎汤合调胃承气法主之,证之"急下存阴"之旨,亦无悖矣。

处方:生石膏60克 知母9克 芦根30克 茅根30克 锦纹黄6克 芒硝12克 甘草3克 玄参15克 小生地18克

效果:初投两剂,汗出便解,热退神清,继去承气,再用白虎合甘寒之剂,医治旬日,痉愈。(《福建中医医案医话选编》)

按 本例原属热病,阴津已伤,而误服温补,犹如抱薪救火,致使气热弥张,浊气壅实,热淫风动,阴液耗伤,变证丛生,病势危笃。倘按痉证归类,确属热无疑。故遵仲景"急下存阴"之旨,取退热保津之法,方用白虎合调胃承气汤治之,使腑通热退,津回神清,初获成效。随后,再以白虎合甘寒之品清肃余热,滋养阴津。

例三 虞恒德治一妇,年三十余,身材小琐,形瘦弱,月经后,忽一日发痉,口噤,手足挛缩,角弓反张,虞知其去血过多,风邪乘虚而入。用四物汤加防风、羌活、荆芥,少加附子行经,二帖病减半,六帖全安。(《名医类案·痉》)

按 血虚生风而致痉,故以四物汤补血,以荆、防、羌活祛风,此病治法合于"治风先治血,血行风自灭"的治疗原则。

例四 一妇人发瘈,遗溺自汗,面赤,或时面青,饮食如故,肝脉弦紧。此肝经血燥风热,痉症也。肝经属木,其色青,入心则赤。法当滋阴清肝火。遂用加味逍遥散,不数剂诸症悉退而安。(《续名医类案·痉》)

按 此痉为肝血不足,血虚生燥化风。治以加味逍遥散,补肝血,清肝热,疏肝气。血足风息,气血条达,诸症悉退。

简 便 验 方

(1) 荆芥、防风各1.2克,南星1.5克,天竺黄0.6克,醋角子2.1克,朱砂0.3克。

上药研末混匀,用食醋调成薄糊状敷在伤口上,外用消毒纱布敷盖,胶布固定,盖上被子使稍微发汗。危重患者每天1次,一般患者2天1次,轻病人3天1次。如出现角弓反张,可用适量氯丙嗪,发热用适量抗生素或其他退热药;不能进食可酌情输液。适用于痉(破伤风)。

资料来源:《四川中草药通讯》1972年第1期。

（2）鱼鳔10克，黄蜡10克，荆芥10克。

水煎服，发汗。适用于痉（破伤风）。

资料来源：《河南省秘验单方集锦》，河南科学技术出版社，1983.10.

（3）龙胆草6克，菊花9克，天麻、黄芩各6克。

煎汁，冲玉枢丹1.5克，内服。一日2～3次。适用于痉（流行性脑膜炎）。

资料来源：《常见病验方研究参考资料》，人民卫生出版社，1971.3.

（4）蝎尾6克，钩藤18克，荆芥9克，薄荷6克。

水煎服。适用于痉（流行性乙型脑炎）。

资料来源：《常见病验方研究参考资料》，人民卫生出版社，1971.3.

文 献 摘 录

《灵枢·经脉》："足少阴之筋……其病……主痫瘛痉强；……在外在阳者，病太阳之气，故腰反折不能俯；在内在阴者，病少阴之气，故不能仰。"

《金匮要略·痉湿暍病》："太阳病，发热无汗，反恶寒者，名曰刚痉。""太阳病，发热汗出而不恶寒者，名曰柔痉。"

《景岳全书·痉证》："愚谓痉之为病，强直反张病也。其病在筋脉，筋脉拘急，所以反张。其病在血液，血液枯竭，所以筋挛。"

（摘自高等中医函授教材《中医内科学》85～92页）

内 伤 发 热

凡发热是以内伤为病因，气血阴阳亏虚、脏腑功能失调为基本病机的称为内伤发热。内伤发热，一般起病缓慢，病程较长。有的表现为持续发热，有的表现为日晡潮热。多见为低热，患者自觉身热或心烦、手足心热。有时亦可见为高热。

病 因 病 机

1. 阴虚发热

素体阴虚，或热证日久伤阴，或误用、过用温燥药物，耗伤阴液，致阴亏不能制阳，阳气偏胜而引起发热。

2. 血虚发热

久病心肝血虚，或脾虚不能生血，或久病血证失血，以致营血亏虚。血属阴，阴血不足则阳盛因而引起发热。

3. 阳虚发热

平素阳气不足，或寒证日久伤阳，或误用、过服寒凉药物，以致脾肾阳虚，阴寒内盛，格阳于外,虚阳外浮而见发热。

4. 气虚发热

过度劳累、饮食失调,导致脾胃气虚而阴火上冲;或为气虚而卫外不固,营卫失和而发热。

5. 气郁发热

情志抑郁,或恼怒过度,肝失调达,气郁化火,肝火内盛,以致发热。这种由情志失调所致的发热又称"五志之火"。

6. 瘀血发热

情志失调,气郁而滞;劳倦伤脾,脾虚而气不运;跌仆损伤及血证出血等原因,皆可导致瘀血内结,阻滞经络,使气血不通,营卫壅遏,而引起发热。

7. 湿郁化热

湿郁可以化热,但内伤、外感均可引起,此专指内伤引起者。一般由伤食脾虚,脾虚则阳气不足,不能运化水湿,以致水湿内停,郁久而化热,见有湿热之证。

另外,内伤发热,由于病机的发展变化以及治疗用药的影响,其见证可以互相转化或兼杂出现,如阴虚发热日久耗伤精气,可致气阴两虚;阴损及阳可转化为阴阳两虚;血虚发热,日久伤气,而为气血两虚;气虚发热,由于热耗阴精,可呈气阴两虚证;气损及阳,阳气衰弱,则转化为阳虚发热。气郁发热,热邪伤阴耗津,则兼见阴虚的表现;气机郁滞,以致血行不畅,可致血瘀发热证。又有阴虚夹湿热,阴虚夹瘀血,气虚夹湿热,气虚夹瘀血等。以上情况,致使本病较为难治,病程缠绵难愈。

辨 证 施 治

(一) 辨证要领

1. 内伤发热当与外感发热相鉴别

外感发热,一般由外邪而起,故起病急,病程短,发热高,初(起)期多伴恶寒、鼻塞、流涕、脉浮等表证。内伤发热则起病缓慢,病程较长或反复发作,无表证,多低热或自觉发热,其热时作时止,或无定时。

2. 辨虚实

一般内伤发热多属虚证,但也有因虚致实,邪实伤正而成虚实夹杂者。若属虚证,又当辨其是阴虚、血虚、是气虚、阳虚;若属邪实,又当辨其为气郁、血瘀,还是湿热郁滞。

3. 辨病情轻重

内伤发热,久治不愈,病程长,热势盛,持续不退,兼证多而杂,脉证不相应者,病情为重;

反之则较轻。

（二）论治要点

内伤发热的治疗,必须针对发热的不同病机,如阴、阳、气、血之虚及气郁、血瘀、湿郁所表现的不同证候而立法、遣方、用药。切忌滥用寒凉药。

1. 滋阴清热

用以治阴虚发热,常用药物有银柴胡、知母、胡黄连、地骨皮、青蒿、鳖甲、秦艽、生地等。

2. 温补肾阳

用以治阳虚发热,火不归经者。可于补肾药如熟地、山萸肉、枸杞子、山药中加入附子、肉桂以温肾而引火归元。

3. 补益气血

治疗血虚发热。此本血虚先益气,气足血自生之理。常用黄芪、党参、白术以补气,熟地、枸杞子、制首乌、当归以养血。

4. 甘温除热

即用益气健脾法以治气虚发热。常用药物有人参、黄芪、白术、甘草等。

5. 疏肝解郁

用以治气郁发热。常用柴胡、薄荷、香附、青皮、郁金等。

6. 活血化瘀

用以治血瘀发热。常用药物有桃仁、当归、川芎、赤芍、川牛膝、丹参、地鳖虫、大黄等。

7. 利湿清热

治疗湿郁化热。常用药有杏仁、白蔻仁、砂仁、薏苡仁等以燥湿渗湿;通草、滑石、竹叶、黄芩、青蒿等以化湿利湿而清热。

（三）常见证治

1. 阴虚发热

证候:午后或夜间发热,或夜热早凉,或手足心发热,或骨蒸潮热,心烦盗汗,颧红,失眠多梦,口干,咽燥,大便干结,尿少色黄,舌质红而干,或有裂纹,无苔或少苔,脉象细数。

治法:滋阴清热。

方例:清骨散、青蒿鳖甲汤。

2. 血虚发热

证候:发热或高或低,兼见头晕眼花,身倦乏力,心悸不宁,面白无华,唇甲色淡,舌质淡,脉弱。

治法：补益气血。

方例：归脾汤、当归补血汤。

3. 气虚发热

证候：发热常在劳累后发作或加重，热势或高或低，兼见倦怠乏力，气短懒言，食少便溏，自汗，易于感冒，舌质淡，苔薄白，脉细弱。

治法：益气健脾，甘温除热。

方例：补中益气汤。

4. 阳虚发热

证候：自觉发热而欲近衣，形寒怯冷，四肢不温，腰酸嗜卧。舌质淡胖，或有齿痕，苔白润，脉沉细或浮大无力。

治法：温补肾阳。

方例：肾气丸、右归丸。

5. 肝经郁热

证候：时觉身热心烦，热势常随患者的情绪好坏而起伏，平时性情急躁易怒，胸胁闷胀，喜叹息，口苦，舌苔黄，脉弦数。妇女常见月经不调，经来腹痛，或乳房发胀。

治法：疏肝解郁清热。

方例：丹栀逍遥散。

6. 瘀血内结

证候：下午或夜间发热，口干咽燥而不多饮，肢体常有固定痛处或肿块，甚则肌肤甲错，面色暗黑或萎黄，唇舌青紫或出现紫斑，脉象细涩。

治法：活血祛瘀。

方例：血府逐瘀汤。

7. 湿郁发热

证候：低热，午后热甚，胸闷，身重，纳少，呕恶，口不渴，或饮入即吐，大便稀薄或黏滞不爽，苔白腻或黄腻，脉濡或濡数。

治法：宣化畅中，利湿清热。

方例：三仁汤。

（四）临证权变

治疗本病，为进一步提高疗效，一要注意选方及加减，二要注意兼顾夹证。

1. 主方及加减

阴虚发热的主方，清骨散清退虚热之力较强；青蒿鳖甲汤滋阴之力较佳，临证宜分别选用。若阴虚较甚者，还可加入龟板、玄参等；虚火上炎，扰动心神者，可加炒枣仁、夜交藤等；

阴虚而盗汗明显者,可加煅牡蛎、浮小麦等。血虚发热之主方,归脾汤益气生血,养心健脾;当归补血汤则重在益气以生血,是据古人"有形之血不能速生,无形之气首当急固"之理以制方,临证注意选用。若发热较甚者,可加银柴胡、白薇等清退虚热之药;血虚甚者,可加熟地、枸杞以补益精血。气虚发热,补中益气汤为甘温除热的代表方,自汗多者,加牡蛎、浮小麦以固表止汗;汗出恶风,时热时冷者,加入桂枝、白芍以调和营卫。阳虚发热,肾气丸与右归丸均宜,取其"益火之源,以消阴翳"之意。若阳虚气弱甚而乏力者,加入人参大补元气;火不生土而便溏者,加入干姜、土炒白术以温健中阳;阳虚甚而五更泄泻者,加入五味子、肉豆蔻以补肾固涩;肾虚甚而遗精者,加入芡实、金樱子以补肾涩精。气郁而发热较甚者,丹栀逍遥散中可再加地骨皮、银柴胡等;气郁较甚者,可加香附、青皮等;血瘀发热,热甚者,加秦艽、白薇、牡丹皮,用以凉血清热;因跌损而血瘀发热者,还可用复元活血汤治之。湿郁发热,若湿热阻滞,证见寒热如疟,寒轻热重,口苦呕逆者,可加青蒿、黄芩以清解少阳之邪。

2. 夹证要兼顾

气阴两虚者,宜益气养阴兼用;阴阳两虚者,要双补阴阳;气血两虚者,补气养血。又阴虚夹湿热者,宜养阴方中兼加清利湿热之品;阴虚夹瘀血者,宜养阴方中佐以活血、凉血之品;气虚夹瘀血者,宜补气方中略加活血化瘀之品。另外,气郁伤阴者,宜滋阴壮水,疏肝清热,可选用滋水清肝饮。

调　　护

内伤发热病程较长,缠绵难治,故患者必须尽量保持精神愉快,切忌焦急、紧张,以免在原来内伤发热的基础上再加气郁发热,或使原有的气郁发热更为缠绵,不易治愈。此外尚需注意饮食卫生,以免脾虚生湿。故食物宜清淡爽口,富于营养,易于消化。有自汗盗汗的患者,表卫大多不固,应注意避免感寒,已发生外感者,宜尽速治愈,以免重伤阴阳气血,加重病势。

应 用 例 案

例一　陈×,男,47岁。

患者于1982年9月15日突感恶寒,测体温39.8℃,尔后每日午后及夜间则体温升高,波动范围38~40.2℃,9月22日入当地卫生院,予复方新诺明等治疗,1周后体温降至正常,诊为上呼吸道感染出院。10月15日身热复作,再度住入该院,用氯霉素、氢化可的松等,8天后体温正常出院。11月14日又感全身不适,肌肉酸痛,怕冷,体温升高,来宁在××医院诊治。经做肥达反应、血培养、骨髓培养及血常规、大便培养、中段尿培养、大便孵化、血检微丝蚴、抗"O"、红细胞沉降率等多种检查,均无明显异常,用吗啉胍、维生素C、泼尼松、吲哚美辛、氯霉素等治疗,11月22日体温降至正常。但12月8日身热又起,体温升高时波动在38.5℃左右,因出现一时性Ⅱ度房室传导阻滞及一次黏蛋白偏高(4.5mg)而疑为风湿热,给予水杨酸钠治疗,但患者未曾服用,体温于12月13日又恢复正常,为防止再发,转请中医治疗。

初诊:1982 年 12 月 29 日。病起 4 个月,发热呈周期性,多次发热持续约 1 周,间歇约 3 周。始则微有恶寒,续则身热、头晕、肢楚,得汗后身热能退,与任何治疗用药无明显关系,热退后精神食欲如常。舌苔薄白,边有齿痕,脉细。证属气虚发热,治拟甘温除热法杜其再发。

处方:柴胡 5 克　炙桂枝 5 克　党参 12 克　炙黄芪 12 克　炙甘草 5 克　焦白术 10 克　当归 6 克　炒白芍 10 克　升麻 3 克　生姜 3 片　大枣 5 枚　5 剂

二诊:1983 年 1 月 8 日。药后发热未起,饮食睡眠均佳,身有微汗,两胁部微感胀痛不适,苔腻如前,治守原法,原方 10 剂。

随访 5 个月,病情未有反复。[周仲瑛.内伤发热验案三则.中医杂志,1984,25(6):19]

按　本例为发热 1 周后,间歇 2～3 周,反复发作,患者舌苔薄白,舌质淡,边有齿印,脉细,虽无劳累后发热加重证候,仍属气虚,故取甘温除热法,选用补中益气汤。但此例又与纯气虚者不同,因先有形寒而后发,且有身楚,得汗热退,是为卫气不和之候。故又于方中加入桂枝汤以调和营卫,果然药后微汗,热未再起。

例二　于×,女性,23 岁。患者于 4 年前,无明显诱因,发现低热,多在午后或入夜开始,体温为 37～38℃。发作时先恶寒,继则全身发热。并伴有全身乏力,头痛头晕,恶心欲呕,周身关节疼痛,尤以两膝及手指关节为甚。发热 2～4 小时后,即自汗热退。每月发病 1～2 次,每次持续 3～4 天,甚至 1 周。自 1983 年 7 月感冒后,每天下午体温为 37.5～37.6℃,有时达 38℃。仍伴有头痛头晕,干咳少痰,胸闷不舒,阵阵心慌,时有汗出,失眠多梦,恶心纳呆,脘腹胀满,小腹隐痛,肢节痛烦,大便时干时溏。门诊以低热待查介绍入院,患者在胎儿时,其母曾患慢性汞中毒,故出生后体弱多病,易感冒,既往有痛经史。入院检查:咽部轻度充血,扁桃体不肿大,心肺检查未发现异常,腹软,肝脾未触及,右下腹有压痛,无反跳痛和肌紧张。化验检查:略。

入院后,中医按营卫不和,脾气虚弱,血热血瘀辨证。以调和营卫、健脾益气、活血凉血、清热解毒等法,先后给予桂枝汤、香砂六君子汤、芍药甘草汤及清热解毒凉血活血组方治疗。西医怀疑为肠结核,给予抗结核药物试验性治疗。经过 2 个月,发热不退,症状未减。12 月 13 日下午,又感畏寒、发热,体温 38.2℃,诸症状较前更明显。12 月 16 日请董老和张鸿恩主任会诊。患者形体消瘦,精神委靡,面色虚黄,眼圈黯青,嗜卧懒动,时有咳嗽少痰胸闷,午后身热不扬,畏寒喜暖,汗出不畅,头痛头重,恶心纳呆,口干微苦,渴不欲饮,全身酸痛不适,失眠多梦,右下腹隐痛,大便溏薄,散不成形,泻前腹痛,泻后痛减,小便频数。舌质淡,苔白腻,舌根微黄,脉细滑小数。证属湿热阻痹少阳,治宜清湿热,和表里。

处方:佩兰 10 克　苏、藿梗各 6 克　青蒿梗 6 克　柴胡 6 克　条黄芩 6 克　清半夏 10 克　白薇 6 克　白茅根 10 克　赤白芍各 6 克　丹皮 6 克　炒枳壳 5 克　炒白术 5 克　地骨皮 6 克　淡竹叶 12 克

每日一剂,水煎服。服药一剂,患者自感全身微有汗出,触之皮肤汗黏而凉,随之头痛、头晕等症均减,身热渐退,下午体温 37.2℃,连服 5 剂,体温遂恢复正常,自觉症状基本消失。于 12 月 24 日出院。出院时体温 36.6℃,按原方带药 5 剂,以善其后。1 周后,患者来院告知,体温一直为 36～37℃,无其他不适。[董德懋等.久热治验两例.中医杂志,1984,25(8):582]

按　本例属于脾胃虚弱,运化失职,水湿内停,又兼表湿郁闭,湿热久恋,郁遏少阳,是湿邪即来自内伤又兼外感,以致湿热久郁,发热不已,病程长达 4 年。且邪留恋气分不解,使少阳枢

机不利,因此,在治疗上,用苏藿梗、佩兰、青蒿梗芳香化湿;柴胡、半夏、黄芩和解少阳;白薇、赤白芍、丹皮、青蒿、地骨皮、竹叶清营凉血,与苏藿梗等芳香化湿药配伍,具有引营分之热达表而解之功;茅根、青蒿清热利湿,使湿热从小便而出;枳壳调畅气机,以利三焦;炒白术健脾以复正气。共奏芳化清利,和解少阳,达邪出表之效,使湿祛热清,表里调和,诸证自愈。

文 献 摘 录

《素问·调经论》:"阴虚生内热,有所劳倦,形气衰少,谷气不盛,上焦不行,下脘不通,胃气热,热气薰胸中,故内热。"

《素问·至真要大论》:"论言治寒以热,治热以寒,而方士不能废绳墨而更其道也,有病热者,寒之而热,有病寒者,热之而寒,二者皆在,新病复起,奈何治?岐伯曰:诸寒之而热者取之阴,热之而寒者取之阳,所谓求其属也。"

《金匮要略·血痹虚劳病》:"虚劳里急,悸,衄,腹中痛,梦失精,四肢酸疼,手足烦热,咽干口燥,小建中汤主之。"

《景岳全书·火证》:"虚火之病源有二,虚火之外证有四,何也?盖一曰阴虚者能发热,此以真阴亏损,水不制火也;二曰阳虚者亦能发热,此以元阳败竭,火不归源也,此病源之二也。至若外证之四,则一曰阳载于上,而见于头面咽喉之间者,此其上虽热而下则寒,所谓无根之火也;二曰阳浮于外,而发于肌肉之间者,此其外虽热而内则寒,所谓格阳之火也;三曰阳陷于下而见于便溺二阴之间者,此其下虽热,而中则寒,所谓失位之火也;四曰阳亢乘阴而见于精血髓液之间者,此其金水败而铅汞干,所谓阴虚之火也。""气本属阳,阳气不足则寒从中生,寒从中生则阳无所存,而浮散于外,是即虚火假热之谓也。而假寒之证其意亦然。是以虚火实火亦总由中气之有虚实耳。"

《蒲辅周老中医介绍治疗低烧的经验》:"内伤低烧我本着'肝为罢极之本'、'阳气者烦劳则张'这个理论指导临床实践,取得较满意的疗效。……久患内伤低烧有气虚血虚之分,不在气分就在血分,我看属气分者多,而属血分者少。……低烧的病人,苦寒药不宜多用,不仅伤脾败胃,苦寒太过亦化燥伤阴。另外慢性病尤其要重视胃气为本,内伤低烧,脾胃已弱,药量亦宜轻,宁可再剂,勿用重剂;用之欲速,不达,反伤中气。"[新医药学杂志,1973,(2):34]

(摘自高等中医函授教材《中医内科学》118~127页)

湿 阻

湿阻为因湿而阻滞不通。作为病证,以其全身困重、乏力、胸闷、腹胀、纳呆、舌苔腻为主要特征。本病多发于夏令淫雨时节和潮湿之地,无论湿自外来或湿由内生,皆由中焦脾失健运,气机受阻所致。治当以祛湿健脾为其总则。本病当与湿温相区别。

病 因 病 机

湿邪致病分为外湿与内湿。外湿多因气候潮湿,冒雨涉水,久居卑湿之地,湿邪入侵。

内湿可因恣食生冷,嗜食膏粱厚味,伤及脾胃,水湿内停;或因脾阳素虚,失其健运,内湿由生。湿为阴邪,易损阳气。湿郁可以化热。

1. 寒湿内侵,湿阻脾胃

湿邪入侵,困伐脾土,失其健运,阻遏中焦气机而为湿阻之证。

2. 湿热内蕴,湿阻中焦

湿邪入侵,或因素体有热,或逢暑月,或湿邪入内日久蕴结,均可使湿从热化,形成湿热。不仅损及脾气,又可耗伤胃阴。湿热内蕴,阻遏中焦气机而成湿阻之证。

3. 脾虚失运,湿停中焦

素体脾阳虚衰,不能为胃行其津液,失其升清降浊之职,水湿内停,聚津为湿,停于中焦,阻遏气机而成湿阻之证。

在发病中,内湿外湿往往相合致病。湿为阴邪,脾为湿土,胃为燥土,同气相求,湿阻脾胃。况体质又有阴阳盛衰之异,故湿邪亦有寒化热化之殊。兹分述如下。

（1）湿从寒化:若素体脾胃阳虚,则湿邪易从太阴湿土寒化,更加损伤脾阳,而呈寒湿征象。

（2）湿从热化:若素体阳盛,或阴虚内热,则湿邪易从阳明燥土热化,倍伤胃阴,呈现一派湿热征象。

这是湿邪作用于人体的两种截然不同的病机转归,临证不可不辨。

辨 证 论 治

（一）辨证要领

湿阻起病一般比较缓慢。湿邪最易阻滞中焦,从表现的主要症状必须辨明寒热与虚实。

1. 辨寒热

湿热可见口苦黏腻,渴不欲饮,或有发热,尿赤,舌苔黄腻,脉濡数等湿热熏蒸之证;寒湿无热象,且多口黏腻或有甜味,尿混浊,苔白腻而不黄,脉濡滑而不数等寒湿内阻之证。

2. 辨虚实

除具有上述湿阻中焦征象外兼见面色萎黄,大便溏薄或泄泻,舌质淡,舌体胖嫩,脉濡缓,此为脾虚阳弱,清浊相干之象,属于虚证;若湿热蕴结,气机受阻,邪与食结,传导失司,热结肠腑,亦可现大便秘结,或兼呕逆者,皆属于实证。

湿阻与湿温二者不同,前者为湿邪阻于中焦,并以脾胃运化功能障碍为主,一般不发热;后者乃湿热蕴结,充斥三焦而发热,甚至高热稽留不退,并有卫、气、营、血的传变过程,属于温病范畴。

（二）论治要点

湿阻的治疗,应根据虚与湿的主从、寒与热的偏胜,权衡轻重,灵活掌握。

1. 芳香化湿与清热燥湿

湿阻初起,湿困中焦,虽有脾虚,但非主要矛盾,应以祛湿为要务,湿邪透达则脾气自健,病亦随之而愈。化湿燥湿之法,可使困阻于中焦之湿邪得以宣化,使脾胃之健运、吸收功能恢复正常。化湿药常用藿香、白蔻仁、砂仁、佩兰、石菖蒲、木香等,燥湿药如苍术、厚朴、半夏等,湿阻偏热者可用黄连、山栀等以清热燥湿。若脾虚与湿阻并见者,宜健脾与燥湿之剂配合应用,以扶正祛邪,攻补兼施。

2. 淡渗利湿

常与上法合用,以导湿邪从小便而出。如大腹皮、茯苓、泽泻、车前子等药。肺为水之上源,故宣肺可以利水,如杏仁、桔梗等。

3. 健脾益气与温运脾阳

湿阻病久,以脾虚见证为主者,宜补益中气、健脾燥湿以治本,常用药物有黄芪、党参、白术之类。若兼泄泻者,可配加葛根以升清阳而治脾气下陷。若湿从寒化者尚宜配合干姜、附子、肉桂之类,以温运脾阳。中气得充、脾阳振奋则湿浊可化。

4. 消食导滞

湿阻兼食滞者,可用山楂、麦芽、神曲、鸡内金、莱菔子等消导之,以恢复脾胃运化功能。

5. 生津养阴

治湿从热化的变证,热伤及胃阴,此时宜用养阴化湿两法相合,做到清化湿热而不伤阴,生津养阴而不助湿,常用药有沙参、鲜石斛、鲜荷叶、苇根、通草、滑石、泽泻、麦冬、生地等。

（三）常见证治

1. 湿阻脾胃

证候:肢体困倦乏力,或头重如裹,嗜睡懒言,肠鸣泄泻,胸闷腹胀,纳食不香,口黏腻或有甜味,舌白腻,脉象濡缓。

治法:芳香化湿。

方例:藿香正气散加减。

2. 湿热中阻

证候:口苦黏腻,纳差,胸闷腹胀,口渴不欲饮,尿赤,或有发热,苔黄腻,脉濡数。

治法:清热化湿。

方例:连朴饮。

3. 脾虚湿阻

证候：面色萎黄，神疲乏力，四肢困重，脘腹不舒，胃纳不香，厌食油腻，大便溏薄或泄泻，苔薄腻或舌质淡胖，脉濡缓。

治法：健脾燥湿。

方例：香砂六君子汤加减。

4. 寒湿伤脾

证候：胸满痞结，不饥不食，脘中痞闷，形寒肢冷，舌苔白腻，脉濡缓。

治法：温运脾胃，宣通阳气。

方例：苓姜术桂汤。

（四）临证权变

在盛夏季节，出现口渴多饮，尿频而长，无汗或出汗甚少，发热不退，胸闷，纳呆，神疲乏力，苔腻，脉数者，为暑湿之邪外袭所致。俗称"暑热症"，可用鲜藿香、羌活、薄荷、板蓝根、蚕沙等以清化暑湿，兼摄小便，每能获效。

调 护

（1）湿阻与外湿有关，因此室内应干爽通风，阳光充足，避免居住潮湿、阴暗的房间。

（2）湿阻病忌食生冷瓜果、油腻、肥甘的食品，以免损伤脾胃。

（3）湿阻患者，汗出黏腻，应保持皮肤及床铺的整洁干燥，勤换衣裤及床单。

应 用 例 案

例一 湿阻泄泻。藿香　苓皮　腹皮　麦芽　厚朴　广皮（《未刻本叶氏医案》）。

按　本例为叶天士医案，虽无症状及有关病机的描述，但可以药测证，并师其制方之法，此为学习古人医案所不可缺少之基本功。从用药分析，方中茯苓、大腹皮乃淡渗利湿法，可见患者小便不利，大便泄泻，利小便即以实大便。由于湿阻泄泻，故用藿香梗升清化湿，厚朴、陈皮，苦温燥湿，麦芽消食化滞。药味精专，立法严谨，定获良效。

例二 湿阻盗汗。郁×，男，38岁，农民，1981年3月5日就诊。盗汗自汗3年余，已服中药100余剂，迄今未瘥。头痛如裹，肢体困倦，纳呆口腻，阴头寒。舌苔薄白腻，质淡，脉濡缓。湿阻阳虚，用温阳化湿运中法治之。

处方：炒苍术12克　陈皮6克　茯苓12克　厚朴10克　广藿梗12克　白蔻仁5克　生薏仁24克　制半夏12克　补骨脂12克　糯稻根30克

上方服毕5剂，盗汗大减，醒后但头额汗出，内衣不湿；头重如裹，肢体困倦，纳呆口腻及自汗等症亦俱减轻；唯阴头仍寒，脉、舌诊如上，再与原法治之，上方加菟丝子12克，又服完5剂，盗汗、自汗俱止，诸症均解除。［蔡德培．湿阻盗汗3例治验．中医杂志，1982，23（3）：38］

按　本例为长达3年的盗汗久治不愈案例。临证时抓住口腻、肢体困倦、头重如裹等主证,加以病程长,缠绵难愈之特点,认为非属一般阴虚气虚,故辨证为湿阻盗汗,其病机乃中焦运化功能失常,升降失调,脾气不充,卫气生成不足,致腠理开合失司。予以化湿温运中阳之法治之,药与证投,3年沉疴15剂而痊愈。

例三 湿阻便秘。叶×,男,69岁,1981年6月7日诊。便秘月余,屡进攻下,暂通又秘,且见尿涩不畅,大腹胀满,纳食呆滞,身体困重,苔白黄腻,脉弦滑。治宜清化湿热,温阳化气,疏导泄浊。

处方:苍白术、川厚朴、江枳壳、皂角针、晚蚕沙、郁李仁、肥知母、焦黄柏各10克　薏苡仁15克　肉桂心(冲)3克　3剂

药后,解大便二次,仍不畅行,腹胀减轻,纳食稍增,小溲略畅,苔薄白黄,此湿热渐化,气机转运也,祛邪务尽,当守方继进3剂,二便调和,纳谷递增,舌苔已退,脉转和缓,继易健脾之剂善后调理而获痊愈。[叶益丰.湿阻便闭治验.江西中医杂志,1985,(6):32]

按　本例实为湿热秽浊之邪阻滞大肠气机,而致腹满,纳食呆滞,身体困重,舌苔黄腻,尿涩不畅等一派湿热蕴结之征,故用分化湿热,疏导气机温阳化浊之法而愈。

例四　薛立斋治一妇,肥胖,头目眩晕,肢体麻木,腿足痿软,自汗身重,其脉滑数,按之沉缓。此湿热乘虚也。用清燥羌活二汤渐愈。更佐以加味逍遥散全安。(《续名医类案·湿》)

按　肥人素体多湿,且兼脾肺气虚。湿久成热,湿热又可损及脾肺,肺热则不能管摄一身,脾伤则四肢不为人用,而诸痿之病作矣。故以清燥汤补益肺气,祛湿除热,合羌活胜湿汤除湿祛风。加味逍遥散即丹栀逍遥散,佐之取其疏肝清热之功。

文 献 摘 录

《景岳全书·传忠录》:"湿热二气虽亦外邪之类,但湿有阴阳,燥亦有阴阳。湿从阴者为寒湿,湿从热者为湿热。湿热之辨,当辨表里。经曰:因于湿,首如裹。又曰:伤于湿,下先受之。若道路冲风冒雨,或动作辛苦之人,汗湿沾衣,此皆湿从外入者也。若嗜酒浆生冷,以致泄泻、黄疸、肿胀之类,此湿从内出者也。在上在外者宜微从汗解,在下在里者宜分利之。湿热者宜清宜利,寒湿者宜补脾益肾。"

《临证指南医案·湿》:"湿为重浊有质之邪,若邪从外而受者,皆由地气之气升腾;从内而生者,皆由脾阳不运。虽云雾露雨湿,上先受之,地中潮湿,下先受之。然雾露雨湿,亦必由地气上升所致。若地气不升,则天气不降,皆成燥症矣,何湿之有。其伤人也,或从上,或从下,或遍体皆受。此论外感之湿邪,著于肌躯者也。此虽未必即入于脏腑,治法原宜于表散,但不可大汗而止。更当察其兼证,若兼风者,微微散之,兼寒者佐以温药,兼热者佐以清药,此言外受之湿也。……而但湿从内生者,必其人膏粱酒醴过度,或饮茶汤太多,或食生冷瓜果及甜腻之物。治法总宜辨其体质阴阳,斯可知寒热虚实之治。若其人色苍白而瘦,肌肉坚结者,其体属阳,此外感湿邪,必易于化热,若内生湿邪,多因膏粱酒醴,必患湿热湿火之症。若其人色白而肥,肌肉柔软者,其体属阴。若外感湿邪,不易化热。若内生之湿,多因茶汤生冷太过,必患寒湿之症。"

《温病条辨·中焦篇》:"湿之入中焦,有寒湿,有热湿,自表传来,有水谷内蕴,有内外相合。其中伤也,有伤脾阳,有伤脾阴,有伤胃阳,有伤胃阴,有两伤脾胃。伤脾胃之阳者十常

八九,伤脾胃之阴者十居一二,彼此混淆,治不中彀,遗患无穷,临证细推,不可泛论。"

(摘自高等中医函授教材《中医内科学》143~149 页)

痰　饮

饮为水液,痰为水液停聚而成,痰饮同类,清稀者为饮,浊稠者为痰,统称痰饮。因水饮停积的部位不同,分为痰饮、悬饮、溢饮、支饮四类。本病与水肿、痰证同属津液病证,其鉴别点为:本病发病部位仅局限于胸肺、肠胃、胸胁、四肢,溢于肢体,肢体多有疼痛;水肿发病部位多呈全身,且很少有疼痛;痰证为患,因痰随气升降,无处不到,故其病证极为广泛。

病 因 病 机

1. 外感寒湿,外湿困脾

凡气候潮湿,或冒雨涉水,坐卧湿地,均可致水湿外侵,困及脾胃,失其运化,水不化津,聚而为痰饮。

2. 饮食不节,脾阳内伤

暴饮或恣食生冷,或脾胃素虚,食少饮多,均可致水停不化,阻遏脾胃阳气,失其运化而为痰饮。思虑劳倦伤及脾阳,中州不运,水湿内停而为痰饮。

3. 肾阳虚弱,阳气不振

房劳或年高下焦阳衰,则肾阳虚弱,不能蒸化水液,水寒之气,反伤肾阳。肾阳虚衰,不能温暖脾阳,均可致水湿内停而为痰饮。

本病的病因不外外邪、内伤两途。饮为阴邪,易伤阳气。故其病机,总属阳衰阴盛,本虚标实,本虚在于脾肾阳虚。

辨 证 论 治

(一) 辨证要领

1. 辨四饮

(1) 痰饮:即狭义痰饮证。乃素体脾虚,运化不健,复加饮食不当,或外湿所伤,脾阳虚弱所致。本证由于虚实主次不同,可分如下两类。

脾胃阳虚:胸胁支满,心悸气短,头晕目眩,脘腹喜温畏冷,胃中有振水音。饮入易吐,吐物多为清水痰涎,舌苔白滑,脉弦细而滑。乃脾胃阳虚,痰饮内停,饮蓄于中,冲激上逆之故。

饮留胃肠:脘腹胀满而痛,水走肠间沥沥有声;严重者脘腹坚满或痛,自利,利后脘腹仍坚满,苔白腻,脉沉弦或伏。乃脾不散精,痰饮壅盛,留于胃肠之故。

(2) 悬饮:胸胁胀满疼痛,以胁下部位为主,呼吸、咳唾、转侧时疼痛加重,肋间饱满,气息短促,舌苔白,脉沉弦。乃因饮停气滞,脉络痹阻而成。

(3) 支饮:咳逆喘息不得卧,痰多色白,久咳则面肿,舌苔白腻,脉弦紧。为痰饮阻于胸膈,肺气上逆之象。

(4) 溢饮:四肢疼痛或关节疼痛,甚则肢体微肿,无汗恶寒,苔白,脉弦紧。为痰饮留溢于四肢,复因风寒外束,不能由汗排除之故。此时若饮迫于肺,则可有咳喘痰多。

2. 辨兼证

肾阳虚弱,则形体失于温煦,下焦气化不行,见症为怯寒肢冷,少腹拘急不仁,小便不利,脐下动悸。痰饮内蓄上攻,则有心悸,射肺则见气短喘息。若脾肾两虚,水停不化,可见全身浮肿之证。

痰饮首先应与痰证鉴别,痰证为多种病证中的病因病机,不是一个独立的疾病。如风阳夹痰上逆为眩晕;痰阻经络为肌肤不仁,手足麻木或疼痛;风痰横窜,而成口眼歪斜,半身不遂;痰蒙心窍,发为神昏或癫狂等。与痰饮之见证迥异,不难鉴别。

(二) 论治要点

痰饮证属于阳微阴盛,本虚标实之候。痰饮盛者,其证偏实,根据饮邪停聚的不同部位,分别治以攻逐痰饮。阳微痰饮不盛者,其证偏虚,治疗应以健脾温肾为主,使阳气通畅则饮邪自化。由于痰饮属于阴邪,遇寒则凝,得温则行,故治疗痰饮证,不仅阳气虚衰饮邪不盛者应予温化,其他无论逐饮、利水、发汗之剂,凡无化热征象者,均需佐以温药,以伸发阳气,温散饮邪。若痰饮已基本消除,更需继用健脾温肾之剂,以固其本。若痰饮郁而化热,或兼感风热之邪,则痰饮与热邪相杂,治疗又当温凉并用,兹分别介绍于下。

1. 痰饮

饮留胃肠,治宜温阳健脾,化饮利湿。温阳兼温肾,肾阳不虚自能温煦脾胃,中阳振奋,运化功能健旺,则痰饮易除,为治本之道。化饮在于温化中焦之痰饮。利湿乃因势利导,使邪从小便渗利而出。留伏于脾胃之痰饮,沉滞难去,故攻逐勿使过剂,以免伤及脾胃清阳之气,留伏之邪反而不易蠲除。

痰饮停阻可致气机升降不利,故在温脾化饮的基础上尚需佐用理气、降逆之法,使气机通畅,有助于痰饮之温散与渗利。

(1) 温阳、燥湿:温阳是温通阳气,具有助阳化饮作用。温通脾阳常用桂枝、干姜、附子、肉桂、川椒、高良姜,燥湿化饮常用苍术、白术、茯苓、半夏、陈皮。这两类药物都能助脾气,促进脾的运化功能而温化痰饮,故应互相伍用,是治痰饮的基本方法。

(2) 理气、降逆:理气多用于痰饮停阻所致的脘腹痞硬、胀满,常用枳壳、厚朴、桑白皮、大腹皮、木香等。降逆常用于痰饮停滞,中气上逆所致的嗳气、呕恶、肠鸣、便秘等,药如旋覆花、代赭石、吴茱萸之类,便燥酌加大黄。理气降逆药多兼而用之,为温阳、燥湿、化饮的辅助方法。若兼食滞者加焦山楂、麦芽、莱菔子以消食导滞。

(3) 渗湿、逐饮:渗湿药可使水饮从小便渗利而出,用于痰饮轻证,药如茯苓、猪苓、泽泻、木通、车前子等。逐饮药有峻泻水饮之功,可用于痰饮停阻的重证,常用防己、椒目、葶苈子、黑白丑、商陆、大戟、芫花、甘遂等。其中后三味需研末服,黑白丑也以粉剂效果为佳。

(4) 清热散寒:用以治疗痰饮化热者,药如黄芩、黄连、吴萸、干姜、肉桂等寒热并用。

(5) 补气养血:用于明显正气虚衰者,如党参、黄芪、当归、川芎、大枣、生姜等。

2. 悬饮

悬饮的病理变化,重点为饮邪所引起的脉络受阻,气机不利。以宽胸利气、温肺逐饮为治疗的关键。逐饮有缓急之分,若饮邪迫肺,肺气下行受阻,胸痛气喘甚者,宜急则治其标,用攻逐水饮的峻剂。饮邪已去,胸痛不解者,宜涤痰活络,兼以化瘀。病后正虚者,随证选用益气、养血、滋阴药。

(1) 宽胸泻肺:宽胸是开胸中气郁使气机宣畅的方法,它既能缓解疼痛又能助饮邪之消散;泻肺能去肺气之壅滞而遂饮止喘,两类药物可随证选用于本病的全过程。宽胸利气多用柴胡、瓜蒌、桔梗、青皮、枳壳;泻肺逐饮宜用桑白皮、葶苈子。

(2) 攻逐痰邪:仍用上述痰饮中的攻逐药。可选用大戟、芫花、甘遂研末服之,使痰饮从二便而出。剂量皆宜小量递增,连服5日,必要时停两三日再服。如呕吐腹痛、腹泻过剧,应减量或停服。

(3) 益气扶正:上述各法均有伤正之弊,可选用党参、黄芪、大枣、甘草等与前述药物配伍,以助脾肺之气。

3. 支饮

治宜标本兼顾,常以止咳喘、化痰饮、扶正气三法兼用而各有侧重。止咳喘宜宣降肺气,祛饮邪宜温通气血、宣化水饮、渗湿利尿,扶正宜补气而助阳,亦可酌情加入养血滋阴药以养阴。若饮邪停蓄,泛溢成为水肿者,需用温化攻逐水肿之法以急则治标。总之标本缓急须随证施治,灵活不拘,方能奏效。

(1) 调摄气机:调气是宣通肺气,祛邪止喘的方法,可用于支饮的全过程,证情有轻重之不同,治疗亦有主次之分。此法常用两类药物:一是宣肺化痰药,如麻黄、桂枝、细辛、紫苏、杏仁、贝母、桔梗、白前之类;二是泻肺逐饮药,如葶苈子、桑白皮、白芥子、莱菔子、苏子之类。这两种药常相互兼佐并与燥湿化饮的半夏、陈皮,通阳化饮的桂枝、白术、茯苓同用。对饮邪壅盛、喘息较甚的标证常作为主要药物,若兼脾虚饮阻中焦者,常用降气化饮的厚朴、枳壳。兼肾虚不纳气者,常佐用温肾补气的肉桂、沉香、胡桃仁、补骨脂、紫河车等。若喘甚肺气耗散者,宜用敛肺定喘之法以固将竭之肺气,常以五味子、诃子、山萸肉为主要药。

(2) 祛除饮邪:饮属阴邪,得阳气温化,才能消散,才能使痰饮不复聚敛生成,其法有三:一是温通化饮,用于脾阳虚者,如桂枝、白术、半夏、茯苓、陈皮、干姜之类。二是温阳化饮,用于肾阳虚衰,水饮泛滥,凌心、射肺者,常用附子、肉桂、干姜之类。三是补气化饮,用于肺脾气虚,水饮不化之证,常用党参、黄芪、白术、茯苓等以补气助阳。上述三种温化水饮方法需随证相互配用。

(3) 渗利攻泻:用于支饮浮肿较重,如四肢肿、腹胀满等,常用葶苈子、防己、茯苓皮、桑白皮、大腹皮、泽泻、猪苓之类,并宜参考水肿病的论治。一般浮肿较轻者,宜重在温通祛饮,少佐渗利,保持小便通畅为宜。对浮肿久治不消者,宜配麻黄、细辛以温散、宣开肺气。停饮化热,或脘腹胀满,大便燥结者,可用芒硝、大黄、二丑之类攻逐饮邪。

4. 溢饮

感寒者宜宣肺解表,蠲饮消肿。常用麻黄、桂枝或配荆芥、防风,宣肺以解除外邪;葶苈子、防己以利水消肿;炙甘草与桂枝同用,兼有益心气温通心阳的作用。水肿甚者,可加桑白皮、大腹皮,有行气利水之效。喘甚唇青甲紫者,可加地龙、桃仁、丹参之属以化瘀定喘。外感风热者,宜疏泄解表、清热利水,药如麻黄、生石膏、桑白皮、葶苈子等,辛凉苦寒泻肺止喘;防己、椒目、大黄与桑白皮、葶苈子同用有泻热攻利水饮之效。

(三) 常见证治

1. 痰饮

(1) 脾阳虚弱

证候:胸胁支满,心下痞闷,胃中有振水音,脘腹喜温畏冷,背寒,呕吐清水痰涎,水入易吐,口渴不欲饮,心悸,气短,头昏目眩,食少、大便或溏,形体逐渐消瘦,舌苔白滑,脉弦细而滑。

治法:温脾化饮。

方例:苓桂术甘汤合小半夏加茯苓汤。

(2) 饮留胃肠

证候:心下坚满或痛,自利,利后反快,虽利心下续坚满;或水走肠间,沥沥有声,腹满、便秘,口舌干燥,舌苔腻,色白或黄,脉沉弦或伏。

治法:攻下逐饮。

方例:甘遂半夏汤或己椒苈黄丸。

2. 悬饮

(1) 邪犯胸肺

证候:寒热往来,身热起伏,汗少,或发热不恶寒,有汗而热不解,咳嗽,少痰,气急,胸胁刺痛,呼吸、转侧疼痛加重,心下痞硬,干呕,口苦,咽干,舌苔薄白或黄,脉弦数。

治法:和解宣利。

方例:柴胡枳桔汤加减。

(2) 饮停胸胁

证候:咳唾引痛,但胸胁痛势初期减轻,而呼吸困难加重。咳逆气喘息促不能平卧,或仅能偏卧于停饮的一侧。病侧肋间胀满,甚则可见偏侧胸廓隆起。舌苔薄白腻,脉沉弦或弦滑。

治法:逐水祛饮。

方例:十枣汤或控涎丹。

(3) 络气不和

证候:胸胁疼痛,胸闷不舒,胸痛如灼,或感刺痛。呼吸不畅,或有闷咳,甚则迁延经久不已,天阴时更为明显,舌苔薄,质黯,脉弦。

治法:理气和络。

方例:香附旋覆花汤加减。

（4）阴虚内热

证候：咳呛时作，咯吐少量黏痰，口干咽燥，或午后潮热，颧红，心烦，手足心热，盗汗，或伴胸胁闷痛，病久不复，形体消瘦，舌质偏红，少苔，脉小数。

治法：滋阴清热。

方例：沙参麦冬汤、泻白散加减。

3. 溢饮

证候：身体疼痛而沉重，甚则肢体浮肿、恶寒、无汗，或有喘咳，痰多白沫，胸闷，干呕，口不渴，舌苔白，脉弦紧。

治法：发表化饮。

方例：小青龙汤加减。

4. 支饮

（1）寒饮伏肺

证候：咳逆喘满不得卧，痰吐白沫量多，往往经久不愈，天冷受寒加重，甚至引起面浮趺肿。或平素伏而不作，每值遇寒即发，发则寒热，背痛、腰疼、目泣自出、身体振振瞤动。舌苔白滑或白腻，脉弦紧。

治法：温肺化饮。

方例：小青龙汤加减。

（2）脾肾阳虚

证候：喘促动则为甚，气短，或咳而气怯，痰多，食少，胸闷，怯寒肢冷，神疲，小腹拘急不仁，脐下悸动，小便不利，足跗浮肿，或吐涎沫而头目昏眩，舌苔白润或灰腻，舌质胖大，脉沉细兼滑。

治法：温补脾肾，以化水饮。

方例：《金匮要略》之肾气丸、苓桂术甘汤加减。

（四）临证权变

1. 温补阳气

温补脾阳，多以桂枝、生姜与白术、茯苓、人参等健脾药配伍，共奏温补脾阳之功。温补肾阳，则多以肉桂、附子与熟地、山萸肉、山药等补肾药相伍，起到温补肾阳、鼓舞肾气的作用。

2. 攻逐痰饮

其法可分为逐痰和化饮两类。逐饮多用于饮邪偏盛的实证，常用甘遂、芫花、大戟等峻泻逐水药物。体质偏弱者，可改用葶苈大枣泻肺汤、控涎丹之类。化饮又分为温化寒饮、温阳化饮。前者多用外寒、外湿侵及体内，常用小青龙汤。后者又分温脾化饮，用桂枝通阳化饮，术、苓运脾行水；温肾化饮，则用肉桂、附子温阳暖肾，鼓舞肾气，泽泻、丹皮泄邪。

3. 调理气机

痰饮属湿,其性黏滞,易阻气机,故在治疗中应兼顾调理气机。如香附、旋覆花通肝络而逐胁下之饮;苏子、杏仁降肺以化饮;陈皮、半夏等理气化饮。这些药物随证用之,均可增加疗效。

4. 寒热挟治

若表寒外束,内饮化热,伴有发热、烦躁、苔白而兼黄,则宜大青龙汤发表清里。饮热互结,腹满,口干舌燥者,可用己椒苈黄丸泻热逐饮。若虚实错杂,饮邪夹热,症见喘满,心下痞坚,面色黧黑,脉沉紧者,用木防己汤加减,扶正祛邪,行水散结。

调 护

注意饮食,不恣食生冷瓜果之物及辛腥油腻、碍胃不易消化之物。避免居住潮湿之处,保持后背及两足温暖,不受寒侵,忌烟酒。老年人要适当活动,呼吸新鲜空气,天气寒冷时衣着温暖。

应 用 例 案

例一 翁媪,痰饮内阻,肺气失降,咳嗽痰多气逆,卧着尤甚,食入胀满。脉象沉弦,舌苔白腻。宜温开饮邪,用重药轻服法。

麻黄(蜜炙)三分　淡干姜三分　北细辛二分　长牛膝(盐水炒)三钱　白芍(酒炒)一钱　桂枝三分　五味子四粒　炙甘草三分　茯苓三钱

二诊:辛温以开太阳,喘咳稍轻,痰略见少。再用三子养亲汤以温肺蠲饮。

白芥子(研)五分　生莱菔子二钱　广橘红一钱　炒於术一钱五分　淡干姜三分(五味子四粒同打)　炒苏子三钱　茯苓三钱　炒枳壳一钱　制半夏一钱五分　(《张聿青医案》)

按 此案痰饮侵犯胸肺,肺失肃降,气逆为咳。水津不化,聚而生痰,痰量且多。饮伤脾胃,故食入胀满。脉弦为痰,苔白腻则为寒湿。方选小青龙汤温化寒饮。患者乃年高女性,故另加牛膝、茯苓以补脾肾,且可除寒湿。此方对居于江南而年高者可谓重剂,尤其麻黄、细辛等辛温药物。轻服是指药汁少量频服,因其脾运不佳,用此法可免加重脾胃负担。方药与病证相合,故服后见效。继用三子养亲汤温肺蠲饮。方中白芥子、干姜、制半夏温肺化饮;莱菔子、枳壳、苏子、陈皮理气化痰;於术、茯苓健脾渗湿。方中干姜与五味子同打,是以五味之酸敛制干姜之辛散,为江南医家习用之法。

例二 李右,中脘不舒,按之漉漉,于结聚之处自觉寒冷,肢厥头面畏风,脉象沉弦。此由寒饮停于胃府,阳气窒塞不宣,阳气所不到之处,即畏风厥逆之处也。证属停饮,饮家当以温药和之。

川桂枝　茯苓　淡干姜　焦白术　炙黑草　白蒺藜　制半夏　广皮　木猪苓　大腹皮　(《张聿青医案》)

按 此案为饮留胃肠,阳遏不宣的痰饮病。方用苓桂术甘汤温阳化饮,又加干姜、半夏以温化寒饮。广皮、大腹皮则调理气机,以解阳遏。猪苓、大腹皮又可加强利水排湿之功。白蒺藜功用为消风胜湿。炙黑草即炙甘草。案中还重点辨明头面畏风为阳郁不宣所致,非表证之证候。

例三 吴茭山治一男子瘦弱,因卧卑湿之地,遂得溢饮之证。头目眩晕,羞日光,寒热时作,四肢历节疼痛。医作风治,或作虚治,将及半年俱不效。吴诊脉曰,寸口脉沉而滑、两尺弦。此溢饮、湿痰也,但汗吐之。诸医以病者虚羸,当用补法,谓汗吐必死。吴曰,此溢饮,当发其汗。遂以控涎丸一服。却用爆干棉子一斗燃之,以被围之,勿令气泄。令患人坐熏,良久,倏然吐出黑痰升许,大汗如雨,痛止身轻,其病遂愈。(《名医类案·痰》)

按 此案为外湿内侵,留于肌肤、关节之溢饮。痰饮内阻,清阳不升,故头目眩晕而羞明。饮留四肢关节,不得汗出,故四肢历节疼痛。病程虽已达半年,且体质虚羸,但溢饮证俱见,故仍以汗吐法治之。治法为内服控涎丸,外以热熏,迫其汗吐,最终吐出黑痰,大汗如雨而愈。控涎丸方为:川乌、制半夏、僵蚕、全蝎、甘遂、镇粉,生姜汁打糊为丸,朱砂为衣,姜汤下。

例四 潘×,女,70岁。

初诊:1975年11月10日。痰饮病得之20年,反复发作,逐年加重,尤以年迈阳衰,喘咳几无宁日。今胸闷咳嗽气急,痰多色白,清稀不稠,夜不成寐,怯寒肢冷,神色委靡,面目浮肿,纳谷不香。脉弦滑,舌胖润,苔白腻。病属肾阳虚衰,痰湿内蕴,拟培补元阳、温化痰饮,附子汤加味治之。

处方:附块9克　党参12克　茯苓9克　炒白术9克　白芍12克　半夏9克　干姜3克　五味子3克　细辛3克　甘草5.5克　3剂

二诊:11月13日。药后咳痰均有显著减轻,获从未有过的酣睡,神色转佳,纳食有味,治从前意。原方加坎炁一条,5剂。

三诊:11月16日,怯寒减轻,四肢转温,气急除,咳痰续减,病去大半,拟温补元阳,巩固疗效。

处方:附块9克　党参12克　茯苓12克　炒白术12克　白芍12克　半夏9克　五味子3克　炙草4.5克　苁蓉6克　坎炁一条　7剂　(叶怡庭,《上海老中医医案》)。

按 本例为痰饮,综观其证实为支饮,当然亦属于广义之痰饮。其病程长达20年,辨证属肾阳虚衰,水湿不化,聚湿成饮之痼疾。用温补肾阳,温化痰饮之剂,病即迅速好转。原按中尚有"随访数年,情况良好"等语。可见药证相投,虽20年之支饮证,亦能取得一定疗效。

文 献 摘 录

《金匮要略·痰饮咳嗽病》:"问曰:夫饮有四,何谓也?师曰:有痰饮,有悬饮,有溢饮,有支饮。问曰:四饮何以为异?师曰:其人素盛今瘦,水走肠间,沥沥有声,谓之痰饮。饮后水流在胁下,咳唾引痛,谓之悬饮。饮水流行,归于四肢,当汗出而不汗出,身体疼重,谓之溢饮。咳逆倚息,短气不得卧,其形如肿,谓之支饮。"

《儒门事亲·饮当去水温补转剧论》:"此论饮之所得,其来有五:有愤郁而得之者,有困乏而得之者,有思虑而得之者,有痛饮而得之者,有热时伤冷而得之者。饮证虽多,无出于此。"

《医门法律·痰饮门》:"金匮即从水精不四布,五经不并行之处,以言其患。……浅者在于躯壳之内,藏府之外,……一由胃而下流于肠,一由胃而旁流于胁,一由胃而外出于四肢,一由胃而上入于胸膈。始先不觉,日积月累,水之精华,转为混浊,于是遂成痰饮。必先团聚于呼吸大气难到之处,故由肠而胁,而四肢,至渐渍于胸膈,其势愈逆矣。痰饮之患,未有不从胃起者矣。"

《景岳全书·痰饮》:"痰之与饮,虽曰同类,而实有不同也。盖饮为水液之属,凡呕吐清水及胸腹膨满,吞酸嗳腐,渥渥有声等证,此皆水谷之余停积不行,是即所谓饮也。若痰有不同于饮者,饮清彻而痰稠浊;饮唯停积肠胃而痰则无处不到。水谷不化而停为饮者,其病全由脾胃;无处不到而化为痰者,凡五脏之伤皆能致之。故治此者,当知所辨,而不可不察其本也。"

(摘自高等中医函授教材《中医内科学》149~160页)

疟　　疾

疟疾,是以寒战、壮热、头痛、汗出、休作有时为特征的病证。但因人之体质有强弱之分,感邪有微甚之异,且发病时令不尽相同,故寒热发作之表现亦不相同。本病有一日一发,两日一发或三日一发者,有寒多热少者,亦有但寒不热者;有热多寒少者,亦有但热不寒者。病势轻者,寒热发作后除头晕倦怠外,一如常人。重证可有神昏、肢厥等脱闭危象,需及时抢救。

本病多发于夏秋季节,并有一定的地区特点。对于疟疾的治疗,应以祛邪截疟为基本原则,并应根据病因、证候的不同,适当结合其他治则进行治疗。

病 因 病 机

疟疾的病因,为感受疟邪、瘴毒。多由外因风寒暑湿之邪、内因饮食不节、情志劳倦、起居失宜等,致机体正气虚弱,营卫空虚,邪气乘虚入侵而发病。

1. 感受外邪

感受风、寒、暑、湿之邪,如夏伤于暑,或受风寒,或受寒湿,邪气留于体内,正邪交争,发为本病。若感受疟邪而不兼感时令邪气者,则为正疟;若素体阳盛,暑邪内蕴者,则为温疟;若素体阳虚,复感寒气者,则为寒疟;此外,如感受瘴毒,但由于体质不同而发为冷瘴、热瘴的不同证候。瘴毒虽属疟邪,但多见于岭南,临床症状严重。

2. 饮食劳倦

多食生冷,寒湿伤脾,脾阳被遏;或劳倦伤正,复感外寒,正邪交争而发为寒疟。

疟疾初起,实证居多。若疟邪久留,耗伤气血,遇劳即发,则形成劳疟;疟久不愈,血瘀痰凝,结于胁下,则形成疟母。

辨 证 论 治

（一）辨证要领

疟疾的主要症状是寒战壮热，休作有时。其发病毛孔栗起，寒栗鼓颔，寒罢则一身壮热，头痛，烦渴，而后汗出，热退身凉，如此反复发作。临床上可根据发作的特点和兼夹的不同进行辨证。

1. 辨标本

明辨标本，方能掌握治疟之要领。标以邪气言，本以正气论。凡病之初，邪势方盛，正气未衰，病属邪正相争；如邪气减而正气渐衰，则为正虚邪恋；若邪气已除，发作停止，唯见正气未复，则纯属虚证。

（1）标实证：发作则有呵欠乏力，先恶寒而得衣被不减，继而寒栗鼓颔，寒罢则内外皆热，头痛面赤，口渴引饮，终则汗出，热退身凉。此属正疟，若有兼夹者，亦属标实。

（2）本虚证：寒热时作，遇劳即发，多有倦怠乏力，短气懒言，食少，面色萎黄或㿠白，形体消瘦等。证为劳疟，属于虚证。

（3）本虚标实证：久疟不愈，气血亏虚，血瘀痰凝，结于胁下，而成癥块。此属疟母。

2. 辨证候

寒热交蒸，一日一发，汗出热退者为正疟。热多寒少，汗出不畅，便秘尿赤，舌红苔黄脉弦数者为温疟；壮热不寒或寒微，面红目赤，胸闷呕吐，大便秘结，小便热赤，甚则神昏谵语，舌红绛苔黄腻或垢黑者为热瘴；但寒不热或微热，或呕吐泄泻，甚则神昏不语，舌苔白厚腻者为冷瘴。热少寒多，胸脘痞闷，神疲体倦，脉迟苔白腻者为寒疟。

3. 辨阴阳

一般来说，邪在三阳者则昼发，其病较浅；邪在三阴者夜发，其病较深；病邪将进者夜发，病邪渐退者昼发。一般病之轻者称三阳疟，病之重者称三阴疟。

疟疾需与虚劳发热、风温发热相鉴别。虚劳中的阴虚内热，上午发热多不明显，以午后或夜间潮热为特征。发热虽然朝轻暮重，但与疟疾寒热往来、休作有时者迥异，且常有五心烦热、盗汗、失眠等症状。一般来说，阴虚内热者多由内伤所致，病情较重，严重者往往缠绵日久，一时不易退热，而疟疾只要治疗及时，一般可以较快痊愈。

风温发热，当邪在卫分时，可见寒战发热无汗或微汗，如邪热壅盛，转入气分，则卫分症状消失，而见壮热有汗不解，兼见咳嗽、口渴、烦躁、便秘等肺胃两经症状。总之，风温初起，病在肺卫，疟疾则邪踞少阳；风温在卫分时，汗之可以退热；若邪势炽盛，进入气分，则壮热有汗不解；疟疾汗出后热可暂退而复起；风温多见于冬春季，而疟疾常发于夏秋季。不难鉴别。

（二）论治要点

祛邪截疟是治疗疟疾的基本原则，在此基础上根据不同证候而结合其他治则。正疟应配合和解表里,方用小柴胡汤加减。温疟为里热偏盛,热重寒轻,治应清热保津,药用知母、黄芩、地骨皮、青蒿、柴胡、栀子,热盛加石膏。寒疟为里寒偏盛,寒重热轻,治应辛温达邪,用桂枝、干姜、制附片以温里寒,加常山、草果以去疟邪。瘴疟发病急骤,病情深重,常因瘴毒邪气蒙蔽心窍而致神志昏蒙,根据其寒热偏盛的不同,而有热瘴、冷瘴之分。热瘴治宜解毒除瘴,清热保津,用黄连、黄芩、知母、青蒿、柴胡等,有神昏者应配合清心开窍。冷瘴治宜解毒除瘴,燥湿化浊,用川朴、半夏、苍术、草果等药,有神昏者应配合芳香开窍。疟久不愈,正衰邪伏,遇劳而发即成劳疟,治应益气养血,用人参养营汤,或何人饮扶正祛邪。久患疟疾,瘀血痰浊凝结胁下则成疟母,治应软坚散结,祛瘀化痰,用鳖甲饮子加减,并应酌情配伍补益气血之剂,虚实兼顾。

(三) 常见证治

1. 正疟

证候:寒战壮热,休作有时,先有呵欠乏力,继则寒栗鼓颔,寒罢则内外皆热,头痛面赤,口渴引饮,终则遍身汗出,热退身凉,舌红,苔薄白或黄腻,脉弦。

治法:祛邪截疟,和解表里。

方例:柴胡截疟饮加减。

2. 温疟

证候:热多寒少,汗出不畅,头痛,骨节酸痛,口渴引饮,便秘尿赤,舌红苔黄,脉弦数。

治法:清热解表,和解祛邪。

方例:白虎加桂枝汤加味。

3. 寒疟

证候:热少寒多,口不渴,胸脘痞闷,神疲体倦,舌苔白腻,脉弦。

治法:和解表里,温阳达邪。

方例:柴胡桂枝干姜汤合截疟七宝饮加减。

4. 瘴疟

(1) 热瘴

证候:热甚寒微,或壮热不寒,头痛,肢体烦痛,面红目赤,胸闷呕吐,烦渴饮冷,大便秘结,小便热赤,甚至神昏谵语。舌质红绛,苔黄腻或垢黑,脉洪数或弦数。

治法:解毒除瘴,清热保津。

方例:清瘴汤加减。

(2) 冷瘴

证候:寒甚热微,或但寒不热,呕吐腹泻,甚则神昏不语,苔白厚腻,脉弦。

治法:解毒除瘴,芳化湿浊。

方例:不换金正气散加味。

5. 劳疟

证候:倦怠乏力,短气懒言,食少,面色萎黄,形体消瘦,遇劳则复发疟疾,寒热时作,舌质淡,脉细无力。

治法:益气养血,扶正祛邪。

方例:何人饮加减。

(四)临证权变

祛邪截疟是治疗疟疾的基本原则,在确诊为疟疾后即可截疟。服药的时间,以症状发作的两小时前为宜。

1. 正疟

除用柴胡截疟饮外,亦可选用截疟七宝饮方加减治疗。若口渴甚者,加用葛根、石斛以生津止渴;若胸脘痞闷、苔腻者,去参枣之滞气碍湿,加苍术、厚朴、青皮理气化湿;烦渴、苔黄、脉弦数,为热甚于里,去参、姜枣之辛温补中,加石膏、花粉清热生津。

2. 温疟

白虎加桂枝汤,可酌增青蒿、柴胡以和解祛邪;若热势较盛而津气两伤者,可改用清热生津益气之白虎加人参汤加味治疗;津伤较甚,口渴引饮者,酌加生地、麦冬、石斛、玉竹以养阴生津。

3. 寒疟

若但寒不热者,应减黄芩苦寒之属;汗出不畅者,当免用牡蛎;脾阳虚弱,痰湿留恋者,当加用人参、白术、甘草以健脾化浊。

4. 瘴疟

热瘴,若热盛津伤,舌质深绛,加生地、玄参、石斛以养阴生津;若大便干结,舌苔垢黑,加用生大黄、玄明粉以泄泻通腑;如呕吐剧烈,急用玉枢丹以辟秽降逆;如壮热神昏谵语者,急用紫雪丹以泄热解毒,清心开窍。冷瘴,若瘴毒湿浊蒙蔽心窍而见神昏不语者,可加服苏合香丸以芳香开窍。

5. 劳疟

气血两虚者,选用何人饮;若中气亏虚较甚者,亦可用补中益气汤。在疟发之时,加青蒿或常山祛邪截疟。

此外,久疟不愈,气机郁滞,血行不畅,瘀血痰浊结于左胁之下,形成痞块,此即《金匮要略》所称之疟母,治宜软坚散结,祛瘀化痰,可用鳖甲煎丸。有气血亏虚之证候者,当配合八珍汤或十全大补汤等补益气血,以虚实兼顾,扶正祛邪。

调 护

(1) 加强锻炼,增强体质,使正气充沛,邪不易侵。
(2) 避免露宿、贪凉或冒暑等,以防疟邪入侵。
(3) 病者应适当注意冷暖,寒战时衣被不宜过热,以免消耗体力,发热时不宜吹风贪凉,以免受寒感邪。
(4) 病者宜多饮开水,忌生冷油腻及寒物发物,如螃蟹、螺等。疟后气血亏虚,应适当注意营养,以利康复。

应 用 例 案

例一 马×,夏伤于暑,以营为舍,秋冒风凉,与卫并居,凉者阴邪也,阴欲入而阳拒之,阴并入阳,则阳虚而阴盛,阴盛则寒。暑者阳也,阳欲出而阴格之,阳并于阴,而阴虚则阳盛,阳盛则热,故是以先寒栗鼓颔,而后壮热头痛,依时而作,汗出而解,日日如此,已有两旬之久,胸闷不思饮食,舌苔腻布,脉象弦滑,弦为少阳之脉,滑为痰湿之征,邪伏少阳,痰湿阻于募原,无疑义矣。今拟清脾饮和解枢机,蠲化痰湿。

软柴胡3克　仙半夏6克　制川朴2.4克　煨草果2.4克　细青皮3克　生甘草1.2克　六神曲9克　鲜佩兰6克　生姜1片 (节选自《丁甘仁医案》)

按 本例由于感受疟邪,夏伤暑湿,秋感风寒而发病,邪伏半表半里,一日一发,先寒战而后壮热,汗出而解,已两旬之久,从其发作情况看,仍属正疟。唯兼有痰湿内阻中焦,胸闷不思饮食,苔腻,脉弦而滑,故以和解少阳,祛湿化痰之法治之。

例二 马×,初诊,寒束于外,湿蕴于内,寒热往来,头痛骨楚,寒则鼓栗战颔,热则体若燔炭,胸部闷满,口不渴引,脉搏弦数,舌苔白腻,适值经临,防邪入血室,致生变端,姑拟透达和解,佐以清营。

柴胡3克　煨草果3克　丹皮6克　制半夏6克　青蒿9克　知母9克　黑山栀6克　陈皮4.5克　佩兰4.5克　煨苍术3克　石膏15克　黄芩3克　赤、猪苓各9克　生姜3片大枣5枚

二诊,邪从汗退,头痛、骨楚、寒热、胸闷诸症均告减轻,然经未净,仍宜防之。

柴胡3克　知母9克　川石斛9克　陈皮4.5克　佩兰6克　煨草果9克　酒炒白芍6克　滑石9克　木贼草3克　丹皮6克　黄芩4.5克　丝瓜络6克　梗通3克　生苡仁9克 (节选自《顾兆奎医案》,见《上海老中医经验选编》)

按 本例病势较轻,故用疏表清里,佐以芳化逐秽之品,因审证精确,用药恰当,故两剂而愈。

简 便 验 方

(1) 马鞭草30～60克,水煎,分2次,于疟疾发作前2小时、4小时各服一次,疟止后连服3日。治正疟。

（2）青蒿 30~60 克，水煎，于发作前 2 小时服，连服 3 日。治正疟。

（3）常山、槟榔、半夏、乌梅各 9 克，水煎服，连服 3 日。治正疟。

（4）常山 10 克，草果 10 克，知母 10 克，贝母 10 克，水煎，在发作 1 小时前服。愈后再服一剂。治疟疾。

文 献 摘 录

《普济方·诸疟门》："劳疟者，以久疟不瘥，气血俱虚，故虽间歇，劳动则发，故谓之劳疟。邪气日深，真气愈耗，表里既虚，故食减肌瘦，色悴力劣，而寒热如故也。"

《医学纲目·疟寒热》："卫与邪相并，则病作，与邪相离，则病休，其并于阴则寒，并于阳则热，离于阴则寒已，离于阳则热已，至次日又集而并合，则复病也。"

《证治准绳·寒热门·疟》："常山治疟，是其本性，虽善吐人，亦有蒸制得法而不吐者，疟更易愈，其功不在吐痰明矣。亦非吐水之剂，但能败胃耳。"

《景岳全书·瘴气》："人谓岭南水泉草木地气之毒，故凡往来岭南之人及宦而至者，无不病瘴而至危殆者也。又谓土人生长其间，与水土之气相习，外人入南必一病，但有轻重之异。若从而与之俱化，则免矣。"

《类证治裁·疟症》："疟疾四时皆有，而多发于夏秋。"

《疟疾论·疫》："凡沿门阖境，长幼之疟相似者，皆名疫疟。"

（摘自高等中医函授教材《中医内科学》160~167 页）

梅 核 气

梅核气是以自觉咽中不适，似有物梗，咯之不出，咽之不下为特征的病证。多由七情所伤，气机不畅，痰气凝滞而成。尤以女性为多见，其发作与情绪波动有密切关系，常随喜怒而消长，属于郁证之一。

病 因 病 机

梅核气的病因多由于七情所伤或肾精亏虚，从而逐渐引起脏腑失和，气机不畅，气滞痰凝，结于咽喉而成。分述如下。

1. 肝气郁结

肝主疏泄，性喜条达，其经脉上行于咽喉，若愤懑恼怒，均可使肝失条达，肝郁气滞，气郁不舒，随经上逆，结于咽喉，而成无形之气结。

2. 脾失健运

由于长期伏案思索，精神紧张，使脾气郁结；或肝气郁结，横逆侮脾，致肝郁脾虚，运化失司，津液不得输布，积聚成痰，痰凝气滞循经凝于咽喉，如物梗阻。咯之不出，吞之不下。

3. 肾精不足

肾主水，真阴之脏，其经夹咽循喉。由于肾气衰，真阴不足，木失所养，肝失条达，气机不利，气滞痰凝，循经结于咽喉，而成本病。

本病是属情志内伤，气郁痰凝为主，多为实证。若久而不愈，耗伤脏腑的阴阳气血，也可转为虚实夹杂之证。

辨 证 论 治

（一）辨证要领

1. 辨主证

患者自觉咽喉中有异常感觉，如有物梗阻，咯之不出，吞之不下，不疼不痛，不碍饮食。肝喜条达而恶抑郁，故其症状每随情志之波动而变化，时轻时重。检视咽喉，并无异常，或虽有变异，亦甚轻微。

2. 辨兼证

本病几乎全部伴有精神抑郁，焦急苦闷，多疑善感，对咽部之异常感觉，顾虑重重。但因肝郁之程度不同，症状差异也很显著。轻者可对咽部症状不甚介意，重者则烦闷欲死。肝脉布于两胁，故本病多兼胸胁胀满。若肝气横逆犯脾，脾失健运，则纳呆、困倦、消瘦、便溏；若痰郁化热，则见呕恶、烦躁、口苦；若久病耗伤阴液，或绝经期前后，则见头眩目干，腰膝酸软；气滞病久则血瘀，而呈现瘀血征象，如胸胁刺痛，月经有瘀块，舌紫暗有瘀斑，脉弦涩等。

本病需与阴虚喉痹及噎膈相鉴别。喉痹者，可因感冒，长期饮酒及嗜食辛辣食物等而引起发病。咽部除有异物感外，尚觉咽干、灼热、咽痒，常咳出藕粉样痰块，咽部症状与情绪波动无关。噎膈者多发于老年，梗塞感觉在胸骨后，吞咽困难，伴有大便秘结，并逐渐加重，终至形销骨立，因而不难区别。

（二）论治要点

梅核气初起，总属情志所伤，肝郁痰结，多为实证。当开郁散结，多以《金匮要略》半夏厚朴汤为主方。也有迁延失治，耗伤脏腑之阴阳气血而转为虚证或虚实夹杂者。虚证宜根据病情，或治以补益脾胃，或治以滋补肝肾；虚实夹杂者，又当视虚实的偏重而攻补兼施。本病病程较长，故其用药不宜峻猛，以免邪未去而正气先伤。兹分述其治法如下。

1. 行气开郁，化痰散结

梅核气初起，多属痰气郁结，宜半夏厚朴汤。用半夏、生姜、厚朴以散结降逆，行气导滞，更加茯苓以佐半夏除痰渗湿；紫苏以疏通气郁，俾气舒痰消，则咽中炙脔之感可除。

2. 疏肝理脾，补中益气

若肝气横逆犯脾，宜逍遥散之意疏肝扶脾，以柴胡、青皮、川楝、郁金、白芍、当归等以养血舒肝;枳壳、木香、陈皮、砂仁之类以理气醒脾。虚甚者合补中益气汤、益气补中。

3. 化痰清热,理气开郁

此法适用于梅核气由痰热而起者,宜用半夏、陈皮、茯苓、贝母、瓜蒌皮、莱菔子等化痰;常用竹茹、黄芩、黄连等以清热;以厚朴、枳壳、柴胡、青皮等开郁。

4. 滋养肝肾

用于梅核气日久肝肾阴亏者,常用一贯煎以生地、麦冬、枸杞、当归、沙参以滋肝肾之阴,佐用香附、郁金以开郁。

5. 活血化瘀

用于梅核气病久入络,呈现瘀血征象者,常用郁金、丹参、川芎、桃仁、红花、赤芍、绛香之属,并宜与滋养肝肾法合用攻补兼施,俾祛瘀而不伤正。

此外,梅核气证亦偶见于男性,不独为妇人特有之病。临证时可用半夏厚朴汤加香附、陈皮、枳壳、旋覆花、佛手或咸味化痰药海浮石、海蛤壳等以增强理气开郁、化痰降逆之效。

(三) 常见证治

1. 痰气郁结

证候:胸膈痞闷,两胁胀满,纳食泛恶,咽中哽阻,如有物堵塞,吞咽不下,咯吐不出,苔薄白,脉弦滑。

治法:开郁化痰。

方例:四七汤加减。

2. 痰阻气滞

证候:痰涎壅盛,纳少呕吐,气逆喘急,舌苔白腻,脉象弦滑。

治法:降气行痰。

方例:苏子降气汤加减,或半夏厚朴汤。

3. 胃失和降

证候:气逆上冲,嗳气频作,胸闷腹胀,胃纳减少,泛恶呕吐,苔薄,脉弦。

治法:和胃降逆。

方例:旋覆代赭汤加减。

4. 虚火灼津

证候:咽干少津,吞咽不利,干咳少痰,舌红苔薄,脉细数。

治法:养阴生津。

方例:沙参麦冬汤加减。

调 护

梅核气因七情郁结致病者,应注意精神调养,保持心情愉快,勿忧虑恼怒。痰滞气阻者应忌食油腻厚味,以免助湿生痰。饮食以清淡为宜,忌烟、酒及刺激性食物。

应 用 例 案

例一 关×,女,四十余岁,喉似物梗,咯之不出,咽之不下,时历三月,苦楚难言,曾服药二十余剂,均未见效。按此症即《金匮要略》所谓妇人咽中如有炙脔之病,半夏厚朴汤加旋覆花、代赭石、柿蒂以助降逆,并以甘草和之,连服两剂,病即自愈。(《福建中医医案医话选编》第二辑)

按 原作者认为梅核气的治疗,自仲景倡半夏厚朴汤治疗本病后,历代医家多宗其法,几近律条,临床泥于开郁化痰一法,间有不效者。所谓梅核气为痰气阻结于咽喉,乃言其常,而未其变。梅核气经久不愈,虚实夹杂,脏腑失调,累及冲脉,正如唐容川所云:"冲脉亦挟咽中,若是冲气上逆,壅于咽中而为梅核"。故本例病历时3个月,屡治无效,拟以半夏厚朴汤加旋覆花、代赭石、柿蒂等平肝镇冲降逆之品,以开郁化痰的同时,重视调整脏腑经络,连服2剂即愈。这说明在临床中,不宜墨守成规,应知常达变,灵活辨证才能立竿见影。

例二 姜×,女,20岁,工人,1980年11月初诊。近3个月来,咽中如有物梗,吞之不下,吐之不出,但饮食无阻,检查咽喉部无异常。曾服中药数剂无效,观其方药多属理气开郁祛痰之剂,即半夏厚朴汤加味。细诊其脉弦细数,舌质淡红、苔腻,咽干、胸闷、心烦,性情急躁,此属肝郁血虚,痰气结于咽喉。治当以疏肝养血,理气祛痰,开郁散结。方取逍遥散加减。

柴胡8克　香附10克　当归10克　白芍12克　茯苓10克　桔梗10克　白术10克　薄荷6克　苏梗10克　青果10克　玄参10克　连翘10克　水煎服,3剂。

上方服药3剂,诸证大减,继服原方6剂,咽中无梗阻之感,余证悉除而愈。[张太康.梅核气治验一得.山东中医杂志,1985,(6)]

按 3个月来咽中梗阻,咯之不出,吞之不下,按常法服半夏厚朴汤数剂不愈,而改用逍遥散以疏肝养血理气祛痰法治之获效。分析其原因,乃肝属木,性喜条达,为藏血之脏,体阴而用阳,情志不遂,则木失条达而郁结,肝郁克脾,运化失常,聚湿生痰,痰气凝结于喉,而成梅核气。可知肝郁血虚为病之本源,痰气凝结乃为其标。半夏厚朴汤辛以散结,苦以降逆,宣气化痰唯治其标,况且苦温辛燥之品,多易伤阴耗液。故妄伐肝阴,则肝用失和,郁结益甚,凝结之痰气难解,故其久治不愈。案中以逍遥散化裁治疗,疏肝养血治其本,理气祛痰治其标。法取补疏兼施,补中寓散,使柔肝而不留痰,宣散痰结而不伤阴,故收良效。

简 便 验 方

(1) 芹菜1000~1500克。

洗净捣取汁,再加蜜少许,文火熬成膏。每天半茶匙,开水和服。

资料来源:《中医秘方验方汇编》第一集,江苏人民出版社,1956.11。

（2）马兜铃12克。

水煎,待温慢慢服下。

资料来源:《赤脚医生杂志》,1977.11。

（3）梅子杏100粒(以立夏前后未成熟的新鲜果实为佳),白矾适量。

将梅子杏的核取出,装入白矾适量,以装满为度,用线缠住,以免白矾外漏。取向阳坡大瓦一个,置上药于瓦上用微火炙干,研为细末,装瓶备用。用芦苇筒或竹筒装入药粉适量,吹入患者咽喉,每日数次,至愈。

资料来源:《河南中医学院学报》,1979.1。

（4）硼砂粉15克,大豆1小把。

先用温水将大豆浸泡膨胀,然后煮熟,取出,加入硼砂粉不断搅拌,使大豆表面挂匀硼砂面为度。每次咀嚼熟豆4~5个,嚼烂后徐徐咽下,每日3次。5~7天为1个疗程。

资料来源:《辽宁中医杂志》,1982.5。

文 献 摘 录

《仁斋直指方》:"梅核气者,窒碍于咽喉之间,咯之不出,咽之不下,如梅核之状者是也……始因恚怒太过,积热蕴隆,乃成历痰郁结,致有斯疾耳。治宜导痰开郁,清热顺气……。"

《诸病源候论》:"咽中如有炙脔者,此是胸膈痰气,与气相搏,逆上咽喉之间,结聚状如炙肉之脔也。"

《医碥》:"咽喉中有物不能吞吐,如毛刺,如絮,如膜,如梅核,如肉脔,均名梅核气。"

(摘自高等中医函授教材《中医内科学》177~182页)

奔 豚 气

豚即小猪,因病气冲上如豚之奔状,故名奔豚气。奔豚气,是指患者自觉有气从少腹直冲胸咽,发作欲死为主证的病证。

病 因 病 机

1. 七情所伤

突受惊恐或忧思过度,均可损伤心神和肝肾之气,如惊则气乱心气伤,恐则气下肾气伤,忧思则气结脾气伤,怒则气逆肝气伤。七情所伤,脏腑气逆,循经上冲胸咽,发为奔豚。

2. 寒水上逆

下焦素有水饮寒邪之气,复因汗出过多,阳气被伤,或外寒侵袭,寒饮乘虚从少腹上逆,直冲心下,发为奔豚。

不论是七情所伤,或寒饮之气乘虚上逆,均能与冲脉之气合邪上冲,发为奔豚。因冲脉起于下焦,循腹至胸中。所以下焦素有宿寒,或外寒引动寒气,随冲脉上逆,或七情所伤,肝肾之气循冲脉上逆,均可发生本病。

辨 证 论 治

(一) 辨证要领

临证要抓住病机,分清是情志所伤,还是下焦素有寒水之气上逆所致。同时,要详审主证与兼证,予以认真辨别。

1. 辨主证

奔豚的主证是患者自觉气从少腹上冲胸咽,痛苦不堪。若由惊恐所伤,多及肝肾,使肝肾之气挟冲气上逆。若内有水饮,复因汗后伤及心阳者,则先有脐下悸动,旋即逆气上冲,心慌不安,苔白腻,脉弦滑。内停水饮,亦可因精神刺激而引发,故此证发作欲死,气平则如故。

2. 辨兼证

若平时常有精神抑郁,易惊恐,甚至惊悸不宁,恶闻人声者多为情志所伤,属肝肾气逆;若素有形寒肢冷,舌淡,苔白,脉弦沉滑,或易感外寒者,多为寒饮上逆。至于失眠、心悸等症状则为奔豚证所共有。

(二) 论治要点

由于忧思惊恐等情志因素,损伤肝肾之气,气逆上冲,或气挟寒水上逆,为本病之病机。治疗原则,当以调气降逆,养肝和营,温化水饮为主,可根据证候表现,临床选用下列方法。

1. 降逆平肝

此法用于肝肾气逆发为奔豚者,降逆为急则治标之法。常用和胃降逆、下气消痰之品,如李根白皮、半夏、生姜、生赭石、旋覆花等。平肝为治本之策,多用养血平肝、和营益气之类,如葛根、黄芩、川芎、当归、白芍、人参、甘草等。

2. 温阳化饮,理气降逆

此法用于寒饮之气上逆,所致脐下动悸冲气上逆者。温阳行水药如桂枝、甘草、茯苓、大枣等。兼有外感寒邪者,应重用桂枝,佐以白芍、生姜,温阳散寒。如下焦有寒,肝气挟寒上逆者,可用半夏、吴萸、生姜、桂枝、川楝子、茯苓、橘核、肉桂、附子、小茴香、木香等祛寒降逆,温阳理气。

3. 健脾益气

本法用于脾肾气虚者,常于前药中加入人参、白术、云苓、甘草、大枣之类以扶脾

4. 养心安神

奔豚证皆可伤及心神,故于发作休止时,用此法以养心神、敛心气,药如浮小麦、甘草、大枣、柏子仁、茯神、枣仁等。

(三) 常见证治

1. 肝肾气逆

证候:自觉有气从少腹上冲咽喉,发作欲死,惊悸不宁,恶闻人声,或腹痛,喘逆,呕吐,烦渴,乍寒乍热,发作欲死,气平如故,气还则止,常反复发作,舌苔白或黄,脉弦数。

治法:平肝降逆,理气和胃。

方例:奔豚汤及旋覆代赭汤加减。

2. 寒饮上逆

证候:先有脐下悸动,旋即逆气上冲,心悸不安,形寒肢冷,苔白腻,脉弦紧。

治法:温阳行水,理气降逆。

方例:茯苓桂枝甘草大枣汤加减。

(四) 临证权变

如奔豚气为外感寒邪而引动气逆上冲,可用桂枝加桂汤;如下焦有寒,肝气挟寒上逆,可用奔豚汤或奔豚丸。

调 护

(1) 本病与惊恐忧思有关,因此病室应安静而无噪声。奔豚气可由互相暗示而诱发,故不宜把同一病种的患者放在一个病室。

(2) 鼓励患者参加轻体力劳动和工作,建立良好的生活制度,定时组织文体活动和气功锻炼,有助于疾病的恢复。

(3) 饮食宜少渣、易消化食物,避免刺激性饮食和味道浓烈的调味品,以及生冷食物。

应 用 例 案

例一 苏×,男,71岁,农民。1981年3月就诊。主诉:素常头昏,眼花耳鸣,腰膝酸软,手足不温,时腹自痛,并觉有股气上冲胸膈,直上咽喉,呼吸困难,胸部闷塞,如欲气断,昏不识人,约半小时后,自觉气渐平顺,复如常人。此症每隔数日,或半月,或1个月一发,发无定时,然以深夜发作为多,渐有加重之势。形体瘦小,面色无华,溺白,舌淡,苔白滑,脉沉细弦。

本病乃脾肾阳虚,水气挟气而上逆,腹中寒气,时结时散,结则并力上冲,散则平复如常,故时愈时发,夜间阴寒较甚,故夜发为多。此属肾积奔豚,治以温补脾肾,散寒平逆,选《千金》奔豚汤加减。

熟附子、炙甘草各10克　桂枝、党参各15克　吴茱萸8克　半夏、生姜各12克　沉香3克　龙骨、牡蛎各24克　杭芍20克　水煎服

药进3剂，奔豚证除，为巩固疗效，再进3剂。后用桂附理中丸、金匮肾气丸二药间服1个月而收功，至今未复发。[张振辉．奔豚验案三则．陕西中医，1986，(1)：22]

按　本例为脾肾阳虚，寒水之气停于脐腹，乘虚上逆发为奔豚。此例似《难经·五十六难》所载："肾之积，名曰奔豚，发于少腹，上至心下，若豚状，或上或下无时……"，属肾积奔豚。故治疗用《千金方》奔豚汤加减以温补脾肾，散寒降逆。审证明确，用药精当，故3剂而奔豚症除，又3剂而疗效巩固。

例二　娄×，女，70岁。患者呕吐腹痛1年余，于1973年4月16日就诊。询其症状云：腹痛有发作性，先呕吐，即于小腹虬结成瘕块而作痛，块渐大，痛亦渐剧，同时气从小腹上冲至心下，苦闷欲死，即而冲气渐降，痛渐减，块亦渐小，终至痛止块消如常人。按主诉之症状，病属奔豚气，《金匮要略》谓之"惊发"。"惊发"者，惊恐刺激之谓。患者因其女暴亡，悲哀过甚，情志经久不舒而得此症。予仲景桂枝加桂汤。

桂枝15克　白芍药9克　炙甘草6克　生姜9克　大枣4枚　水煎服，每日一剂。

30日二诊：共服上方14剂，奔豚气大为减轻，腹中作响，仍有一次呕吐，依原方加半夏9克、茯苓9克，以和胃化饮。嘱服10剂。

5月13日三诊：有时心下微做冲痛，头亦痛，大便涩，左关脉弦，是肝胃气上冲，改予理中汤加肉桂、吴茱萸，以暖胃温肝。服后痊愈回乡，2个月后函询未复。(《岳美中医案选集》)

按　本例因亲人亡故，悲哀太过，肝气郁结，最后导致肝气循冲脉挟胃气上逆而发为奔豚。初按《伤寒论》方法，以桂枝加桂汤温中降逆，在取得较好效果后，改以理中吴萸暖胃温肝而收功。

例三　刘右。始病中脘痛而吐水，自今年6月，每日晨泄，有时气从少腹上冲，似有瘕块，气还则绝然不觉，口泛酸味。此但肝郁不调，则中气凝滞耳。治宜吴茱萸汤合理中。

淡吴萸12克　生潞党15克　干姜9克　生白术15克　生姜3片　红枣20枚

服吴茱萸合理中汤2剂后，酸味减而冲气亦低，且晨泄已痊愈。唯每值黄昏，吐清水一二口，气从少腹挟瘕上冲，或见或否。治宜从欲作奔豚例，用桂枝加桂汤，更纳半夏以去水。

川桂枝9克　白芍9克　生甘草4.5克　桂心4.5克　制半夏15克　生姜5片　红枣7枚　服后痊愈。(曹颖甫《经方实验录》)

按　本例始病为中脘痛而吐水，伴晨泄，并有气从少腹上冲，气还则止，可知其胃中有寒，且有肝郁，故肝气挟寒循经上逆而作奔豚。治用理中温胃，吴茱萸温肝降逆。二诊时，经服上药好转，但仍有气从少腹挟瘕上冲，知奔豚尚在，故用桂枝加桂汤再加半夏以降冲平逆而愈。

文献摘录

《灵枢·邪气脏腑病形》："肾脉急甚为骨癫疾，微急为沉厥奔豚。"

《金匮要略·奔豚气病脉证治第八》："奔豚病，从少腹起，上冲咽喉，发作欲死，复还止，皆从惊恐得之。""奔豚气上冲胸，腹痛，往来寒热，奔豚汤主之。"

《诸病源候论·贲豚气候》："夫贲豚气者，肾之积气，起于惊恐忧思所生。若惊恐则伤

神,心藏神也;忧思则伤志,肾藏志也。神志伤,动气积于肾而气下,上游走如豚之奔,故曰奔豚。"

《伤寒论·太阳病》:"发汗后,其人脐下悸者,欲作奔豚,茯苓桂枝大枣甘草汤主之。""烧针令其汗,针处被寒,核起而赤者,必发奔豚,气从少腹上冲心者,灸其核上各一壮,与桂枝加桂汤,更加桂二两也。"

(摘自高等中医函授教材《中医内科学》182~187页)

积　　聚

积聚有积结、聚留之意。古代医家,有的分论积和聚,以积为五脏所生,聚为六腑所成。又以有形可征,固定不移,痛有定处者为积;聚则有形,散则无形,聚散无常,痛无定处者为聚。积聚,是指正虚感邪,留滞不去,引起以多种腹内结块,或痛或胀为主要临床表现的病证。它包括了中医文献记载的癥瘕、肠覃、伏梁、肥气、息贲、痞气、奔豚等五脏之积,是一个多种病证的总称。本篇所讲,仅限于内科范畴的积聚。临证应与痞满、臌胀及妇科的石瘕相鉴别。

病因病机

积聚的发生,多因情志郁结,饮食所伤,寒邪外袭及病后体虚,或疟疾病经久不愈,以致肝脾受损,脏腑失和,气机阻滞,瘀血内停,或兼痰湿凝滞而成。聚证以气机阻滞为主,积证以瘀血凝滞为主。但无形之聚气滞日久,可致血瘀而成有形之积,有形之积,亦必然阻滞气机,故积聚在病机上有区别,亦有一定联系。积聚日久,均可导致正虚。一般初病多实,久病多虚,兹分述如下。

1. 情志不遂

肝气不舒,脏腑失和,气机阻滞,脉络受阻,经隧不利,血行不畅。若偏重于影响气机的运行,则为聚;气滞血瘀,日久凝结成块则为积。

2. 脾胃受损

饮食不节,饥饱失宜,醇酒厚味,损伤脾胃,健运失司,凝结成痰,痰浊阻滞,形成气机郁滞,血脉瘀阻,气血痰浊搏结乃成本病。亦有气滞食郁,食气交阻,气机不畅,而成聚证者。

3. 感受寒湿

寒邪、湿热等多种外因及邪毒长期作用于人体或侵袭人体之后留着不去,均可导致受病脏腑失和,气血运行不畅,痰浊内生,日久而成积聚。也有外感寒湿,复因情志内伤,气因寒遏,脉络不畅,阴血凝聚而成积证者。

4. 他病转移

黄疸病后或黄疸经久不退,湿邪留恋,或久疟不愈,湿痰凝滞,脉络痹阻;或感染血吸虫,虫阻脉道,肝脾气血不畅,血络受阻,皆可成积。

本病的病因虽有多端,但其病机主要是气滞而导致瘀血内结。至于湿热、风寒、痰浊,均是促成气滞血瘀的间接因素。同时本病的形成与正气的强弱密切相关,强者气行则已,弱者留滞为病。病机的演变亦与正气有关,一般初病多实,日久多虚实夹杂,后期则正虚邪实,若瘀血内结,气机不得宣畅,或正虚邪实,则瘀血更甚,致积块迅速增大。此后脾胃运化日衰,影响精血化生,正气愈虚,积块留着愈不易消。若肝脾统藏失职,或瘀热灼伤血络,可致出血;若湿热蕴结中焦,可出现黄疸;如水湿泛滥,亦可出现腹满肢肿之臌胀病。

辨 证 论 治

(一) 辨证要领

积聚证,按其病情和病机的不同,分别为积为聚;但就临床所见,常有先因气滞成聚,日久则血瘀成积。由于二者在病机上不能绝对划分,故前人每以积聚并称。但在临床见证方面,二者尚有所不同,兹分别叙述如下。

1. 聚证

临床表现为腹中气聚,攻窜胀痛,时聚时散。若平时情绪抑郁忧虑,常因精神刺激而发作,脉弦苔薄白者属于肝郁;腹胀或痛,纳呆,便溏秽臭,腹部时有条状聚起,按之胀痛更甚,脉弦苔腻者属于食滞。

2. 积证

根据本病不同的阶段和程度,大抵可分为三期。初期积块较少软而不坚,固着不移,胀甚于痛,苔薄脉弦,乃气滞血阻,脉络不和之象。中期积块增大,按之较硬,痛而不移。甚则积块坚硬,疼痛加剧,面色萎黄或黧黑,肌肉瘦削,倦怠乏力,时有寒热,饮食锐减。女子或见月事不下,舌苔薄边暗或质紫或见瘀点,脉细涩。乃正气渐衰而邪气渐甚,属于瘀血内结。末期积块继续增大,坚硬疼痛,饮食大减,消瘦脱形,面色黧黑或苍白,舌质青紫或淡紫,有瘀点、瘀斑,光而无苔,脉细数或沉细,乃正气大虚,邪气实甚,属于正虚瘀结。

积聚当与痞满相鉴别。痞满为患者自觉脘腹痞塞不通,满闷不舒,腹部不能扪及积聚包块。若于病程中发展到可触及包块的程度,则已属于积聚的范畴。

(二) 论治要点

积聚的治疗应根据不同阶段及邪正盛衰,伴随症状,辨明虚实,分清主次,掌握攻补分寸。原则上聚证治重调气,积证治重活血。聚证以疏肝理气,行气消聚为主;积证以活血化瘀,软坚散结为主。此外若见正虚瘀结,当补正祛瘀;若病久大虚,当以补益气血,扶正培本为主。由于气滞可导致血瘀成积,积久正衰,聚证初期正衰不甚,所以聚证应及时治疗,以免聚久成积,终成痼疾,为难治之证。

不论积证或聚证,日久皆能损伤气血,故在治疗上要始终注意保护正气,攻伐之药,用之不宜过度,正衰即应扶正达邪,以免伤正。但也不能当攻而畏葸不前,贻误时机。

积证见有黄疸,或见吐血、便血,或后期转为臌胀者,均属重证,可参照有关各篇辨证论治。

以下分别阐述积聚的治疗方法。

1. 疏肝理气

此法疏畅气机,消结散聚,为聚证的主要治法。疏畅气机,行血通滞,故又是积证必用的佐药。常用柴胡、陈皮、青皮、枳壳、香附、木香、乌药,以及活血兼能理气的三棱、莪术、延胡索等。

2. 调中降气

调中能使脾气健运,降气能散气郁、食滞、湿痰之邪,因而此法为治疗积聚之有食滞、痰湿郁阻的常用方法。行滞气常用香附、木香、川楝子;消食滞常用山楂、麦芽、神曲、莱菔子、槟榔;燥湿痰常用苍术、厚朴、半夏、陈皮;温化寒湿常用草蔻、干姜、附子。以上四类药物常相互配合应用,除湿痰食滞之邪,调脾胃壅遏之气。

3. 活血化瘀

主要用于积证,活血通络消除瘀阻。常用药有桃仁、红花、川芎、赤芍、乳香、没药、延胡索、五灵脂、三棱、莪术等。

4. 软坚消积

常与活血化瘀药同用治疗积证,以增强其破瘀散结之力,药如穿山甲、皂刺、鳖甲、龟板、牡蛎、王不留行、夏枯草、土鳖虫、蜂房,以及水蛭、虻虫之类。

5. 扶正补虚

治疗积聚多用攻补兼施,或先攻后补,或先补后攻。因补益之剂能扶正气,而积聚皆能耗伤气血之故。此外若气血旺盛,运行畅利,亦能加速积聚之消散。常用补虚药有补气健脾之党参、黄芪、白术、山药,养血补肝之当归、何首乌、熟地、肉苁蓉之类。若阴虚者,宜用生地、玄参、枸杞、麦冬;衄血者,宜配用清热凉血止血药生地、茅根、槐花、旱三七,或成药十灰散之类;大便干燥者,宜导滞通便,药如大黄、芒硝、二丑之类,可随证选用。

(三)常见证治

1. 聚证

(1)肝郁气滞

证候:腹中气聚,攻窜胀痛,抑郁忧虑,常因情绪变化而时聚时散,脘胁之间时或不适,苔薄,脉弦。

治法:疏肝解郁,行气消聚。

方例:木香顺气散。

(2)食滞痰阻

证候:腹胀或痛,便秘,纳呆,时有如条状物聚起在腹部,重按则胀痛更甚,苔腻,脉弦滑。

治法:导滞通便,理气化痰。
方例:六磨汤。

2. 积证

(1) 气滞血阻

证候:积块软而不坚,固着不移,胀痛有定处,苔薄,或见舌质青,脉弦。
治法:行气消积,和血通络。
方例:大七气汤合失笑散。

(2) 气结血瘀

证候:积块增大,按之觉硬,痛处不移,面黯消瘦,体倦乏力,饮食减少,时有寒热,女子或见经闭不行,舌青紫,或有瘀点,脉弦滑或细涩。
治法:理气化瘀,兼调脾胃,攻补兼施。
方例:膈下逐瘀汤。

(3) 正虚瘀结

证候:积块坚硬,疼痛逐渐加剧,面色萎黄或黧黑,肌肉瘦削,饮食锐减,舌质淡紫,苔灰糙,或光红无苔,脉细数或弦细。
治法:大补气血,活血化瘀。
方例:八珍汤合化积丸。

(四) 临证权变

积证重在活血,聚证重在调气,但必须根据正气的强弱,积聚的部位,进行辨治。若积在脘腹,可用三棱、莪术以活血软坚;木香、槟榔以行气。积在右胁,可用膈下逐瘀汤;积在左胁,可用鳖甲煎丸。此外,在积块的局部用阿魏膏外敷,配合内服药而加强疗效。

聚证一般采用行气化滞之法,如木香顺气散、六磨汤分别选用,但聚虽属气滞、聚久可致络脉不通而血瘀,那就必须配合活血化瘀同时进行治疗。

调 护

(1) 积聚一证,起于情志失调者居多,故正确对待各种事物,解除紧张、忧虑情绪,避免情志内伤,是非常重要的。

(2) 饮食以营养丰富、易消化的软食或普食为主,忌用煎炸、黏腻、坚硬、辛辣刺激性食物,多进蔬菜和水果。

(3) 注意休息,切勿过劳,病情重者需卧床治疗。

应 用 例 案

例一 马某,病后食物失和,肠中变化,传导失职,气滞酿湿,郁而成热,六腑滞浊为聚。昔洁古、东垣辈,于肠胃宿病,每取丸剂缓攻,当做之。川连、芦荟、鸡肫皮、煨木香、小青皮、莱菔子、南山楂、紫厚朴,蒸饼为小丸。(《临证指南医案》)

按 本例为病后饮食不节,气滞酿湿,郁而化热,湿热与食滞交阻所致。故用川连、芦荟以清热,木香、厚朴以理气,鸡肫皮、青皮、莱菔子、山楂以消滞,病系宿疾,故用丸剂缓攻。

例二 杜右,腹部结块,按之略痛,或左或右,内热神疲。脉沉弦,苔薄腻。癥病属脏,着而不移,瘕病属腑,移而不着。中阳不足,脾胃素伤,血不养肝,肝气瘀凝。脉症参合,病非轻浅。若仅用攻破,恐中阳不足,脾胃素伤,而致有臌满之患。辗转思维,殊属棘手,姑拟香砂六君加味,扶养脾胃,冀其消散。

炒潞党参9克 制香附4.5克 大枣5枚 云茯苓9克 春砂壳1.5克 炙甘草2.4克 炒白术6克 陈广皮3克

复诊:前方服20剂后,神疲内热均减,瘕块不痛略消,纳谷渐香,中阳有来复之象,脾胃得生化之机,再拟前方进步。

炒潞党参9克 炙甘草2.4克 陈广皮3克 云茯苓9克 制香附4.5克 大腹皮9克 炒白术6克 春砂壳1.5克 炒谷芽9克 大红枣5枚 桂圆肉5粒(《丁甘仁医案》)

按 本例为结块已成,但脾胃虚弱,中阳不足,虽有肝郁气滞瘀凝,亦不能专恃攻伐,陡伤正气。故用香砂六君子汤为主方,扶养脾胃,佐以理气,使中阳振奋,运化渐旺,结块逐渐消散。

例三 一男子肠鸣食少,脐下有块耕动,若得下气多乃已,已而复鸣。屡用疏气降火药,半年不愈。乃以理中汤为君,佐芩连枳实,一服肠鸣止。又每服吞厚朴红豆蔻丸,其气耕亦平矣。(《续名医类案·癥瘕》)

按 本案因屡用疏气降火药物,致中焦虚寒,脾失健运,故半年不愈。本病已成虚寒气滞,以理中汤温补祛寒,佐芩连枳实苦降理气而取效。后又以厚朴红豆蔻丸,补脾理气徐图之。

简便验方

(1) 椿树皮2000克,鲜生姜120克。

臭椿树的皮,去净外皮,剥取里层的嫩皮,切为两寸左右的长条。再将鲜生姜切碎。然后把椿树的嫩皮和鲜生姜放在锅里,加清水,用木柴火煮。约四五个小时,至水微黏,水色很黑,即滤去渣,继续再煮。煮至滴水成珠时,按痞块的大小,摊在布上而成膏药。先用鲜生姜擦患处,然后将椿皮膏贴患处。适用于痞块积聚而见肚腹胀大,寒热咳嗽,消瘦倦怠者。

资料来源:《中医验方汇选》,河北人民出版社,1974.12。

(2) 核桃500克,三棱15克,莪术15克。

将核桃砸破而不致碎,加3碗水,和药同煎,直到水煎完为止。吃核桃,每次3~4枚,每日2次。适用于癥瘕积聚。

资料来源:《河南省秘验单方集锦》,河南科学技术出版社,1983.10。

(3) 陈葫芦(拣大的)一个,红花30克。

先将葫芦开一洞口,以红花纳入,缝好洞口,放在铁锅内,盛水半锅,上盖大盆压住,使不浮动,再盖锅盖,用硬柴火烧4小时,取出葫芦内渗进的汽水,分3次饮,饮后泻下臭秽之物,继服补中益气汤调理。

资料来源:《常见病验方研究参考资料》,人民卫生出版社,1971.3。

文献摘录

《灵枢·百病始生篇》:"积之始生,得寒乃生,厥乃成积也。……血脉凝涩则寒气上入于肠胃,入于肠胃则䐜胀,䐜胀则肠外之汁沫,迫聚不得散,日以成积。……若内伤于忧怒则气上逆,气上逆则六输不通,湿气不行,凝血蕴裹而不散,津液涩渗,著而不去,而积皆成矣。"

《难经·五十五难》:"然积者阴气也,聚者阳气也。故阴沉而伏,阳浮而动。气之所积名曰积,气之所聚名曰聚。故积者五脏所生,聚者六腑所成。积者阴气也,其发有常处,其穷不离其部,上下有所终始,左右有所痛处;聚者阳气也,其始发无根本,上下无所留止,其痛无常处,谓之聚。故以是别知积聚也。"

《景岳全书·积聚》:"积聚之病,凡饮食、血气、风寒之属,皆能致之,但曰积曰聚,当详辨也。盖积者,积垒之谓,由渐而成者也。聚者,聚散之谓,作止不常者也。由此言之,是坚硬不移者,本有形也,故有形者曰积;或聚或散者,本无形也,故无形者曰聚。诸有形者,或以饮食之滞,或以脓血之留,凡汁沫凝聚,旋成癥块者,皆积之类,其病多在血分,血有形而静也。诸无形者,或胀或不胀,或痛或不痛,凡随触随发,时来时往者,皆聚之类,其病多在气分,气无形而动也。故《难经》以积为阴气,聚为阳气,其义即此。凡无形之聚其散易,有形之积其破难。临此证者,但当辨其有形无形,在气在血,而治积治聚,自可得其梗概矣。"

《沈氏尊生书·寒·积聚癥瘕痃癖》:"若积之既,又当调营养卫,扶胃健脾,使元气旺而间进以去病之剂,从容调理,俾其自化,夫然后病去而人亦不伤。乃今之治积者,动议吐下,竟谓非此不除,不知吐与下只治病之卒暴作者。若积之成,必匪朝伊夕,其所由来者渐矣,故积之治亦必匪朝伊夕,其所由去者不可不以渐也。"

《金匮玉函要略辑义·五脏风寒积聚病》:"邵氏《明医指掌参补》云:痞块多在皮里膜外,并不系肠胃间,而医者往往以峻剂下之,安能使此块入肠胃,从大便而出哉。吾见病未必去,而元气已耗,经年累月,遂至不治者多矣。"

(摘自高等中医函授教材《中医内科学》187~195页)

虚 劳

虚为亏虚不足,劳有过用损伤之意。虚劳又称虚损,是指人体脏腑元气亏损,精血不足引起多种慢性虚衰性病证的总称。

本病临床表现复杂,可因虚损之病位、性质及其轻重度不同,而有迥然不同的证候表现和传变过程,但总以病势缠绵,诸虚不足为特点。

病 因 病 机

劳必因于虚,虚极必成劳。导致虚劳的原因至为复杂,就临床所见,有以下四个方面。

1. 禀赋薄弱,体虚不健

多种虚劳证候的形成,都与禀赋薄弱,体虚不健密切相关。而父母体虚、先天不足及生后喂养失当、营养不良等因素,是造成禀赋薄弱,体虚不健的主要原因。在此基础上,易于因虚致劳,或因劳致虚,日久不复而成为虚劳。

2. 劳倦过度,情志内伤

劳倦过度则有害于人体,凡久视、久卧、久坐、久立、久行,劳逸不均,皆能损伤形体;早婚多育,房事不节,耗精伤肾。若情志失调,五志过极,亦可伤及五脏。如怒伤肝,喜伤心,思伤脾,忧伤肺,恐伤肾等,皆可造成脏腑亏损,神气过耗。以上各种损伤之中,以忧郁思虑、劳倦过度损伤心脾及早婚多育、房劳伤肾,较为多见。

3. 饮食不节,损伤脾胃

暴饮暴食,饥饱失宜,嗜欲偏食,饮酒过度等原因,都会损伤脾胃,使其受纳运化功能受到影响。气血生化之源不足,日久因虚致劳,遂成虚劳之证。嗜欲偏食,属于五味所伤。如"多食咸,则脉凝泣而变色;多食苦,则皮槁而毛拔;多食辛,则筋急而爪枯;多食酸,则肉胝皱而唇揭;多食甘,则骨痛而发落"。饮酒无度,则损及真元;大量吸烟耗伤肺气。皆可引起虚劳。

4. 大病久病,失于调理

大病邪盛,脏气损伤;或热病久羁,耗血伤阴;或寒病日久,伤气损阳;或反复失血,气血两伤;或瘀血内结,新血不生;或病后失于调理,正气亏损难复等,都会使精气耗伤,积虚成损,逐渐发展成为虚劳之证。

以上各种致病因素,或是因病致虚,或是因虚致病,互为因果,相互影响、转化,终成因虚致劳。其病理性质,主要是五脏虚损,阴阳、气血失调。因此,在整个虚劳过程中,深究脏腑虚损的病机状况,对辨证论治至为重要。

辨 证 论 治

(一) 辨证要领

虚劳的证候虽多,但总不外乎五脏虚损所致之气、血、阴、阳失调,故对虚劳的辨证应以气、血、阴、阳为纲,五脏症候为目。一般病情单纯者,病机变化比较局限,容易辨清其气、血、阴、阳亏虚的属性和脏腑的病位。但由于气血同源,阴阳互根,五脏相关,所以各种原因所致的虚损往往互相影响、转化,由一虚而渐至多虚,由一脏而累及多脏,使病势趋于复杂、严重。因此,辨证首先应从以下几个方面分析。

1. 气虚

气虚在发病及其演变过程中,因气虚则气化、温煦、统摄、升降失司,故见证具有一定共性,如少气懒言,声音低弱,自汗易外感,面萎黄或晦暗,消瘦乏力,头晕心悸,脉弱,或浮肿、尿频,或脱肛、阴挺等。但不同脏腑的气虚,又表现有各自的临床特点,兹分述下。

(1) 心气虚:心悸气短,自汗,面色㿠白,神疲,脉微。

(2) 肺气虚:短气自汗,声音低怯,时寒时热,平素易于感冒,面白,舌淡,脉浮。

（3）脾气虚：饮食减少，食后胃脘不适，乏力，便溏，面色萎黄，舌淡苔薄，脉弱。
（4）肾气虚：腰膝酸软，小便频数而清，或妇女白带清稀，舌淡胖，脉细而沉。

2. 血虚

精血亏少，脏腑失于濡养所呈现的证候有一定的共性。如肌肤筋脉不荣，面色苍白或萎黄，肤无光泽，毛发干枯，指甲色淡、变薄，易脆裂和反甲等。由于病位、病程的不同，临床表现各异。兹分述如下。

（1）心血虚：临床表现为心悸怔忡、健忘、失眠、多梦，面色不华，舌质淡，脉细或结代等。
（2）肝血虚：头晕目眩，胁痛，肢体麻木，筋脉拘急；或筋惕肉瞤，妇女月经不调甚则闭经，面色不华，舌淡，脉细。由于脾为后天之本，气血生化之源，故血虚常与脾气虚并见。血为气之母，故血虚常伴有不同程度的气虚见证。

3. 阴虚

各种阴虚的见证，以阴液不足，阴虚阳亢为共同临床表现。常见有干咳、潮热、盗汗、口干、便秘、头晕目眩、烦躁、面色潮红等象。又因病位不同，临床见证各异。

（1）肺阴虚：常见干咳、咽燥、咳血，甚或失音，潮热，盗汗，面色潮红，舌红少津，脉细数。
（2）心阴虚：常见心悸、失眠、烦躁、潮热、盗汗。或口舌生疮，面色潮红，舌红少津，脉细数。
（3）脾胃阴虚：常见口干唇燥、便秘、干呕、呃逆。面潮红，舌红少苔，脉细数。
（4）肝阴虚：头痛、眩晕、耳鸣、目干畏光，视物不明，急躁易怒，或肢体麻木，筋惕肉瞤，面潮红，舌干红，脉弦细数。
（5）肾阴虚：腰酸、遗精、两足痿弱，眩晕耳鸣，甚则耳聋，口干，咽痛颧红，失音，舌红少津，脉沉细。

4. 阳虚

阳虚则脏腑经脉失于温煦，脏腑功能不足，临床表现为畏寒、肢冷、筋脉挛急、肠鸣、腹痛、便溏等。又因病位不同，见证各异。

（1）心阳虚：常见心悸，自汗，神倦嗜卧，胸闷冷痛，形寒肢冷，面色㿠白，舌淡或暗淡，脉细弱或沉迟。
（2）脾阳虚：常见面苍萎黄，形寒，神倦乏力，少气懒言，食少，便溏，肠鸣腹痛，每因受寒或饮食不当而加剧，舌淡、胖有齿痕，苔白，脉弱。
（3）肾阳虚：常见腰背酸痛，遗精阳痿，多尿或失禁，面色苍白，畏寒肢冷，下利清谷或五更泄泻，舌质淡，苔白，脉沉迟。

阳虚多由气虚进一步发展而成，阳虚则生外寒，并常可出现里寒的征象。在阳虚之中，尤以心、脾、肾的阳虚为多见。心脾阳虚日久，常可累及肾，而出现心肾阳虚或脾肾阳虚的病证。

临床见证虽有气、血、阴、阳亏虚之分，但在具体病例上，多有四者错杂互见的情况。一般来说，病程短者，多伤及气血，可见气虚、血虚或气血两虚之证；病程长者，又多伤及阴阳，可见阴虚、阳虚及阴阳两虚之证。

（二）论治要点

虚劳的治疗,应以补益为基本原则。但人体脏腑气血来源于先天,滋生给养于后天,故又以调补脾肾为治疗本病的关键。另外,阳易回而阴难复,故阳虚较易治,阴虚则难医。且阴阳互根,补阳时宜伍以滋阴,滋阴时适当给以补阳。虚劳常有虚实夹杂之证,如阴虚而见火旺,阳虚而见水饮,血虚夹有瘀滞,气虚夹有外感等,故其治疗虽离不开补虚,但常常兼以祛邪。兹将治疗大法分述于下。

1. 补气

气虚者宜用补气法以补之,补气法能增强脏腑组织的功能活力,使气机旺盛,精力充沛。由于气血关系密切,血的生成和运行有赖于气的作用,故血虚证中也应重视补气。所谓"血虚先益气,气足血自生"。气虚进一步发展,可成为阳虚,临床呈现一派寒象,阳虚当温,在温阳法中,也应益气与温阳并行,气充则阳易复。肺气根于肾,故补肺气之时,尚应补益肾精,则肺虚易复。补气药味多甘温,有壅滞之弊,或可引起胸膈胀满,以致影响受纳、运化和补药的吸收。故可稍佐理气药,使其补而不滞。补气药常用人参、黄芪、山药、白术、炙甘草、黄精等。脾为后天之本,白术、甘草合用,以益气健脾。肺气虚者加熟地、五味以补肾益肺。心气亏虚者,可加五味子、柏子仁、茯神之类以益气养心。

2. 养血

脾为后天之本,气血生化之源,血为气之母。故血虚皆有不同程度的气虚证。补血之关键在于养血法中应适当配伍健脾益气药,脾复健运,化源自然充足。常用的补血养血药如补养心血用阿胶、龙眼肉;补养肝血用当归、熟地、白芍、何首乌、枸杞、桑椹子;补养肾精用紫河车、肉苁蓉等。

3. 化瘀

凡气虚或血虚日久,运行不畅而致血瘀者,当用补气养血法合化瘀法。例如丹皮、赤芍、旱莲草、三七、丹参、郁金、鸡血藤之类,可随证选用。若瘀而化热者,可用生地、玄参、天冬等,凉血散瘀清血。

4. 壮阳

适用于肾、心阳衰,或命门火衰之证。常用温阳药有附子、肉桂、干姜、巴戟天、补骨脂、葫芦巴、鹿茸等。若兼见脾阳虚者,应加温中健脾益气之品。

5. 益阴

阴虚之证见于各脏,但以肝肾阴虚最为常见。常用药如生熟地、麦门冬、天门冬、玄参、白芍、枸杞子、山萸肉等。兼见肺阴虚者,可加沙参、百合;脾阴虚者,可加玉竹、石斛等。若阴虚而精血枯者,可加紫河车等填补精血之品。

6. 清热

适用于阴虚而内热者,且多为配用之药。如肺热者,常用天花粉、桑叶、甘草以清肺;心火旺者,常用黄连、竹叶、木通以清心火;肝火者,常用胆草、黄芩、栀子以清泻肝火。阴虚而火旺明显者,宜滋阴泻火,常用知母、黄柏、地骨皮等。

(三) 常见证治

1. 气虚

(1) 肺气虚

证候:短气自汗,声音低怯,时寒时热,平素易于感冒,面色㿠白,舌质淡,脉弱。

治法:补益肺气。

方例:补肺汤。

(2) 脾气虚

证候:饮食减少,食后胃脘不舒,倦怠乏力,大便溏薄。面色萎黄,舌淡苔薄,脉弱。

治法:健脾益气。

方例:四君子汤加味。

2. 血虚

(1) 心血虚

证候:心悸怔忡,健忘,失眠,多梦,面色不华,舌质淡,脉细或结代。

治法:养血安神。

方例:养心汤加减。

(2) 肝血虚

证候:头晕,目眩,胁痛,肢体麻木,筋脉拘急。或惊惕肉瞤,妇女月经不调甚则经闭,面色不华,舌质淡,脉弦细或细涩。

治法:补血养肝。

方例:四物汤加味。

3. 阴虚

(1) 肺阴虚

证候:干咳,咽燥,咳血,甚或失音,潮热,盗汗,面色潮红,舌红少津,脉细数。

治法:养阴润肺。

方例:沙参麦冬汤加减。

(2) 心阴虚

证候:心悸,失眠,烦躁,潮热,盗汗,或口舌生疮,面色潮红,舌红少津,脉细数。

治法:滋阴养心。

方例:天王补心丹。

(3) 脾胃阴虚

证候:口干唇燥,不思饮食,大便燥结,甚则干呕,呃逆,面色潮红,舌干,苔少或无苔,脉细数。

治法:养阴和胃。

方例:养胃汤。

(4) 肝阴虚

证候:头痛,眩晕,耳鸣,目干畏光,视物不明,急躁易怒,或肢体麻木,筋惕肉瞤,面潮红,舌干红,脉弦细数。

治法:滋养肝阴。

方例:补肝汤加减。

(5) 肾阴虚

证候:腰酸,遗精,两足痿弱,眩晕耳鸣,甚则耳聋,口干,咽痛,颧红,舌红,少津,脉沉细。

治法:滋补肾阴。

方例:左归丸加减。

4. 阳虚

(1) 心阳虚

证候:心悸,自汗,神倦嗜卧,心胸憋闷疼痛,形寒肢冷,面色苍白,舌淡或紫暗,脉细弱或沉迟。

治法:益气温阳。

方例:拯阳理劳汤。

(2) 脾阳虚

证候:面色萎黄,食少,便溏,形寒,神倦乏力,少气懒言,肠鸣腹痛,每因受寒或饮食不当而加剧,舌质淡,苔白,脉弱。

治法:温中健脾。

方例:附子理中汤加减。

(3) 肾阳虚

证候:腰背酸痛,遗精阳痿,多尿或不禁,面色苍白,畏寒肢冷,下利清谷或五更泄泻,舌质淡胖有齿痕,苔白,脉沉迟。

治法:温补肾阳,兼养精血。

方例:右归丸加减。

(四) 临证权变

虚劳患者多易感外邪以致虚实夹杂,则宜扶正祛邪,并以扶正为主。此外因五脏的喜恶不同,如肺喜凉润,脾喜温燥,肾喜柔润等,用药时需注意防止肺病未已,脾病因起,肾病未复,脾阳又衰。所以前人有云"治病易,治损难",临床宜充分把握病情,方不致误。

调 护

虚劳患者正气不足,卫外不固,故应随气候变化,及时调节衣着,以防外感。此外,要慎起居、远房事、免致损伤肾精,虚极难复。

虚劳病的饮食一般宜富于营养,易于消化而不伤脾胃者。凡辛辣厚味,过分滋腻,生冷不洁之物,皆当禁忌,切勿过饥过饱。并应戒除耗伤正气之烟酒等嗜好。

调情志,戒恼怒,保持稳定、乐观之情绪,使五脏之气调和,加速患者康复。

应 用 例 案

例一　于×,女,46岁,江苏人,干部。于1963年11月发病,开始时低热,多汗,尿频,每夜多至十几次,少则4~5次,无尿道热痛感。腰痛,四肢颜面轻度浮肿。化验检查:尿中多数红白细胞,蛋白(+),两次出现管型,多次尿培养未发现细菌。第1小时红细胞沉降率20~30毫米。放射科检查:右侧输尿管狭窄,原肺部结核已硬结,部分纤维化。曾采用中西药进行多次治疗,至今年7月复查,尿中仍有少数血球、微量蛋白,肾盂造影发现输尿管狭窄已消失。说明肾盂炎症存在,肾结核暂不能排除。1964年8月5日来京就诊,自述经长期治疗,服过大量中西药物,症状虽有所减而不显。现在仍感腰部酸痛,且畏冷,不欲久坐,溲频,多汗,全身无力,晨起尤甚。下肢浮肿酸胀,胃纳不佳,夜寐较少,唯所苦者,上午颜面阵阵潮热,此时心中烦闷不适,曾服黄芪复合剂多日,汗虽稍止,颜面潮热未减。诊其脉:浮而无力,左关微浮弦,舌净无苔,左边红紫。系真阳不足之表现,当温养命火,补肾纳气,可用金匮肾气丸。

熟地9克(砂仁1.5克同捣)　紫油桂3克(研末冲服)　山萸肉9克　淮山药9克　炒杜仲9克　枸杞子9克　菟丝子9克　鹿角胶6克　当归身9克　茯神9克　炒枣仁9克　肉苁蓉9克　水煎服,令进7剂。

8月12日二诊,患者述药后颜面潮热已霍然而愈,从未再发,汗出减,小便通畅,其他症状亦有所减轻。药证合拍,其效验真如桴鼓之应。

由于前方既有效,当加重温阳之品,以期根治,故于前方加炮附片6克,增5倍剂量制成丸药服之。水为阴邪,肾为水火之脏,水气病,影响命门较甚,故余每取温阳强肾之法治疗慢性肾脏病患,在稳定期常服,能收显著效果。(《岳美中医案》)

按　本例属于气虚,黄芪复合剂似属药证相投,但长期服用,其效不显,自应详细探讨其病情,方能立法遣方,即所谓"治病必求其本"之意。其病本为肾阳不足。肾阳虚则虚阳上越,故每值上午,颜面阵阵潮热,心烦。阳虚则阴寒内盛,致腰部酸痛畏寒,不欲久坐,晨起乏力。此为病本。命火既病,不能温养全身,必致病变丛生;脾阳虚不能健运,故饮食不振;心肾不相济则夜寐不安,且肾气虚则小便数,肾主五液,阳外越则汗自出。统观患者一系列症状,均系真阳不足之表现。此病应从肾治。过去所述曾用黄芪剂治疗颜面潮热,乃误认为表阳虚之故。黄芪补六腑之阳,走表走上,适足助长肾阳上越,致颜面潮热。因病属虚阳上越,当温养命火,补肾纳气。故用金匮肾气丸加味,增加壮肾之品,是扶阳以配阴,非益火以消水。

例二　顾×,女,17岁。患伤寒后近半载,虚极羸瘦,胸闷时或泛恶,腹部胀满且常作痛,饮食拒纳,神萎懒言声微,小溲灼热色黄,大便久秘解也艰难,舌绛无苔,脉细弱。病由今夏伤寒之后逐渐消瘦,腹痛,经闭,此乃邪热未清,气滞血瘀,而胃气已败,生化乏源。除滋阴养胃,再仿《金匮要略》虚劳治法,取其祛瘀生新之意。处方:

太子参12克　沙参12克　麦冬12克　制香附10克　木香5克　蓬莪术10克　青皮5克　陈皮5克　橘白5克　沉香曲12克　生谷芽30克　大黄䗪虫丸10克　分2次吞服。

二诊:1979年1月5日。服药3剂已知饥饿,屡屡索食,泛吐已止,精神表情明显好转,腹痛胀满俱已减轻,尚多噫气,舌已见苔,胃气已生,仍宜前法祛瘀生新,补法在其中矣。处方:炒党参12克　炒白术12克　江枳壳12克　广木香5克　砂仁壳3克　蓬莪术10克　制香附10克　桃仁5克　沉香曲12克　乌药10克　谷芽15克　麦芽15克　大黄䗪虫丸10克,分2次吞服,共6天

患者食欲大增,神情渐复,1个月后已能散步,体重增至84kg,继续调理出院。[俞康民.祛瘀生新法挽救虚劳兼瘀血危证.江苏中医杂志,1980,(1):4]。

按　本例乃虚劳兼有瘀血,本虚邪实。血瘀中焦,故脘腹疼痛且拒按。且瘀血不去,新血不生,濡养失司,故精神委顿,两目失神,骨瘦如柴,舌绛少津,脉细弱,久虚至极,胃气将绝,故拒食,无苔,病势日趋恶化。故营救胃气,乃当务之急。仿《金匮要略》大黄䗪虫丸方意,祛瘀生新,使扶正不留瘀,祛瘀不伤正,瘀去新生,气行血活,故腹痛自平,元气渐充而安。

例三　于×,女,36岁,干部,1966年1月31日初诊。

病史:1963年8月发热,化验白细胞2×10^9/L,1965年放环后,流血过多。现全身肿胀,四肢无力,面黄体瘦,少眠多梦,胃呆纳少,厌食油腻。月经四十余天一次,量多淋漓,色紫红。

检查:舌苔薄白,边尖红,脉沉弱无力。

辨证:气血两虚,化源不足。

治则:补脾和中,益气养血,拟归芍六君子加味。

方药:当归9克　炒杭芍9克　台参9克　生白芍9克　茯苓9克　生甘草3克　清半夏9克　陈皮4.5克　生地9克　菟丝子9克　水煎服

二诊:2月5日。服药6剂,病情好转,白细胞4×10^9/L,眠、食、肿胀均好转,苔、脉同前,按上方加六曲4.5克,水煎服。

三诊:2月11日。服药6剂,月经来潮,数日未止,量不多,色紫红,胃纳一般,二便均好,夜眠好转,舌尖红,中白,脉沉涩。证属血虚血热,按二诊方去台参、陈皮、半夏,加香附9克,炒黄芩4.5克,败棕炭9克,炒樗皮4.5克,丹皮6克,生地9克,生甘草9克。水煎服。

四诊:2月14日。服药3剂,月经即止,全身无力,肌肉颤动,胃纳、二便均调,手指发胀。舌苔薄白,脉沉弱。气血未复,再拟八珍汤加减。

台参9克　生白术9克　当归9克　茯苓9克　生甘草3克　炒杭芍9克　生地黄9克　丹参9克　龙眼肉9克　续断9克　狗脊9克　水煎服

五诊:2月24日。又服10剂,病情有好转,仍纳少化迟,多睡多梦,四肢无力,头微痛。查血,血红蛋白88g/L,红细胞3.05×10^{12}/L,白细胞4.4×10^9/L。舌苔薄白,脉沉而无力。按四诊方去狗脊、龙眼肉,加六曲4.5克,菊花6克,菟丝子9克。水煎服。

六诊:3月8日。服药12剂,自觉体力增加,胃纳可,睡眠仍不好,舌脉同前。按五诊方加枣仁9克。水煎服。服药10剂,白细胞增加到5.2×10^9/L。(《吴少怀医案》)

按　本例病程2年有余,先发热,后失血,致气血虚,化源受损。吴老据其脉证,治以补脾和中、益气养血,方用归芍六君加味,药后纳食转佳,白细胞增加,诸证减轻。月经期症见血虚而热,乘机改方,调经养血,继用八珍汤佐以益肝肾、健脾化瘀等法,以益精生血,疗效显著。

例四　丹溪治一人,体长,露筋骨,体虚而劳,头痛楚,自意不疗。脉弦大,兼数。寻以人参、白术为君,川芎、陈皮为佐。服至五月余未瘳,以药力未至耳。自欲加黄芪,朱弗许。翌日头痛顿愈。但脉微盛,又膈满不饥而腹胀。审知其背加黄芪也。遂以二陈加厚朴、枳壳、

黄连以泻其卫,三贴乃安。是瘦人虚劳多气实也。(《名医类案·虚损》)

按 本例患者体虚而劳,中气不足,头痛而作,以补气而头痛止。但瘦人多火,中气虚则痰湿生,故补而滞生,后以二陈汤去痰湿,又以厚朴、枳壳、黄连,理气祛滞。

文 献 摘 录

《灵枢·决气》:"精脱者,耳聋;气脱者,目不明;津脱者,腠理开,汗大泄;液脱者,骨属屈伸不利,色夭,脑髓消,胫酸,耳数鸣;血脱者,色白,夭然不泽,其脉空虚,此其候也。"

《难经·十四难》:"一损损于皮毛,皮聚而毛落;二损损于血脉,血脉虚少,不能荣于五脏六腑;三损损于肌肉,肌肉消瘦,饮食不能为肌肤;四损损于筋,筋缓不能自收持;五损损于骨,骨痿不能起于床。……从上下者,骨痿不能起于床者死;从下上者,皮聚而毛落者死。"

《金匮要略·血痹虚劳病》:"虚劳里急,悸衄,腹中痛,梦失精,四肢酸疼,手足烦热,咽干口燥,小建中汤主之。""虚劳里急,诸不足者黄芪建中汤主之。""虚劳腰痛,少腹拘急,小便不利者,八味肾气丸主之。""五劳虚极羸瘦,腹满不能饮食。食伤,忧伤,饮伤,房室伤,饥伤,劳伤,经络荣卫气伤,内有干血,肌肤甲错,两目黯黑,缓中补虚,大黄䗪虫丸主之。"

《景岳全书·新方八略引》:"补方之制,补其虚也。凡气虚者,宜补其上,人参、黄芪之属是也。精虚者,宜补其下,熟地、枸杞之属是也。阳虚者,宜补而兼暖,桂附干姜之属是也。阴虚者,宜补而兼清,门冬、芍药、生地之属是也。此固阴阳之治辨也。其有气因精而虚者,自当补精以化气,精因气而虚者,自当补气以生精。又有阳失阴而离者,不补阴,何以收散亡之气?水失火而败者,不补火,何以甦垂寂之阴?此又阴阳相济之妙用也。故善补阳者,必于阴中求阳,则阳得阴助而生化无穷;善补阴者,必于阳中求阴,则阴得阳升而泉源不竭。"

(摘自高等中医函授教材《中医内科学》195~207页)

吐 血

吐血是指血不归经,自口吐出或呕出为主证的病证。临床所见,常夹有食物残渣,并伴有脘腹满闷或疼痛的症状。

病 因 病 机

吐血属胃的病变。胃为水谷之海,多气多血之经,若外邪犯胃或胃本虚弱,均可使胃络损伤,亦可因他脏影响,伤及胃络而致吐血。其病因病机如下。

1. 外邪侵袭,热伤营卫

感受温热之邪,或风寒化热入里,热伤营血,使气血沸腾,血随胃气上逆而吐血。

2. 饮食所伤,热结于胃

由于平素嗜食辛辣炙煿之品,而致燥热蕴结于胃,胃火内炽,扰动血络而外溢,或因嗜食肥甘,饮酒过多,以致湿热郁结于胃,胃气失和,湿热久郁化火,灼伤胃络,血随胃气上逆而吐血。

3. 情志内伤,肝火犯胃

郁怒伤肝,或情志抑郁,肝气郁结,郁而化火,肝火犯胃,损伤胃络,迫血上行;或素有胃热,复因肝火扰动,气逆血奔而上行以致吐血。

4. 劳倦久病,脾虚气弱

劳倦过度,损伤脾胃,或久病脾虚,脾气虚弱则不能统血,血液外溢,上逆而吐血。或脾胃虚,复因饮冷,以致寒郁中宫,脾胃虚寒,不能摄血,血上溢而致吐血。

此外若因气滞血瘀,或久病入络,瘀血内阻于胃,致血不循经,亦可发生吐血。

辨 证 论 治

(一) 辨证要领

吐血出之于胃,但往往由于他脏的影响,导致胃络受损,引起吐血。其致病之因,不外乎热盛伤营、火邪迫血、虚不摄血、胃络瘀滞等。此外有因外伤史而吐血的,应从外伤治疗。吐血一般属实者多,若吐血量多或反复发作、日久不止,每易由实转虚。

1. 辨虚实

吐血分别虚实,实证多属热与火,即胃热与肝火之分别。胃热盛者,烦躁不安,面赤口干,大便秘,小便赤,吐血如涌而势急;肝火犯胃者,胸满胁痛,急躁易怒,目赤口苦,火迫血从胃溢而吐血。虚证者,吐血日久不止,或时轻时重,症见四肢倦怠,全身乏力等表现。此外有由实证而转为虚证,亦有虚证不愈,更兼食滞、血瘀者,则为虚中夹实之证。

2. 辨血色

吐血从吐出血的色加以辨别,就可以分清虚实、血热、血瘀等不同证治。如有火热的证候,热伤胃络,吐出血较为鲜红,血量多;如瘀血留积,吐血时轻时重,血色紫黯或瘀黑;如病久正虚,伴有虚寒症状的血色淡紫,前者属实,后者属虚。

吐血与咳血不同,咳血前常有喉痒、胸闷等证,其血必经气道咳嗽而出,痰血相兼,或痰中带血,血色鲜红,间夹泡沫,可资鉴别。

(二) 论治要点

吐血一证,病情较急,尤其是出血多者,往往危及生命。所以治疗措施应分清实证与虚证。实证宜清热泻火、凉血止血,胃热盛者清泻胃火,肝火盛者清泻肝火;虚证宜滋阴养血,补气摄血;虚实相夹杂者,当以补泻兼顾治之。

1. 清热凉血

此法清泄胃热,凉血止血。胃热炽盛者,常用大黄一味煎汤或研末服,功能推陈致新,降火止血,又无留瘀之弊。亦可加用黄芩、黄连、茜草、侧柏、大小蓟等共有凉血止血之效。肝火犯胃者,加龙胆草、生地、黄芩、川楝子、旱莲草、丹皮、山栀、生赭石等,以清肝降逆。

2. 滋阴凉血

如吐血因阴虚火旺,火盛迫血外溢,吐血较急,心烦不宁,口干唇燥等证,常用犀角粉(另冲)、生地、丹皮、白芍、茜根、黄芩、侧柏叶、藕节、三七粉等。此法常加牛膝以导热下行,加党参以益气,加阿胶以止血。

3. 益气摄血

此法治疗心脾两虚、胃气受损以致气不摄血者。益气药常用党参、黄芪、白术、甘草,加用当归以生血,龙眼肉、酸枣仁、远志以补血养心,稍佐木香,使其补而不滞。若确属虚寒证者,可加炮姜炭以温阳止血,寒甚者加制附子以振脾阳,灶心土以止血。若吐血量多,出现面色青白,心慌气短,汗出肢冷,舌淡脉细者为气随血脱之危重证候,当急用独参汤益气固脱或参附汤益气回阳固脱,加三七粉,阿胶以止血。

另外,吐血证初起多见热证,应用寒凉药物当中病即止,不可过用,以免留瘀;久病失血者多有瘀证,止血勿忘化瘀;因寒而吐血者,补气或助阳宜仔细斟酌,以免过用温阳,更加迫血妄行。

(三)常见证治

1. 胃热壅盛

证候:胃脘胀满,甚则作痛,吐血色红或紫黯,常夹有食物残渣,口臭,便秘或大便色黑,舌红,苔黄腻,脉滑数。

治法:清胃泻火,化瘀止血。

方例:泻心汤合十灰散加减。

2. 肝火犯胃

证候:吐血色红或紫黯,口苦胁痛,心烦易怒,寐少梦多,舌质红绛,脉弦数。

治法:泻肝清胃,凉血止血。

方例:龙胆泻肝汤加减。

3. 气不摄血

证候:吐血缠绵不止,时轻时重,血色暗淡,神疲乏力,心悸气短,面色苍白,舌质淡,脉细弱。

治法:健脾益气,摄血。

方例:归脾汤加减。

(四)临证权变

古人治疗吐血有三诀:宜行血,不宜止血;宜补肝不宜伐肝;宜降气不宜降火。因为行血能使血循经行，不致积瘀，故宜行血；伐肝则损伤肝体，肝体伤而血不藏，故宜补肝；气有余便是火，气降则火降，故降气则火降。

此外治疗吐血，可分四个阶段，即止血、消瘀、宁血、补虚。急则先治标止血，以防气随血脱；继而祛其离经未出之血，以防积瘀；再则安定气血，以防复发；然后用补血以固其本。

关于用化瘀之药，若有积瘀而不化，则血不循经，势必出血不止。化瘀当理气为先，气行则血行。但用化瘀之法，必须详审病机，不可过之。

吐血用辛温药物，当脾虚不能统血时，用归脾汤、补中益气汤等，均有益气摄血之效。因失血而致虚寒者，方中每加辛温之药以振奋阳气，如黄土汤之附子、理中汤之炮姜等，确属虚寒者可用，必须明辨病机。

调　　护

有吐血史者，平时忌酒忌烟，以及辛辣有刺激性的食物。当吐血发生时，应使患者情绪安定，卧床休息。大吐血时宜禁食。血止后给予流质或半流质饮食，应少吃多餐，以防伤络出血。饮食不宜过热，以免血热妄行，吐血不止。

应 用 例 案

例一　郑×，男，32岁，干部。1980年9月5日初诊。

胃脘时发疼痛已3年，偶有泛酸，曾钡透发现胃小弯及十二指肠球部复合溃疡。平日好酒，中午又食油饼两块，食后心下有灼热感。午后三时作呕，先吐食物残渣，后为鲜血，约100毫升，家人急与童便一碗，百草霜约20克，又延医注射止血剂，但仍未能止血，2小时内又连吐两次，共约500毫升。诊时，患者面色潮红，尚能自诉。已2日未下大便。测体温37.6℃，舌尖边红绛，中黄苔甚厚，脉滑数，右手尤甚。此为素体阳盛，因嗜酒及食炙煿之品，以致胃火鸱张，迫血妄行，急予清胃泻火止血。处方：

酒炒大黄、生大黄各8克　炒黄芩10克　甘草6克　十灰散30克

头二煎各送服十灰散15克，2小时内服完，遂觉心下灼热减退，血未再吐，唯感脐部作痛。家人以其病情稍安，未送医院。翌日二诊，以大便未通，脐部作痛，再以前方加枳壳8克、木香6克、麻仁15克，续进。当晚下大便较多，末尾畅通，仍为黑色，腹痛渐除，绛舌亦退淡，脉转缓和。遂转以四君子汤加黄芩、白芍、木香、侧柏调理。9日大便潜血转阴。仍服上方3剂，后遂无恙。[孔庆洛．溃疡病吐血治验及粗浅体会．江西中医药，1983，(4)：37]

按　本例素体阳热，再加嗜食酒及炙煿之品，蓄积既深，遂致胃火鸱张，迫血逆行于上。此时泻火降逆实为急务。《金匮要略》大黄甘草汤，原治食已即吐，作者用以治疗本证，一以寒凉折其炎上之火，二以大黄有止血祛瘀之功，再配以黄芩、十灰散，故能迅速止血。

例二　林×，女，48岁，社员。1976年11月3日午夜初诊。

患者多年心窝部嘈杂、钝痛、吐酸史。每入冬季，手足不温，冷涎特多。钡透显示十二指肠球部溃疡。今晨起早餐(稀饭)时，突感一阵寒噤欲呕，随即吐出暗黑色血块及血液、胃容物约一中碗，并晕倒地上。测体温36℃，舌淡胖苔薄而润，脉虚缓近迟。处方：

制附片炭6克　炮姜炭8克　当归10克　炙草5克　棕毛炭10克

以水一碗，浓煎至半碗，缓缓服下，20分钟后又进煎。二时许，手足转温，额有微汗，频频矢气，自诉心下较舒，遂安静入睡。4日仍以前方续进一剂。5日病家来院换方，据云一日夜均未再吐血，心下堵塞及嘈杂大减，但仍头晕、神疲气短、懒言，三餐已能进食米汤一小碗。中阳既复，阳络得补，因去附子，减炮姜炭至5克，加炙黄芪20克、田七3克、大枣5枚，藉以益气化瘀，嘱服3剂再议。但患者尽剂后，因能起床进食，未再服药。[孔庆洛．溃疡病呕血吐血治验及粗浅体会．江西中医药，1983，(4)：36]

按 本例为寒凝于内，胃失温煦，阳络受损，故血溢于外。因以辛热温阳散寒，阳气复苏则胃络得补，血循常道。但用辛热之药，必须证脉合参，血止则减。

例三 董元宰少妾吐血蒸嗽，先用清火，继用补中俱不效。诊脉之两尺沉实，曰少腹按之必痛，询之果然。此弩后蓄血，经年不行，乃为蒸热，热甚而吐血，阴伤之甚也。乃与四物汤加郁金、桃仁、穿山甲，大黄少许。下黑血升余，少腹痛仍在，更以前药加大黄三钱，煎服又下黑血块，及如桃胶蚬肉者三四升，腹痛乃止。虚倦异常，与独参汤饮之。三日而血减六七，服十全大补汤，百余日而痊。(《续名医类案·吐血》)

按 吐血蒸嗽多见于阴虚，而亦可因蓄血在内引起，血蓄下焦则少腹按之必痛。故以四物汤加郁金、桃仁、穿山甲、大黄补血活血，攻下蓄血。但该患病久体虚，下后亦出现脾虚，后以独参物、十金大补汤善后。

例四 冯思才内年五旬，偶因外事忤意，努火激血上越，日吐数盆，脉洪缓。投以逍遥散去术加黄连、山栀、丹皮，四剂而愈。(《续名医类案·吐血》)

按 此例吐血为肝火所致。治以逍遥散加减，加黄连、山栀、丹皮泻火凉血，去白术恐其补气助火。

简 便 验 方

(1) 血余炭。

每次服3～9克，用鲜莲藕汁20～40毫升混合后口服，日服3次。

资料来源：《新中医》，1972.5。

(2) 鸡冠花30克，红糖15克。水煎服。

资料来源：《河南省秘验单方集锦》，河南科学技术出版社，1983.10。

(3) 童便。

加矫味剂后，1日2次，每次100毫升。

资料来源：《四川中草药通讯》，1972.2。

(4) 鲜大蓟500克。

捣烂，白布包好，榨取药汁(如无鲜者，可用干者30克，研成细末代)。加白糖适量，冷开水送服。轻者一剂，重者数剂。孕妇忌用。

资料来源：《常见病验方研究参考资料》，人民卫生出版社，1971.3。

文 献 摘 录

《素问·至真要大论》："太阳司天，寒淫所胜，……血变于中，……民病厥心痛，呕血，血泄,衄血。"

《先醒斋医学广笔记·吐血》："吐血三要诀,宜行血不宜止血,血不行经络者,气逆上壅也,行血则血循经络,不止自止,止之则血凝,血凝则发热恶食,病日痼矣;宜补肝不宜伐肝,经曰:五脏者,藏精气而不泻者也。肝为将军之官,主藏血,吐血者肝失其职也,养肝则肝气平而血有所归,伐之则肝虚不能藏血,血愈不止矣;宜降气不宜降火,气有余便是火,气降即火降,火降则气不上升,血随气行,无溢出上窍之患矣,降火必用寒凉之剂,反伤胃气,胃气伤则脾不统血,血愈不能归经矣。"

《血证论·吐血》："凡人吐痰吐食,皆胃之咎,血虽非胃所主,然同是吐证,安得不责之于胃!况血之归宿,在于血海,冲为血海,其脉丽于阳明,未有冲气不逆上,而血逆上者也,……阳明之气,下行为顺,今乃逆吐,失其下行之令,急调其胃,使气顺吐止,则血不致奔脱矣。"

(摘自高等中医函授教材《中医内科学》213~220页)

鼻衄(附:齿衄)

鼻衄是指血不归经引起以鼻中出血为主要症状的病证;出血量多者,又称为鼻洪、鼻大衄。

病 因 病 机

1. 热邪伤肺,血溢肺窍

感受风热、燥热、温热毒邪,或寒郁而化热,热壅于肺,损伤络脉,血溢肺窍,面成鼻衄。

2. 胃热熏蒸,循经伤络

膏粱厚味,饮酒过度,或湿浊内蕴,胃热熏蒸,循经上达鼻颊,热伤络脉,发为鼻衄。

3. 肝火上炎,火伤鼻络

情志不舒,肝郁化火,或肾阴不足,肝火偏亢,血随火升,上逆鼻窍而出,成为鼻衄。

4. 肺肾阴虚,虚火伤络

外感日久转为内伤,或房劳等致使肺肾阴虚,虚火上炎,损及阳络,发为鼻衄。

5. 气虚无摄,血脱为衄

饮食劳倦失宜,脾气受挫,失其统摄之能,血脱脉络,自鼻而出为鼻衄。

辨 证 论 治

(一) 辨证要领

本病多以火热为患。火热又有虚实不同,故当辨之。外感引起者多属实,饮食失度亦多为实,肝火之证属实者居多。且具病程短,病因明显,证候反映剧烈的特点。虚证,具有病程长,且有虚性病证的历史和典型证候可辨。

鼻衄当与外伤鼻衄、鼻息肉、鼻渊或倒经相鉴别。碰伤、挖鼻孔等引起络脉受损而致鼻衄者属外伤鼻衄,一般是在损害的一侧出血,无全身症状,经过局部止血治疗后不再复发。鼻息肉引起的鼻衄,有鼻塞、头昏胀、嗅觉减退等症状,且可在鼻腔内看到息肉。鼻渊常为鼻涕中带血,同时鼻流浊涕,不闻香臭。倒经鼻衄常在经行前期或经期出现。

(二) 论治要点

1. 清热泻火

由于火热形成有外感内伤不同,虚实各异,故当分治。治表应以辛凉为主,忌用辛温、辛燥和发表之品。清肺当以清气,清胃当视便秘情况,若出现腑气不通,可酌加硝、黄。泻肝当兼降气,滋肺应以沙参、麦冬、玄参等清轻之品,滋肾可用地黄、龟板、枸杞、女贞等质重之药。

2. 凉血止血

可用白茅根、仙鹤草、茜草、槐花等凉血止血。根据证情可随证选用。另外,还可以配合针刺以止血,刺印堂穴,入针后针尖斜向上刺一寸,或直刺向鼻骨效更佳。针刺为治标之法。

(三) 常见证治

1. 热邪犯肺

证候:鼻衄,鼻燥,口干咽燥,或伴发热,咳嗽少痰,舌红,脉数。
治法:清泄肺热,凉血止血。
方例:桑菊饮加减。

2. 胃火炽盛

证候:鼻衄,血色鲜红,口渴欲饮,鼻干,口臭,烦躁,便秘,舌红,苔黄,脉数。
治法:清胃泻火,凉血止血。
方例:玉女煎加减。

3. 肝火上炎

证候:鼻衄,头痛,目眩,耳鸣,烦躁易怒,目赤,口苦,舌红,脉弦数。
治法:清肝泄火,凉血止血。
方例:龙胆泻肝汤。

4. 气血亏虚

证候:鼻衄,神疲乏力,面色㿠白,头晕,耳鸣,心悸,夜寐不宁,舌质淡,脉细无力。
治法:补气摄血。
方例:归脾汤加减。

5. 阴虚火旺

证候：鼻衄，五心烦热，盗汗，干咳，腰膝酸软，潮热，舌质红，少苔，脉细数。
治法：滋阴降火。
方例：六味地黄汤加减或沙参麦冬汤。

（四）临证权变

（1）酒湿变热，热气上升，犯冒清窍，头蒙耳胀，衄血成流。此证发病多与胆有关，且酒客恶甜腻，治宜苦降。

（2）血虚生热，热搏营分，动血为衄。治宜养血清营。药可用生地、天冬、槐花炭、夏枯草、丹皮之类。

（3）肺气虚弱，气虚生热，动血生衄。治宜甘温除热。可根据补中益气汤方义化裁。

（4）肺肾阴虚，肝火上犯肺络，而致鼻衄者，此证虚实夹杂，往往久病不愈，遇劳则发。用《医醇賸义》豢龙汤，若火甚病急衄血多者，可加羚羊角粉1克吞服，以生津润肺，凉肝清热，阳络得宁而血止。

调　护

平时忌酒、忌辛辣，如生姜、韭、葱等不宜过多食用，忌恼怒动火，以免火盛上炎而发病。

应用例案

例一　蒲艾田，年逾花甲，陡患鼻衄，诸法不能止，速孟英救之。面色黑黯而有红光，脉弦洪而芤。询知冬间广服助阳药，是热亢阴虚之证。予大剂：

犀角　玄参　茅根　女贞　旱莲　石斛　茯苓　泽泻　天冬　知母

投匕而安。续与滋阴药，填补而康。（《回春录新诠》）

按　此案为虚火内炽，迫血妄行之鼻衄。因滥服助阳药物，阳强而阴弱，水不制火，虚火内炽，血热妄行而上溢为衄。面色黑黯而有红光为肾水亏虚，虚火内炽之证。方用犀角、玄参、知母清热凉血；用茅根凉血止血；以天冬、石斛、女贞、旱莲滋阴壮水。茯苓、泽泻只用其渗利，以便导火外出。但此类药物仍不宜重用久用，不如易为童便、牛膝、藕节为好。

例二　施女，三十岁。
初诊：风热外袭，头痛身热，咳嗽不爽，咽干口渴，今晨鼻血外溢，量多色鲜，脉象浮数，舌红苔黄。此乃热郁于肺，治当清泄。

冬桑叶9克　白杏仁9克　薄荷叶(后下)3克　连翘9克　黑山栀9克　甘菊4.5克　鲜芦根(去节)1尺　淡子芩4.5克　炙前胡6克　白茅根15克　象贝9克

二诊：昨进辛凉泄肺，身热已解，鼻血未见复来，头痛口渴亦除，唯咳嗽未平，脉象弦滑，舌苔薄黄，再拟清宣气分。

冬桑叶9克　白杏仁9克　竹茹9克　川贝4.5克　甘菊6克　淡子芩4.5克　瓜蒌皮12克　炙前胡6克　冬瓜子12克　鲜芦根(去节)1尺　清炙枇杷叶9克　（《叶熙春医案》）

按 本例乃风热之邪不得从表而解,内郁于肺,邪无出路,由血分发泄而为鼻衄,因皮毛者肺之合,鼻为肺窍之故。衄血之后,乃邪欲自解,故名红汗。治用清肺泄热,表解热退,衄血自止。

简 便 验 方

(1) 独头蒜一头或两头,黄丹3~6克。

将蒜与黄丹共捣为泥,贴于足心。右鼻腔出血贴左足心,左鼻腔出血贴右足心。贴后约10~20分钟衄血即止。止后将药擦去。贴药处有时发生水疱。

资料来源:《中医验方汇选》,河北人民出版社,1977.12。

(2) 龙骨(煅)3克,头发3克烧成炭,荆芥穗3克烧成炭。

共为细面,取少许吸入鼻腔内。血不止,可连续吸入。

资料来源:《中医验方汇选》,河北人民出版社,1977.12。

(3) 黑山栀末。

研极细,筛去粗末,鼻出血时,吸少许,血自止。

资料来源:《中医秘方验方汇编》第一集,江苏人民出版社,1956.11。

文 献 摘 录

《素问·大奇论》:"脉至而搏,血衄身热者,死。"

《素问·至真要大论》:"少阳司天,……民病……烦心,胸中热,甚则鼽衄,病本于肺。"

《伤寒论·辨太阳病脉证并治中第六》:"衄家不可发汗,汗出必额上陷,脉紧急,直视不能眴,不得眠。"

《金匮要略·惊悸吐衄下血胸满瘀血病脉证治第十六》:"师曰:尺脉浮,目睛晕黄,衄未止;晕黄去,目眼慧了,知衄今止。"

《圣惠方·治鼻衄不止诸方》:"脏腑有热,热乘血气,血性得热,即流散妄行,发于鼻者为鼻衄也。"

附 齿衄

血从牙龈齿缝中溢出者,名曰齿衄。齿衄系指齿龈局部出血,若与其他部位出血同时发生者,应从其他出血疾病论治。

病因病机

齿衄一证,多与胃、肾有关,其主要病因病机分为实火与虚火两端。此外,气不摄血亦可导致齿衄。

(1) 胃火炽盛:多因醇酒厚味,或过嗜辛燥食物,久酿化热,蕴积于胃,胃火内炽,上灼其络,络损则血溢。

(2) 阴虚火炎:多与房室过度、饮食、劳倦所伤有关。肾阴亏损,虚火内动。肾主骨,齿为骨之余。肾虚则齿不固,火动则血妄行。

辨证论治

1. 辨证要领

齿衄多因火热之邪,灼伤脉络而致。火有虚实,实证多属胃火,其发病较急;血鲜红而量多,齿龈肿痛,口渴欲饮,口臭,便秘,舌红苔黄,脉滑数。虚证多属肾火,其发病较缓,血紫暗而量少,齿龈隐痛,牙齿松动,头晕、耳鸣,舌红少苔,脉细数。此外,如神疲乏力、腰腿酸软、纳差、口淡乏味、舌质淡、脉细等气虚不摄见证,亦可引起齿衄或其他部位的出血。

2. 论治要点

齿衄一证虽有虚实之分,但火热之邪为患较为多见。故在治疗上以清热凉血为基本原则。实证多因胃火炽盛,故治宜清胃泻火、凉血止血,方用加味清胃散治之。口渴思饮,大便秘结者,宜加大黄、玄明粉导热下行,花粉、知母养阴生津;若齿衄不止,出血过多者,酌加茅根、藕节、仙鹤草凉血止血。若因肝火犯胃而齿衄者,则选用龙胆泻肝汤加养阴清胃、凉血止血药,如知母、麦冬、茅根、藕节、仙鹤草等。虚证多由阴虚火旺,故治宜滋阴降火、凉血止血,方用茜草散治之。其中生地、阿胶,滋阴止血;茜根、柏叶凉血止血;黄芩清热,甘草和中。并宜配用旱莲草、女贞子、知母、丹皮以加强滋阴凉血的作用。若因肾阴不足者宜滋肾阴,可用六味地黄丸加减,或大补阴丸。此外,气虚不摄者,法当益气摄血,可用补中益气汤或归脾汤加减为方。

3. 常见证治

(1) 胃火炽盛
证候:齿龈出血,热盛口干,心烦面赤,口渴喜饮,舌红苔黄,脉洪数。
治法:清泄胃热,凉血止血。
方例:白虎汤合清胃汤加减。

(2) 阴虚火旺
证候:内热烦躁,口干不欲饮,龈浮齿摇,齿缝渗血,出血淡红,舌红少苔,脉细而数。
治法:滋阴降火。
方例:滋水清肝饮加减。

(摘自高等中医函授教材《中医内科学》220~226页)

瘿 病

瘿,《说文解字》解为颈瘤,亦有指颈部肿大如瘤形之意。瘿病是以颈前肿大为主要症状的疾病,多由于水土因素、体质因素、七情内郁等原因,致气结痰凝,聚于颈前发病。临床根据其肿块的形状、软硬及全身症状的不同,可将其分为瘿囊、瘿瘤和瘿气三类。瘿病的治疗原则以理气化痰、消瘿散结为主,质硬而有结节者,宜配合活血化瘀药。因其主证为颈部肿大,临证应与瘰疬病相鉴别。瘿病中的瘿气,常兼有多食易饥的症状。又当与消渴病相鉴别。

病 因 病 机

1. 水土因素

中医很早就认识到,瘿病的发生与水土居处有极为密切的关系。由于久居离海较远的山区,食溪谷之水,感受冷毒之气,使脾失健运,水湿不化,气血运行失常,聚而生痰,结于颈前,发为瘿病。

2. 情志内伤

忧思恼怒,情志内伤,也是形成瘿病的重要原因。由于情志调摄失宜,肝气失于条达,气机郁滞,津液不能正常循行和输布,凝聚成痰,痰气郁结,壅于颈前而患本病。

3. 体质因素

妇女的经、孕、产、乳等生理特点与肝经气血有密切关系,常易因情志、饮食等因素,引起气郁痰结、气滞血瘀及肝郁化火等病理变化,故女性易患瘿病。另外,素体阴虚者,痰气郁滞后易于化火伤阴,导致阴虚火旺的病理变化,使病程缠绵。

辨 证 论 治

(一) 辨证要领

1. 辨瘿肿特点

瘿囊颈前肿块较大,比较对称,光滑、柔软,多由水土因素致病;瘿瘤颈前肿块多偏于一侧,但也有两侧均大的,大小如核桃,质较硬。严重者,肿块迅速增大,质坚硬,结节高低不平,多由情志内伤、水土因素等多种原因致病;瘿气主要为情志内伤致病,一般伴有明显的阴虚火旺的证候。

2. 辨兼证

瘿病气郁痰结日久,易于化火伤阴,导致心、肝、胃、肾阴精亏虚的病理变化,临床上呈现出与之相应的证候,应注意辨识。

随着疾病的发展,阴损及阳,患者也可出现心悸、乏力、纳差、食少,甚至畏寒等心脾气虚,乃至脾肾阳虚的证候。

颈前瘿肿生长迅速者,会出现胸闷、发憋、咳嗽,甚至吞咽困难等证候。

(二) 论治要点

1. 理气化痰

气滞痰凝是瘿病形成的主要病机,故瘿病的治疗应重视理气化痰法则的运用。常用的理气解郁药为柴胡、青木香、青皮、陈皮、香附等;常用的化痰软坚消瘿的药物有昆布、海带、海藻、海螵蛸、海蛤壳、牡蛎、贝母、瓜蒌等。

2. 活血化瘀

瘿病日久,痰瘀互结,肿块质硬或有结节者,应加用活血化瘀药物。临床上常选用当归、川芎、三棱、莪术、丹参、黄药子等。病情严重的,可酌加露蜂房、山慈菇、蛇莓、半枝莲、肿节风等,以散瘀通络,解毒消肿。

3. 养阴清火

用于出现阴虚火旺证候的患者。养阴生津药常选用天冬、麦冬、沙参、花粉、生地;清火泄热则以黄芩、知母、丹皮为宜;清泄肝火可选择龙胆草、夏枯草、白蒺藜等药物。

（三）常见证治

1. 气郁痰阻

证候：颈前正中肿大，质软不痛，肿块光滑、柔软。肿块大小程度不一，大者可如囊如袋，垂于胸前。胸闷，善太息，或兼胸胁窜痛，病情常与情绪波动有关。脉弦，苔薄白。

治法：理气舒郁，化痰消瘿。

方例：四海舒郁丸加减。

2. 痰结血瘀

证候：颈前肿物质地较硬或有结节，多偏于一侧，经久不消。胸闷，纳差。脉弦或涩，苔薄白或白腻。

治法：理气活血，化痰消瘿。

方例：海藻玉壶汤加减。

3. 肝火旺盛

证候：颈前肿物呈轻度或中度肿大，一般柔软、光滑。烦热，容易出汗，性情急躁易怒，眼球突出，手颤，面部烘热，口苦。脉弦数苔薄黄。

治法：清肝泄火。

方例：栀子清肝汤合海藻玉壶汤加减。

4. 心肝阴虚

证候：瘿肿大小不一，质软，病起缓慢，心悸不宁，心烦少寐，易出汗，手颤，眼干，目眩，倦怠乏力。脉弦细数，舌质红，舌体颤动。

治法：滋养阴精，宁心柔肝。

方例：天王补心丹加减。

（四）临证权变

虚风内动，手指颤抖者，应加用石决明、钩藤、白蒺藜、白芍、牡蛎平肝息风；胃热内盛，多食善饥者，加生石膏、知母清泄胃热；脾胃气虚，纳差便溏者，加白术、茯苓、淮山药健脾益气；久病正气耗伤，精血不足而见消瘦乏力，妇女月经量少或闭经，男子阳痿者，应酌加黄芪、山茱萸、熟地、枸杞子、制首乌补益正气，滋养精血。

瘿病的治疗主要应通过内服药取效，决不可轻易在局部施用刀针。但对于瘿肿巨大，内治效果不理想者，也可考虑结合外科手术治疗。

调　护

（1）患者应保持心情舒畅，勿郁怒生气，以防疾病的复发或加重。

（2）饮食应忌肥腻、肉类食物，以及香燥、辛辣之品。

（3）治疗中应注意观察瘿肿的大小及软硬变化，以及早判断疾病的顺逆。

应 用 例 案

陈×，女，29岁。以颈前肿大1年余，伴自汗、心悸住院。1年前，患者发现颈前肿大，当时未介意。半年后，颈肿逐渐明显，且出现两目发胀，心悸，头晕易汗，经期先后不定，经某医院确诊为甲状腺功能亢进症。住院治疗一个半月，转请中医诊治。现患者颈部中度肿大，质软，无根。苔薄黄，脉弦数。此乃瘿气，因情志内郁，气滞痰凝致病，但日久化火，阴血耗伤，故治当平肝软坚，滋养阴血。处方：

昆布10克　海藻10克　山甲珠10克　贝母6克　小蓟10克　山慈菇10克　玄参10克　远志10克　大力子10克　茯神10克　柏子仁10克　夏枯草10克　三七3克研粉2次冲服

二诊：上药服16剂，心悸好转，脉搏每分钟不越百至，汗出渐少，颈间舒畅，已不堵闷。

处方：草决明10克　海藻10克　生牡蛎（打，先煎）12克　生龙骨（打，先煎）12克　石决明20克　昆布10克　山甲珠10克　生鹿角15克　远志10克　夏枯草10克　龙眼肉10克　茯神10克　浙贝母6克　山慈菇10克　小蓟10克　黑玄参10克　三七粉3克分2次冲服

三诊：前方已服27剂，中间曾停药数次观察。停药时症状有反复，故拟丸方缓图，以冀巩固。

处方：生龙齿60克　淡昆布30克　苦桔梗15克　山甲珠30克　大小蓟30克　润玄参30克　川当归30克　柏子仁30克　旱三七15克　杭白芍30克　仙鹤草60克　桂圆肉30克　淡海藻30克　浙贝母30克　炒远志30克　生牡蛎60克　白人参15克　夏枯草30克

共为细末，炼蜜为小丸，每日早、晚各服10克，白开水送。（《施今墨临床经验集》）

按　本例医者根据患者颈前肿物形态及头晕、心悸、易汗、月经先后不定、脉弦数等症，诊为瘿气病（肝火旺盛型）。治疗除以海藻、昆布、甲珠、三七化痰活血软坚外，又换用了玄参、夏枯草、小蓟等养阴清热药，故收效较速。继以丸药巩固疗效，以期根治疾病。

简 便 验 方

（1）象贝母、煅牡蛎、广郁金、海藻各等分。

上药焙干研末，每日服2次，每次3克，黄酒送服，严重患者亦可用上药适量水煎与药粉同服。适于地方性甲状腺肿。

资料来源：《浙江中医杂志》，1980.8。

（2）鹿角霜150克、当归150克、浙贝母15克、香附15克、陈皮25克、莪术15克。

每日1剂，水煎，早晚分服。适于甲状腺瘤。

资料来源：《佳木斯科技》，1981.1。

（3）露蜂房、黄药子各等量。

上药共研为细粉，每次服0.5克，日服3次，饭后黄酒冲服。服药后避风，少许发汗即可。也可将上药装入胶囊内服。适于甲状腺囊肿。少数病例服药期间出现恶心、头晕、食欲

不振等不良反应,停药后即自行消失。

资料来源:《河南医药》,1981.1。

(4) 海藻15克、白果仁15克、独活15克、当归15克、川芎5克、浮海石15克、法半夏11克、白芥子11克、三棱15克、莪术15克、牡蛎15克、黄药子10克、黄芪30克、甘草3克、三七5克、夏枯草球10克、昆布15克。

每日1剂,水煎,分2次服。适于甲状腺功能亢进。心悸较剧者加青龙齿、琥珀、远志;夜寐不安者加枣仁、合欢花、凌霄花;突眼肿胀者加磁石、枸杞、地骨皮、白蒺藜。

资料来源:《湖南医药杂志》,1980.1。

文 献 摘 录

《诸病源候论·瘿候》:"瘿者由忧恚气结所生,亦由饮沙水,沙随气入于脉,搏颈下而成之。"

《太平圣惠方·瘿气咽喉肿塞》:"夫瘿气咽喉肿塞者,由人忧恚之气在于胸膈,不能消散,搏于肺脾故也。咽门者,胃气道路;喉咙者,肺气之往来。今二经俱为邪之所乘,则经络痞塞,气不宣通,故令结聚成瘿,致咽喉肿塞也。""石瘿、泥瘿、劳瘿、忧瘿、气瘿是为五瘿。石与泥则因山水饮食而得之;忧、劳、气则本于七情,情之所至,气则随之,或上而不下,或结而不散是也。"

《外科正宗·瘿瘤论》:"夫人生瘿瘤之症,非阴阳正气结肿,乃五脏瘀血、浊气、痰滞而成。""但结成形者,宜行散气血。已成无痛无痒,或软或硬色白者,痰聚也,行痰顺气。已成色红坚硬,渐大微痒微疼者,补肾气,活血消坚。"

《杂病源流犀烛·瘿瘤》:"瘿瘤者,气血凝滞,年数深远,渐长渐大之症。何谓瘿,其皮宽,有似樱桃,故名瘿。亦名瘿气,又名影袋。"

(摘自高等中医函授教材《中医内科学》244~249页)

神　　昏

神昏是以神志昏迷,不知人事为主证的病证。本病多为热、痰、瘀等致使清窍闭塞,扰乱神明;或阴阳脱绝,神无所依所造成的危重病证。此外,在有些病证发展至极期或后期,均可出现神志昏迷之证。

病 因 病 机

神昏的病位在心与脑,凡热邪蒙蔽神明,或上扰清阳,闭塞清窍,以及阴闭阳脱,心神耗散,均可导致神昏。

1. 热扰神明

外感温热疫毒,入里化热,热毒炽盛;或热结胃肠,阳明燥热炽盛;或由气及营,内陷心包;或温热侵肺,逆传心包,均因热邪炽盛,扰及神明而致神昏。或酷暑高温,暑热内扰,闭塞清窍;或卒冒秽浊之气,郁闭气机,清窍不利,也可导致神昏。

2. 肝阳上扰

素体肝肾阴虚,肝阳偏亢,当五志过极时,心火偏旺,肝阳暴张,气与血并走于上,风阳上干,或挟痰火,风火相煽,痰热壅阻,上扰清窍,而致神昏。

3. 湿热痰蒙

饮食不节,嗜食酒酪肥甘,损伤脾胃,脾虚不运,湿聚成痰,痰湿内阻,郁久化热;或外感湿热时邪,入里充斥三焦,蒸酿津液成痰,均可使痰热互结,上蒙清窍,而为神昏。

4. 浊阴上犯

久病脾胃阳气虚衰,失于温阳化气、输布津液之能,寒湿化为浊阴,上犯清阳,蒙蔽清窍,而致神昏。

5. 瘀阻心窍

温热之邪内陷心包,与痰浊、瘀血交阻,或瘀热相结,堵塞心窍,或热入血室,瘀热结于下焦,均可导致昏迷。

6. 阴阳脱绝

素体羸弱,或重病久病不愈,以致神气耗散,而呈阳气欲脱,真阴欲绝,出现神昏。临床尚有阴亏于前,阳损于后;阴陷于下,阳亡于上,阴阳不相维系,终致阴阳离决,而成脱证。

辨 证 论 治

(一) 辨证要领

1. 辨外感内伤

温病神昏多由邪热扰心,随病情加剧逐渐演变而来;内伤杂病神昏,多由清窍闭塞,突然发作。

2. 辨神志

温病热陷心营,神昏谵语,或昏睡不语,呼之不应;若属湿热痰蒙,则神志呆滞,时昏时醒,或半明半昧状态;阳明腑实,神昏谵语,烦躁不已,痞满燥实坚悉具;瘀热交阻,则神昏狂躁。

3. 辨热型

温病热陷心营,多高热灼手;湿热痰蒙,多身热不扬;阳明腑实,日晡潮热;瘀热交阻,则壮热夜甚。

4. 辨舌苔

温病热入心营,舌质红绛,舌苔黄燥;湿热痰蒙,舌质暗淡,苔白腻或黄腻垢厚浊;阳明腑实,舌苔黄厚干燥,或焦黑起芒刺;瘀热交阻,舌质深绛而紫暗。

(二) 论治要点

神昏的治疗,急则用开闭或固脱,缓则以清热凉血,化痰熄风,辟秽泄浊。因病情紧急,临证时必须要注意辨证论治,随证权变。论治要点如下。

1. 清热凉血

用于高热神昏,邪热入营。法当以清营凉血治之,一般常用生地、丹皮、赤芍,甚者加犀角,佐以菖蒲、郁金以清心开窍。

2. 化痰息风

化痰法用于痰闭心窍,用药如天竺黄、胆星、竹沥水、半夏、川贝母、菖蒲之类。息风法用于热动肝风之神昏抽风,因属肝热生风,故一般以凉肝息风为主,常用羚羊角、钩藤、菊花、生地、白芍、石决明等药。

3. 辟秽泄浊

用于卒冒秽浊之气、蒙闷心窍,法当以芳香辟秽,利气开窍,常用藿香、佩兰、蔻仁、杏仁、郁金等,或服玉枢丹(成药)。泄浊之法用于热伤津液、腑气不通,秽浊之气无下泄之机,应佐以大黄、玄明粉等通腑以泄浊。

以上是缓则治本的论治。急则治标,必须根据神昏的原因,用开闭固脱法。用法见临证权变讨论。

(三) 常见证治

1. 闭证

(1) 热陷心营

证候:神志不清,高热,或身热夜甚,烦躁谵语,面赤气粗,或有抽搐,小便黄赤。舌质红绛而干,苔黄或焦黄,脉数。

治法:清心开窍,泄热护阴。

方例:清营汤加减。

(2) 腑实燥结

证候:躁扰不宁,谵语,甚则昏不知人,发热,大便不通,腹部胀满,按之坚硬,口舌干燥,气粗喘满。舌苔焦黄起刺,或焦黑燥烈,脉沉实有力,或沉滑有力。

治法:通腑泄热。

方例:大承气汤加减。

(3) 肝风内动

证候:高热不退,头痛眩晕,面红目赤,烦躁不宁,不省人事,牙关紧闭,颈项强直,四肢抽搐,或口眼㖞斜,半身不遂。舌质干绛,脉象弦数,或弦细数。

治法:镇肝息风。

方例:羚羊钩藤汤合紫雪丹。

(4) 痰湿蒙闭

证候:面色晦滞,胸闷腹胀,食欲减退,渐致神志模糊,语言不清,昏不知人,昏迷后多无发热,静而不烦,喉有痰声,恶心呕吐。舌苔白腻或灰腻,脉沉滑或濡缓。

治则:化痰开窍。

方例:涤痰汤加减。

(5) 痰火上蒙

证候:发热面赤,烦躁不安,躁扰如狂,渐至昏迷,呼吸气粗,喉间痰鸣,痰黄黏稠,便秘溲赤。舌质红,苔黄腻,脉象滑数。

治法:清热化痰开窍。

方例:黄连温胆汤合安宫牛黄丸。

(6) 浊阴上逆

证候:面色苍白晦滞,头晕头痛,恶心呕吐,不思饮食,胸闷腹胀,畏寒肢冷,浮肿尿少,大便不爽,嗜睡,逐渐转入昏迷。舌淡体胖,苔白腻,脉沉缓或沉迟。

治法:温补脾肾,泄浊开窍。

方例:温脾汤加减。

(7) 卒冒秽浊

证候:卒然闷乱,腹部胀满,昏晕不知人,口噤或妄言,面青肢冷。脉沉细而微,或忽大忽小。

治则:芳香辟秽,利气开窍。

方例:芳香辟秽汤合玉枢丹。

2. 脱证

(1) 亡阴

证候:神志昏迷,汗出,面红身热,唇干红,脉象虚数。

治法:救阴敛阳。

方例:生脉散加味。

(2) 亡阳

证候:神志昏迷,目合口开,鼻鼾息微,手撒肢厥,大汗淋漓,面色苍白,二便自遗,唇舌淡润,甚则口唇青紫,脉微欲绝。

治法:回阳救逆。

方例:参附汤。

(四) 临证权变

本病危急险恶,证情变化多端,治疗应临证应变,标本同治,方能取得良好疗效。

神昏为标,导致神昏之病因病机为本。清营解毒、涤痰开窍、通腑泄热、活血化瘀、清利湿热、平肝息风诸法均为治本之法。临证时可根据病情相伍而用。在治本之时,兼以开窍剂佐之,以缓标急。

窍闭神昏之证,有热闭与寒闭的不同,故开窍剂亦有凉开与温开之分。只适用于邪盛气实的闭证,而决不可应用于口开目合、手撒遗尿、气微自汗的脱证。凉开剂有安宫牛黄丸、至宝丹、紫雪丹、神犀丹。安宫牛黄丸着重清心解毒、开窍安神,适用于热陷心营。至宝丹以开窍安神为主,主治一切内闭昏厥之证。紫雪丹解毒不及牛黄丸,开窍不及至宝丹,兼能凉肝息风,适于热陷厥阴之证。神犀丹亦能开窍,且长于清热凉血解毒,多用于温热神昏。温开剂有苏合香丸,作用为解郁开窍,治疗寒邪痰湿闭塞气机之证。

本病多伴牙关紧闭之症,难于自行服药,可采取口鼻灌饲的方法,或选用开窍醒脑注射剂。

调　　护

昏迷患者不能自己陈述病情,完全失去生活自理能力,医护人员应以崇高的责任心搞好患者的生活和护理,严密地观察病情,判断疾病的发展趋势,给予正确、及时的处理。

(1) 严密观察昏迷深浅轻重的变化,定时准确地测量体温、脉搏、呼吸、血压,注意神志、瞳孔等改变。深度昏迷又见面色苍白,口开手撒,呼吸低微,四肢不温,大小便失禁,瞳孔散大等,为昏迷的濒危征象,应迅速组织抢救。

(2) 闭证时应取平卧或头高足低位,以免气血上逆,加深昏迷程度;由闭转脱时宜头低足高位。

(3) 痰涎壅盛或频频呕吐者,应将头部偏向一侧,以利痰涎及呕吐物流出;痰阻咽喉者,应及时吸痰,防止窒息。

(4) 除去义齿,防止坠床,预防外伤及褥疮。保持口、鼻、眼的清洁,防止五官并发症。

(5) 昏迷初起,2～3天内暂时禁食,或给予素流质,静脉输入葡萄糖以维持营养。3天后不醒者酌加荤流质,吞咽困难者用鼻饲。

(6) 可常备安宫牛黄丸、紫雪丹、苏合香丸、醒脑静、生脉注射液及参附注射液等供抢救、治疗之用。

应 用 例 案

例一　王皱石广文令弟,患春温,始则谵语发狂,连服清解大剂,遂昏沉不语,肢冷如冰,目闭不开,遗溺不饮,医皆束手。孟英诊其脉,弦大而缓滑,黄腻之苔满布,秽气直喷。投承气汤加银花、石斛、黄芩、竹茹、玄参、石菖蒲,下胶黑矢甚多,而神志稍清,略进汤饮。

次日,去硝、黄,加海蜇、芦菔、黄连、石膏,服2剂而战解肢和,苔退进粥,不劳余力而愈。(《回春录新诠》)

按　此例系伏气温病,邪从里发,故始则谵语发狂。属热结阴阳腑实之证。服承气汤合清热豁痰之药后,神志稍清,已见胶黑矢,可知里闭虽通,而痰热仍盛。乃减去硝、黄,恐其过泄伤阴,加入海蜇、黄连、石膏、芦菔,清热蠲痰化滞,使邪转从气分,得战汗透解。

例二　王×,男,16岁。诉入院前1周高烧头痛,有时抽风,眼球上翻,喉有痰声,渐行加重,有剧烈抽搐,阵发性发作,神志深度昏迷,大小便失禁。入院时,高热神昏,抽搐不止,舌

质红,苔白滑,脉滑数。中医辨证:暑热内盛,热盛动风,证属暑风。治用清热息风、开窍豁痰法。处方:

生石膏(先煎)45克　知母9克　钩藤15克　僵蚕9克　全蝎、天竺黄各6克　银花24克　连翘15克　广犀角(分冲)6克　竹叶、桑叶各12克　羚羊角(冲服)2.4克　局方至宝丹2丸,分2次冲服。

复诊:服药后,症略减轻,抽搐未止,加蜈蚣2条,改用牛黄丸,以后用上方加减,服药十余日后,神志逐渐清醒,抽搐仅偶有发作。又经调治,基本痊愈出院。[危北海.对昏迷的辨证施治探讨及100例临床分析.中医杂志,1962,(1):10]

按　本例为暑风昏迷,属热闭。其病机为热动肝风,进而神明失守。根据"热甚生风"、"热解则风自息"的治疗原则,故用银花、连翘、桑叶以透热于外;石膏、知母、竹叶以清热于里;至宝、犀角、天竺黄以清心开窍;羚羊、钩藤、僵蚕、全蝎、蜈蚣以息风止痉。热势减退,自然风定神清。

例三　陈×,四十岁。患温热病,曾治疗无效。细诊其脉模糊不清,神志朦胧,耳聋而目直视,气喘急促,大便秘结,小便失禁。察以前所服方药,多系安宫、至宝之类,而透邪涤热的药物竟未见用过。我认为此病是由于初时医治不得法的缘故。凡热病现神昏、谵语等症状,其原因不是邪入心包,就是阳明热结。叶天士说:"温邪上受,首先犯肺,逆传心包……"又说:"温病久不解必致成里结,里结于何?在阳明胃与肠也。"此病初起失于透邪达热,迁延日久,致成里结。前医不查,反误认为邪入心包,而屡用安宫、至宝等药,既不能荡涤肠胃实热,反引致阳明热结实证,所以狂妄谵语,日甚一日。宜投以大剂承气汤急下阳明热结。服后,下黑便甚多,一切症状减轻,神志渐清,继予以人参白虎汤以善其后。

由此可知温病神昏谵语,当细辨其致病原因,不可一见神志不清,就轻易投以安宫、至宝等药。(福建省中医研究所,《福建中医医案医话选编》第一辑)

按　本例属热闭,热结胃肠。温热病日久,热不得越,里热郁结,以致升降逆乱,诸窍闭塞,发为昏迷。至于小便失禁,如《疫诊一得·卷上》说:"疫证小便自遗,非肾虚不约,及热毒流于膀胱,其人必昏沉谵语,遗不自知。"急以大承气攻下,以泄热结。如此,则升者自升,降者自降,清窍不致闭塞,而神志逐渐清楚。

例四　郑子礼,三十余岁。吐血后从头到颈汗出如雨,神志昏迷,人事不省。诸医均谓不治。余诊其脉,虚弱无力,均为气虚之故。气为血之帅,气虚无以摄血,汗为血之余,吐血暴汗,则血亦虚,应大补气血。用当归补血汤加粉光参、龙骨、牡蛎、小麦、附子。方以参芪补其气,当归补其血,附子扶其阳,龙牡、麦敛其汗,挽虚脱之象。连服3剂汗收人苏,继以人参养营汤加附子、黑姜,以竟全功。(福建省中医研究所,《福建中医医案医话选编》)

按　本例属昏迷脱证。患者吐血之后,头汗如雨,神志昏迷,脉象虚弱无力,为阴血大伤,气随血脱之象。根据"善治血者,不求之有形之血,而求之无形之气"的论点,故以人参、附子、龙骨、牡蛎、黄芪、小麦等药以益气扶阳固脱为主。待阳气来复,汗敛人苏之后,继用气血双补的人参养营汤加减,以善其后。

例五　朱×,男,29岁。住某医院已6日,诊断为流行性乙型脑炎。曾连服大剂辛凉苦寒及犀羚牛黄至宝之品,高烧不退,四肢厥逆,神志如蒙,时清时昏,目能动,口不能言,胸腹濡满,下利稀溏,随矢气流出,量不多,尿不利,头汗出,漱水不欲咽,口唇燥,板齿干,舌质淡红,苔白,脉象寸尺弱,关弦缓。经会诊,分析脉证虚实互见,邪陷中焦之象,与邪入心包不

同,引用吴氏《温病条辨》,中上焦未清,里虚内陷,主以人参泻心汤,去枳实易半夏辛通苦泻法。处方:

人参9克　干姜6克　黄连4.5克　黄芩4.5克　法半夏9克　白芍12克

服后利,腹满减,全身汗出,热退。但此时邪热虽去,元气大伤,而见筋惕肉瞤,肢厥汗出,脉微欲厥,有阳脱之危,急以生脉散加附子、龙牡回阳固脱。处方:

台参30克　寸冬15克　五味子6克　熟川附子6克　生龙骨24克　生牡蛎18克

浓煎徐服,不拘时,渐能安眠,肢厥渐回,战栗渐止,神志略清,汗出减,舌齿转润,阴回阳生,脉搏徐复,后以养阴益胃,兼清余热,用三才汤加枣仁、阿胶、石斛,数剂一切正常。停药观察,唯以饮食消息之,阅数日痊愈出院。(蒲辅周,《中医对几种急性传染病的辨证论治》)

按　本例属闭脱互见的昏迷,原为暑温,因为过用寒凉,由热中而变为寒中。一方面,热邪被迫,格拒中焦,不但高热不退,而且胸腹濡满,神志如蒙;另一方面,因里虚内陷,阳气欲脱,而见头汗出,下利稀溏,脉寸尺弱等证。治疗取泻心法以辛通苦泻,同时加人参以益气固脱。由于邪热退,大虚之象毕露,又急用回阳固阴之品,使之渐复。继因热病伤阴,故回阳之后,再用养阴益胃法,以竟其功。

简 便 验 方

(1) 活地龙(蚯蚓)10条,白糖12克。

将活地龙洗净后加入白糖,约2小时,取渗出液饮之。每次20～30毫升,上述量1日服完。适用于高烧昏迷。

资料来源:《河南省秘验单方集锦》,河南科学技术出版社,1983.10。

(2) 盐麸子(又名叛奴盐、木附子、假五味子)250克。

将盐麸子研成细末,用醋调成饼状,敷足心涌泉穴。适用于中风昏迷。

资料来源:《中国民间小单方》,科学技术文献出版社重庆分社,1986.5。

(3) 大蒜3～5瓣。

将大蒜捣烂,用开水灌服。适用于中暑昏迷。

资料来源:《常见病验方研究参考资料》,人民卫生出版社,1971.3。

(4) 鸡冠血10滴。

将鸡冠血热饮滴入口中。适用于自缢昏迷。

资料来源:《中国民间小单方》,科学技术文献出版社重庆分社,1986.5。

(5) 食盐50克。

将患者平卧,脚下升高,用食盐搽患者脐中,待水自流出。适用于溺水昏迷。

资料来源:《中国民间小单方》,科学技术文献出版社重庆分社,1986.5。

(6) 黄芪15克,熟附9克,人参9克,麦冬12克,五味子9克。

水煎频饮,日服一剂。适用于休克。

资料来源:《千家妙方》,中国人民解放军战士出版社(现中国人民解放军出版社),1982.7。

文 献 摘 录

《类证治裁·脱症》:"生脉以阴阳为枢纽,阴在内,阳之守;阳在外,阴之使。阴阳互根,相抱不脱。《素问》所谓：阴平阳秘，精神乃治也。若夫元海根微，精关直泻，上引下竭，阴阳脱离，命立倾矣。……上脱者，喘促不续，汗多亡阳，神气乱，魂魄离，既脱阳也。下脱者，血崩不止，大下亡阴，交合频，精大泻，既脱阴也。上下俱脱者，类中眩仆，鼻声鼾，绝汗出，遗尿失禁，既阴阳俱脱也。更有内闭外脱者，痉厥神昏，产后血晕等症是也"。

《证治心得·脱》："内闭外脱一证，及缘脏腑之窒塞，而不尽关乎元气之虚脱也"。

（摘自高等中医函授教材《中医内科学》251~261页）

昏 厥

昏为迷暗，厥有短促突发和手足发凉之意。昏厥是以突然昏倒、不省人事，四肢厥冷为主证的病证。发病后常在短时间内逐渐苏醒，醒后如常人。阴阳失调，气机逆乱，皆能引起昏厥。本篇仅介绍临床常见的因气、血、痰、食引起的昏厥。

病 因 病 机

昏厥多因气、血、痰、食诸邪随逆气上壅，蒙蔽清窍；或因气血虚脱，不能上荣，神失所养，清窍失聪所致。

1. 气厥

恼怒惊骇，情志过极，致气逆上壅心胸，阻塞清窍，而致卒然昏仆。此外，若元气素弱，又遇悲恐，或疲劳过度，致阳气消乏，气虚下陷，从而清阳不升，脑髓失养，也可突然昏厥。

2. 血厥

肝阳素旺，又逢暴怒，以致血随气逆，气血上壅，清窍不利而厥；另外，久病血虚及产后或其他疾病失血过多，气随血脱，脑髓失养，也可发生昏厥。

3. 痰厥

形盛气弱之人，嗜食酒酪甘肥之品，脾胃受伤，运化失常，聚湿生痰，痰浊内阻，气机不利，偶因恼怒气逆，痰随气升，上蒙清窍，则可发为昏厥。

4. 食厥

饮食不节，积滞内停，失于转输，气机受阻，以致窒闷而厥。此类情况常见于儿童，但成人饱食之后，骤逢恼怒，气逆夹食，食填中脘，上下痞膈，气机受阻，壅塞清窍，亦可致厥。

总之，昏厥的基本病机为气机逆乱，就五脏来说，涉及肝、脾、肺、心四脏。肝主气机的疏泄和条达，肝气郁则全身气血皆郁，肝气逆，全身气血也随之逆乱，气血并走于上，则昏不知人。若脾肺气虚，清阳不升，气陷于下，血不上达，神明失养，可发为厥证。心主神明，昏厥则神明失用。故本证不论虚实，最终皆累及心。

辨证论治

（一）辨证要领

1. 辨昏厥病因

辨明厥证的病因，是认识昏厥性质、指导治疗的关键。气厥虚证，平素患者体质虚弱，发病前有过度劳累、睡眠不足、饥饿受寒等诱因；血厥虚证，则与失血有关，多继发于大出血之后；气厥、血厥实证，患者形体壮实，发病多与精神刺激相关；痰厥好发于恣食肥甘，形体丰满，痰湿内盛之人；食厥多发于暴食之后。详细了解病史，明察病因，以便辨清证候。

2. 辨昏厥虚实

昏厥为急危重证，治疗时必须辨明虚实，是昏厥辨证中的重要环节。一般实证表现为昏厥而气壅息粗，喉间痰鸣，牙关紧闭，脉多沉实或沉伏；虚证之昏厥，多表现为气息微弱，张口自汗，肤冷肢凉，脉沉细微。

（二）论治要点

厥证的治疗方法应分昏厥、醒后。昏厥时必须辨虚实。虚证为神明内夺，治宜扶正固脱；实证为神志被蒙，治宜开窍醒神。醒后须审因论治：气滞者宜开郁，血瘀者宜活血，痰壅者宜豁痰，食滞者宜消导。气虚者，宜甘温补气为主，佐用养血。血虚者，宜补气养血兼用。昏厥时的治疗应准确、及时，醒后的治疗可以缓图。故重点介绍昏厥时的治疗要点。

1. 开窍醒神

治疗神明清窍受阻致厥，是促使晕厥复苏急则治标的方法，此法主要由开窍、镇惊、豁痰药组成。开窍常用菖蒲、郁金、远志、冰片、麝香。镇惊常用朱砂、琥珀、珍珠、磁石。豁痰常用胆星、天竺黄、竹沥、半夏。服药前一般先针刺人中、内关、百会、十宣等穴，或用搐鼻散取嚏，后灌苏合香丸。神志仍不清醒者，可选用上述开窍醒神药调治。

2. 扶正固脱

治气血不得上荣，神明清窍失聪致厥。此法主要是补气固脱，如人参、党参、黄芪等。气虚导致阳虚者，宜配用回阳救逆的附子、干姜。血脱者，宜配用当归、白芍。

（三）常见证治

1. 气厥

（1）实证

证候：突然昏倒，不省人事，口噤拳握，呼吸气粗，或四肢厥冷，舌苔薄白，脉伏或沉弦。

治法：顺气开郁。

方例：五磨饮子加减。

(2) 虚证

证候：眩晕昏仆，面色苍白，呼吸微弱，汗出肢冷，舌质淡，脉沉微。

治法：补气回阳。

方例：四味回阳饮。

2. 血厥

(1) 实证

证候：突然昏倒，不省人事，牙关紧闭，面赤唇紫，舌红，脉多沉弦。

治法：活血顺气。

方例：通瘀煎。

(2) 虚证

证候：突然昏厥，面色苍白，口唇无华，四肢震颤，目陷口张，自汗肤冷，呼吸微弱，舌质淡，脉芤或细数无力。

治法：补养气血。

方例：独参汤灌服，继用人参养荣汤。

3. 痰厥

证候：突然昏厥，喉有痰声，或呕吐涎沫，呼吸气粗，舌苔白腻，脉象沉滑。

治法：行气豁痰。

方例：导痰汤。

4. 食厥

证候：暴饮过食之后，突然昏厥，气息窒塞，脘腹胀满，舌苔厚腻，脉象滑实。

治法：和中消导。

方例：神术散合保和丸。

（四）临证权变

(1) 气厥实证，若肝阳偏亢，症见头晕、头痛、面赤升火者，加钩藤、石决明、磁石平肝潜阳；痰多气壅者，加胆星、贝母、竹沥、橘红等导痰涤浊；若醒后时时啼哭，哭笑无常者，加远志、茯神、丹参、酸枣仁等安神定志。本证常因精神刺激反复发作，因此，平时可常服逍遥散以理气达郁，调和肝脾，防止复发。

(2) 气厥虚证，若表虚自汗者，可于四味回阳饮中加黄芪、白术以固表；若汗出不止者，可加龙骨、牡蛎固表止汗；若纳食不香，咳嗽痰多者，可加白术、茯苓、陈皮、半夏等以健脾化痰；若心悸不宁，可加远志、酸枣仁养心安神。气虚厥证也有反复发作的倾向，平时可常服香砂六君子丸，以防其复发。另外，也可加用甘麦大枣汤，合前方心脾同治，可加强疗效。

(3) 血厥实证，兼有急躁易怒，少寐多梦者，可加钩藤、石决明、龙胆草、丹皮、远志、菖蒲等平肝潜阳、清肝宁神。若肝阳未平，眩晕头痛者，可在主方中加菊花、珍珠母、枸杞子等以育阴潜阳。

(4) 血厥虚证，若出血不止者，可在主方中加仙鹤草、藕节、侧柏叶以止血；若自汗肤冷，呼吸微弱者,可加附子、干姜等以温阳;若心悸少寐者,可加龙眼肉、远志、酸枣仁以养心安神;若口干少津者,可加麦冬、石斛、玉竹、北沙参等以养胃生津。

（5）痰厥若痰气壅盛,可于导痰汤中加苏子、白芥子以化痰降气;若痰湿化热,症见口干便秘,苔黄腻,脉滑数者,可加黄芩、栀子、竹茹、瓜蒌仁等以清热降火。

（6）食厥兼腹胀而大便不通者,可用小承气汤通腑导滞。

调　　护

（1）发现昏厥患者,一定不要惊慌失措,要冷静分析造成昏厥的原因,给予恰当处置。若喉间痰鸣者,要及时吸痰,防止窒息死亡。

（2）昏厥苏醒后,切勿疏忽大意,仍应严密观察,防止再次发生。卧室要保持安静,避免给病员精神或身体以任何强烈的不良刺激,治疗护理工作应尽量集中操作,以免多次扰动病员。

（3）昏厥久而不醒,即属昏迷,可按昏迷进行调护。

（4）给予病员营养丰富易消化的流质或半流质饮食,少吃油腻生痰及辛辣动火的食物。

应 用 例 案

例一　陈茂初,年壮体强,早膳后忽然胸膈大痛,叫喊数声,卧地不省人事,四肢逆冷,身体仍温。余诊尺脉虽无两寸关甚坚,且面色未变,喉无痰声,如此卒暴之恙,绝非中风、中寒、中气之症。意揣食前无恙,食后即胸膈作痛,盖胸中阳位,食物犹在贲门,阻遏阳气不得下行,合乎尺脉不至,古人原有食厥之条,当作中食之症。至于治法,有上部有脉,下部无脉、其人当吐之训,于是烧盐30克,煎水一碗灌之,涌出痰食二升而愈。(《谢映庐医案》)

按　本例属食厥,病起食后,饮食内停,不得输化,致使上下痞膈,气机不通,室闷而厥。《素问·阴阳应象大论》指出"其高者,因而越之",故用盐汤探吐,俾积滞尽除,气机调畅,故霍然而愈。

例二　陈某,男,92岁。某日蹲地修理水桶,起立时突然晕倒,幸其子在旁,扶坐椅上,以盐汤灌之,顷刻间,上则呕吐痰沫,下则大便失禁,势甚危急,邀余往诊。

见其唇青面苍白,舌苔薄白,舌质淡红,呼吸气短,大便失禁,脉息右微弱如丝,往来不续,按之则散,四肢厥,鼻准冷,唯额尚温。

本证因年老阳气已衰,操劳过度,以致元气下陷,真阳不固,成为虚脱。幸头汗未出,急需固守真阳,冀能转机。拟先投大剂桂附理中温补以固守元阳,再图良法。处方：

潞党参15克　炒白术9克　炮干姜9克　炙甘草4.5克　炮附子9克　上油桂3克　生姜3克　大枣5枚

水煎分3次服,每隔2小时服一次。

复诊:次晨六脉和缓,长而有力,手足转温,大便已能自禁,精神安定,能坐起,略进饮食。再拟健胃剂以善其后。处方：

潞党参9克　炒白术9克　炮干姜6克　炙甘草3克　炒淮药15克　生姜3克　大枣3枚

水煎分三次服。(《福建中医医案医话选编》)

  按 本例患者年迈气衰,劳碌太过,以致气机一时逆乱,元气下陷,清阳不展,神明失守,发为虚脱。倘按厥证归类,当属气厥虚证。病发后,若急令静卧,治以温补,其病可瘥,而令其倚坐,妄用吐法,致使正气更伤,病势益笃,此属护理与治疗之不当,临床之中颇值鉴诫。

简 便 验 方

(1) 生姜9克,生白矾3克。

捣成糊状,加水适量,向患者口中徐徐灌下。适用于痰厥。

资料来源:《新中医》,1977.2。

(2) 玳瑁片3克,珍珠母(先下)30克,辰麦冬9克,寒水石30克,蛇含石30克,朱茯神12克,天竺黄9克,陈胆星9克,川雅连2.4克,远志肉4.5克,干菖蒲4.5克,活磁石(先下)30克,白金丸(吞服)9克。

水煎服,每日一剂。适用于发作性昏厥。

资料来源:《千家妙方》,中国人民解放军战士出版社,1982.7。

(3) 牛黄0.6克,胆星3克,朱砂1.5克,雄黄0.8克,天竺黄4.5克,甘草3克。

甘草研细末去渣,和诸药共研匀。5岁以上者服0.6克,以下者0.4克,一日三服,白水送下。适用于流行性乙型脑炎高热昏厥。

资料来源:《常见病验方研究参考资料》,人民卫生出版社,1971.3。

文 献 摘 录

《灵枢·五乱》:"乱于臂胫,则为四厥;乱于头,则为厥逆,头重眩仆。"

《石室秘录·厥证》:"人有忽然发厥,口不能言,眼闭手撒,喉中作酣声,痰气甚盛,有一日即死者,有二三日而死者,此厥多犯神明,然亦因素有痰气而发也。"

《证治准绳·诸中门》:"中食之证,忽然厥逆昏迷,口不能言,肢不能举,状似中风,皆因饮食过饱,醉饱之后,或感风寒,或着气恼,以致填塞胸中,胃气有所不行,阴阳痞隔,升降不通,此内伤之至重者。"

《医学纲目·癫痫》:"凡癫痫及中风、中寒、中暑、中温、气厥、尸厥,而晕眩倒仆、不省人事者,皆由邪气逆上阳分,而乱于头中也。……邪气逆上则头中气乱,头中气乱则脉道闭塞,孔窍不通,故耳不闻声,目不识人,而昏眩无知,仆倒于地也。"

《景岳全书·厥逆》:"气厥之证有二,以气虚气实皆能厥也。气虚卒倒者,必其形气索然,色清白,身微冷,脉微弱,此气脱证也。气实而厥者,其形气愤然勃然,脉沉弦而滑,胸膈喘满,此气逆证也。""血厥之证有二,以血脱血逆皆能厥也,血脱如大崩大吐或产血尽脱,故致卒仆暴死。……血逆者,即经所云,血之与气并走于上之谓。"

《张氏医通·厥》:"今人多不知厥证,而皆指为中风也。夫中风者,病多经络之受伤;厥逆者,直因精气之内夺。表里虚实,病情当辨,名义不正,无怪其以风治厥也。"

(摘自高等中医函授教材《中医内科学》261~268页)

癫　狂

癫为颠倒错乱,狂为狂妄躁扰。癫证以精神抑郁,表情淡漠,沉默痴呆,语无伦次,静而少动为特征;狂证以精神亢奋,狂躁刚暴,喧扰不宁,毁物打骂,动而多怒为特征。因二者同属精神失常的疾病,且可互相转化,故常癫狂并称。

癫狂需与痫证、谵语、脏躁等病证相鉴别。

癫狂的治疗,在于去除导致阴阳失调、神明逆乱的病因,如气滞、痰结、火郁、血瘀等。

病 因 病 机

癫狂的发病,总的来说是由于阴阳的偏盛偏衰,即重阳者狂,重阴者癫。导致此种变化的机制,多与七情内伤有关。进而产生气滞、痰结、火郁、血瘀等,蒙蔽心窍而引起神志失常。对本病的病因病机讨论如下。

1. 情志抑郁

七情内伤是引起癫狂病的重要原因之一。如恼怒惊恐,损伤肝肾,致肝肾阴液不足,木失濡润,屈而不伸,则默默寡言,痴呆,语无伦次;若喜怒无常,心阴耗伤,致心阴不足,心火暴张,则狂言狂语,骂詈不休,逾垣上屋;或所欲不遂,思虑过度,损伤心脾,心虚则神耗,脾虚则不能生化气血,心神失养,神无所主;或脾胃阴伤,胃热炽盛,则心肝之火上扰,神明逆乱。如此等等,均能导致癫狂病。

2. 痰气上扰

由于痰气上扰清窍,蒙蔽心神,神志逆乱,致狂躁不宁,歌笑骂詈,逾垣上屋而为癫狂。痰气内郁有因长期忧思郁怒,气机不畅,肝气犯脾,致脾失健运,痰浊内生者;也有因脾气素弱,升降失常,清浊不分,浊阴蕴结成痰者。无论何因造成痰气内郁,总由于痰气上扰清窍而致癫证。另外,因五志化火,不得宣泄,炼液成痰;或肝火乘胃,津液被熬,结为痰火;或痰结日久,郁而化火,致痰火上扰,神志迷乱,也可发为狂证。

3. 气血凝滞

气血凝滞脑气,使脑气与脏腑之气不相连接,而出现哭笑不休、骂詈歌唱等病态证候。

4. 阴阳失调

阴阳失调为本病的主要病机。机体由于气、痰、火、瘀造成阴阳的偏盛偏衰,使阴阳平衡失调,不能互相维系,阴虚于下,阳亢于上,心神被扰,神明逆乱而发病。

辨 证 论 治

(一)辨证要领

1. 辨神气

神气是精神活动的外在现象,若见神情外露,神采焕发,目光炯炯有神,情绪激昂者为狂证,属阳,为痰火扰心之征象;如精神委靡,目光呆钝,情绪低沉,忧郁沮丧者为癫证,属阴,乃痰迷心窍之表现。

2. 辨情志

情志属于思维活动的反应,狂证者以兴奋为主,可见狂言骂詈,高歌憨笑,或惶恐不安,语无伦次,喋喋不休;癫证者以抑郁为主,神明内闭,恍惚不宁,或暗自悲泣,屏居暗室,面壁不语,惊恐避人。

情志变化,伤及于脏,五脏各有所主,因而癫狂的神志失常,亦与五脏密切相关,如惊悸不宁者,为病在肝,忧思郁闷者,为病在脾;悲泣太息者,为病在肺。然心为五脏六腑之大主,心神统摄七情,故关键仍在于心,而旁及肝、脾、肺、肾。

3. 辨体态

体态是受精神活动所支配的行为表现。狂证以妄动为主,可见弃衣而走,登高而歌,数日不食,而能逾垣上屋,所上之处,皆非其力所能及;狂奔裸体,不避亲疏,毁物伤人,甚至自杀。此皆属五志化火,鼓动阳明痰热,痰火扰心,蒙蔽清窍所致,故尚有便秘溲赤、口渴唇干、不食不眠、舌红苔腻、脉滑数等症。癫证表现以抑郁为主,孤僻寡言,表情淡漠,蓬头垢面,秽洁不知,语无伦次,行止懒散,呆笨不敏,肢体僵硬,甚至静卧不动,不言不语,不饮不食,不便不溺,状若昏迷,脉滑苔腻。乃肝气被郁,脾失健运而生痰浊,蒙蔽心窍所致。

癫狂而有面色暗滞,或症状之轻重,一般与妇女的月经、产后有明显关系。经血紫黯有块,或舌质紫而有瘀斑,脉弦者,乃气血凝滞使脑气与脏腑之气不相接续而成。

癫狂需与痫证、谵语、脏躁相鉴别。痫证是以突然仆倒、昏不知人、四肢抽搐为特征的发作性疾病,与本病不难区分。但因痫证又有癫痫之称,故易于发生混淆。"谵语"是因阳明实热或温邪入于营血,热邪扰乱神明,出现神志不清、胡言乱语的重证,为热性病过程中的一种证候。可根据发病经过及其他热病症状予以鉴别。脏躁于发病严重时,可类似狂证,但一般不会自伤或伤及他人,且于发病后,一如常人,与狂证病情迁延,完全丧失自知力者有所不同。

(二) 论治要点

癫狂由于气郁、痰火,或气郁与痰火互结,扰乱心神而致,临床治疗属实者以理气开郁,去痰清火;属虚者以养心益脾,安神。

1. 理气开郁

常用四七汤加胆星、郁金、菖蒲、远志等药,神昏志乱者用至宝丹。

2. 去痰清火

如痰迷心窍,痰浊壅膈者,治法先用吐剂以三圣散取吐,祛痰用稀涎散、控涎丹之类。如顽痰壅盛,痰火上扰者,用礞石滚痰丸以逐痰泻火;如痰热交蒸,烦躁不安者,可用温胆汤合白金丸加黄连、瓜蒌以化痰清热,或者用生铁落饮,清火化痰,镇心安神。如属热盛狂躁,症见大便秘结,可用大承气汤加减,以泄热泻火;如热盛神昏者,可用安宫牛黄丸。

3. 养心益脾安神

用于癫病日久而心血不足，脾气虚弱，心神失养，为心脾两虚之证，一般常用养心汤加减；若阴虚火旺、虚火上炎，可用生地、天冬、麦冬、玄参、知母等以养阴清热，加茯神、枣仁、柏子仁、菖蒲、远志以宁神。

（三）常见证治

1. 癫

（1）痰气郁结

证候：精神抑郁，表情淡漠，神志痴呆，语无伦次，或喃喃独语，喜怒无常，不思饮食，舌苔腻，脉弦滑。

治法：理气解郁，化痰开窍。

方例：顺气导痰汤加远志、郁金、菖蒲。

（2）心脾两虚

证候：神思恍惚，魂梦颠倒，心悸易惊，善悲欲哭，肢体困乏，饮食衰少，舌色淡，脉细无力。

治法：健脾养心，益气安神。

方例：养心汤加减。

2. 狂

（1）痰火上扰

证候：病起急骤，先有性情急躁，头痛失眠，两目怒视，面红目赤，突然狂乱无知，逾垣上屋，骂詈号叫，不避亲疏，或毁物伤人，气力逾常，不食不眠，舌质红绛，苔多黄腻，脉象弦大滑数。

治法：镇心涤痰、泻肝清火。

方例：生铁落饮为主方。

（2）火盛伤阴

证候：狂病日久其势渐减，且有疲惫之象，多言善惊，时而烦躁，形瘦、面红，舌质红，脉细数。

治法：滋阴降火。

方例：二阴煎。

（四）临证权变

癫证因痰气郁结致病者，重证可以控涎丹除胸膈之痰浊；倘痰浊壅盛，胸膈瞀闷，口多痰涎，脉象滑大有力，形体壮实者，可暂用三圣散取吐，劫夺痰涎，唯药性猛悍，用之当慎。吐后形神俱乏，应以饮食调养。如神思迷惘，表情呆钝，言语错乱，目瞪不瞬，舌苔白腻，为痰迷心窍，宜豁痰宣窍，理气散结，先用苏合香丸芳香开窍，继用四七汤加陈胆星、郁金、菖蒲、远志之类，以化痰行气。如见不寐易惊，烦躁不安，舌红苔黄，脉滑数等证，系痰气郁而化热，痰热交蒸，上扰心神所致，宜清热化痰，可用温胆汤加黄连合白金丸。神志昏乱者，用至宝丹清心开窍。如逐渐高声吵嚷、动手毁物等证候，为火盛欲狂之征，当从狂证施治。

癫证属心脾两虚型，也可用养心汤合甘麦大枣汤治疗，用于癫证悲伤欲哭、精神恍惚等。狂证痰火上扰，舌苔黄腻甚者，为痰火壅盛之征，除以生铁落饮为主方治疗外，可同时用礞石滚痰丸泻火逐痰，再用安宫牛黄丸清心开窍。若脉弦实，肝胆火盛者，可用当归龙荟丸泻肝清火。狂证火盛伤阴，患者除以二阴煎治疗外，亦可用《千金方》定志丸调治。

涌吐是祛除胸膈痰涎壅盛的方法，治癫证或狂证初起形神未衰者，宜首选用此法。涌吐能使阻塞于胸膈之痰涎一涌而出，癫狂皆可用之。常用瓜蒂6克，防风6克，藜芦3克，捣成粗末，先煎三五沸，取汁300～500毫升徐徐灌服，以吐为度，不必尽剂。瓜蒂、藜芦之类，皆属剧毒之品，切勿多服，以免中毒。遇有狂证违拗口不开者，也可用鼻饲法。吐后形神俱乏，当以饮食调养，亦可用人参30克以扶正。通泻是荡涤痰食积滞、峻泻实热的方法，多用于狂证。常用药物有大黄、芒硝、牵牛子、芦荟等。也可用甘遂末1～3克装胶囊内清晨空腹吞服，使大便保持在1日3～5次为佳。

无论涌吐或攻下，皆不宜久服，应中病即止，免伤正气，吐法性剧烈，更宜慎用。

调　　护

（1）癫狂病多因七情内伤致病，故应注意精神调摄。医护人员要正确对待患者的病态表现，应持关心态度；对其不合理要求应耐心解释，不得讥笑、讽刺。对有打人、骂人、自伤、毁物等证候的患者，应采取防护措施，派专人照顾，并将危险品如刀、剪、绳、药品等严加收藏，以防止意外。

（2）癫狂患者应有良好的睡眠，失眠常可促使病情加重，应保持环境的安静。

（3）饮食以普食为主，应无骨无刺为宜，食具应用坚固不宜破损的。躁动抢食或拒食者，应重点照顾，保证适当的营养。

应 用 例 案

例一　田×，病发自1979年春节，打人骂人，视亲人如敌，对其父母尤恨，烦躁不安，摔坏物件，经精神病院诊为精神分裂症。虽用大剂量氯丙嗪、地西泮，亦不能入睡，或少眠即醒，醒后狂躁不减，口干唇燥，大渴引饮，喜冷饮。腹满胀，4～5日未解大便，小便红赤。面红目赤，舌红，苔白厚腻，兼见黄褐色，根部尤甚。脉右滑数有力，左滑数略沉，证属阳明热盛，痰热互结，胃气不降，气逆于上，鼓动痰火上迫神明。即投大陷胸汤合温胆汤。处方：

陈皮、胆星各12克　法半夏、枳实、天竺黄、远志各15克　云茯苓、炒枣仁、珍珠母、芒硝后下，各30克　竹茹20克　菖蒲10克　代赭石、大黄各30克　甘遂末、朱砂、琥珀各3克，分2次冲服

连服5剂，大便通，多则一日4～5次，质稀，狂躁大减，上午仍胡言乱语，烦躁持续约2小时，午后安静，舌苔黄褐色退，遂照原方大黄减至20克，去甘遂末，再进10剂，精神基本正常，间有胡言乱语，睡眠多梦，头晕胀，胸闷恶心，烦躁，纳差，舌苔白腻而滑，脉弦滑，照方加减。又连服20剂，病者精神正常，睡眠好，仍上午有时觉头沉发麻，舌苔厚，脉弦细数。乃阳明火盛伤阴未复，遂转滋阴补血，养心健脑之方。处方：

生地、首乌各20克　麦冬、玄参、丹参、茯苓、杞子、白芍各15克　炒枣仁、柏子仁合欢皮各30克　菖蒲、五味子、当归各10克　珍珠母60克　朱砂3克,冲服

服2剂,停一日,连服20剂而愈。转做药丸继服,以资巩固。愈后4年未见复发。[癫狂治验摘介——张太康医案.新中医,1984,(10):21]

按　本证为阳明热结、痰火内扰神明之证,故用攻下法以荡涤阳明实热,佐以养心宁神、镇惊之品治之,于5剂后狂躁大减,15剂后精神症状基本恢复正常。此后因火盛阴伤未复,改用养心滋阴之法,其中珍珠母用至60克,以清热安神定惊而收全功。本例辨证确切,用药有胆有识,治疗层次分明,可为初学者效法。

例二　刘×,男,34岁。1977年4月3日初诊。神志失常已2年余,神思恍惚,呆钝,口中流涎。脉弦滑、舌淡、苔白腻水滑。证属痰迷心窍。治宜劫夺痰涎,先用防风、瓜蒂、赤小豆各9克取吐,吐出大量痰涎;继用化痰开窍之药调治,陈皮、半夏、茯苓、甘草、紫苏、郁金、白芥子、莱菔子、苏子各10克,胆星6克,竹沥30克,同时加服苏合香丸。上方加减共服30余剂,好转出院。[彭泽林癫狂治疗七法.浙江中医杂志,1981,(11):516]

按　本例见证为精神呆钝,口中流涎,脉滑、舌淡、苔白腻,而无火热之征,故为痰迷心窍之癫证。用涌吐之剂,吐出痰涎,继用化痰开窍之药调治而好转。所应注意者,瓜蒂用至9克,若为散剂,则量较大,初学者宜慎用,以免中毒。一般应从6克煎服开始,试用之即可,而且此法也仅能应用一两次,不宜连用,否则胃气受伤,常多日不易复元,反而影响治疗。

例三　胡×,女,34岁。1975年4月11日初诊。产后20余天,暴怒伤肝而致精神失常。狂躁乱动,胡言乱语,蓬头垢面。脉细涩,舌绛,苔少略黄。证属痰热、瘀血内阻,神明失常。治宜破瘀活血,清热化痰。

桃仁、红花、生大黄各15克　玄明粉9克　桂枝、柴胡、枳壳、竹茹、半夏各10克　龙胆草4克　甘草6克　合欢花、夜交藤各30克

2剂后大便数次,略见安定,睡眠好转,已不骂人。上方加减继服10剂告安。[彭泽林癫狂治疗七法.浙江中医杂志,1981,(11):516]

按　本例为产后血瘀阻络,凝滞于脑,元神失司,发为癫狂。其脉涩、舌绛,以及狂躁乱动等,皆属痰、瘀之象,治以破瘀、化痰、清热之剂,佐用夜交藤、合欢花以养心宁神,2剂即见功效,10剂而痊愈。可见化瘀活血法,在癫狂的治疗中有其重要意义。

例四　一妇人发狂,弃衣而走,踰屋上垣,不识亲疏,狂言妄语,人挐不住,诸医束手。龚令家人将凉水乱泼,不计其数,须臾倒仆。脉之六部俱弦数有力,此热极生风也。用防风通圣散加生地黄、黄连、桃仁、红花、丹皮,三剂而安。后服祛风至宝丹而痊愈。(《续名医类案·颠狂》)

按　狂为阳病,多主火热,六脉弦数有力,为热极动风之象。以防风通圣散息肝风、除胃热,又加生地、黄连、丹皮清热凉血,桃仁、红花活血。

简便验方

(1)生铁落30克,灯心草3扎,竹沥水30克。

用水两碗半,入铁落、灯草煎至一碗,冲竹沥水混合,一次服,一日二次。

资料来源:《常见病验方研究参考资料》,人民卫生出版社,1971.3。

(2) 大黄 125 克,白酒 30 毫升。

将大黄加酒泡入药锅,次晨加水 400 毫升,以武火急煎,待似沸非沸时滤出温服,1 个疗程服 4 剂,服药间隔为 1、2、4 周,即第一剂与第二剂间隔 1 周,第二剂与第三剂间隔 2 周,第三四剂之间间隔 4 周。

适应于躁狂症,精神兴奋,口若悬河,登高而歌,弃衣而走,骂詈不避亲疏。

本方服后 1 小时左右,排黄褐色尿液,服后 2~3 小时,排黏液、泡沫样大便,此为药物反应。

资料来源:《河南省秘验单方集锦》,河南科学技术出版社,1983.10。

(3) 甘遂 6 克细末,朱砂 12 克研细,新宰猪心一个。

先将猪心剖开,取出心房或心管内血液,与甘遂细末调成硬膏状(心管中血液不足用时,另加些猪血亦可),纳入猪心内,以细线缠紧,外面以草纸用水湿透裹五六层,外面再包以黄土泥,置炭火上煨熟,不要太生和太焦,煨好后取出猪心内药块,置近火处干燥之,然后再研成细面,与朱砂面合匀,分成 5 包,为一料。

每日清晨空腹时,以制药的熟猪心煎汤,送服一包,大便利下恶物为效,未下再服,下后身虚弱者,隔日再服。心虚、怔忡、脾虚便泻者,暂不宜服。

资料来源:《中医验方汇选》,河北人民出版社,1977.12。

文 献 摘 录

《素问·阳明脉解篇》:"阳明者……,病甚则弃衣而走,登高而歌,或至不食数日,逾垣上屋,所上之处,皆非素所能也。"

《素问·脉要精微论》:"衣被不敛,言语善恶不避亲疏者,此神明之乱也。"

《医家四要·病机约论·癫狂》:"癫疾始发,志意不乐,甚则精神痴呆,言语无伦,而睡于平时,乃邪并于阴也。狂疾始发,多怒不卧,甚则凶狂欲杀,目直骂詈,不识亲疏,乃邪并阳也。故经曰:重阴者癫,重阳者狂。盖癫之为病,多因谋为不遂而得,宜以安神定志丸治之;狂之为病,多因痰火结聚而得,宜以生铁落主之。"

(摘自高等中医函授教材《中医内科学》276~285 页)

痫 证

痫证,又名"癫痫",俗称"羊痫风"。痫证是以突然仆倒,昏不知人,口吐涎沫,两目上视,肢体抽搐,或口中如作猪羊叫声,移时苏醒为特征的病证。

痫证的病位在巅顶。其病因病机为多种因素导致脏气不平,痰涎壅塞,迷闭孔窍的内风证。痫证的治疗方法是:发作时豁痰宣窍、息风定痫,发作后培补脾胃。

病 因 病 机

本病之形成,大抵与七情失调、先天因素、脑部外伤有关。无论什么原因致痫,均与体内素有的痰积密切相关,故有"无痰不作痫"之说。初病实证,多因痰热迷塞心窍;久病虚证,则因痰湿扰乱神明。热痰可由气郁化火,炼液所生,或过食肥甘,脾胃受损而成。湿痰则由脾失健运,聚湿生成。总之积痰内伏是痫证发病的重要内因。

1. 七情失调

主要责之于惊恐。如突感大惊大恐及其他强烈精神刺激等,可导致痫证发作,此乃因宿有浊痰内伏,惊恐之后,气机逆乱;肝肾受损,阴不敛阳,化热生风,触动伏痰,使痰浊或由气逆,或随火炎,或随风动,蒙蔽心神所致。

2. 先天因素

痫证幼年发病者,多与先天因素密切相关。孕妇在妊娠期间,突受惊恐,一方面导致气机逆乱;另一方面会伤及肝肾,致母体精气耗伤,使胎儿发育异常,出生后,易于发生痫证。小儿脏腑娇嫩,元气未充,神气怯弱,或素蕴风痰,更易因惊恐而生本病。

此外,由于痫证多时发时止,反复发作,久而影响到五脏的功能,导致五脏阴阳气血俱虚,痰浊愈结愈深,呈现虚实夹杂,而成痼疾。

辨 证 论 治

(一) 辨证要领

临床辨证需根据发作时及发作后证情,辨别阴阳虚实。

1. 发作期

(1) 阳证:因属风痰上逆故多有头晕目眩、胸闷、欠伸等先兆,旋即昏倒仆地,不省人事,面色先潮红、紫红,继之青紫或苍白,口唇青暗,两目上视,牙关紧闭,颈项强直,手足抽搐,或喉中痰鸣,或口喷涎沫,或发作有类似猪羊叫声,甚则二便自遗,舌质红,苔多白腻或黄腻,脉弦数或弦滑。皆为痰热闭塞心胸,阳气受阻,内风窜扰之象。但风痰聚散无常,故不久渐渐苏醒,醒后除感倦怠无力之外,起居饮食如常。本证如调治不当,或经常遇有惊恐、劳累、饮食不节等诱因触动,则可频繁发作。

(2) 阴证:阳证发病日久,正气渐衰,痰湿内生,多转变为阴证。发病时面色黯暗萎黄,手足清冷,双眼半开半阖而神志昏聩,僵卧拘急,或颤动、抽搐时发,口喷痰沫,一般无啼叫,或虽叫而声音微小,舌淡苔白厚腻,脉沉细或沉迟,醒后全身疲惫瘫软,数日后逐渐恢复。也有仅表现为呆木无知,不闻不见,不动不语,一日数十次频作者。皆为肝肾受损,气化力衰,水寒挟积痰上泛,蒙蔽神明,正不胜邪之故。

2. 休止期

痫证病程短,五脏不虚者,休止期可无症状。若病久伤及肝脾肾三脏,则呈现脾虚痰盛、肝火痰热、肝肾阴虚等证候。

痫证应与中风和痉证加以区分。痫发片刻即醒,多有长期反复发作史。中风需经救治方可逐渐苏醒,醒后多有半身不遂,言謇语涩,偏身麻木等症状。痫与痉皆有四肢抽搐拘急,然而痫发后短时间内可神志转清，抽搐停止。痉证则抽搐较重，甚至角弓反张，神志有时不易清醒，可资鉴别。

（二）论治要点

痫病初发，多为阳痫，证多属实，治疗以熄风涤痰泻火为主。痫证病久，正气渐虚，多属阴痫，以补益气血，调理阴阳为大法。尤当注重行痰，无论哪种原因引起的痫证，均与引动宿痰有关，痰在痫证形成过程中，为一重要因素，故当注重行痰。痰在上者可用催吐以泄之，顽痰胶固，宜辛温开导，痰热内郁，宜清化降火。常用方法有下列几种，可灵活选用。

1. 顺气豁痰

痫证无论阴阳都兼有痰浊，因而治痫都离不开行痰，而行痰又当顺气，气顺则痰自消。为增强涤痰之功效，常宜顺气燥湿化痰与清热涤痰同用。前者常用半夏、陈皮；后者则用胆南星、川贝母、天竺黄、竹沥、竹茹等。此外如病久痰浊较重者，可用镇降如青礞石、白矾、代赭石及牛黄、雄黄、珍珠、朱砂等，入予不同剂型的丸散中常服，以祛顽痰。

2. 清火

阳痫发作时多兼有火邪，因而本法多用于发作后的近期。常用药如黄连、黄芩、栀子、龙胆草及丸散剂中之犀角、牛黄等，着重在清泄心肝火邪。火势不甚，仅有心热心烦者，常用黄连、莲子心、郁金、丹参之类清心除烦药。

3. 息风

此类药物入心肝两经，息风而定惊解痉，如天麻、白僵蚕、全蝎、地龙等。

4. 安神

安神药为心肝经药。重镇安神药有镇降风阳作用，养心安神药兼有养血柔肝的作用，二者皆为安神定痫的常用药物。重镇如朱砂、琥珀、龙齿、牡蛎；养心如远志、炒枣仁、龙眼肉、柏子仁等。

5. 开窍

开窍在痫证发作时常汤丸并用，以宣窍醒神。间歇期长者，于前述各法中佐用开窍药有标本兼顾之意。常用药有石菖蒲、远志、牛黄、麝香、冰片之类。

6. 补虚

痫证发作时，或新发初醒一般不用补法。久病正虚者，重在补肝、脾、肾三脏。脾虚者宜健脾，常用党参、黄芪、白术、茯苓、炙草、半夏、陈皮之类。便溏者再加薏仁、扁豆。肝肾阴虚者，宜滋水柔肝，常用熟地、山药、山萸肉、杜仲、枸杞子、鹿角胶、龟板胶、阿胶以补髓养阴，稍佐牡蛎、鳖甲以滋阴潜阳。

此外，也可选用人参、黄芪、淫羊藿、仙茅、巴戟等补益壮阳药以助精血之滋生。总之，在发作休止期投入滋养肝肾之品，既能息风，又能柔筋，对防止痫证的频发具有一定作用。

(三) 常见证治

(1) 风痰闭阻

证候:在发作前常有眩晕、胸闷、乏力等症。发则突然跌倒,神志不清,抽搐吐涎,或尖叫,二便失禁。也有短暂神志不清,或精神恍惚而无抽搐者。舌苔白腻,脉多弦滑。

治法:涤痰息风,开窍定痫。

方例:定痫丸。

(2) 痰火内盛

证候:发作时昏仆抽搐吐涎,或有吼叫,平日情绪急躁,心烦失眠,咯痰不爽,口苦而干,便秘,舌红苔黄腻,脉弦滑数。

治法:清肝泻火,化痰开窍。

方例:龙胆泻肝汤合涤痰汤加减。

(3) 心肾亏虚

证候:癫痫发作日久,健忘,心悸,头晕目眩,腰膝酸软,神疲乏力,苔薄腻,脉细弱。

治法:补益心肾,健脾化痰。

方例:大补元煎、六君子汤加减。

(四) 临证权变

(1) 痫证发作期的治疗,应以除痰定痫为主,临床上常以阳痫、阴痫辨证论治。阳痫治用清化痰热,息风定痫,方用清热镇惊汤化裁;阴痫宜温阳除痰,顺气定痫,多用五生丸以二陈汤送服。

(2) 休止期的治疗,可按常见证治的分型辨证论治。若痰火壅盛,大便秘结者,可用竹沥达痰丸以祛痰泻火通腑;若肾虚为主者,可用河车大造丸;若痫证日久,而见神志恍惚,恐惧,抑郁焦虑者,可于主方中合甘麦大枣汤以缓急、养心、润燥。

(3) 各种类型的痫证均可在辨证处方中加入全蝎、蜈蚣、白僵蚕等虫类药物,以息风解痉镇痫,可以提高疗效。一般以研粉吞服法治疗,每次服 1~1.5 克,日服 2 次,小儿酌减。痫证与血瘀有关者(尤以外伤引起本病证者为多),可于主方中配丹参、红花、桃仁、川芎等活血化瘀之品。

调 护

(1) 痫证患者在没有发作时,要保持患者精神愉快,情绪乐观,避免精神刺激。起居有节,保持二便通畅。保证充足的睡眠时间,不可过劳,不要单独个人外出,以免发作时无人照顾。另外,要加强休止期治疗,延长发作的间歇时间。

(2) 痫证发作时,应迅速将患者抬至床上,头偏向一侧,将患者领口、腰带松开,口腔内放牙垫或压舌板(用纱布包好),以免咬伤舌头。除去眼镜、义齿。发作频繁的患者,要加用床挡等保护装置,以免发生意外跌伤。

(3) 饮食宜清淡,多吃蔬菜,可选用苦瓜、冬瓜、梨、绿豆等,以达到清热、健脾、化湿的功效。

应 用 例 案

例一 蔡×,男,25岁。1978年9月6日初诊。据来信述,患痫证已9年,多方求医未得控制,现在每天服用苯妥英钠,尚每隔20天发作一次,发时大叫一声,继而昏倒,口吐白沫,抽搐。予痫证方,视疗效再议。

天竺黄另碎研细,15克　沉香9克　天冬60克　去心麦冬60克　炙甘草30克　皂角荚去黑皮　苏子炒酥、香附各60克　白芍90克　茯神120克　远志肉煎熟,60克　怀山药适量,研粉糊丸

以上药研细末,为丸,朱砂为衣,每次服9克。

10月12日来信云:服药后,痫证一直未发作过。复信按上方再配一料继服。

11月7日来信,述前药共服用两料,病至今未发,也未见不良反应。复信再续服两料,以期巩固。[何若苹. 痫证议治. 上海中医药杂志,1984,(2):16]

按　本例为病程长达9年的阴痫证,西药无效。患者来信中介绍,其病起于冬季寒气外袭,情绪激动,积岁累月,致寒邪化热,痰涎因心气虚而阻滞,痫证越发越勤,予以补心宁志丸剂。方中竺黄、苏子、皂角化痰涎;香附理气,即所谓行痰当行气之意。远志、茯神益气安神,远志并有祛痰开窍之功;天冬、麦冬养阴并清心宁神;白芍、甘草以缓其急,山药、朱砂则滋育、镇静,全方理气、化痰、镇静多方兼顾,初服痫证得以控制,再服而疗效巩固。

例二　方×,男,39岁。1978年3月22日初诊。1978年2月2日,突然发作抽搐,继则神志不清,口吐白沫,五六天后始苏醒,但不知身在何处,心悸头昏,夜有盗汗,不寐,肝区作痛,胃纳一般,苔根黑垢,脉濡涩。予宁心为治(某医院诊断为癫痫证)。

丹参12克　茯神12克　炙甘草9克　淮小麦30克　石菖蒲4.5克　桂枝4.5克　煅龙骨9克　煅牡蛎9克　陈胆星4.5克　生铁落60克　大枣7枚　5剂

4月3日复诊,3月22日药连服10剂后,盗汗解,能入寐,神志亦平稳,至今未发作,纳展便调,唯感脘腹胀,苔根黑转灰,原方加减。

丹参12克　炙甘草9克　淮小麦30克　降香3克　神曲12克　鸡内金9克　茯神12克　石菖蒲4.5克　玫瑰花4.5克　大枣3枚　7剂

4月17日三诊,4月3日方又服14剂,眠已安,神志平静,脘胀已解,灰苔亦除,原方再续。

丹参12克　北沙参9克　炙甘草9克　淮小麦30克　降香3克　神曲12克　茯神12克　石菖蒲4.5克　大枣5枚　7剂[何若苹. 痫证议治. 上海中医药杂志,1984,(2):16]

按　本例病程虽短而病势凶险,据脉证所见,属虚实夹杂。故初诊以甘麦大枣汤、桂枝龙壮汤加生铁落以滋养镇静,加胆星、菖蒲、丹参、茯神以涤痰宁心,治虚不恋邪,去实不伤正,寓疏化于镇摄滋养,10剂而痫证未发,余证亦好转,续方去桂枝、龙牡之镇摄,加神曲、鸡内金之疏化,降香之降浊,以解其腹胀,用药与病机相合而收效。

例三　艾×,女,门诊号10507,1977年12月29日初诊。1976年首次大发作,每月发作7~8次,以后1~2天发作一次,发作时抽筋、吐沫、昏迷、小便失禁,3~5分钟后苏醒,醒后疲乏嗜睡,小发作每天达20~30次,每次几秒钟,手中东西经常落地。初发时就地服用苯妥

英钠 0.05 克,每日 3 次;苯巴比妥 0.03 克,每日 3 次,治疗一年多未见好转。脉细,苔薄腻。系肝风内动,痰浊上蒙清窍,治以平肝息风,宣窍豁痰。处方:

生铁落(先煎)60 克　陈胆星 9 克　丹参 12 克　石菖蒲 9 克　炙甘草 9 克　广郁金 9 克

另外,蜈蚣 60 克磨粉,每服 1.2 克,每日 2 次。服药一周后,大发作控制,到 1978 年 3 月初,小发作亦由每天 20 余次减至 10 次左右。查脉细,苔薄腻,除继续服原方外,陈胆星改生南星 9 克,蜈蚣粉改星蜈片,每次 5 片,每日 2 次,同时将苯妥英钠 0.05 克减为每日一次,一周后小发作亦控制,此后苯妥英钠逐渐减少,停用,单服中药,随访一年半以上,病情一直稳定,无大小发作,目前在校读书,成绩优秀。[胡建华等.定痫镇痛合剂治疗癫痫 30 例临床分析.上海中医药杂志,1980,(4):29]

按　本例为阳痫证大发作、小发作相当频繁的病案,虽用西药抗癫痫如苯妥英钠等,但未能控制病情。作者用平肝息风、镇惊安神和豁痰开窍法,选方用药,经 3 个多月的治疗,并逐渐停用西药控制发作。其方中生铁落、胆星相配,加强其豁痰镇惊作用,蝎蜈片或星蜈片均有息风、镇惊、镇痛之力,综观全方,确有蠲除风痰、开窍定痫之功。

简 便 验 方

(1) 石菖蒲适量。

水煎。每 30 毫升含有石菖蒲干品 9 克,每次服 10 毫升,1 日 3 次,以 30 天为一个疗程,可连续服用,中间不停药。如连服 2 年未再有癫痫大发作者,可停药观察。

资料来源:《中华医学杂志》,1978.1。

(2) 干地龙、僵蚕各等份。

研细为末用白开水吞服,日服 2 次,每次 15 克,小儿酌减,连服 1 个月,至不发作时停药。

资料来源:《广西赤脚医生》,1977.9。

(3) 代赭石。成人每次服 50 克,小儿 30 克。

将代赭研为细末,开水送服,每日 1 剂,连服 1 个月为一个疗程。

资料来源:《福鼎医药卫生》,1980.1。

文 献 摘 录

《古今医鉴·五痫》:"夫痫者有五等,而类五畜,以应五脏。发则卒然倒仆,口眼相引,手足搐搦,背脊强直,口吐涎沫,声类畜叫,食顷乃苏。原其所因,或因七情之气郁结,或为六淫之邪所干,或因受大惊恐,神气不守,或自幼受惊,感触而成,皆是痰迷心窍,如痴如愚。治之不须分五,俱宜豁痰顺气,清火平肝。"

《寿世保元·痫证》:"盖痫疾之原,得之惊,或在母腹之时,或在有生之后,必因惊恐而致疾。盖恐则气下,惊则气乱,恐气归肾,惊气归心。并于心肾,则肝脾独虚,肝虚则生风,脾虚则生痰。蓄极而通,其发也暴,故令风痰上涌而痫作矣。"

《证治准绳·癫狂痫总论》:"痫证发则昏不知人,眩仆倒地,不省高下,甚至瘛疭抽掣,目上视,或口眼㖞斜,或口作六畜之声。"

《证治准绳·痫》:"痫病与卒中、痉病相同,但痫病仆时口中作声,将醒时吐涎沫,醒后又复发,有连日发者,有一日三五发者。中风、中寒、中暑之类则仆时无声,醒时无涎沫,醒后不复再发。痉病虽亦时发时止,然身强直反张如弓,不如痫之身软,或如猪犬牛羊之鸣也。"

《临证指南医案·癫痫·龚商年按》:"痫病或由惊恐,或由饮食不节,或由母腹中受惊,以致内脏不平,经久失调,一触痰积,厥气内风,卒焉暴逆,莫能禁止,待其气反然后已"。

《刘惠民医案选·癫痫》:"本病机制可概括为脏腑功能失调,阴阳升降失职,以致风、痰、火、气四者交杂,但以脏腑病变为主,与肝脾心肾关联密切。如肝肾阴虚,水不涵木,木旺化火,热极生风,肝风内动,出现肢体抽搐,角弓反张;若脾虚不能运化,津液水湿积聚成痰,痰迷心窍,则出现神不守舍,意识丧失。"

(摘自高等中医函授教材《中医内科学》285~293 页)

蛔 虫 病

蛔虫病是蛔虫寄生于人体肠道所引起以脐腹作痛,吐蛔便蛔,面黄肌瘦,泛吐清涎,腹部虫瘕为特征的病证。若蛔虫上窜胆道,可发蛔厥;钻入阑门,可致肠痈;集结成团,阻塞肠道,则成关格。治疗多根据其不同的病情以施治。

病 因 病 机

1. 虫自饮食来

误食沾染蛔虫卵的生冷蔬菜、瓜果或其他不洁的食物,是引起蛔虫病的根本原因。

2. 虫由湿热生

胃肠湿热遏郁是蛔虫生长繁殖的良好条件,而湿热又多由过食甘肥,湿热停滞成积所致。

3. 虫因虚而动

寄生于人体肠道之蛔虫,不一定都能致病,如脏腑气盛,则随食随化,蛔虫难以存留。只有脏腑气虚,或蛔虫数量过多,吮吸水谷精微,耗伤气血,使脾胃俱虚,蛔虫乘虚四处窜动,引起多种疾病;此外,若胃肠因寒、因热而功能失调,也可使蛔虫不安其位,妄动致病。

辨 证 论 治

(一)辨证要领

1. 辨疼痛的特点

蛔虫之腹痛多在脐周,有轻有重,有缓有急,轻者阵阵隐隐作痛,或吐清涎,余无异常;重者疼痛较剧,时作时止,有吐蛔、便蛔、睡间磨牙或食欲反常等症状。若症状不明显,可结合反复大便涂片检查,发现虫卵,则可确诊为蛔虫病。

2. 辨蛔厥或关格

肠内蛔虫妄动,窜入胆道,导致肝胆郁滞,气机被阻,血行不畅。症见卒然胁腹剧痛阵作,痛引肩背,躁扰不安,恶心呕吐,甚则吐蛔,汗出肢冷,苔薄,脉沉弦甚至沉伏,为蛔厥证;若蛔虫颇多,或驱虫不当,激惹虫群,致使蛔虫集结成团,则见腹痛、腹胀、呕吐、便秘、无矢气,腹部攻撑,并有虫瘕,苔黄腻、脉弦者,乃关格重证。

蛔虫病需与腹痛鉴别,前者有吐虫、便虫史,后者则无。

(二) 论治要点

1. 恰当把握驱虫时机

蛔虫病发作之时,不宜驱虫,以免激惹蛔虫,乱窜窍道,或缠缩成团,故先宜安蛔,再行驱虫。驱虫之后,仍腹痛者,乃余虫未尽之故,也宜安蛔,不宜连续驱虫,以免伤正。

2. 辨证选择治蛔方法

(1) 温中安蛔:此法温养脾胃之阳而祛中焦之寒,使虫伏而安。常用党参、白术、茯苓、干姜、附子、肉桂以温阳,乌梅、川椒酸辛化合以伏虫。

(2) 清热安蛔:治虫因热而扰动,宜清肝胃之热,制蛔降蛔。前者宜用胡黄连、黄柏;后者用乌梅、川椒、雷丸、槟榔之类。若属寒热错杂证则寒温并用,邪正兼顾。

(3) 缓急止痛安蛔:此法用于蛔厥证。用乌梅、川椒以安蛔伏蛔,缓解由于虫体窜动引起之疼痛;白芍、柴胡、枳实、甘草、川楝子以疏肝理气,缓急止痛。

(4) 攻里通下驱虫:蛔虫集结成团,阻滞肠道,腑气不通而疼痛剧烈之关格证,宜攻下、消食、活血并用,驱除肠中蛔虫,使气机通畅而病除。常用药如大黄、枳实、芒硝、槟榔、厚朴、莱菔子、桃仁、赤芍等。

(三) 常见证治

证候:脐周疼痛,时作时止,胃脘嘈杂,甚或吐虫、便虫、腹中虫瘕。较严重者表现不思饮食,面黄肌瘦,鼻孔作痒,睡中龂齿流涎等。

治法:以驱虫为主,佐以理气化湿。

方例:追虫丸、化虫丸、使君子散之类。

(四) 临证权变

(1) 蛔厥并见肝胆热盛者,症见腹痛拒按,寒热往来,身目微黄,便秘溲赤,苔黄腻,脉弦数,可用柴胡、大黄、枳实、黄芩、白芍、乌梅、川楝子、延胡索、金钱草等,以清热通腑,利胆安蛔。

(2) 蛔虫所致的关格证若内治不效,反见腹痛加剧、脉搏加速、血压下降、板样腹等症者,应转外科手术治疗。

调 护

（1）注意个人卫生，饭前便后洗手，常剪指甲。
（2）注意饮食卫生，不吃生冷蔬菜和未洗净的瓜果。生熟食物要分刀切。
（3）蛔厥证和关格证治疗症状消失后，要注意尽早驱虫，以预防复发。

应 用 例 案

例一 鲍女，饮食不节，脾胃受伤，形体消瘦，腹痛时作。2个月前，曾患顿咳，至今未愈。今晨起腹痛如绞，呕吐频作，口出蛔虫，饮食不进，大便数日未落，腹部膨胀，坚硬拒按，面青肢厥，烦躁不安，舌起朱点，苔厚腻，脉象弦滞。证属蛔虫内扰，法当驱蛔安胃，用酸苦辛滑温通之剂。

生菜油30克，先服　炒川椒4.5克，包　炙甘草4.5克　芜荑6克，包　雷丸12克　蒸熟百部6克　淡吴萸18克　炒枇杷叶12克　山楂肉12克　炙前胡6克　炙当归9克　花槟榔9克

二诊：前方服后，大便泻下三次，先后解出蛔虫五十余条，肢温厥回，面青亦退，腹痛略轻，膨胀亦减，稍进薄粥，夜能安寐，脉象弦滑，舌苔厚腻略退。蛔患未平，再拟安蛔和中。

米炒上潞参9克　炙甘草4.5克　炙当归9克　槟榔9克　乌梅9克　雷丸9克　炒川椒4.5克，包　炒白芍6克　炙新会皮9克　煨广木香4.5克　苦楝根皮15克

三诊：两日来便中续下蛔虫四十余条，腹部胀痛俱瘥，胃气未苏，苔薄腻，朱点减少，脉象小弦，中气未复，再进健脾调中。（《叶熙春医案》）

按 本例属于关格证。蛔虫结聚肠中，腹凸绞痛，按之坚硬，烦躁不安，肢冷厥逆，西医诊断为机械性肠梗阻，本拟手术。经中医用酸苦辛滑，温通之法而治愈。

例二 王×，女，28岁，1967年4月21日初诊。脘胁剧痛，辗转不安，大汗淋漓，面色青白，剑突下偏右压痛，拒按，呕恶吐蛔。舌苔白润，脉浮洪。依法（指驱蛔杀虫、疏肝利胆，理气止痛法——编者）治之。

使君子30克　乌梅30克　川椒15克　槟榔30克　延胡索20克　生白芍30克　枳壳20克　川楝子30克　青皮20克　生甘草15克

连服2剂，痛止病愈。[孙克良．中医治疗胆道蛔虫病100例．浙江中医学院学报，1985，9（1）：22]

按 本例属于"蛔厥"证。作者认为方中用甘草之甘能诱蛔食之则蛔动，用酸涩之乌梅使其由动变静，用川椒、槟榔、延胡索之辛，使其伏于下，而潜于中，更用苦味之雷丸、青皮、白芍、川楝，令虫麻痹安宁而被驱除。使君子有驱蛔缓下之功，自能导蛔下行。此外，枳壳行气开胸，宽畅肠胃；延胡索、川楝疏肝利胆，理气止痛；芍、草补虚，缓挛止痛；青皮行气散结，疏通肝胆。诸法结合，故收效甚佳。

简 便 验 方

（1）花椒3～9克，米醋20毫升。

取花椒加水250毫升煎至150毫升,入米醋再煎一沸。1次温服,小儿酌减。

资料来源:《新医药学杂志》,1977.3。

(2) 鲜苦楝皮30克,苦楝子10克,花椒6克。

每日1剂,水煎分3次服,小儿酌减。服时加食醋10~15毫升。

资料来源:《陕西中医》,1980.4。

(3) 生芹菜籽31克,砂糖适量。

将芹菜籽研末加砂糖适量,1次服完。适用于胆道蛔虫病。

资料来源:《湖北卫生》,1973.2。

(4) 莱菔子、陈酒曲各30克。

把上药在瓦片上焙黄,研末,分3份,日服1份,黄酒冲服。忌食糖和寒冷之品。适用于胆道蛔虫病。

资料来源:《广西赤脚医生》,1977.4。

文 献 摘 录

《诸病源候论·九虫病·蚘虫候》:"蚘虫者,是九虫内之一虫也,长一尺,亦有长五、六寸,或因脏腑虚弱而动,或因食甘肥而动。其发动,则腹中痛,发作肿聚,去来上下,痛有休息,亦攻心痛,口喜吐涎及吐清水,贯伤心者则成。诊其脉,腹中痛,其脉法当沉弱弦,今反脉洪而大,则是蚘虫。"

《景岳全书·诸虫篇》:"虫之为病,人多有之,由于化生,诚为莫测。在古方书虽曰由湿由热,由口腹不节,由饮食停积而生,是固皆有之矣。然以常见验之,则凡脏强气盛者,未闻其有虫,正以随食随化,虫自难存;而虫能为患者,终是脏气弱,行化之迟,所以停聚而渐至生虫耳。然则或由湿热,或由生冷,或由肥甘,或因滞腻,皆可生虫,非独湿已也,然以数者之中,又惟生冷生虫为最。""治虫之法,虽当去虫,而欲治生虫之本,以杜其源,犹当以温养脾肾元气为主。但使脏气阳强,非惟虫不能留,亦自不能生也。"

(摘自高等中医函授教材《中医内科学》634~639页)

蛲 虫 病

蛲虫病是指蛲虫寄生于人体肠道引起以反复肛门奇痒,夜间尤甚,影响睡眠为主要特征的病证。本病的流行相当广泛,尤其以儿童发病为多。

病 因 病 机

蛲虫病是因吞入蛲虫卵所致。成熟的雌虫在夜间由肠道移行至肛门附近产卵。虫卵经过不洁的手、食物等,直接或间接的经口进入胃肠,在肠内发育为成虫而引起蛲虫病。其病情轻者仅见蛲虫爬出肛门时引起的瘙痒,重者扰乱脾胃运化,引起食少,腹痛,恶心,呕吐。久则损伤气血,导致消瘦、面唇淡白、夜惊等。

辨 证 论 治

（一）辨证要领

凡肛门奇痒，夜间尤甚，睡眠不安，发痒时可在肛门见到蠕动的细小白色小虫，长约几分，则为蛲虫病。病久可有腹痛、腹泻、消瘦等症。

（二）论治要点

本病宜内治与外治相结合。

1. 内治法

①槟榔 30 克，水煎，每日一剂，分 2 次服。本方以疗程长者效果较佳。②使君子肉，炒熟研粉，每次口服 1.5～2 克，每日 3 次，15 日为一个疗程，根据病情，隔 1 个月后可再服 10 日。③苦楝根皮 9 克，槟榔 12 克，鹤虱 12 克，水煎服，连服数天。④雷丸一味，选用大粒而外皮深褐色者，研细，每天服 6～9 克，连服 3 天为一个疗程，停 1 周后，再服一个疗程。

2. 外治法

用百部 60 克，加水两碗，煎成一碗。每晚作保留灌肠，10 天为一个疗程。

（三）常见证治

证候：肛门瘙痒，睡眠不宁，睡后肛门周围可见细小蠕动的白色小虫，粪便中有时也可找到，有时腹痛腹泻。

治法：驱虫为主。

方例：追虫丸加减。

（四）临证权变

蛲虫病除内服驱虫药外，可用外治法配合治疗，主要以杀虫为主，可内服使君子大黄粉（大黄用量为使君子的八分之一，使君子每岁用 0.3 克，按岁增加，最多不能超过 4 克，连服 6 天）。外治用高醋半斤，以醋加热开水两倍每晚睡前熏洗肛门，或凉后灌肠用。

调 护

（1）勤洗肛门，勤换衣裤被褥，勤晒被褥，保持手指清洁。
（2）对病员家庭成员要同时进行治疗，以预防再感染和重复感染。

简 便 验 方

（1）雄黄 3 克，苦参 3 克，樟脑少许。

将上药研成细粉,用布包成一小团,沾香油或食醋,于晚间睡觉时塞进肛门口处,每晚1次。一般用2~3次即效。

资料来源:《新中医》,1981.10。

(2) 红石榴皮(干)30克,轧粗末,加水500毫升,煮开后加食醋15克,适温(避免烫伤)熏洗肛门,每晚睡前一次。

资料来源:《新医药学杂志》,1979.2。

(3) 旱烟袋油2滴,滴入10~20毫升温开水中,于临睡时,按一般灌肠方法将药液注入肛门内(用一管头涂以凡士林的导尿管插入肛门内约5厘米深,再用20毫升或30毫升注射器吸取药液,接上导尿管),保留10分钟左右,连用2个晚上。本品有毒,不宜多用。

资料来源:《赤脚医生杂志》,1978.4。

(摘自高等中医函授教材《中医内科学》639~641页)

绦 虫 病

绦虫又名寸白虫,绦虫病是因牛绦虫或猪绦虫寄生在人体小肠,引起以大便排出白色节片,可有腹痛、泄泻、腹胀、轻度肛痒、头晕乏力,食欲亢进等特征的病证。治法则以杀虫驱虫为主。

病 因 病 机

绦虫寄居肠中,影响脾胃的运化、吸收功能,故可引起腹痛、腹胀、恶心、便秘或腹泻;吸食水谷精微,导致化源不足,故有消瘦、面色苍白、头晕乏力等气血两虚的证候;由于水谷精微被虫所吸食,人体需要多食以自养,故又可出现食欲亢进的症状。

辨 证 论 治

(一) 辨证要领

粪便中有白色面条状或带状能活动的寸白虫,即绦虫节片。此外,大便常规化验及肛门擦拭涂片检查,可以找到绦虫卵。

(二) 论治要点

本病的治疗宜驱除绦虫,健脾益气。驱虫时,需配用泻下剂,以促进虫体排出。

驱虫常用南瓜子60~120克,去壳碾粉,空腹口服,服后用槟榔80克加水500毫升,文火煎2小时,煎成150~200毫升,一次顿服(即服南瓜子粉后2小时服槟榔煎剂),再过半小时服芒硝30克水煎液。一般3小时内即有完整活动的虫体排出。此外亦可将仙鹤草冬芽(采于深秋,因其状似狼牙,故又名狼牙草)洗净,刮去外皮,晒干,碾粉,早晨用温开水冲服30~60克。因本药兼有泻下作用,可不另服泻药。一般在服药后5~6小时排出虫体。雷丸粉也有驱除绦虫作用,用量为1次20克,一日一次,连服3天,但效果较前两种方法稍差。

驱除绦虫,务必驱尽,需连头节同时排出,方能彻底治愈。若头节及颈节未被驱出,则虫体无论排出多少仍能继续生长。排出绦虫后,需仔细找寻头节及颈节,以辨别全虫是否完整驱除。若发现绦虫尚未驱尽,或又有节片排出时,可仍用上述驱虫药治疗。

益气健脾,用于虫体排出后,中气不足,脾胃虚弱者,常用药如黄芪、党参、白术、茯苓、炙甘草等。此法需与理气调中之砂仁、木香、陈皮、枳壳等药同用,使其快气醒脾,补而不滞。

(三) 常见证治

证候:腹部隐痛,或腹胀不适,肛门作痒,腹泻,粪便可发现绦虫体节片,或在患者衬裤、衣被上亦可发现,日久则面色萎黄,形体消瘦,头晕乏力,失眠。舌质淡,脉细。

治法:先杀虫理气,后健脾养胃。

方例:槟榔汤合南瓜子,或仙鹤草根冬芽。驱虫后再用香砂六君子汤调补脾胃。

调 护

绦虫病患者治疗当彻底,平时不吃未经煮熟的猪、牛肉,不吃含有囊虫的猪、牛肉,以免重复感染。

应 用 例 案

潘姓,男,24岁。1963年7月22日就诊。腹痛,其痛时发时止,精神不佳,食欲不振,大便中有白色绦虫虫体节片,长短不一。大便检验:蛔虫卵(+),绦虫卵(-)。诊断为绦虫病、蛔虫病。用前述处方的成人量(按:处方为新鲜南瓜子一两五钱,新鲜石榴根皮五钱,槟榔八钱,黑丑三钱,水煎服。在服煎药前12小时左右,给患者吃些酸味水果,如葡萄或山楂等——编者),依法煎服。于早晨6时40分空腹服药,至7时30分排出绦虫一条,蛔虫3条。以后患者来治疗其他病症时说,上次服药排出绦虫后,大便中已不再发现虫体节片,腹痛亦消失。[张润轩. 中药治疗绦虫病38例. 上海中医药杂志,1966,(4):138]

按 本例用南瓜子治疗,驱虫迅速。因南瓜子能麻痹甚至杀死绦虫。石榴根皮、槟榔均有驱除绦虫的功能,且后者能消积、利气。黑丑助之,可加强泻下之功。驱虫前12小时用酸类药物,亦因其有遇酸则定之性,使驱虫药易于奏效。

简 便 验 方

(1) 仙鹤草根及芽适量。

将上药洗净,刮去外皮,晒干,粉碎,制成片或丸剂。成人每服30克,小儿每公斤体重服1克,空腹顿服。适用于绦虫病。

资料来源:《四川中草药通讯》,1972.1。

(2) 苦楝根皮60克(鲜120克),槟榔180克。

上药加水1000毫升,煎沸20分钟,滤出;渣再加水750毫升,煮沸20分钟,滤出。将两次滤液混合煎煮浓缩至250毫升,贮瓶备用。早上空腹1次服完。小儿酌减。适用于绦虫病。

资料来源:《河南中医学院学报》,1978.2。

(3)姜半夏、雷丸、陈皮各9克,茯苓、白芥子各12克,苡米15克。

共研为细末,做成蜜丸,每次服9克,每天3次,疗程1~5个月。适用于囊虫病。

资料来源:《吉林医药》,1974.2。

文 献 摘 录

《诸病源候论·九虫病·寸白虫侯》:"寸白者,九虫内之一虫也,长一寸,而色白,形小褊。因腑脏虚弱而能发动,或云:饮白酒以桑贯牛肉炙食,并生栗而成。又云:食生鱼后,即饮乳酪,亦令生之。其发动则损人精气,腰脚疼弱。又云:此虫生长一尺,则令人死。"

《圣济总录·九虫门》:"论曰寸白虫,乃九虫之一种,状似绢边葫芦子。因脏气虚,风寒湿冷伏于肠胃,又好食生脍干肉等,所以变化滋多,难于蠲治。"

(摘自高等中医函授教材《中医内科学》641~644页)

二、《中医大辞典·基础理论分册》部分条目汉译日文稿

王老于上世纪 80 年代初，受人民卫生出版社邀请，参与了《中医大辞典·基础理论分册》（人民卫生出版社，1982 年版）的汉译日工作，具体担任译文审校。在审校译稿时，发现有些条目的译稿有误，为确保译文质量于是进行修改，并亲自对某些无法修改的条目重译。因年久几经搬迁，文稿散失不全，现仅将所保留的部分译稿选摘如下。

岐黄

岐伯と黄帝との合せて称じた方である。古代の伝えるところによれば、黄帝と岐伯は医薬を研究、討議して、医経を創立した。中国において現存する最古の医書である「黄帝内経」の主な部分には、黄帝が問い、岐伯が答える体裁で書かれたものである。そのため、以後、中医学が岐黄の術の言い方があるようになった。

附：原文

岐黄 岐伯与黄帝的合称。古代相传黄帝和岐伯研讨医药创立了医经。我国现存最古的医书《黄帝内经》主要部分是以黄帝问、岐伯答的体裁写成的。故以后有称中医学为岐黄之术的说法。（《中医大辞典·基础理论分册》：159）

一陽

㈠少陽を指す。「素問·陰陽類論」に「一陽タル者ハ、少陽ナリ」とある。「素問·経脈別論」に「少陽獨リニ至ル者ハ、一陽ノ過ギナリ」とある。㈡三陽経の連合の稱である。「素問·陰陽離合論」に「是レ故三陽ノ離合ヤ、太陽ハ開ト為リ、陽明ハ闔ト為リ、少陽ハ樞ト為リ、三経ナル者ハ、相失フヲ得ザルナリ、搏ニシテ浮ニ勿レ、命ジテ曰ク、一陽トス」とある。

附：原文

一阳 ①指少阳。《素问·阴阳类论》："一阳者，少阳也"。《素问·阴阳别论》："少阳独至者，一阳之过也"。②三阳经联合之称。《素问·阴阳离合论》："是故三阳之离合也，太阳为开，阳明为阖，少阳为枢，三经者，不得相失也，搏而勿浮，命曰一阳"。（《中医大辞典·基础理论分册》：1）

二陽三陰

陽明は二陽で、太陰は三陰である。「素問·陰陽類論」で「二陽三陰ハ、至陰トモ皆（内ニ）在リ、陰ハ陽ヲ過ギズ、陽気ハ陰ヲ止メズ。陰陽トモニ絶ナリテ、浮セバ血瘦ヲ、沈セバ膿胕ヲナス。」馬蒔の註によれば「二陽タル者ハ、足陽明胃経ナリ。三陰タリ者ハ、手太陰肺経ナリ。」

附：原文
二阳三阴　阳明为二阳，太阴为三阴。《素问·阴阳类论》："二阳三阴，至阴皆在，阴不过阳，阳气不能止阴。阴阳并绝，浮为血瘕，沉为脓胕"。马蒔注："二阳者，足阳明胃经也。三阴者，手太阴肺经也"。(《中医大辞典·基础理论分册》：3)

陽盛陰傷

陰陽消長の法則に基づいて、陽熱が盛んに過ぎれば、往往にして陰津を耗し傷つけるなのをいう。たとえば、気分が熱に盛んなるのは、治すに甘寒生津をするし、熱が胃腸に結びついては急下存陰をするし、営血つ熱が盛んなれば清営養陰をすることが宜しい。または凉血解毒を兼ねることなある。すべて陽熱の盛んに過ぎる病症に対しては、陰液を消耗し損傷するのを慎重に防ぐべきことは、大切な原則である。

附：原文
阳盛阴伤　根据阴阳消长的规律，阳热过盛的病证，往往耗伤津液。如气分热盛，治宜甘寒生津；胃肠热结，治宜急下存阴；营血热盛，治宜清营养阴，或兼凉血解毒。对于阳热过盛的一切病证，谨防阴津的耗损，是一条重要的原则。(《中医大辞典·基础理论分册》：136)

亡陽

陽気衰竭の重篤証候である。主な症状は、大汗淋漓で汗が珠のようにでる、寒がりして踡臥し、四肢厥冷し、精神は萎靡し、顔色は蒼ざめ、呼吸は微弱になり、渇をして熱いとのを好み、脈は微で絶えるようで、或は浮数して空しいなどである。治療するには直ちに大剤量の人参、附子の類で回陽固脱にすべし。

附：原文
亡阳　阳气衰竭的危重证候。主要症状有大汗淋漓、汗出如珠、畏冷踡卧、四肢厥冷、精神萎靡、面色苍白、呼吸微弱、渴喜热饮、脉微欲绝或浮数而空等。宜急用大剂参附类回阳固脱。(《中医大辞典·基础理论分册》：25)

陰寒

㈠病因である。即ち寒邪の外感とか、或は陽虚で生じた内寒である。寒さは陰の性に属して名とした。㈡陰は外陰を指す。証の名で出典は「金匱要略·婦人妊娠脈証并治」である、また陰冷と名く（「張氏医通」により）。前陰の寒がりが自分で感じることを指す。下部が虚しく冷え、寒気が凝結するによるものは、男が陰部に冷えて陰萎になり、勃起の不能なことで、女が陰部に冷て腹も冷えがするので、多くは生育に影響を与える。治すに温腎散寒をすべし。

附：原文
阴寒　①病因。即外感之寒邪或阳虚所生的内寒。因寒属阴性，故名。②阴指外阴。证名。出《金匮要略·妇人妊娠病脉证治》。又名阴冷（《张氏医通》）。指自觉前阴寒冷。因下元虚冷，寒气凝结者，男子阴冷而阳萎不举；女子阴冷而腹内亦觉冷，多影响生育。治宜温肾散寒。(《中医大辞典·基础理论分册》：140)

地気

㈠陰気を指す。「素問・陰陽応象大論」に「清陽ハ天ト為リ，濁陰ハ地ト為リ。地気上レバ雲ト為リ、天気下レバ雨ト為リ、雨地気ヲ出ゲ、雲天気ヲ出ヅ」とある。㈡運気の術語である。主気を指し、或は時を主る六気を稱して、即ち六気が一歳の二十四節気を分けて司るものである。「素問・六微旨大論」に「天気ハ甲ニ始マリ、地気ハ子ニ始マル」とある。

附：原文
地气　①指阴气。《素问·阴阳应象大论》："清阳为天，浊阴为地。地气上为云，天气下为雨，雨出地气，云出天气"。②运气术语。指主气，或称主时之六气，即六气分司于一岁的二十四节气。《素问·六微旨大论》："天气始于甲，地气始于子。"(《中医大辞典·基础理论分册》：101)

動輸

「霊枢経」の篇名である。動とは脈かうつことを指し、輸とは経気の輸るところである。本篇には、十二経脈の中に唯手太陰、足陽明、足少陰の三経が獨り動し休まない道理及び邪気が四肢にふさがる状況の元に、十二経気が如何に輸轉循環を保るかの問題を鮮明する。

附：原文
动输　《灵枢经》篇名。动，指脉之搏动；腧，即经气所输之处。本篇阐述了十二经脉中，唯手太阴、足阳明、足少阴三经独动不休的道理，以及在邪气阻塞四肢的情况下，十二经气如何保持输转循环的问题。(《中医大辞典·基础理论分册》：101)

動脈

㈠脈象の一である。脈はその形が豆の如く、厥厥としてゆり動かし、滑数にして力があり、鼓動する部位が割合ぴ限局で，脈律が不整なのである。驚き恐れ及び痛証が見える。「脈経」に「動脈ハ関上ニ見、頭尾ナク、大豆ノ如ク、厥厥然トシテ動搖ス」とある。「傷寒論・弁脈法」に「陰陽相搏、名ッケテ動ト曰フ」とある。㈡全身の経脈の搏動が手に応える処。「難経・一難」に「十二経皆動脈アリ」とある。

附：原文
动脉　①脉象之一。脉形如豆，厥厥动摇，滑数有力，搏动部位较局限，节律不匀。见于惊恐及痛证。《脉经》："动脉见于关上，无头尾，大如豆，厥厥然动摇"。《伤寒论·辨脉法》："阴阳相搏，名曰动"。②全身经脉搏动应手之处。《难经·一难》："十二经皆有动脉"。(《中医大辞典·基础理论分册》：101)

白苔黒根舌

白苔にして舌根が黒苔に被われるもので、この際は寒熱の真偽を区別する必要がある。「弁舌指南」にふれば「若シ、黒苔ニレテ積膩ナマズ、白苔薄クテ滑リ、之ヲ刮ゲバ即チ浄メ、舌、上ニ津多ク、口渇セズ、或ハ渇スルモ水ヲ消サザル者ハ、真寒仮熱ナリ、宜シク十全辛温救補湯ノ加減トスベシ。若シ黒根ハ粘膩ニ粗ク渋ク、乾厚クテ、之ヲ刮グルモ浄メズ、苔ハ乾キテ津ナリ、口渇シテ飲ヲ引クモノハ、真熱仮寒ナリ、宜シク十全苦寒救補湯ノ加減トスベシ」とある。

附：原文

白苔黑根舌　白苔而舌根黑苔，宜辨別寒热真假。《辨舌指南》："若黑根无积腻，白苔薄滑，刮之即净，舌上多津，口不渴，或渴而不消水者，真寒假热也，宜十全辛温救补汤加减；若黑根粘腻粗涩，干厚刮之不净，燥苔无津，口渴引饮，真热假寒也，宜十全苦寒救补汤加减。"(《中医大辞典·基础理论分册》：94)

間者并行

治則の一である。出典は「素問·標本病伝論」である。病が軽くも症状が割合に多いものには、主症と兼症を同時に治療しても宜いこと。または標病と本病が混雑しているものには、標本をともに治し、補瀉を兼て施し、寒熱を互に用いることができることを指す。

附：原文

间者并行　治则之一。出《素问·标本病传论》。指病轻而症状较多，可主症、兼症并治；或标病、本病同时夹杂，可标本兼顾，补泻兼施，寒热互用。(《中医大辞典·基础理论分册》：168)

三、《漢方治療百話》日译汉部分文稿

《漢方治療百話》是日本当代著名汉方家矢数道明先生所著,1985年7月第六集出版。本书反映了日本当代中医治疗多种疾病的最新水平,非常值得参考和借鉴。当时中国中医研究院(现中国中医科学院)中医典籍研究室于天星教授,组织全国力量进行编译。经全体编译人员努力,于1985年底完稿。本书中文书名为《汉方治疗百话·第六集摘编》,崔月犁、叶橘泉等作序,苗子先生为本书题签,拟由北京科学技术出版社出版。但遗憾的是,由于某种原因,该书最终未能付梓。该书内容分为四部分,共169项题目。王老应邀参加了本书的编译工作,兹将部分译稿选摘如下。

107. 桂枝茯苓丸和芍药甘草附子汤治疗椎间盘脱出引起的腰痛

患者,49岁,农村妇女,1978年6月初诊。

主诉:腰痛10年,经多方治疗无效,外院诊为脊柱异常引起的椎间盘脱出。患者体质中等,营养中等,坐位及伏卧位检查,可见腰椎有明显突起,上身呈前屈位。产3次,4年前闭经。腹诊呈现瘀血征,脐旁、脐下两侧明显压痛、抵抗感。血压初诊170/90 mmHg,未用过降压剂。10年来,因腰痛一直未能很好从事田间劳动。

据腹证,作者处以桂枝茯苓丸、芍药甘草附子汤合方(用白河附子1克)。用药后2小时,腰痛明显减轻。继服原方1个月后血压降至140/80 mmHg,全身轻快。3个月后,曾苦恼了10年之久的腰痛,已几乎完全缓解。因服药后身体舒适,故又令其继续服用一年半。结果虽弯腰时的凸起仍在,但腰痛基本痊愈,血压稳定在130/80 mmHg左右,脐旁及脐下抵抗、压痛的瘀血腹证也基本消退。

108. 先后用薏苡仁汤、通气防风汤治疗关节痛和肩背痛

患者,55岁,女,于1979年9月14日初诊。数年前开始,每值梅雨期和秋季全身关节痛,但无红、肿及功能障碍,医生认为不属于风湿病。疼痛发作时有全身倦怠、肩背酸重,头痛目眩。经仔细检查亦无阳性体征,外院诊断为精神紧张引起的神经性疾患。脉细弱,血压110/80 mmHg,体质略消瘦、呈贫血征。

上述症状中以肩背酸重牵引不适、夜眠转侧维艰、不能持重物等症状最为突出。触诊肩、颈、背部确有僵硬感及压痛。此外患者尚有胃弱、胃下垂症。

时值9月初秋,因患者关节疼痛,作者首先投予薏苡仁汤,药后关节痛止,肩背酸重稍有减轻。至12月虽关节痛痊愈,但两肩和背酸重疼痛,以及由此引起的夜卧翻身困难仍未缓解。作者辨证为气郁,用治肩背拘急方,但服20日后仍无好转。于是作者试用《古今方彙·肩背痛门》辨惑论中的通气防风汤。该方主要作用是"治肩背痛不得回顾者"。作者认为"不得回顾"即翻身困难之意。

该方疗效很理想,患者服药1周后,肩背酸痛完全消失,精神爽快。
通气防风汤:
藁本、防风、川芎各3克,羌活、独活各4克,甘草、蔓荆子各1克。
以下就每味药物的性能加以说明。
藁本:性温,除痛,祛巅顶之寒湿,除风邪。
防风:甘温,能除头晕、骨节痹痛、诸风、口噤。
川芎:温,能止头痛,养新生血,开郁,上行。
独活:甘苦,除头项难舒、两足湿痹、诸风。
羌活:微温,祛风,除湿,治头疼身痛,能舒筋活骨。
蔓荆子:味苦,治头痛,能医拘挛,除湿痹泪眼。
甘草:甘温,调和诸药。

浅井正封《方彙口诀·肩背门》载,肩背痛的病因为风、寒、暑、湿等外邪,以及痰、疝、气滞、温泉中湿等。其中以发于气滞和痰证较多,也有起因于妇人血道者。治疗本病最为有效的方剂是通气防风汤。该方主治因风邪、湿邪不循太阳经而引起的肩背拘急、不得回顾,纯属治疗上半身风湿的方剂。此外对于阴雨、潮湿时,位于天窗穴处的沉重感、肩背僵硬不舒、头昏等症,本方皆有良效。

本例于梅雨多湿时或入秋台风季节症状较重,可以认为是由风湿所致。

109. 五十肩与二术汤

患者,53岁,肥胖妇女。1980年3月下旬初诊。2年前开始左肩及左上肢疼痛,经外院诊断为五十肩。继而左下肢也发生疼痛,外院又认为系老年现象。当时尚有右肩疼痛,至半年前两侧指端发麻,感觉逐渐丧失,两侧肩凝皆较重,患者每5日接受按摩1次。

食欲一般,大便约3日一行。未生育,已闭经5年。

脉沉而有力,初诊时血压140/90mmHg。腹膨满,未发现抵抗压痛,口渴。

作者认为本病由肥胖水毒所致,故试用二术汤加大黄0.5g,嘱其连服1个月,药后大便通畅,量亦增多,精神爽快,重症肩凝病完全缓解,1个月来未再接受推拿、按摩。令人感到意外的是,2年前肛门附近生一硬结,几次检查,医生都否定恶性肿物而未予注意,服本方10剂后,这一硬结竟完全消失,令患者惊喜不已。

由于应用本方后患者感到轻松愉快,以后又令其继续服药一段时期。

110. 变形性膝关节炎和高血压用防己黄芪汤、越婢加术汤合方

患者,60岁,女,虚胖体质,于1980年7月2日初诊。主诉:去年11月起右膝关节肿痛,不久因积水抽液数次,每次50毫升。患者于发胖前几年血压升高,3年前又兼有胸闷不适,经医生诊断为冠心病。

患者体重65公斤,脉弦而有力,膝痛,步行困难,下楼梯时尤甚。周身疲惫不堪,失眠,下肢畏寒,终日如浸于水中,两足浮肿,多汗。其右膝肿胀,有压痛,不能跪坐。血压初诊时为160/110 mmHg,腹膨满,脐周有轻度压痛抵抗感。

作者认为本证乃虚实各半,因而用《金匮要略·水气病》防己黄芪汤及越婢加术汤合方治之。服药1个月后体重减轻3公斤,膝肿几全消,倦怠感缓解,全身舒适,食欲增加,过去

一直不能食用的小豆米饭也能健啖自如。继服本方1个月后,血压降至160/100 mmHg。2个月后,体重又减轻2公斤,为60公斤,精神振作,步履矫健,血压降至150/90 mmHg。

防己黄芪汤用于体表水毒,表虚汗出,下肢气血循环障碍,畏冷。尤以因虚胖而易疲劳、膝关节肿痛时为常用。在这些证候中,属于虚证者多用防己黄芪汤;若属于实证者则多用越婢加术汤。本例介于虚实之间,故两方合用后,诸症好转。

111. 用提肩散治疗肩背痛

患者,60岁,女,体质消瘦偏虚,1979年9月初诊。26年前患冠心病,经常发生发作性胸内苦闷感。30岁时曾患渗出性胸膜炎,不久又罹患肺结核。是年6月,出现发作性左胸痛3次,全胸呈压榨痛,连及咽部皆觉不适,持重物时也可引起发作。脉沉细弱,手足冷,血压偏低,初诊时为120/80 mmHg。未生育,食欲、大便、睡眠皆正常。

心绞痛样胸背痛属于虚证者,作者常用千金当归汤。本例用此方后,病情渐渐好转,至1980年12月,症状已减轻三分之二,能从事劳动。1982年1月,因双侧肩背部酸重疼痛感转重,作者用《寿世保元·肩背痛门》提肩散方治之。

按 提肩散能"治热乘肺,肩背强直作痛"。药物有防风、羌活、藁本、芍药、川芎各3克,黄连、黄芩、甘草、生姜各1克。

药后,久治不愈的肩背沉重酸痛症始见减轻,继续服药3个月后,肩背酸痛显著减轻,虽未痊愈,却为患者自延医调治以来效果最佳的一次。

浅井正封《方彙口诀》载,本病的病因是风热入侵于肺的体表部位,该部即位于肩背,故有肩部不舒、疼痛等症。提肩散功能祛风热,本例既往曾患胸膜炎、肺结核、肺炎等病,因而系风热侵肺所致。

112. 十味败毒散加味治疗风湿症

患者,46岁,家庭妇女,1979年12月初诊。

2年前患多发性风湿性关节炎,其父母也罹患是疾。该患者从指间关节开始发病,继而遍及全身。半年来虽经多方治疗,反而日趋恶化,因而接受冷冻治疗。经过冷冻、一般运动、登山等疗法后,效果很理想。至1978年8月,症状完全缓解。但从10月起关节炎复发,各种疗法无效,经推荐来院治疗。

营养、面色一般,脉弱,舌苔白,血压低,初诊时为110/70 mmHg。现仍继续冷冻疗法,并尽可能坚持锻炼,但关节痛始终不愈,尤以双侧手指、膝、肩等关节为甚。

作者处以薏苡仁汤、桂枝芍药知母汤、桂枝加术附汤(附子为1.5g)等方,连服7个月后,未见显效。

1980年8月,于某院用金制剂治疗。但注射该药后,上半身特别是肩部发生严重的湿疹,瘙痒难忍,停用金制剂后仍不见好转。此时虽关节疼痛如故,但患者来院要求尽快先治疗湿疹。作者用十味败毒散加茵陈、山栀各3克,附子1克治之。药后,不仅湿疹好转,而且风湿症也奇迹般突然减轻。继续服用本方1个月后,手指屈伸自如,能跪坐,关节疼痛几乎完全消失。至1980年12月,患病各关节皆能自由活动,可从事一般家务劳动,并能和往常一样讲授茶道和插花术等功课。由于本方效果非常好,患者要求继续服用,至今仍未复发,而过去每到梅雨季节,其风湿病必然恶化。作者认为十味败毒散能同时治愈湿疹和风湿,实出意料之外。

作者指出,本治验虽仅一例,偶然性很大,但试分析十味败毒散的功效,尚有必然因素。风湿、红斑狼疮、结节性红斑、过敏性病灶感染等,都被称为结缔组织疾病,一般常用十味败毒汤作为改善患者体质的药物。本例在关节风湿症的基础上又患有过敏性湿疹,从改善体质的角度来看,都可应用十味败毒汤,因而湿疹和风湿同时治愈。

113. 战胜风湿性关节炎而婚育

患者,30岁,女,服务于某公司,1972年9月初诊。5年前患多发性风湿性关节炎,未能结婚,体质消瘦。现症见两肩、手指、膝、足等关节疼痛,但仍在忍痛坚持工作。脉弱,血压120/80 mmHg,腹平坦,无胸胁苦满及抵抗压痛等征象,便秘,关节轻度强直属于风湿症的轻型。

作者首先用薏苡仁汤治之,效果不显。继而用桂枝二越婢一汤加茯苓、白术、附子、大黄(附子1克,大黄0.5克)治疗,药后疼痛减轻,嘱其按原方长期服用。3年后疗效显著,能和朋友一起外出旅行。至1979年12月患者37岁时,因风湿症稳定,始结婚。婚后不久于1980年10月正常分娩一女。产后曾有一段时期关节痛复发,但较轻微,不妨碍家务劳动。

114. 薏苡仁汤加味治疗风湿症

患者,46岁,女,肥胖妇女,面部气色正常,1982年12月初诊,10年前做子宫肌瘤手术时,曾因输血引起黄疸型肝炎。此后,凡在人群拥挤的地方超过10分钟,则感心中苦闷不堪。从5年前开始右手腕疼痛,初起外院曾诊断为腱鞘炎,但尚有两侧指间关节及膝部肿胀,腕痛范围也逐渐扩大,风湿反应(+)。

作者用薏苡仁汤加附子1克,桃仁、丹皮各3克治之。药后未患感冒,精神转佳。继续服药1年后,跪坐步行都很轻松。又继服本方1年,关节痛基本消失,步行自如。作者认为,治疗亚急性或慢性风湿症疼痛较重时,薏苡仁汤加附子1克常有良效。

115. 薏苡仁汤加附子治疗风湿症

患者,40岁,女,身躯肥胖,1981年7月初诊。8年前开始,手指关节肿胀,时轻时重。至今年1月,手指关节及膝关节疼痛加剧,右膝疼痛较著,不能跪坐。经某大学附属医院检查,风湿反应阳性。

作者用薏苡仁汤加附子1克治之,服药后疼痛日渐减轻,服药3个月后,手指已能屈曲,跪坐正常,能参加劳动。连续服本方1年余,至今年5月,已能跑步。继服本方1年后,诸症基本恢复正常。

116. 提肩散治肩背酸痛

患者,52岁,女,1980年1月初诊。8年前因胆结石病,反复发作心下痛、肩背酸痛,作者处以柴桂汤。服药1年后,心下疼痛基本消失,但肩背酸重无效。血压110/70 mmHg。1981年11月,作者改用《寿世保元》的提肩散,服药3个月后,肩背酸重疼痛明显减轻,继服2个月后,数年未愈之肩背酸痛竟完全缓解。

提肩散治"风热乘肺,肩背强直作痛"。处方:防风、羌活、藁本、芍药、川芎各3克,黄连、黄芩、甘草、生姜各1克。其制方之意未明。《古今方彙》附录药性歌中,对组成本方的药性记载如下。

防风:常用于头晕、骨节痹痛、诸风、口噤。

羌活:微温,用于祛风、除湿、身痛、头痛、舒筋、活骨。

藁本:气温,用于除痛,治巅顶寒湿,祛风。

芍药:酸寒,能泻、能散,用于破血通经。

川芎:性温,能止头痛,养新、生血,开郁,上行。

黄连:味苦寒,用于泻心、除痞、清热、明眸、厚肠、止痢。

黄芩:苦寒,泻肺火,清大肠湿热。

甘草:甘温,用于调和诸药,温中。

综合以上药物作用的介绍,大致可以认为本方方义接近于治疗风热乘肺(黄芩、黄连),祛风(防风、羌活、藁本)止痛(羌活、藁本、芍药、川芎)。

117. 踝外侧积水用五苓散

患者,64岁,家庭妇女,1983年8月10日初诊。体质及营养一般。2个月前左足跟外侧肿起如蛤大,形圆,质软,如停水状。外科穿刺抽出水样透明液体。局部不红无痛,只是抽液后很快又肿起如故,如此反复3次。患者不愿再次抽液,希望求治中医,因而来院求治。局部触诊柔软,似水停于内。作者认为本病属于局限性水液停滞,处方用五苓散30日份治之。1个月后未来院复诊,但至2个月后患者寄来感谢信。据云,服药不到1个月,肿物迅速缩小、消失,迄今未反复。本例不具备五苓散证的口渴,小便不利,但也收到满意的疗效。

118. 麻杏苡甘汤加术治疗浆液性膝关节炎积水症

患者,70岁,女,1983年4月初诊。体质肥胖,1982年达70公斤,初诊时为60公斤。面赤,脉弦。血压初诊为150/80 mmHg,但以前的收缩压为180mmHg左右。

主诉:3年前左膝肿痛,发热、积水,每周在外科抽水一次。今年左膝亦肿,也开始抽水。抽水后局部稍轻快,但很快就肿痛积水如初,因而影响跪坐。步行困难,需由家人扶持才能艰难移步。

诊时,左膝关节明显肿胀,触之灼热,右膝亦稍肿胀,无热感。已抽水3年,仍每周1次,不抽水即不能行动。作者诊断为慢性浆液性关节炎。

《汉方诊疗医典》急性浆液性关节炎项,第一个处方就是麻杏苡甘汤加术。据云:本方原用于汗出当风,或长时间受冷所致的疾患,因而可治内有水湿引起肌肉、关节肿痛者。浆液性关节炎的早期阶段,有肿胀疼痛时常用此方。

作者认为本例虽非早期,仍可用本方治之。服药1个月来,虽然抽水4次,但疼痛已明显减轻,继服1个月,只抽水2次。服药3个月来诊时,已能独自步行来院就医,1个月来只抽水1次。又服后1个月,未再抽水。患者居住于千叶县境内,与本院有相当一段距离,以后完全能够步行来院,并一直未再抽水。为防止复发,嘱其继续服药一个时期。本病疗程虽长,但效果是令人满意的。

119. 足跟部外侧积水与五苓散

患者,43岁,女,1978年1月初诊。膀胱炎反复发作已20余年,每年发作1~3次,时有血尿。近3年来,每次发作皆用猪苓汤治疗,症状可基本缓解。1983年11月24日来院求治,据云近日来膀胱炎虽未复发,但右踝关节及右足跟外侧积水肿胀,如半个鸡卵大,松软,不移动,妨碍跪坐,甚不方便。触诊患部绵软如内部停水。因患者便秘,故用五苓散加大黄1克,药后局部肿胀迅速缩小,服药仅1个月即完全治愈,未复发。五苓散治停水,无口渴、小便不利时用此方亦收良效。该患者营养及面色皆一般,血压130/80 mmHg,舌无苔,腹平坦无异常。疗效很理想。

120. 用清上蠲痹汤治疗粘连性脊髓炎引起的下肢无力症

患者,61岁,家庭妇女,1978年4月初诊。由家人扶持,步履艰难地进入诊室。

20年前做过子宫肌瘤手术。1年前,搬动大花盆时摔倒在地,碰伤左侧腰部,并摔伤后头及项背部。入某医院治疗1个半月出院,以后因症状未能痊愈而再次入该院。第2次入院时完全不能行走,只能爬行。当时诊断为粘连性脊髓炎。

现症:跪坐不能超过半小时。两手和两肩颤抖,步态蹒跚,左大腿部肌肉和腓肠肌紧张,左下肢不能前伸,头痛,两侧腱反射消失,营养状态一般,面红赤,脉沉而紧。血压初诊170/100 mmHg,产3,子宫肌瘤术后无月经。腹诊:腹部柔软膨满,无胸胁苦满及脐旁抵抗压痛感。

福井枫亭《秘方集验》的痿症方,一般常用于"腰脚痿弱,下肢无力,麻痹,脊髓炎引起的腿软"等,故治疗开始时作者处以痿症方。但出乎意料之外,患者服药后食欲减退,心下痞满,呕逆,致不能继续服用。此为地黄剂腻膈所致,需更换新方。

此患者除下肢无力之外,尚有长年不愈的头痛。作者认为下肢无力于短期内不易好转,故决定治疗方向为第二主诉——头痛,用清上蠲痹汤治之。

本方服用顺利,尤其令人惊奇的是,服药1个月后,两肩、两手颤抖消失,能步行,头痛也显著好转。继服上方4个月,至8月份下肢无力完全恢复,步行自如。血压130/85 mmHg。本例虽属偶中,但也可说明时方之妙。以后患者未复发下肢无力和头痛,可从事日常活动。继续服药至1979年1月停药。

121. 治打扑一方治疗脑挫伤引起的多项运动功能障碍

患者,59岁,公务员,1982年2月初诊。

4个月前(1981年10月末)因交通事故,颅骨损伤。颅骨呈开放性凹陷性骨折,导致脑挫伤。入某院治疗2个月,目前虽已出院,但后遗症较严重。体质佳,肥胖体型,面红。

现症:面部表情淡漠,呈痴呆状,因失语而无法叙述自己的病情,左手不能握,左腿不能伸,难以步行,不能跪坐。肩、项肌肉紧张僵硬,颈项不能转动,全身运动障碍显著。因身躯活动很不灵活,故行动需人扶持。

脉正常,腹平坦,无紧张及压痛。膝腱反射左侧亢进,右侧消失。血压120/80 mmHg。确为一例后遗症相当严重的患者。

腹证无特殊,亦无瘀血症状,但从疏通气血的角度考虑,作者处方为打扑一方加桃仁、丹皮。作者认为本病疗程较长,不能期待速效。患者乃辞公职,专心坚持服药。3个月后,诸症开始减轻,又继服原方1年,至1983年5月来院门诊时,见其身体完全恢复正常,面部气色转佳,步行不需人搀扶,失语完全恢复,满面春风地和医务人员交谈着。原来不能活动的头部,也随着病情的好转而活动自如,视力左右皆正常,可跪坐。

本例的治愈,虽与自然恢复有关,但连续服用治打扑一方长达1年零3个月,则该方的疗效仍然是可以肯定的。

122. 滋阴至宝汤治疗反复发作的不明热

患者,28岁,女,未婚,工作于幼儿园。特从北陆地方千里迢迢来京就医。

初诊于1979年8月22日。患者外貌肥胖,面赤,显得身体不太虚弱,此因服用类固醇剂引起满月脸的缘故。患者从3岁起,反复高热,体温达39～40℃,经多方医治无效。当时医生诊断为小儿风湿热,但无关节肿胀、疼痛。1年后,发热基本消失。成年后做保姆工作。

1982年4月曾患脑脊髓膜炎(有医生诊断为肺炎),用抗生素治疗时曾发生休克。此后,患者较易外感并每月高热1次,甚感困扰。内科医生仍用类固醇治疗。现症见全身倦怠,经常便秘,大便约3日1次,不发热时食欲正常。

脉弱,初诊血压110/70 mmHg,因易患感冒,经常有微热。听诊、叩诊无异常,胸胁苦满,瘀血征象等不明显。作者诊为妇人虚劳,处方用《万病回春》滋阴至宝汤。药后,便通每日1次,精神振作,身体日趋健壮。继续治疗2个月后,未再发生高烧和感冒,服药至6个月,已无倦怠感,精力充沛。血压120/70 mmHg,已能正常工作而不休病假了。又服药3个月后,停用类固醇剂,诸证未发。

滋阴至宝汤,出于《万病回春·虚劳门》,主治"妇人诸虚百损,五劳七伤,健脾胃,养心肺,退潮热,除骨蒸,止咳嗽,化痰涎,收盗汗",常用于结核或肺炎、流行性感冒等症,热退后又反复高热或长期低热不退的体质虚弱者,尤宜于妇女虚证中的低热。凡见证虚于小柴胡证,类似加味逍遥散证而实际上又不宜加味逍遥散者皆可用之。

处方:当归、芍药、白术、茯苓、陈皮、知母、香附、地骨皮、麦门冬、柴胡各3克,贝母2克,薄荷叶、甘草各1克。

123. 葛根汤浸膏散使人振奋

患者,45岁,公司负责人,73公斤。1980年4月初诊。前不久血压升高,至今又感全身倦怠,心下痞,肩背酸痛,思睡,有飞蝇幻视症(译者注:玻璃体混浊症状),故甚为苦闷。有时咳嗽吐痰,外院认为有支气管扩张的可能。脉沉不甚有力,血压初诊为160/110 mmHg,腹诊有轻度胸胁苦满,脐周较硬。作者用大柴胡汤合八物降下汤治之。服药3个月后,血压降至140/90 mmHg,飞蝇幻视症基本消失。

1980年12月又患感冒,作者用葛根汤流浸膏散治之。患者服药后,感冒迅速治愈。愈后仍自主继续服药,每日1次。

1981年5月来院门诊时,血压150/100 mmHg,据云服用上述感冒药后,持续不愈的倦怠感消失,能精神振奋地做事工作,并盛赞此药之灵验。

大塚先生晚年时常谈到:他早晨如先服用葛根汤浸膏散再去门诊,则工作效率会大大提高,不感疲劳,头脑清晰,不发困,整天轻松愉快。这些现象都是本药增加体力的效果。服法为每次用量3～4克,1日2～3次。大塚先生有寒证,属于阴虚证(译者注:相当于中医的阳虚证)体质,为人参汤的适应证,故总是容易疲劳,自服用葛根汤浸膏散以后,疲劳感完全消失。有关上述问题,大塚先生曾发表过治验报道。

本方之所以有如此疗效,从制方原理方面分析,作用较大的是麻黄。早在日本明治时期,东京大学名誉教授三浦谨之助先生因他在学生时代(1885年)着手研究麻黄中所含有的麻黄碱的散瞳作用而一举成名。以后他又继续进行研究,于1941年发表了题为"关于从麻黄中提出除倦觉醒剂philopolos(译者注:一种交感神经兴奋药)"的论文,发表于《试验医报》第325号。该制剂的作用是"缓慢刺激大脑,使机体轻松地进行体力和脑力工作,能减轻疲劳,夜间作业时不易犯困"等,并作为除倦觉醒剂而问世。

希腊语philopolos一词的原意是"爱做工作,用功",因而本制剂被命名为philopon。但自第二次世界大战后,由于学生及艺人滥用此药致中毒,而成为当时的一个社会问题。目前本药被看作是一种可怕的麻药,一般情况下禁止使用。

人们在开始工作之前,服用葛根汤浸膏散则不易疲倦、犯困,头脑清晰,精力充沛。这些作用也可能是因为本方中含有麻黄,麻黄碱具有觉醒作用;葛根有促进脑血管血流的作用。然而服用葛根汤浸膏散一般不会引起中毒,故不必担心。

124. 关于薏苡仁是否为妊娠禁忌药的问题

庄淑旗著,《主妇之友》杂志社发行的"薏苡仁健身法"第126页:"薏苡仁的禁忌证只有一个",就是"用于妊娠会促使流产。故而有流产史的妇女或妊娠妇女绝对禁用"。对此,温知会玉置新治氏提出质询:本药坠胎之说,有无令人信服的报道?作者把查阅的一些资料整理成文,曾于1981年4月召开的温知会上予以回答。

鉴于本书读者可能持有同样疑问,故把当时答问的概况综述如下,以供参考。

(1) 主张妊娠禁忌薏苡仁的文献

1)《新注国译本草纲目》卷一,收载妊娠禁忌药物87种,其中一般常用药有乌头、附子、桂心、南星、半夏、巴豆、大戟、藜芦、薏苡仁、牛膝、皂荚、牵牛、厚朴、桃仁、牡丹皮、瞿麦、通草、红花、苏木、代赭石、芒硝、水蛭、虻虫、蛴螬、牛黄、龟板、生姜、麝香等。其中包括薏苡仁在内。

薏苡仁在《神农本草经》中属于上品,无毒,"久服轻身益气",无禁忌证。《本草纲目》也曾推荐用薏苡仁治疗妊娠生痈者,用法是煎汤连续饮之。

《本草纲目》卷七薏苡仁项载:"薏苡仁根煮服坠胎(唐·陈藏器《本草拾遗》)。"

2)《经史证类大观本草》(宋·大观二年)。

3)《经史证类备急本草》(唐慎微)。

以上两种文献皆载有薏苡仁堕胎之说。

4)《中国药学大辞典》(陈存仁氏)引用清代闻立升著《本草选旨论》薏苡仁项:"妇人妊娠者悉宜忌之。"

5)《中药大辞典》(1977,江苏新医学院编)薏苡仁项载:"主筋急拘挛,不可屈伸者。"在"宜忌"项载:"脾约便难及妊娠慎服。"

《本草经疏》亦载"妊娠禁用",并认为薏苡仁根煮服坠胎。

(2) 日本本草文献

1) 见原益轩《大阪本草》。

2) 小泉荣次郎《和汉药》。

以上两书薏苡仁项无禁忌。

3）曲直濑道三《药性能毒》薏苡仁项载："无毒，因寒筋急者及中焦极冷者禁用。根，下三虫，堕胎。"

4）冈本一抱《和语本草纲目》薏苡仁项："有毒，孕妇禁用，气虚下陷者不用。"（即气虚，易疲劳，精神不振，无力性体质，下垂体质者不宜使用）

5）大冢敬节《汉方和民间药百科》薏苡仁项载："月经不调，月经经常迟滞不通者煎根饮之佳，可有通经之效。"

综合以上文献，可以认为日中双方基本上都主张薏苡仁在妊娠中应慎用，有时可有流产之虞。

近年来有关薏苡仁的妊娠禁忌问题似为大家所注意，也有具上述同样问题的人，其质询与解答刊于《日本医事新报》。

《日本医事新报》2807号（1978年2月11日），刊出难波恒广氏对"妊娠禁用、慎用的生药"的详细解答，指出了禁用生药、慎用生药及处方。

《日本医事新报》2921号（1980年4月19日），载多留淳文氏对"妊娠可否使用薏苡仁"及催畸胎问题的解答。据云薏苡仁的催畸胎作用比正常对照组还低，曾用薏苡仁汤浸膏颗粒治疗3例妊妇，并未发现不良反应。

1979年10月，胜田正泰氏以妇产科专科医生的身份，就有关薏苡仁的妊娠禁忌问题，广泛考证了中医学多种文献，详细发表于日本东洋医学会东日本支部会（刊于《日本东洋医学会志》31卷4号）。

妊娠应用薏苡仁促流产的机制：

薏苡仁的作用是缓解筋急拘挛，亦即治疗肌肉拘挛。妊娠时子宫在保护着胎儿，如使子宫肌肉弛缓，则容易引起流产。此外，据最近研究结果证明，薏苡仁有抑制肿瘤作用由于该药有薏苡仁酯（coixenolied）这种特殊成分，故妊娠时应予慎用。

庄氏也认为薏苡仁具有抑制细胞的异常增生作用，因而同样可能把子宫内的个体驱逐出去。薏苡仁具有致癌作用，也是使疣或硬块软化、消除的药物，据此似对胎儿也有不利影响。

据上述，凡虚证、无力型体质、虚寒体质、习惯性流产者等，用本药时应予注意。

至于以前用薏苡仁是否有流产的实例？使用妊娠禁忌药是否发生过流产？关于这类问题，作者经验不多。但在日本东洋医学会作报告时，曾就此谈过如下问题：

《金匮要略》指出：子宫肌瘤的患者妊娠、漏血时，可用桂枝茯苓丸。该丸中含有妊娠禁忌药桃仁、牡丹皮，就是说有病就可以用。

作者曾遇到一个特殊病例，那是在第二次世界大战以前。作者才学中医2年，正是初生牛犊不怕虎的青年时代。作者朋友，他和一个曾在咖啡馆当过女招待的妇女结了婚。她在体质上属于当归芍药散证，是弱不禁风的。婚后不久，她怀了孕。在妊娠5个月时，突然右下腹剧烈疼痛，并可触到肿块，痛时辗转反侧，痛苦不堪。于发病之初，作者诊为急性阑尾炎，投以大黄牡丹皮汤治之。2天后腹部膨隆如足月妊娠状，腹痛有加无已。到第3天，腹痛突然停止，但腹部仍可触及有如临产前胎儿样大小的肿块。后来才知道，这种情况的发生是因为增大的子宫引起右侧卵巢囊肿急性蒂扭转，血液流入囊肿内而不能出，以致卵巢逐渐增大所致。至发痛第3日，囊肿蒂因极度扭转而自然断离，断离后腹痛虽止而腹满如故，其时已满腹都是血了。当时作者曾劝其入院手术，但因其家境贫寒，住不起医院，要求作者继续为其治疗。作者当即以抵当丸方,令其每服30粒,1日3次。药后,3日之间大便下血数次,腹满几乎全消,卵巢囊肿缩小到手拳大。后来总算是住院,并做了手术。术中取出囊肿,见其中长满了毛发、骨、牙齿之类的组织。这类组织,抵当丸是无法消灭掉的。术后胎儿发育正常,足月时产一男孩,以后又生育2次。

抵当丸中有妊娠禁忌的水蛭、虻虫、䗪虫、大黄之类的药物,然而服药后瘀虽下,并未坠胎。人类的生存力和大自然的作用,其坚韧度着实令人惊叹。

战后,在粮食困难、生活困难的混乱时代,人们连续数年不愿生育。当人工流产相当盛行时,有些妇女付不起人工流产的费用,常常有人迫切希望从汉方医方面想想办法,搞些流产药物。作者认为人工流产是势所必然的,不能拒绝本人及家属的希望,嘱以仅在早孕停经期间服用桂枝茯苓丸加鳖甲、薏苡仁方,有可能使月经来潮。如服药1个月仍无月经时,就要到西医妇科处置。接受本方治疗的有好几个人,结果服用此方后,来月经或流产的连一个也没有,都转到西医妇产科去了。

可以认为,生育能力通过妊娠使种族保持下去的力量,是大自然的一种玄妙机制,不是这么一点内服药所能破坏得了的。因为有其适应证,即使应用抵当丸也未发生流产,而是足月正常分娩的。

然而,一般说来在怀孕期间没有适应证的情况下,对这样的祛瘀血剂、细胞增生活跃抑制剂等,还是以慎用为宜。

山田会长提出:在学会上发表本论文时,如有记者在场的话,要注意不要让他们把有关中药流产的问题作为一项重要消息报导出去。因为他认为"用中药后引起流产之类的见解,是不科学的"。无疑他的主张是完全正确的。如果孕妇的体质正常,对薏苡仁、半夏之类的药物,当然不必过于担心。如果半夏能导致流产,那就连妊娠恶阻也不能用小半夏加茯苓汤了。

125. 用淀粉纸包半夏口服促使大便通畅的病例

患者,72岁,女,1980年3月19日初诊。体质消瘦,面部气色不佳,似乎疲惫不堪。

患者患有糖尿病已25年,并曾因胃溃疡做过两次手术。现在胃部仍不舒服,有钝痛感,常常呕吐,自觉筋疲力尽,纳呆,不寐,肩凝,头痛,腰痛,便秘,服用各种泻下剂无效。夜尿多,每夜约3次。血压初诊时140/70 mmHg,尿化验蛋白(±)、糖(-)。

患者自述曾"患便秘证,用一般的泻下剂,大便仍不通畅。后来按别人告诉的方法将半夏制成粉剂,每次1小匙,用淀粉纸包裹送服,服后便通正常,精神爽快"。

这是一个罕见的病例,作者过去从未听说用半夏散通便的事,实为前所未闻。因而作者搜集了文献,就有关半夏通便的问题作了一些考查。

(1) 将生半夏放入口中,会感到一种强烈的刺激,即一种麻辣感并很快扩散到整个口腔直至咽喉,使局部半日乃至一天之后仍不舒服。据说此时若咀嚼生姜,能会使辣嗓子的感觉消失。自古以来,一般都认为半夏辛平有毒,生姜可解半夏毒,许多载有半夏的处方中都同时加入生姜以济其偏。半夏煎服,即通过加热使这种辣嗓子的刺激感消失。

(2)《中国药学大辞典》列举了半夏多种功效。其中有"半夏在胃中无任何作用,但到达肠道后则能促进肠液的分泌"的记载。淀粉纸包半夏末服用后大便即通畅,可能基于上述作用。《本草纲目》载:"老人虚秘、冷秘,用半硫丸。"半硫丸用炒半夏、生硫黄各等份组成。由于虚证便秘者常用半夏,故一般便秘者也可用之。

(3)《本草纲目》也将半夏列入妊娠禁忌药中。有"半夏下气开胃,使胎滑易坠"之说。此外,一般认为半夏能治月经不调,月经后期、月经期不正常等。似乎据此,半夏才被看作有坠胎作用而列入妊娠禁忌药物中。但妊娠期用半夏会导致坠胎的结论未免太过分了。果真如此,则妊娠恶阻最常用的小半夏加茯苓汤就会失去治疗的意义。临床上半夏加生姜煎服常用于妊娠恶阻,本药实具有安胎的作用。妊娠期发生的剧烈咳嗽,用麦门冬汤效果相当满意。作者常用此方治疗子嗽,疗效卓著。其中并无一例引起流产。此方中虽无生姜,但只要与"证"相适应,方中有了半夏,胎反而能保得住。

(4)据作者经验,确有半夏过敏症的患者。这样的人即使煎服含有半夏的处方,口内也会感到一种很不舒服的麻辣味,甚至连皮肤都发生瘙痒。作者于《汉方诊疗百话》第二集195页中,详细叙述了该患者的治疗经过。此外该书第四集212页,也介绍过一位72岁老妇的病例,请参照。此外,有一男性患者曾将半夏厚朴汤药料用炒勺炒过,研成粉末吞服后感到身体非常舒适。据患者讲,半夏经过烤制研末或炒用,则无丝毫麻辣感。作者向该患者索要一些半夏厚朴散试服之,其味芳香可口。半夏经过加热,则其特有的麻辣感即完全消失。

126. 向森道伯先生求医记——一位老患者的回忆

一位80岁的老妇来院门诊时,曾向作者谈到森道伯先生的医疗事迹。这位患者生来多病,她和已故的江上先生是亲戚。江上在过去是电视节目上烹调节目里一位著名的人物。江上在年轻的时候也请森先生看过病,对森先生很信仰,因而经江上的介绍,她才能够去森先生家看病。那一年是她19岁的青年时代。当时患肺结核,持续低热2年不退,十分悲观。经各种方法治疗,低热如故。初诊时,森先生只简单的看了一下,对她说:"您得的并不是肺病,吃了这个药马上会好的。"说完给了她一些中药。她服用森先生给的中药3周以后,连续2年的低热完全消退。又继续服用该药一段时期以后,几乎像换了一个人,身体健康。过去由于身患肺病,对结婚的问题,无论本人还是家人都不敢去想它。后来还是森先生向她提出:"您可以结婚了。"然而她还是没有把这个问题放在心上。经森先生多次相劝,才在22岁那一年结了婚。这位老太婆深有感触地说:"如果没有森先生,我可能要独身一辈子了"。

据说当时森先生住在一条小巷里,房子面积只有4叠半和6叠半的两间(译者注:1叠为6尺×3尺平方),真是简陋到了令人吃惊的程度。至于当时她到底患的是什么病,森先生处的是什么方,不得而知。她结婚后第2年生了孩子。产后不久,又患乳腺炎,并已化脓,局部肿胀呈紫色,发高烧,整个乳房肿大到几乎要胀破,疼痛剧烈,非常痛苦。婆家对此很担心,让她住进了某大学附属医院。当时还没有抗生素之类的药物,因此医院决定立刻进行手术。然而患者却无论如何也不愿在乳房上开刀,她请求院方延迟一天手术。因为患者想起了几年前曾请森先生看过病,这次想再请森先生看一下,如果森先生也主张开刀再接受手术治疗不迟。于是在当天偷偷地从医院里溜出来,好容易才访到了森先生。

患者详细地讲述了当时在森先生家诊疗的过程。森先生给她看过病之后说:"你能相信我吗?若相信我的话那就不必开刀让我治治看。"说着他把院子里种植的大吴风草拔出了几棵,用水洗净,稍稍用火烘烤后,又亲自用乳钵研成泥,摊在布上,然后在患乳旁迅速刺入一针,针刺的神态是那么轻松而熟练。片刻之后起针,把摊着大吴风草的布贴满整个乳房。接着又拿出一种药嘱患者持续服用,并当场给患者煎了1日份的药。继而先生微笑着用手指把乳钵里的剩药完全抹出来,放到嘴里,一下子吃掉。那种充满自信而又天真的样子非常滑稽。吃完药后，先生嘱患者不必再去医院，可直接回家。并详细地告诉家属回家后换药、服药的方法。他交代说："从今天起，每次换药的时候都必须让孩子吃奶。"当患者向先生询问，乳房化脓这么严重，让孩子吃奶是否相宜时，先生回答："我用口服药已经解了乳汁的毒，不必担心。只管继续让孩子吃奶，病很快就会好的。"患者按照先生的指示换药、服药、喂奶之后，患乳从针刺的针孔里连续不断排出了脓汁，几天之后痊愈。

当时森先生处的是什么方虽不得而知，但却是一次非常大胆的治疗。据说乳腺炎化脓时用露蜂房有良效，但该药不是粉剂是煎剂。估计森先生所开的可能是托里消毒饮或千金内托散之类的处方。

森先生去世后，这位患者曾经找过作者的哥哥看病，至3年以前才到作者医院求医。当时她正患着荨麻疹。据云从5年前开始，反复发生荨麻疹，经多方治疗无效。于是她想，现在森先生的徒弟有可能还在。她经过各处寻找，好容易才从亲戚那里打听到作者的住址而来求治。作者看过病例之后，给患者开了温清饮方，该方服用1个月左右，病情有所好转，服药至3个月荨麻疹完全消失。患者终于从被荨麻疹困扰5年的困境中解放出来。

此后该患经常因病来院就诊。这次是在诊察室见到悬挂着森先生和作者之兄的照片，她才回忆起当年请森先生治病的情景，并多次向作者谈及当时的经过。作者眼前不禁浮出深居小巷陋室的森先生为患者疗疾的一幕幕的场面。

大吴风草（菊科）是解毒的，民间用作解鱼毒药而出名，本药治疗化脓症、痈疖、乳腺炎引起的乳房肿痛、手指肿痛（瘭疽）等时可采鲜品，稍加烘烤之后，揉搓使软或研碎贴于患处，干后则更换。如病属早期，可肿消痛止而愈。如以化脓，宜尽快开口使脓排出多可治愈。此外在中鲣鱼毒时，可将药叶煎服。用鲜品取汁口服，也可解河豚毒。有关河豚中毒的一些有趣的传说，已转载于小泉荣次郎著《和汉药考》一书中，兹引用如下。

前田曙山著《园艺文库》第5卷，载有他治疗河豚毒的经验。以下介绍其治疗经过的梗概："从前，在鞆之津的海边，有一年河豚大丰收，渔夫们都把这些鱼亲自做熟，整个吃掉。但中毒者则接二连三地发生。当时有一家3口，是一对夫妇和一个7岁的男孩。他们也吃了相当多的河豚，但他们不但丝毫未中毒，反而越吃身体越健康。因为这一家人曾得过传授，懂得用大吴风草解河豚毒的方法：在煮河豚鱼的锅里放入大吴风草的嫩芽和嫩叶，煮熟后连鱼带药一起吃光。于是前田氏想起了这种解毒方法，也拔来大吴风草，给那些中毒后侥幸未死而呻吟床褥的人们。他让病人咀嚼大吴风草，嚼出药汁立即咽下。病人遵服后都引起剧烈呕吐，终于除掉了胃中的河豚毒。此后，在当地的村子里，大家都种上了大吴风草，入冬则阴干贮藏。"

关于大吴风草的药性，下山一郎、朝比奈泰产两位博士曾经做过研究。其根中含有橐吾酸。其叶柄煮之可供食用。因此森先生把剩余的药完全吃尽也就不足为怪了。《和汉三才图会》大吴风草项："叶茎解鱼毒，中河豚毒者，生噉之，屡屡有效。"

作者于附近的院子里要了些大吴风草，将该草稍加烘烤使之变软后，在剥叶子表面的薄皮时，却怎么也剥不下来，用乳钵研也研不成泥状。这可能是秋季的缘故，叶子很硬，水分也少。看来采摘大吴风草的时机，秋冬是不合适的，以采取嫩叶为佳。前些年作者曾经把大吴风草的叶子揉搓后，直接卷在手指上而治愈过瘭疽患者。至于和本节有关的露蜂房问题，作者拟于下次讨论。

四、《鍼灸治療基礎學》日译汉部分文稿

王老早年(1949～1951年)曾将日本代田文志所著『鍼灸治療基礎學』(日文版),翻译成中文版的《针灸治疗基础学》,全书近30万字,完稿后送交出版社待出版。但因当时正值朱琏所著《针灸学》出版之际而搁置。现将王老所保存的译文手稿,选摘"足太阳膀胱经"和"足少阴肾经"如下。

足太阳膀胱经

经脉流注

《灵枢·经脉》曰:"膀胱足太阳之脉,起于目内眦(睛明),上额(攒竹)(经神庭、曲差、五处、承光、通天),交巅(百会)。其支者,从巅至耳上角(天冲、率谷、曲鬓、浮白、头窍阴、完骨等胆经穴);其直者,从巅入络脑,还出(循络却、玉枕)别下项(天柱、大椎、陶道),循肩髆之内夹脊(自大杼至白环俞为第二行),抵腰中,入循膂,络肾属膀胱。其支者,从腰下夹脊(上次中下各髎、会阳)贯臀(经承扶、殷门),入腘中(委中);其支者,从髆内左右,别下贯胂,夹脊内(自附分至秩边为第三行),过髀枢(环跳—胆经),循髀外下后廉(浮郄、委阳)合腘中,以下(合阳、承筋)贯踹内(承山、飞阳、跗阳),出外踝之后(昆仑、仆参)(经申脉、金门),循京骨至小指之外侧(束骨、通谷、至阴)。"(注:胂为夹脊之肉,即薦骨脊柱筋)

足太阳膀胱之经脉流注,大体如下:

(1)足太阳膀胱经起于目内眦睛明穴,上眉弓内端的攒竹穴,从攒竹上发际的神庭(督脉)而左右相合,又别之而出至攒竹,直上发际的曲差,与督脉并行至五处、承光、通天,自通天交巅上的百会(百会是足太阳和督脉交会的地方)。

(2)其支别从巅上的百会至耳上角,经天冲、率谷、曲鬓、浮白、窍阴、完骨等诸穴(以上六穴为胆经穴乃胆经和足太阳交会之处)。

(3)其直行者从巅上的百会入络脑,还出循玉枕、络却,合脑户下风府,别行项之天柱,自项部下行合大椎下陶道,从陶道出肩胛间部的大杼,夹脊循诸穴下行至白环俞,这是背部的第二行。自白环俞上行至腰部,入络肾属膀胱。

(4)其支别从腰下挟薦骨下面中央,经上次中下四髎、会阳等穴,贯臀部出承扶,经大腿后侧中央的殷门,入膝腘窝的委中。

(5)其支别从天柱左右别至附分,下肩胛骨内缘挟脊柱,贯薦骨脊柱筋,下行至秩边,此为背部的第三行。从秩边过股关节部的环跳(胆经),循股的外后侧经股后廉的浮郄,下至委阳,合于膝腘窝的委中。

(6)从委中下合阳,循腓肠筋中的承筋、承山,折出外侧至飞阳,过跗阳至外踝后侧的昆

仓,循跟骨结节部的仆参,经申脉、金门,循京骨至小指外侧的束骨、通谷、至阴而终,从此行足少阴肾经的涌泉。

主要腧穴

膀胱经的要穴极多,凡叫作"俞"的穴都很重要,即五脏之俞:心、肝、脾、肺、肾五俞;六腑之俞:胆、胃、三焦、大小肠、膀胱六俞;此外还有厥阴俞、膈俞。其他的重要腧穴:天柱、大杼、风门、附分、魄户、膏肓、神堂、譩譆、魂门、意舍、胃仓、肓门、志室、八髎(上、中、次、下)、殷门、浮郄、委中、跗阳、昆仑、仆参、京骨、至阴等。背部腧穴皆很重要,其中尤以第二行各穴更为重要。

"俞"字解:俞穴的"俞",有注入或灌溉的意思。在腰背部有五脏六腑的俞穴,在胸腹部有募穴。《难经》曰:"五脏之募皆在阴,而俞则在阳。"募为经气聚会的地方,俞为经气注入的地方。《难经本义》曰:"史记扁鹊传俞字多作输,如委输之输言经气由此输彼之意。"《灵枢·本输》的马氏题注曰:"输、俞、腧三字古皆通用,输者乃其脉气之转输也。"《灵枢·九针十二原》曰:"可注为腧。"《灵枢·背腧》曰:"五脏俞之出背者……皆夹脊相去三寸所,则欲得而验之,按其处,应在中而痛解,乃其腧也。"凡五脏六腑有病时,其反应必出现于俞穴,以手指按诊所发现的反应即在其处,针之或灸之可使发现反应处通连病原而治其病,实在奇妙得很。这个俞穴不但能诊断病名,即诊断病症也是很重要的。(关于俞穴的深意,打算另立专书,今仅简略述之)

足太阳膀胱经经穴,凡六十三穴,左右共一百二十六穴。

睛明 "在目内眦"(《发挥》、《素问》),又"在目内眦之外"(《甲乙经》),别名泪孔,该孔即鼻泪管的起始部。本穴在目内眦和鼻椎间的陷中。

[参考] 《图会》云:"一切眼病皆可针之。"泽田先生并不常用此穴,但鼻泪管闭塞时针之殆有效。《甲乙经》虽云"灸三壮",但终以不灸为佳。即使鼻泪管闭塞和内眦充血等症,能选用适当的经穴时,还是不用本穴为好。本穴为小肠、膀胱、胃、阴跷、阳跷五脉之会。此五脉的反应,殆皆可出现于内眦,故望诊时应该注意患者的内眦,俾能诊得虚实。

攒竹 "在眉头陷中"(《发挥》),又"在眉头的陷者中"(《甲乙经》)。本穴在眉头内端的陷中,当前头神经的经路。

[主治] 前头神经痛、结膜充血、眼睛疲劳、角膜白翳等,皆宜针,稍泻血则更妙。《针灸说约》云:"宜以细三棱针刺之,可宣泄热气,三度刺之则目大明。"

[参考] 为禁灸穴。为了避免给颜面遗留灸痕,最好不灸。《甲乙经》云有"员在、始光、夜光、明光"等别名,其他更有始元、元柱、员柱、眉本、眉冲、小竹等别名。

曲差 "在神庭旁一寸五分入发际"(《发挥》),又"挟神庭两旁各一寸五分,在发际正头取之"(《甲乙经》)。本穴在神庭两旁,攒竹直上发际。

[参考] 入发际或入发际五分二说,以前者为正。

[主治] 和攒竹差不多。所谓神庭外一寸五分,其寸法是从神庭至额角作为四寸五分而言,但还是不如从攒竹直上发际取之为佳,不应该过拘于分寸。

五处 "挟上星之旁一寸五分"(《发挥》),"在督脉之旁,去上星一寸五分"(《甲乙经》)。本穴在曲差后一寸,督脉上星穴旁。

[参考] 自曲差至天柱,为头部第二行。这一行的寸法,应根据《经穴汇解》的"自曲差

至玉枕,作为六寸半而布置诸穴"的学说为佳(详解见玉枕部)。

承光 "在五处之后一寸五分"(《发挥》),又"在五处之后二寸"(《甲乙经》《外台秘要》),又"在五处之后一寸"(《千金方次注》)。此三说究以何者为正,不得而知。笔者现时是根据《发挥》一寸半的取法。

通天 "在承光后一寸五分"(《发挥》、《甲乙经》)。本穴在承光后一寸五分,斜挟百会。

[主治] 为治疗偏头痛的名穴,治项强亦著效。

[参考] 经络从此交百会入络脑,又名天臼。

络却 "在通天后一寸半"(《发挥》),又"在通天后一寸三分"(《甲乙经》)。本穴在通天后一寸五分,大体在后项旁。

玉枕 "在络却后一寸五分,脑户之旁一寸三分,枕骨之上入发际三寸(《发挥》),又"络却后七分,挟脑户之旁一寸三分,起肉枕骨,入发际三寸"(《甲乙经》)。此外,《外台秘要》云"七分半",《隧穴启蒙》云"在天柱直上三寸",《图会》云"络却后二寸五分"。诸说纷纭不一,今暂按《针灸说约》的"络却后挟脑户旁一寸三分,枕骨上陷中"取法(《医学至要钞》、《经穴秘授》都是这样取穴)。脑户在外后头结筋上的陷中,若以此为基准,向其外一寸三分取穴。枕骨按《素问·骨空论》所云"头之横骨为枕",就是后头骨上项线。

[参考] 关于本穴的寸法,诸先哲曾煞费苦心,但若按下面《经穴汇解》的记载,这个问题就迎刃而解了。书上说:"盖《灵枢·骨度》只言中行分寸,侧行者则未言及。愚意乃侧行不及中行之长故也。即颅顶之圆形,亦人各不同,岂可定分寸乎?"所以取头项侧行各穴,不应过拘于分寸。

天柱 "在颈大筋之外廉,挟项发际陷中"(《发挥》),又"挟项后发际大筋之外廉陷者中"(《甲乙经》),《素问·气府论》云"项中大筋之两旁"。本穴在哑门之外方发际,僧帽筋之外缘取之,去中行一寸余,以指头按压之痛彻头部,这是一般的取穴法。但笔者在风府两旁一寸许的部位,又发现了一处天柱,把它叫作上天柱。这穴在外后头神经上效果颇大,治疗时笔者常选两者中的必要穴用之,并不局限于上天柱。

[主治] 头重、头痛、高血压、脑出血半身不遂、神经衰弱、癫病等脑疾患著效;也是治疗蓄脓症、肥厚性鼻炎等鼻疾患,弱视、视神经萎缩、眼底出血、视网膜炎等眼疾患的重要腧穴;并对心动过速、冠心病等心脏疾患亦有效。

[参考] 经络从此下行会督脉的陶道(下)、大椎(上)而出背部的第二行。按《图会》及《至要钞》皆云"背部第三行,从天柱直出而行附分",泽田先生的意见与此一致。一般皆以为从背部的大杼别出第三行,还是应按《图会》的主张改正之才好。《灵枢·口问》曰"泣出者刺天柱",《素问·刺热论》曰"热病始于头首者,刺项之太阳汗出即止",项之太阳即天柱。《灵枢·五乱》曰:"气在头者,天柱、大杼取之。若不知取足太阳之荥输。"若不知,就是若不效的意思。《素问·气府论》云"发足太阳脉气之所者七十八穴",其中"风府两旁各一",解者都以为胆经的风池,愚意乃上天柱穴(风府两旁一寸)。因为临床上风府和上天柱并灸的需要非常多,笔者对脑出血、半身不遂、高血压、眼底出血、神经衰弱等症,皆常用此三穴。

大杼 "在项后第一椎下"(《发挥》),又曰:"从大杼至白环俞诸穴,并为背部之第二行,相去脊中各一寸五分。"《甲乙经》云:"在项之第一节下,两旁各一寸五分,陷者中。"本穴在第七颈椎棘状突起下(古书第一椎下)陷中,向左右开一寸五分陷中,当第一肋间,督脉之陶道旁,浅部分布第七颈神经之后支,深部分布第一胸神经之后支,更深部有第一肋间神经与交感神经之第一胸神经节。(关于以下诸穴的神经分布,打算将实地解剖的详细所见另立专书,此从略)

[主治] 主泻胸中之热,更能退肺结核/肺尖卡他等的微热(尤以第一行更为必需)。亦治项强、肩背痛、咽痛、咳嗽、扁桃体炎、高血压、脊椎炎。

[参考]《甲乙经》云本穴为"足太阳手太阳之会",《气穴论》王注云为"督脉别络和手足太阳三脉之会",《灵枢·海论》云:"冲脉其输,上在大杼,下出巨虚之上下廉。"就是说大杼和手足太阳,即小肠、膀胱二经有关系,为督脉的别络。督脉是"阳脉之海"。因为太阳乃阳之最大者,大杼又为两阳交会之处,所以是调节一身阳气的重要处所。大杼更是会冲脉的地方。《难经》曰"骨会大椎",故又为治疗骨病的腧穴。不过有人说,这个大杼乃大椎之误。可是泽田先生以《难经》之说为正。四明陈氏的《难经本义》有如下的注解:"骨会于大杼者,因骨乃养髓之处,髓从脑下注大杼,从大杼向脊心渗下而贯尾骶,渗诸骨节,故骨之气皆会于此。"《素问·水热穴论》曰:"大杼、膺俞、缺盆、背俞,此八者以泻胸中之热也。"大杼虽为泻"胸中之热"的腧穴,但应避免深刺,否则恐引起脑缺血。肥人差不多刺入七分即可,瘦人尤须较此浅刺。很多人都把古书的第一椎,解为第一胸椎的棘状突起,但据笔者的考查,乃第七颈椎棘状突起(据实地解剖及X线影像)。第一椎取穴错误,则背部全体俞穴都因之而不准,所以确定第一椎极为重要。自大杼至白环俞的背部第二行,应该是从脊中向左右各开寸半。《甲乙经》、《发挥》、《经穴汇解》、《隧输通考》、《骨度正误》、《图说》等,皆主此法。但也有人主张,去脊旁开一寸五分。像《神应经》、《资生经》、《针灸聚英》、《图经类翼》等,都是这种主张。岂不知《灵枢·骨度》云:"五脏之俞穴,皆夹脊相去三寸。"这里所说的三寸,是指左右两穴的距离,若拆开来算,不就是一寸五分吗?也就是说第二行各穴,乃距脊中一寸五分,并不是什么去脊而算。自古诸说纷纷,莫衷一是,若以此说证之,自能迎刃而解了。背部的俞穴十分重要,假使取穴错误,那么效果更是谈不到的。不过这还是按标准而言,在临床的时候又不能过分拘泥。须知古人所示,仍旧是一个大概。所以《灵枢·背腧》又说:"欲得验之,按其处,应中痛解,乃其腧也。"

风门 "在第二椎下"(《发挥》),又"在第二椎下两旁各一寸五分"(《甲乙经》)。本穴在第一胸椎棘状突起之下(古书第二椎下)之两旁,一寸五分陷中,当第二肋间。"

[主治] 主要为风邪感冒之预防及治疗。并可治疗微热、支气管炎、百日咳、肺尖卡他、肺结核、肺炎、头痛项痛、鼻疾患、扁桃体炎、咽卡他、肩痛等,应用范围极广。

[参考]《甲乙经》云:"为督脉与膀胱经交会之处。"督脉从身柱走风门,再从风门行陶道,所以在风邪感冒的时候,针陶道,灸身柱,大抵皆能治愈。《甲乙经》把风门叫做"风门热府"。风门就是风的门,因为门是个出入口,所以对风邪的预防及治疗有关。堵塞其入口则能预防,疏通其出口则能治疗。在感风邪的时候禁灸,这是流传于民间值得参考的一个理论。但无论怎样的高热,针灸风门是绝对无妨的。因本穴能退热的缘故,所以就是极顽固的风邪,只要多灸二三十壮,也能很快的治愈。热府,就是集热的所在。府也可以说是藏物的处所,再进一步,更可解作收集的意思。和这个热府相对的是足部的寒府(参照胆经的阳关部)。风门别名背俞,《素问·水热穴论》云:"大杼、膺俞(中府)、缺盆、背俞,此八者以泻胸中之热也。"其中背俞,即如今的风门。然诸书多有把《素问·气穴论》"背俞二穴"注为大杼的(《次注》、《证注发微》、《类经》)。观《水热穴论》把大杼和背俞并列,就可证明其误。所

以《发微》注释的《水热穴论》，将背俞解作风门。

肺俞　"在第三椎下"(《发挥》)，又"在第三椎下两旁各一寸五分"(《甲乙经》)，《灵枢·背腧》云"在三焦之间"。本穴在第二胸椎棘状突起之下（古书第二椎下）两旁各一寸五分，当第三肋间，身柱之侧部。

[主治]　主要为呼吸器疾患，咳嗽、咯血、支气管炎、肺尖卡他、肺结核、喘息、百日咳等皆治之。亦治肩背痛及肋间神经痛，并治小儿龟背。

[参考]　为五脏俞之一。五脏俞，是肺俞、心俞、肝俞、脾俞、肾俞，俞和腧同。《发挥》把背部的俞穴都写作腧。《灵枢·背腧》也作"腧"，但也有时作"输"。腧、俞、输，三字其义相同（参照《俞穴解》)。肺俞有"注肺"的意思。《伤寒论》曰："太阳和少阳并病，头项强痛，或眩冒，时如结胸，心下痞鞕者，当刺大椎第一间、肺俞、肝俞。"《素问·刺禁论》云："刺中肺，三日死，其动为咳。"其说未必确实，但还是以浅刺为佳，因为深刺可能引起肋间神经痛。笔者认为，没有刺入六七分以上的必要。自古以来，风门和肺俞为内症的经穴总司，为民间常用之灸穴，故有"不灸肩背，勿旅行"的俗语。《图会》在"风门部"注云："能泻一身之热气，常灸之，永无痈疽、疮疥等患。"

厥阴俞　"在第四椎下"(《发挥》)，又"在第四椎下两旁各一寸五分"(《千金方》)。本穴在第三胸椎棘状突起下两旁各一寸五分，当第四肋间。

[主治]　肋膜炎、肋间神经痛、心脏瓣膜症、心包炎、心悸等病症有效，更为治疗呼吸器疾患的主要穴位，尤以上齿痛及鼻泪管闭塞效果更佳。

[参考]　一名"阙俞"，《甲乙经》无此穴。厥阴俞是灌溉手厥阴的处所。《聚英》云："厥阴俞者，即心包络之俞也。"

心俞　"在第五椎下"(《发挥》)，又"在第三椎下两旁各一寸五分"(《甲乙经》)，《灵枢·背腧》云"在五焦之间"。本穴在第四胸椎棘状突起之下两旁各一寸五分，当第五肋间。

[主治]　主要为心脏疾患。对心脏瓣膜症、心悸、冠心病心绞痛、高血压、脚气、风湿症等皆效。再如肺结核、咳血、充血性眼结膜炎、头痛、肋间神经痛、食管狭窄、脑出血、神经衰弱、精神病、肩胛痛等，效果亦佳。更为上肢痛及半身不遂等症的重要穴位，治盗汗尤妙。

[参考]　为五脏俞之一，心俞是"注心脏的处所"。心之募为巨阙，募和俞有相关的关系。《素问·刺禁论》云："刺中心一日死，其动为噫。"然而从心俞刺入，是不会刺中心脏的。因为《甲乙经》上面说禁灸，以后诸书也跟着说禁灸，其说更不足信。笔者常灸此穴，一次也没发现过不良反应。石板宗哲在"心俞"条下注云"可灸百壮"，《千金方》、《千金翼方》也主张灸此穴。《千金方》云："不能食，胸中满，膈上逆气，闷热等皆治之，灸心俞二七壮，小儿减之。"《千金翼方》云："心烦、短气，可灸心俞百壮。"一般对于中风的预防，也都是灸心俞。《千金方》云："风（中风）中于心者，急灸心俞百壮，再服续命汤。又吐逆不得食者，灸百壮，是又当其缓急权之也。"所以在中风发作时，或吐逆甚剧时，皆宜用心俞为其救急疗法。

膈俞　"在第七椎下"(《发挥》)，《灵枢·背腧》云"在七焦之间"。本穴在第六胸椎棘状突起之旁一寸五分，当第七肋间。

[主治]　肋膜炎、肺门淋巴结结核、咳血、吐血、肺结核、胃酸过多症、胃动力不足、胃下垂、食管狭窄、神经衰弱、癔病、支气管炎等皆治之。更对心脏疾患，如冠心病心绞痛、心律失常等，应用范围很广，为日常所用重要穴位之一，尤为胃酸过多症所必需。

[参考]　《难经》云："血会于膈。"《三才图会》注云："血病皆宜灸之。"这里所说的血

病，系指因瘀血而致的神经衰弱、癔病等症，临床应用确实有效。但《聚英》的解释是："盖上则心俞，心主血；下则肝俞，肝藏血，故膈俞为血会。"意思是说本穴主治与血脉有关的各病。就临床实践观察，不论咳血、吐血及其他与心脏有关的各症，屡屡在膈俞有强烈的反应出现。如此看来，《聚英》的说法也是不能否定的。泽田先生非常重视膈俞，曾说过："膈，位于上焦和中焦之间，为天地之境，所以上下皆有效。所以道书上说，病都起于肝俞而归于膈俞。"诚如先生所言，本穴无论对诊断还是对治疗，都非常重要。《素问·诊要经终论》云："刺中膈者，皆为伤中，其病虽愈，过一岁必死。"这是说勿过于深刺，不是真能死。笔者针刺膈俞，平常只一寸以内，也有时刺一寸五分。

肝俞 "在第九椎下"（《发挥》《甲乙经》）。本穴在第八胸椎棘状突起之下两旁各一寸五分，当第九肋间。

[主治] 主要为肝脏疾患，如肋膜炎、胆石症、肋间神经痛、腰痛、神经衰弱、失眠、癫痫、颜面神经麻痹、中风、半身不遂、小儿麻痹、眩晕等皆效，更为眼科的特效穴（《素问》云"目属肝"，并非无稽之谈）。

[参考] 肝俞为"注肝之处"，其募为期门。《素问·刺禁论》所云"刺中肝，五日死，其动为语"，纯属无稽之谈。

胆俞 "在第十椎下，正坐取之"（《发挥》《甲乙经》）。本穴在第九胸椎棘状突起之下两旁各一寸五分，当第十肋间。

[主治] 主治胆系疾患，如胆囊炎、胆石症、黄疸等皆治之，又如肋膜炎、口苦等皆效。其他与肝俞同。患胆石症时，以右侧胆俞压痛最显。

[参考] 胆俞为"注胆之所"，其募为日月。《素问·刺禁论》云"刺中胆，一日半死，其动为呕"，也是不足凭信。所以《内经》诸说，应该择取可信者信之，不可信即不合乎实际者，则不应尽信。

脾俞 "在第十一椎下"（《发挥》《甲乙经》）。本穴在第十胸椎棘状突起之下，两旁各一寸五分，当第十一肋间。

[主治] 胃痛、胃痉挛、胃溃疡、胃黏膜炎症、胃下垂、消化不良、食欲不振等胃疾患皆治之，并治疗健忘症、蓄脓症、沙眼、嗜眠症、胆石症、黄疸、糖尿病等，更为胃癌对症治疗中的必要穴。但胃癌仅施灸治，则恐难痊。右侧压痛时或多为胆石症及十二指肠球部溃疡，左侧则为胃溃疡。

[参考] 脾俞为"注脾之所"，其募为章门。按《内经》云"脾主甘"，糖为甘，故糖尿病必须选用脾俞。古书上的脾，不仅指现今的脾脏，举凡脾、胃、十二指肠、胰、胆等消化吸收作用，皆包含在内，故脾俞也可以称之为中焦之主君，乃重要穴也。

胃俞 "在第十二椎下"（《发挥》《甲乙经》）。本穴在第十一椎棘状突起下，两旁各一寸五分，当第十二肋间，乃第十二胸椎和第一腰椎横突之间。

[主治] 和脾俞大致相同。胃痉挛、急性胃炎、胃动力不足等症出现的腧穴反应，有时比脾俞更为明显。故此时对于胃的疗效，较脾俞为佳，因其对胃有直接治疗的功能。

[参考] 胃俞为"注胃之所"，其募为中脘。

三焦俞 "在第十三椎下"（《发挥》《甲乙经》）。本穴在第十二胸椎棘状突起之下，两旁各一寸五分，即第二腰椎和第一腰椎之横突之间。

[主治] 肺尖卡他之微热、肾盂肾炎、肾脏炎、蛋白尿、糖尿病、消化不良、下痢、肠炎、胃

痉挛、腰痛、胆石症等皆效,对妇科病尤其月经不调更有效。总之,对多种慢性疾患皆有效。

[参考] 三焦俞为"注胃之所",其募为石门。三焦乃指上焦、中焦、下焦三者而言,而三焦俞更为调整三焦的重要穴位。三焦俞,好像和副肾的作用有关,泽田先生也是这个主张。以副肾和诸内脏的调整有密切关系察之,则可推定三焦俞和诸内脏的关系了。

肾俞 "在第十四椎下,与脐平"(《发挥》),又"十四椎下两旁各一寸五分"(《甲乙经》)。本穴在第一腰椎棘状突起之下两旁各一寸五分,当第二腰椎横突之下。(关于肾俞、三焦俞、大肠俞等腰部各穴的解剖部位,通过实地解剖及 X 线影像学等多次观察研究,得知腰椎棘状突起较胸椎棘状突起为短,故棘状突起和横突间更不一致,故描述时感觉非常困难。为了描述方便,仅按古书于脊柱之棘状突起间定督脉之穴,再于其左右取第二行各穴,所以关于棘状突起间的描述很重要。关于详细的解剖学所见,拟于日后发表)取肾俞有个简便的竹杖法,但不正确。取穴时,笔者都是令患者伏卧,把左右第十二肋骨尖端结成一线,求其脊柱中的交点,从这个点往下循摸五分至一寸的程度,至脊柱上的陷凹处,那就是十四椎下,再向其左右寻肾俞,基本就可定位了。定准肾俞以后,那么三焦俞、胃俞、大肠俞等也都容易定了。自脾俞以下皆宜伏卧位取穴。

[主治] 肾俞的应用范围极广,泽田先生几乎对每个患者都用之。其功效是以肾为主,主治可分下列几种:①肾脏疾患:肾脏炎、蛋白尿、肾盂肾炎、肾萎缩、肾脏结核等皆效。②生殖器疾患:淋病、梅毒、尿道炎、梦遗、阳痿、子宫内膜炎、阴道炎、附件炎、不孕症、月经不调等。③神经系统疾患:神经衰弱、癔病、精神病、高血压、脑出血、半身不遂、小儿麻痹、坐骨神经痛、腰神经痛、股神经痛、髂骨下腹神经痛等。④消化系统疾患:消化不良、食欲不振、肠炎、下痢、呕吐等。⑤呼吸系统疾患中,几乎完全需要。在肺尖卡他或肋膜炎等时,其反应点皆出现于患侧之肾俞。⑥膀胱疾患:如膀胱炎、膀胱结石、膀胱结核等。⑦其他:心脏病、眼底出血、视弱、中耳炎、喘息、遗尿症等皆有效。

[参考] 肾俞为"注肾之所",其募为京门。按《内经》云,肾为先天原气之府,藏精与志,为一身精力之发源地。这绝不是妄谈,从临床实践可以证明本穴能鼓舞生命力,为全身的强壮穴。按汉方的医理来讲,肾俞强壮,肾的功能也因之旺盛,能除去水毒使全身细胞活跃。按现代医学观之,中医的"肾"多包含副肾,副肾的功能旺盛,则能刺激鼓舞全部内脏,因之全体皆能达到健旺。泽田先生是最重视肾俞的,诚可谓卓见。《素问·刺禁论》云"刺中肾,六日死,其动为嚏",其说实不足信。笔者起初刺腰部的肾俞、志室、三焦俞、肓门等穴时,因其下面即是肾脏,也恐深刺有碍,时常感到不安。后来拜访帝大解剖学教研室西成甫博士,云:"以细针偶尔刺入肾脏并无多大害处,但若屡屡刺入时,则恐对肾脏功能有害。"能充分了解腰部解剖学的知识,这对于临床家来说是非常必要的。能实地研究解剖学当然好,做不到的时候也应对局部解剖好好学习一下。

大肠俞 "在十六椎下"(《发挥》),又"第十六椎下两旁各一寸五分"(《甲乙经》)。本穴位于第三腰椎棘状突起下,两旁各一寸五分,当第四腰椎横突的下面。

[主治] 主要为大肠疾患,如肠炎、便秘、下利、赤痢、痔疾、皮肤病、角膜炎、腰痛、坐骨神经痛等。并能治疗下肢诸症。

[参考] 大肠募为天枢。《内经》云"肺与大肠主皮毛",这就是皮肤病用大肠俞的理由。

小肠俞 "在第十八椎下"(《发挥》)。本穴在第五腰椎棘状突起下两旁各一寸五分,皮肤上定位,在髂骨后上棘的直上,当第一骶骨孔的上方。

［主治］　对急性及慢性关节风湿症特效。其他，如肠出血、痔疾、下痢、便秘、癃闭、妇科病、月经不调、子宫出血、膀胱炎、膀胱结核、膀胱麻痹、坐骨神经痛。对调整月经、排除瘀血的治疗，此穴尤为恰当。

［参考］　小肠募为任脉的关元。大、小肠俞之间有一个奇穴叫关元俞，其主治和小肠俞大体相同。针灸小肠俞，对关节风湿症有惊人的疗效。笔者从泽田先生处习得此穴后，对风湿症的治疗才有了把握。泽田先生认为，因小肠之热才罹患此症。验之临床，此说非常正确。不论何时，只要患了风湿，小肠俞就随之出现反应，治疗反应点，患部即随之而愈，其效力实堪钦佩。因心与小肠相表里，故治疗风湿症应将心俞及心经各穴加入。

膀胱俞　"在第十九椎下，两旁各一寸五分"（《发挥》、《甲乙经》）。本穴在第二骶椎棘突下两旁，第二骶椎孔（中髎）外五分许。

［主治］　膀胱炎、淋证、腰痛、坐骨神经痛等。

［参考］　膀胱募为任脉的中极。

中膂穴　"在二十椎下，夹脊起肉"（《发挥》），又"在二十椎下两旁各一寸五分，侠起脊胂"（《甲乙经》）。本穴在第三骶骨棘突下两旁，第三骶骨孔外（中髎）五分许。

［主治］　对坐骨神经痛、膀胱炎等有效，对直肠炎更有特效（里急后重时，针本穴能立刻缓解）。

［参考］　本穴又名脊内俞。《发挥》名为"中膂内俞"，因为《甲乙经》、《千金方》、《外台秘要》等古籍皆无"内"字，故本条也未加入。

白环俞　"在第二十一椎下，伏而取之"（《发挥》）。本穴在骶骨管裂孔下（腰俞），两旁各一寸五分。

［参考］　《资生经》关于伏卧位有如下的记载："以腹挺地端身，两手相重支额，纵息，放松皮肤，乃取其穴。"此说甚妙，应该伏卧位取穴时皆当如此。笔者对患者也是这样取穴的。《聚英》、《医统》等书记载，皆从大肠俞以下伏卧位取之。泽田先生自三焦俞就伏卧位取之，笔者从脾俞就取伏卧位（不过临时也得随机应变）。取穴姿势，甚为重要。

上髎　"在第一空腰髁下一寸，挟脊陷者中"（《发挥》《甲乙经》），《类经图翼》云"腰髁骨即十六椎下，夹腰脊两旁起骨之脊者"，就是指髂骨后上棘而言（虽有将腰髁骨解为骶骨者，不足以信）。本穴在髂骨后上棘（腰髁）上一寸，第一骶骨棘状突起下两旁各一寸，当第一后骶骨孔，针刺时针尖斜向下方约八十度角刺入，方能达第一骶骨孔，需刺一寸七、八分之深度。

［主治］　风湿症、坐骨神经痛、膝关节炎、膀胱炎、痔疾、腰痛、半身不遂、高血压症、子宫内膜炎、月经不调，以及一切男女生殖器疾患皆有效。

［参考］　"髎"字一般皆简书为"窌"。《医学入门》云："上髎，在腰髁骨下第一空夹脊两旁陷中，余三窌则少斜，呈上阔下狭状。"其说甚是。《甲乙经》云："为足太阳、少阳之络。"故上窌为膀胱经、胆经交会之处。

次髎　"在第二空，挟脊陷者中"（《发挥》、《甲乙经》）。本穴在第二骶骨棘突下两旁各八分，当第二后骶骨孔。本穴的取法是，先摸着髂骨后上棘，在其内下方三分处，用手指触摸硬结即此穴，在上髎下约五分。患坐骨神经痛的人，若强按此穴则能牵引下肢后侧疼痛。针时可刺入一寸至一寸五分，则能放射至全部坐骨神经分布区域。

［主治］　和上髎同，为坐骨神经痛或麻痹等之必用穴，能显特效，比上髎用处更大。若

不刺入一寸至一寸五分，则不能达到所期的效果。举凡膀胱麻痹、膀胱结核、膀胱炎、淋证、尿道炎、妇科病等泌尿生殖器诸疾患，皆能治之。对风湿症、半身不遂、直肠炎、痔疾、脱肛等亦有效。此为八髎穴中最重要之穴。

[参考] 本穴为泽田流派常用穴之一，若不用本穴而行全体的灸治时，往往能引起坐骨神经痛及痔疾等。

中髎 "在第三空，挟脊陷者中"（《发挥》、《甲乙经》）。本穴在第三骶骨棘状突起下两旁各七分，当第三后骶骨孔，在次髎下约五分。

[主治] 为次髎的辅助穴，以治疗痔疾、膀胱炎、直肠炎等症为最需要。刺入七八分乃至一寸许，针感则能到达肛门及膀胱附近。若治疗结肠炎的里急后重及痔疾的疼痛，针刺此穴效果甚佳。

[参考] 《素问次注》云："足厥阴之支别，与太阴、少阳同结腰髁之下，挟脊第三、第四骨孔中，其穴即中、下髎也。"故中、下髎为肝、胆、脾、膀胱四经交会之处。

下髎 "在第四空，挟脊陷者中"（《发挥》、《甲乙经》）。本穴在第四骶骨棘状突起之下两旁各六分，当第四后骶骨孔。

[主治] 痔核、脱肛、痔瘘、尿道炎、膀胱炎、急性直肠炎的里急后重等皆治之。并治阳痿、遗精。

[参考] 《素问·缪刺论》云："为足太阳、厥阴、少阳之会。"《次注》云："足太阴之络，自髀合阳明，上贯尻骨中，与厥阴、少阳同结下窌。"即为膀胱、肝、胆三经交会之处。自中、下髎所出的经络，皆络于生殖器，这就神经分布状态即可证明，故曰"肝经络阴器"。上、次、中、下四髎穴，左右合称八髎。《素问·骨空论》云："八髎刺痛，在腰尻之分间。"《隧穴启蒙》曰："按八髎在《素问》、《甲乙经》、《千金方》、《外台秘要》等书虽有记载，但未言其属何经。至《铜人》始属于膀胱经之别络。"可见八髎穴属于膀胱经的系统，是始于《铜人经》的。对于刺入的浅深，《甲乙经》记载是："上髎、次髎三分，中窌、下窌二寸"，《医学入门》是"八髎皆二寸"。笔者根据尸体解剖所见，针尖通过骶骨孔所需的深度是：上髎二寸五分（曲尺，以下同），次髎二寸，中髎一寸二分，下髎七分（指不胖不瘦的中等人）。若能针过前骶骨孔，差不多能达骶骨神经前支，故针刺时需通过骶骨孔，方能达到所期的效果。故凡针刺骶骨孔而达到骶骨前面时，即能刺激交感神经节及其干部。由此可知，针八髎能医治因交感神经异常所引起的各种疾患，如脱疽及其他动脉疾患、风湿症等的理由了。

会阳 "在尾髎骨两旁"（《发挥》），又"在阴毛骨两旁"（《甲乙经》）。尾髎乃尾骶之误，阴毛乃阴尾之误，都是误写。本穴在尾闾骨尖端的两旁各五分处，即长强两旁。

[主治] 痔出血、痔核、脱肛。笔者多用针刺，若灸之恐步行时两边肌肉摩擦疼痛或化脓之故。

[参考] 又名"利机"，为督脉发气之所。

承扶 "尻臀之下，在股阴上之纹中"。（《发挥》、《甲乙经》）纹中，就是坐骨下沟。本穴在坐骨结节和大转子中央下行线至坐骨下沟的交叉点，大体在横纹中央，为坐骨神经的经路。

[主治] 坐骨神经痛、股关节炎。

[参考] 别名"肉郄"、"阴关"、"皮部"。

殷门 "在肉郄下六寸"（《发挥》、《甲乙经》），又"膝后腘上两筋间，去臀下横纹六寸"

(《次注》)。本穴在大腿后侧的中央稍靠下，股二头肌之筋间，为坐骨神经之经路，重按而牵引腓肠肌部疼痛。通过此处的坐骨神经，横经约一分。

［主治］ 坐骨神经痛特效。

［参考］ 《医学入门》云"禁灸"。虽然禁灸，但也是治坐骨神经痛必用穴。坐骨神经痛，针灸次髎虽能缓解，但重症非加此穴不能收功。

浮郄 "在委阳上一寸，展膝得之"（《发挥》），又"在委阳上一寸，屈膝得之"（《甲乙经》），《增注》云"腘之外廉横纹上一寸"。腘之外廉横纹端，即委阳。本穴在委阳上一寸。

［主治］ 外股皮下神经痛、腓骨神经痛、膝关节炎等。

［参考］ 《针灸孔穴类聚》云："从环跳直下络本穴"。验之人体，若按压股关节上部陷凹处的环跳穴，即能牵涉此穴疼痛。

委阳 "在扶承下六寸，屈身取之，出足太阳后，腘中外廉两筋之间"（《发挥》），又"为三焦下辅之俞，在足太阳前，少阳后，出腘中外廉两筋之间，承扶下六寸，此足太阳之别络也，屈身取之"（《甲乙经》）。文中"承扶下六寸"，乃错简之文。但《千金方》、《外台秘要》、《资生》、《圣济》诸书皆以误为正，沿袭此说，仅原南阳曾直指其误（参考《经穴汇解》），其他诸书更是议论纷纭，根本没有了解"腘中外廉"四个字的意思，仅将错误的分寸喋喋不休，殊为可笑。本穴在腓骨小头后侧，膝腘窝横纹外端陷中，股二头肌腱下部。下面引用《灵枢·本输》的原文："三焦之下输，在足太阳前，少阳后，出腘中之外廉，名委阳，是太阳之络也，手少阳之经也。三焦乃足少阳及足太阴之将所，太阳之别也，上踝五寸，别贯入腨肠，出委阳，并太阳之正，入络膀胱，约下焦，实则闭癃，虚则遗溺。遗溺者补之，闭癃者泻之。"

［主治］ 腓骨神经痛、膝关节炎、膀胱炎等有效，并治中风半身不遂。

［参考］ 《灵枢》云"太阳之络也"，经络从此委中而行合阳。《灵枢》云"三焦之下输"，故与三焦俞相关，与手少阳经亦相关。故《灵枢·邪气脏腑病形》之文有"三焦之合入委阳"这么一条。《灵枢·四时气》亦云："邪在三焦之约者，太阳之大络取之"。诸书所云"承扶下六寸"，虽属错误，但也有合理之处。在临床上殷门的外方恰巧胆经和膀胱经之间（经云："太阳之前，少阳之后"）有病患的反应出现，笔者则把这个系统连在背部第三行的经络中而常用之，有时也这样想，真实的委阳（即三焦之下俞）也许在这殷门的外面吧。临床治疗上这确为重要之穴，笔者暂把它叫作"大腿之郄"，亦名"腿郄"，姑记于此以备学者试之。

委中 "在腘中央约文中动脉"（《发挥》、《甲乙经》），"委中，在腘中央为合，委而取之。"（《灵枢》）委等于屈，就是屈而取之的意思。本穴在膝腘之中央横纹中，动脉应手取之。本穴下有膝腘动静脉、胫骨神经等通过。

［主治］ 坐骨神经痛、膝关节炎、风湿症、腰痛、头痛、衄血等皆效。宜针之，禁灸。

［参考］ 有"委中央"、"血郄"、"郄中"、"腿凹"等别名，为膀胱经之合。《素问》曰："刺解脉在郄中，如结络黍米，刺之射以黑血，见赤血而止。"由此而见，泻血法在古代即实行了。石板宗哲在他的《针灸说约》里也说："泻血法行结络之分解，能去腰脚痼疾。"其他如《三才图会》云："针之可泻四肢之热。凡热病汗不出衄血不止、瘛疭、癫疾、足热厥逆者，取其经血立愈。"都是值得参考的资料。"委者曲之"，委中就是在曲腘的中央。所以委阳，就是因它在曲腘的阳分而得名。

附分 "在第二椎下，附项之内廉"（《发挥》），又"在第二椎下，附项之内廉，两旁各三寸"（《甲乙经》）。"项之内廉"，不如易为"胛之内廉"比较相宜。本穴在第一胸椎棘状突起下两旁各三寸(风门两旁各一寸五分),位于肩胛骨内上隅,当第二肋间。有说比第二行稍低者,但仍以相平为对。在帽状腱膜中分布副神经及肩胛背神经。

[主治] 肩背痛、上臂神经痛、项强不能回顾等。并有解毒作用,合以下膏肓、譩譆,则能治疗梅毒。

[参考] 从本穴下至胞肓,都叫做背部的第三行。《外台秘要》云"为手、足太阳之会",故小肠经于附分穴交于膀胱经。在手痛的时候,能于附分穴出现压痛点,就是这个缘故。附分穴能祛梅毒,这是泽田先生的发明(并有膏肓、譩譆)。

魄户 "在第三椎下"(《发挥》)。本穴在第二胸椎棘状突起下(身柱)两旁各三寸,肩胛骨之内缘,第三肋间,与肺俞相平。

[主治] 肺结核、肺尖卡他、喘息等呼吸系疾患皆治之,并治背痛、疱疹、瘰疬等。

[参考] 魄乃藏于肺之精气,故魄户也可说是肺的入口。《素问·水热穴论》云:"五脏俞之旁五,此十者,此泻五脏之热也。"《次注》注云:"俞旁之五即魄户、神堂、魂门、意舍、志室五穴。"

膏肓 "须令患者就床平坐,屈膝齐胸,从两手围其足膝,使胛骨开离,勿动摇。以指按四椎微下一分,五椎微上二分,以墨点记,即以墨平画,相去六寸许,四肋之间,胛骨里,肋间空处,容侧指许,摸其膂肉之表,筋骨之空处,按之患者觉牵引胸户中指痛者,即真穴也。"(《医学入门》)。本穴在第三胸椎棘状突起之下两旁各三寸半,当第四肋间。其取穴法,诸书虽记之详细,但颇觉繁杂而无意义。泽田先生取穴法较为简便,"患者两膝竖立附胸,两肘置于膝头使肩胛骨左右开张,在四椎下近五椎处,去脊两旁各三寸半,在肩胛骨之内缘取穴"。总之,就是使肩胛骨最广开放,于其内缘中央,寻其最强的阿是穴,"按之酸痛是穴"。

[主治] 肺结核、支气管炎、肋膜炎等呼吸系疾患,以及心脏病、神经衰弱、半身不遂、胃酸过多症、肋间神经痛等皆效。兼治其他一切慢性病,并能祛梅毒。

[参考] 晋(公元265～418年)以前无有此穴,为后人所增加,《千金方》首载此穴。《灵枢·九针十二原》云:"膏之原出鸠尾,肓之原出脖胦"。"脖胦"就是气海,故膏肓之原为鸠尾及气海。其字义据《大辞典》载:"膏为心下之微脂,肓乃膈上之薄膜,至虚之处,针药不及。"亦即指前胸廓中而言。膏肓之病也可说是肺、心脏、肋膜等疾病的总括,所以古人把不治之症都叫做"病入膏肓"。古籍对膏肓之功能主治都很赞扬,例如《医学入门》云:"阳气亏弱,诸虚痼冷,梦遗,上气呃逆,膈噎,狂惑,忘误,及其他百病"。又云:"可灸百壮至千壮","灸后觉气壅盛者,可灸气海及足三里,以泻下实火。灸后其人阳盛者,当消息以自保养,不可纵欲"。

神堂 "在第五椎下,两旁陷者中"(《发挥》、《甲乙经》)。本穴在第四胸椎棘状突起下(神道)两旁各三寸陷中,当第五肋间与心俞相平。

[主治] 心脏病,其他与膏肓同。

[参考] 神为藏于心之精气,故神堂亦为藏于心之宫殿,为五脏俞旁穴之一。(参照魄户之部)

譩譆 "肩髆之内廉,挟第六椎下,两旁各三寸,以手按之痛,病者言譩譆,是穴"(《甲乙经》)。本穴在第五胸椎棘状突起之下(灵台)两旁各三寸,当第六肋间,近肩胛骨内下缘之处。

[主治] 梅毒、疟疾、角膜炎、肋膜炎、肋间神经痛、腰痛等皆效。

[参考] 譩譆等于"嗳嗨",也就是找到了譩譆后按压之,患者因痛而呼出的声音。《素问·骨空论》云:"大风汗出者,灸此穴。"

膈关 "在第七椎下,正坐阔肩取之"(《发挥》)。本穴在第六胸椎棘状突起下(至阳)两旁各三寸陷中,当第七肋间,与膈俞相平。

[主治] 肋膜炎、食管狭窄、胃下垂等有效。

[参考] 膈关为入膈的关门。膈虽指横膈膜、肋膜等而言,但古人多将胃癌及食管狭窄列入于膈病中。

魂门 "在第九椎下两旁各三寸陷中,正坐取之"(《甲乙经》)。本穴位第八椎棘状突起下两旁各三寸陷中,与肝俞相平。

[主治] 肋膜炎、肋间神经痛、肝脏病等皆效。

[参考] 魂为藏于肝之精气,故魂门为肝脏之门。

阳纲 "第十椎下两旁陷中"(《发挥》)。本穴在九椎棘状突起下两旁各三寸陷中,与胆俞相平。

[主治] 大体与魂门同,又治胆石症及胃痉挛。

[参考] 在胃痉挛及胆石症中,常常于此穴出现反应,故治疗时亦能收效。

意舍 "在第十一椎下"(《发挥》)。本穴在第十胸椎棘状突起下两旁各三寸,当第十一肋间,与脾俞相平,若强压此穴,多牵引腹中疼痛。

[主治] 胃痉挛的特效穴,针灸皆宜,不仅对急性疼痛有镇痛之效,而且能根治之。此外,胃肠炎、黄疸、胆石症、胃溃疡等皆效。

[参考] 意为藏于脾之精气,故意舍为藏脾脏精气的地方,故能治一切胃肠病。为五脏俞旁穴之一(参照魄户之项)。胃痉挛时其压痛点,多出现在距离意舍五分许的内下方筋间。

胃仓 "在第十二椎两旁各三寸陷中"(《甲乙经》)。本穴在第十一胸椎棘状突起下两旁各三寸陷中,当第十二肋骨上,或在其下缘,与胃俞相平。

[主治] 大体与意舍相同,为治疗胃痉挛、胆石疝痛等的特效穴,临床应用甚多。

[参考] 仓乃藏谷物的房子,故胃仓乃谷物之容器,也即指胃而言。《内经》云:"脾胃乃仓廪之官","大小肠、脾、胃、三焦、膀胱,皆为仓廪之本"。胃募为中脘,又名"太仓",此两穴密切相关。

肓门 "在第十三椎下义肋间"(《发挥》)。"义肋"之义颇不明确,但绝不是肋间。因为十三椎下两旁各三寸陷中,正当第十二肋骨稍下的缘故。本穴与三焦俞相平,按压之能通连腹中疼痛,和《类经》上的痞根大体一致(参照"参考"之部)。

[主治] 胃痉挛、胃炎、十二指肠溃疡、腹痛等胃肠疾患皆效,还能治疗肾脏炎、肾脏结核等。

[参考] 肓门,乃"肓之门",故膏肓、肓俞、胞肓等有"肓"字之穴,皆与本穴有相互关联的微妙关系。穴名之妙,实在是不可思议的很。《灵枢》云"肓之源出脖胦","脖胦"即气海,别名"下肓",和带"肓"字各穴亦有相互关联的关系。关于"痞根穴",《类经》有如下的记载:"凡治痞者,必治痞根,无有不效。当十二椎下脊中,点墨记之,往两旁各开三寸半,以指揣摸,觉自动处,即点穴灸之,大约穴与脐平,多灸左边,或左右俱灸,即痞根也。或左患灸右,右患灸左,皆效。"这个穴就是肓门,寸法虽差五分,但仍在肓俞的范围之中。因为寸法仅是一个目标范围,实际上还得在经穴的范围中取阿是为准。冈本一抱在他那本《针灸阿

是穴》中有以下的记载,为供参考故特记于此:"人或问:吾予以痞根穴为肓门,不知肓门穴何以能治痞块之根乎?曰:十三椎下左右其二行为三焦俞也,在肾俞之上。《难经》云:为三焦元气之别使,元气者,肾间之元阳也,故三焦俞在肾俞之上,系十三椎之左右;其三行者肓俞穴也。肓者,脏腑骨肉之间空,阳气流行之处也。故亦有上云膈肓、下云肓之原者,皆指元阳府会之地而云肓者也。三焦俞左右两穴所以称作肓门者,因三焦元阳之气能从此而出,往来流行于周身,为其门户也。古人以肓门为痞根,真神意也。是以三焦俞治腹中积聚如石有效,肓门穴主心下坚满有效也。余推论痞根肓门穴者,非过论也。"

志室 "在第十四椎下,并正坐取之"(《发挥》)。本穴在第一腰椎棘状突起下两旁各三寸陷中,平肾俞。此为一般的传统说法,但泽田先生则指上述之取穴法为胆经的京门(肾之募),志室则在十五椎下两旁各三寸取之。笔者经种种考虑之结果,现亦信奉此说(详细请参见胆经京门之部)。此穴"正坐取之",不如伏卧位为佳。笔者自脾俞、意舍以下各穴,皆伏卧位取之。

[主治] (泽田流派之志室)淋病、前列腺炎、睾丸炎、尿道炎等,以及子宫内膜炎、带下、下腹冷感等妇科疾病,是男女生殖器疾病之主穴。

[参考] 志为藏于肾之精气,故志室与肾有关,又名"精宫"。精亦藏于肾脏。

胞肓 "在第十九椎下"(《发挥》)。本穴在第二骶骨棘状突起下两旁各三寸,当髂骨上与次髎相平之陷中。按压之多牵引下肢后外侧疼痛。

[主治] 腰痛、上臀神经痛、坐骨神经痛等有效。在腰痛症中,不用本穴是不能根治的。

[参考] 肓之字义已解释于肓门穴。胞是指子宫而言,三谷公器云:"胞者,子宫也,所以包裹胎子者也。"但因男子亦有胞肓,所以在男子应做精囊解。三谷公器也说:"在男子则为精室矣。"观其穴名之解释,自如容易明了其主治功效了。

秩边 "在第二十椎下"(《发挥》)。本穴在骶骨管裂孔之下两旁各三寸处,与白环俞相平。

[主治] 直肠炎,里急后重时针之著效。泽田先生云:"前阴后阴皆效。"针可刺入二寸至二寸五分之深度。

[参考] 背部第三行之穴至此为止。本经自此过胆经之环跳循股外侧,出后外侧,经浮郄、委阳,合于委中。从秩边以下至委阳之经脉中,虽仅有浮郄一穴,但其中之重要穴处非常多,笔者多于此处取阿是穴以用于临床治疗。

合阳 "在膝之约文中央下二寸"(《甲乙经》)。本穴在委中下二寸腓肠肌中。

[参考] 以下三寸法,系根据《灵枢·骨度》中载:"膝以下至外踝长一尺六寸"。

承筋 "在腨肠之中央陷中"(《发挥》)。本穴在腓肠肌之中央陷中,外踝上七寸,当胫骨神经的经路。

[主治] 治转筋。

[参考] 腨肠亦称直肠。

承山 "在兑(锐)腨肠之下分肉间"(《发挥》)。本穴在腓肠肌之下际分肉间,以手指循摸阿基里斯腱,上至指之停止处,即此穴。

[主治] 坐骨神经痛、跟骨痛等有效,又治转筋及痔出血。

[参考] 别名鱼腹、肉柱、伤山、肠山等。

飞阳 "在足外踝上七寸"(《发挥》),又"外踝之上七寸骨后"(《入门》)。本穴在外踝上七寸,腓骨之后缘陷中,与外丘(胆经)相平,当腓肠神经之经路。

[主治] 坐骨神经痛、腓肠神经痛皆效。

[参考] 别名飞扬,又名厥阳。《甲乙经》云"足太阳之络别走少阴",是为本经之络。《灵枢·经脉》云:"足太阳之别,名曰飞阳……实者,鼽窒头背痛,虚者鼽衄,取之所别也。"

跗阳 "在外踝上三寸"(《发挥》)。本穴在外踝上三寸,腓骨后缘陷中,与绝谷(胆经)相平,当腓肠神经之经路。针此处能牵引外踝后侧。

[主治] 为治疗坐骨神经痛之特效穴,并主膀胱及子宫之热,更为足跗关节及风湿等之必用穴。

[参考] 本穴系因对足跗阳分有效而得名。膀胱经之经脉所以能疗大腿后侧之疼痛者,乃因本穴为阳跷之郄之故。阳跷脉大致与腿部膀胱经一致,故欲疗膀胱经各急性疾患,必需选用本穴。

昆仑 "在外踝后跟骨上陷中"(《发挥》),本穴在外踝后下部五分处,摸之有丝状物,触之微痛者。此丝状物乃循足背之动脉。当腓肠神经下部,外侧足背神经经路。

[主治] 坐骨神经痛及足关节炎、风湿症皆效,又治疗膀胱炎,更为鸡鸣泻,即天亮下利之特效穴。

[参考] 本穴为膀胱经之经。据笔者经验,昆仑与任脉之中极有密切的关系,针灸中极能治昆仑之痛;针灸昆仑亦能疗中极之痛,因中极为膀胱募之故。

仆参 "在跟骨下陷中,拱足取之"(《发挥》)。跟骨下究指何处?颇不明确。泽田先生则在跟骨结节上端阿基里斯腱附着部陷中取之。"拱足",就是将足后伸。但最容易取穴的姿势,仍以伏卧位伸足为宜。

[主治] 为阿基里斯腱鞘炎、跟骨痛、足跗关节炎等之必用穴。

[参考] 又名"安邪"。《外台秘要》云:"为足太阳与阳跷脉交会之所。"此穴为临床常用之穴,但穿皮鞋的人不宜灸。

申脉 "在外踝下陷中,容爪甲之白肉际"(《发挥》)。本穴在外踝直下五分陷中,《发挥》之"白肉际"乃误写。

[主治] 足跗关节炎及关节扭挫伤皆效。

[参考] 阳跷脉则出入此穴,阴跷脉则出入照海。

金门 本穴诸说之记述不甚明了,暂以《类经》之说"在足外踝直下一寸"厘定,即申脉之前下方五分陷中,京骨后一寸处。

[主治] 坐骨神经痛及足背麻痹或疼痛等。

[参考] 又名"关梁",为足太阳之郄。此穴主治按《针灸说约》云:"能疗霍乱转筋,癫痫,尸厥,小儿发痫,如口张摇头、身反折等"。可能系因是足太阳之郄,才有如此之功效。但笔者对此穴,尚无临床运用之经验。

京骨 《灵枢》云:"足外侧大骨下为原。"大骨者,《聚英》云:"小指本节后之大骨,名京骨。"本穴在第五跖骨基底结节部后陷中。

[主治] 治足跖及足背痛,针灸皆佳。《图会》云:"治烂眼,癫狂,疟。"笔者曾对眼疾实践过,确有疗效。

[参考] 本穴为膀胱经之原。《聚英》云:"膀胱之虚实,皆效之"。

束骨 "在足小指外侧,本节后陷中"(《发挥》)。本穴在小指本节后外侧陷中。

[参考]　为本经之俞。《聚英》云:"膀胱实者泻之。"

通谷　在小指本节之前外侧陷中。

[参考]　为本经之荥,能治小指麻痹等。

至阴　去小指外侧爪甲角一寸许。

[主治]　对难产效著,并治胎位不正(右位者效佳)。《图会》云:"治妇人难产,手先出,诸符药无效者,灸右小趾尖三壮,则立刻平产。"

[参考]　为本经之井。经脉从此入足心之涌泉(肾经)。

膀胱经之发明。

(1) 膀胱经始于目内眦,经头、背、腰、足之广大范围,终于小趾外侧,实为重要之经脉。五脏六腑之俞穴,全部分布于此经,五脏六腑之病变,必于此经之某处出现反应,故《内经》云"显病应之大表"。

(2) 五脏五俞六腑六俞,不仅用于病名诊断,即使病症之诊断亦具有重要意义。同称之肺尖卡他患者,病症之表现绝非一致,当然其综合征大体相同。但仔细观察,其病症的表现实为千变万化,故治疗之法势必不同,非从其表现不同之症状分别加以适当之治疗不为功。在此情形下,经络俞穴实为重要,在精确诊断经络俞穴出现之反应后,同时在此处施以适当的治疗,无不收效。

(3) 经泽田先生发现,昆仑穴对鸡鸣泻著效。通常之下利,胃经之梁丘虽能治疗,但若鸡鸣下利非加昆仑不为功,因鸡鸣正是膀胱经发病的时间。

(4) 膀胱的经和募有密切的关系。膀胱经病坐骨神经剧痛时,针募穴(中极)立即缓解的案例很多。再如膀胱经病头重时,灸膀胱募亦能治愈,这也经很多实例证明。

(5) 《内经》云"膀胱与肾相表里",是完全合乎实际的。例如疗治膀胱经的反应点时,其反应有时能转移于肾经;若疗治肾经出现之反应点时,同样也能转移于膀胱经。能明了这种表里关系,对临床有极大的帮助。

(6) 膀胱经的坐骨神经痛,针灸膀胱俞虽有效,但据笔者的经验,膀胱俞则不如次髎及上髎为佳,其中又以次髎为最好。同样的坐骨神经痛,其反应点有出于大腿后侧的殷门者,亦有出于其外侧的浮郄或其上方两种,下腿则以跗阳为最重要,其余如昆、京骨、通谷等,若遇重症则非加用不可。

(7) 在八髎穴出现反应时,多基于骨盆内的疾患,其反应并能出现于下肢后侧的膀胱经。但最令人感兴趣的是,八髎与后头部亦有关联。因后头部瘀血,或过敏所引起的头重,或神经衰弱等症,据经验八髎皆能治效。这要是不明经络,是难以阐明此中原由的。(八髎与生殖器亦有关)

(8) 古人所说的膀胱,并不仅指现今解剖学上的膀胱,乃包含骨盆内的所有脏器。

(9) 后头部之瘀血或过敏紧张感,据经验其反应常出现于膀胱经,其最强的反应处为通天,即在通天穴针或灸之,能立刻解除后头部之压痛,尤以偏头痛更效,真乃灵验得很。这是经笔者多年之临床经验所发现的(也许还有别人发现,但笔者不知道)。习惯性头痛的人,灸之大多数能根治其多年的痛苦。灸以米粒大五壮为度,连续灸二三周,几乎都能治愈(需加用别穴以佐之)。

(10) 膀胱与小肠二经,皆与太阳有密切的关系。经验上小肠经之少泽及后谿,常能治愈头重或头痛,灸少泽更是常能立时消散头部膀胱经的压痛。

(11) 膀胱经的第一行,是泽田先生超越前人的大发现。(可参考第二编第十六章,关于膀之第一行)

(12) 背部膀胱经,尚有六椎下两旁的督俞、十五椎下两旁的气海俞、十七椎下两旁的关元俞。并应加入大椎两旁之穴及风府两旁之穴,以上四穴乃出于《素问·气府论》及《素问·气穴论》,亦属于膀胱经的腧穴。

足少阴肾经

经脉流注

《灵枢·经脉》曰:"肾足少阳之脉,起于小指下,邪走足心(涌泉),出于然谷之下,循内踝(太谿、大钟)之后,别入跟中(照海、水泉),以上踹内(复溜、交信、三阴交、筑宾),出腘之内廉(阴谷),上股内之后廉,贯脊,属肾,络膀胱(横骨、大赫、气穴、四满、中注、俞肓、关元、中极)。其直者,从肾上贯肝膈(商曲、石关、阴都、通谷、幽门),入肺中(步廊、神封、灵墟、神藏、彧中、俞府),循喉咙,挟舌本;其支者,从肺出,络心,注胸中。"

足少阴肾经之经脉流注,大体如次:

(1) 足少阴肾经,自足太阳至阴穴转入小趾下方,从下方起斜走向足心,行足跖中央之涌泉穴,从涌泉出然谷即舟状骨之下,经内踝下太谿,循内踝后之大钟,别入跟骨中之照海,经水泉,以循内踝,上行于厥阴、太阴二经之后,经复溜、交信二穴,交脾经之三阴交,入腓肠肌中,过筑宾,再上行出膝腘窝之内廉,入阴谷。从此穴上行股之内后廉,交会于脊末督脉之长强穴,从长强还出前方耻骨联合之上际,自横骨起与任脉并行,经大赫、气穴、四满、中注诸穴,至脐旁之肓俞属肾,下经关元、中极,而络于膀胱。(关元、中注为足三阴与任脉交会之处,中极为膀胱募)

(2) 其自行者,自肾上行,过商曲、石关、阴都、通谷、幽门诸穴,贯肝脏、横膈膜而入肺脏中,经步廊至俞府各穴,与气管并上行,循喉头,再上挟舌根络任脉之廉泉。(注意肾经之入肺中)

(3) 其支别自肺出,络心脏,注于心中之膻中,交于手厥阴之心包经。(注意肾经的络心,注胸中)

主要腧穴

本经的主要腧穴有:涌泉、然谷、太谿、筑宾、横骨、肓俞、阴都、幽门、俞府。其中尤以太谿、筑宾、肓俞、阴都四穴位最重要。太谿为肾脏的主治穴,亦能治咽喉炎及中耳炎,为泽田流派常用之穴(但系泽田流派之太谿);筑宾为祛毒的著名灸穴,用于梅毒及淋病,并能去药毒;肓俞为肾脏之主治穴,又能应用于胃肠疾患,以下利为最效,亦治糖尿病;阴都辅助中脘治疗胃疾患者。其他各见本文。

足少阴肾经之经穴,凡二十七穴左右共五十四。

涌泉 "在足心之陷中,屈足捲指宛之中"(《发挥》)。本穴当足跖之中央,中趾后方四寸许,由屈趾而生之陷凹中取之,当小趾和然骨(舟状骨)连线之当中。

[主治] 主要为肾脏疾患,如急慢性肾炎,其水肿甚时灸之有效。因脊髓麻痹,致下肢运动障碍及麻痹感,足跖痛致不能踏地等皆效。脑出血昏迷时,与百会并灸亦著效。

[参考] 别名地冲、地衢、蹶心等,乃肾经之井。此穴日常虽不多用,但对症用之则非常奏效。关于应用上之注意,《针灸说约》有如下记载:"此穴为灌注足心神气之所,非妙手勿针,非急症勿灸,灸柱如麦粒,慎勿大。"故灸时需注意灸柱,不可过大。

然谷 "在足内踝前,大骨下陷中"(《发挥》),又"足内踝之前,起大骨下陷者中"(《甲乙经》)。"起大骨",即内踝前突出之骨,然骨即舟状骨之古名。本穴在然骨下际陷中,故称"然谷"。以上为一般的取穴法,泽田先生与此稍有不同,在上记然骨之前约一寸许赤白肉际取之。

[主治] 足跖痛、足心热、咽喉痛。

[参考] 别名然骨、龙渊、龙泉。为肾经之荥,为太阴之别所。针灸然谷时,以通连蹈趾为最佳。

太溪 "在足内踝后,跟骨上,动脉陷中"(《发挥》、《甲乙经》)。本穴在内踝后五分陷中,能确知胫骨后动脉处,此为一般的取穴法。但泽田先生则在内踝下约五分陷中,内踝下际和舟状骨下的中点针灸此处,能从肾经的经脉牵引足跖及小腿内侧。此部位古籍一般都名为照海,但因其乃肾经的原穴,并有明显的效果,故泽田先生把它称作太溪了。

[主治] (泽田流派太溪)主肾脏疾患,即肾炎、肾结核、肾萎缩等。此外,咽喉痛、支气管炎、中耳炎、扁桃体炎、骨膜炎等亦能治之(以上皆肾所属)。对脚气、足跖痛、足冷、咯血、足关节炎及风湿等皆有效,并能疗胸部牵涉痛。

[参考] 又名"吕细",为肾经之俞,又为肾经之原。因本经能上贯耳部,故此穴为治中耳炎之特效穴。《内经》云"耳候肾",就是说耳病应当治肾,验之实践确实如此。至于《聚英》所云"妇人男子诸疾,有此脉者生,无此脉者死",是指一般的太溪而言。胫骨后动脉循内踝后下部者,即为太溪之胁。

大钟 "在足跟后衢中"(《发挥》)。"衢中",恐为"陷中"之误。本穴在内踝后方,跟骨上际陷中取之。位太溪之后方,阿基里斯腱前陷中,确之有动脉处。

[主治] 胫骨痛、胫骨神经痛等皆有效。

[参考] 为肾经之络,经脉从此别走足太阳膀胱经的仆参。《灵枢·经脉》曰:"足少阴之别,名曰大钟。其病气逆者烦闷,实者闭癃,虚者腰痛,别所取之。"

照海 在内踝直下约五分陷中(参照上述太溪穴之泽田流派取穴法),即泽田流派之太溪穴。

[参考] 又名阴跷。《甲乙经》云:"出阴跷脉之处"。《素问》亦有"阴跷、阳跷四穴",王冰注云:"阴跷为照海,阳跷为申脉。"

水泉 在踝后大钟之下一寸,当泽田流之太溪下五分陷中取之。

[主治] 跟骨痛及足趾关节炎。

[参考] 为本经之郄。

复溜 内踝之上三寸,去胫骨后缘一寸许陷中,当阿基里斯腱之内缘。《类经》云:"前旁骨是为交信,后旁筋是为复溜,二穴仅有一筋之隔。"

[参考] 别名伏白、昌阳、外俞、复曰等,为肾经之经。《灵枢》称为"复留"者,乃"溜"、"留"二字古皆通用之故。《聚英》云:"肾虚者补之。"

交信 内踝上二寸,胫骨后缘陷中,当三阴交下一寸,与复溜相平,在趾长屈肌中。《发挥》云:"在少阴前,太阴后。"这里所说的少阴,是指自复溜至筑宾的一段经脉而言。

[参考]　为阴跷之郄，本经在此过脾经的三阴交而至筑宾穴。

筑宾　在复溜直上三寸，按阴谷的方向取之。以指自内踝循上，指停处是穴，距胫骨后缘约一寸筋肉陷中。《发挥》云在"腨分中"者，系指腓腹分肉之中而言，在腓肠肌及比目鱼肌之筋间。

[主治]　祛毒特效，为祛小儿胎毒、梅毒、淋病及一切病毒、药毒之特效穴。又治脚气及腓肠肌痉挛。

[参考]　为阴维之郄。有人灸此穴治疗水泻性下痢，可不必服药自能渐愈，若用止泻药截之，则能引起不良之后果。

阴谷　"膝内辅骨后，大筋下小筋上，按之应手，屈膝乃得之"（《发挥》）。这里所说的"内辅骨"，系指胫骨内髁而言。本穴在膝腘窝横纹内端，胫骨内髁之下际取之。屈膝横纹端取曲泉，与曲泉一筋相隔之下横纹头取阴谷。

[主治]　治膝关节炎，屡屡用之有效。

[参考]　为肾经之合。本经经此会督脉之长强，而行横骨。《类经》曰："上股内之后廉，结督脉之长强，以贯脊中而后属肾，前当关元、中极之分，而络膀胱。"

横骨　"在大赫下一寸，肓俞下五寸"（《发挥》）。本穴在耻骨上际，大赫下一寸，曲骨（任脉）外五分。至于"肓俞下五寸"的寸法，系自脐至耻骨联合的上际之间作为五等分而言，以下至肓俞皆从此寸法。

[主治]　膀胱炎、阴道炎、尿道炎、淋病、膀胱麻痹等泌尿生殖器疾患皆有效。

[参考]　有"下极"、"屈骨"等别名。关于腹部肾经去中行任脉有云五分者，也有主张一寸者，更有一寸五分者，诸说纷纷不一。按《素问·气府论》曰："发于冲脉之气穴，二十二穴，挟鸠尾之外各半寸，至脐每寸为一，挟脐下两旁各五分，至横骨每寸为一。"二十二穴，谓自幽门至横骨左右共二十二穴。由此可见，肾经去中行仍以五分为是。而横骨以下十一穴，皆为"冲脉与足少阴之会"。《素问·骨空论》曰："冲脉起于气冲，于少阴经相并，挟脐上行，至胸中乃散。"

大赫　在横骨上一寸，任脉之中极旁。

[主治]　同上。患膀胱炎及尿道炎时，针此穴使针感向尿道方向传导。

[参考]　别名阴维、阴关。自横骨以下至幽门，皆为冲脉与足少阴之会。

气穴　在关元旁，大赫上一寸。

[主治]　同上。并治月经不调及子宫肌瘤（至拳大者能治，再大者则应手术）。

[参考]　别名胞门、子户。胞门、子户皆为子宫之别名，张仲景则称子宫为血室。

四满　在气穴上一寸，石门之旁。

[主治]　腹冷、腹膜炎、慢性肾炎等皆效。但非临床常用穴。

[参考]　又名髓府。髓属肾，故肾经亦称髓府。

中注　在肓俞下一寸，阴交旁。《甲乙经》云"肓俞下五分"。按《素问·气府论》云"每寸为一"，据此则仍以一寸为是。

[主治]　肠疝痛、腰痛、慢性肠炎、消化不良等皆效，治腹膜炎亦屡屡奏效。

[参考]　在临床上有时和《甲乙经》所论相同，即常于肓俞下五分发现穴所，但仍以其为阿是或奇穴为宜。

肓俞　"在商曲下一寸，去脐旁五分"（《发挥》），张介宾云"商曲下二寸"。笔者从后说,即商曲下二寸,脐旁五分。

[主治] 主要为肾脏病,如急慢性肾炎、肾结核、肾盂肾炎、肾萎缩、糖尿病等。此外还治疗淋证、慢性腹泻、腹膜炎等。

[参考] 本穴入肾经而属肾,故能治疗肾脏诸疾患。《针灸说约》云:"按肓俞、中注、四满、气穴,与外陵、大巨同治男子无嗣。"肓俞乃"注肓"之处,肓之原为气海。凡有"肓"字的各穴,如肓原、肓俞、肓门、胞肓、膏肓等皆相关联。明乎于此,对临床治疗有很大裨益。

商曲 在石关下一寸,脐旁肓俞上二寸,任脉下脐旁。

[参考] 把商曲和肓俞作为二寸间隔的理由,是因欲在其间增置一穴。在临床上商曲和肓俞之间,水分旁五分处,常有经穴之反应点出现,此为笔者临床常用穴之一。今读《经穴汇解》如下一文,不觉解惑释疑。曰:"内经云:挟鸠尾外各半寸,至脐每寸为一。盖古必自幽门至肓俞为七穴,甲乙经后已阙之矣。"据此,则今后再整理经穴时应本古义,于水分之左右再加一穴,暂定名为无名穴。

石关 在商曲上一寸,建里旁。

阴都 在石关上一寸,中脘旁。

[主治] 主要为胃疾患,如胃炎、胃溃疡、胃癌(对症治疗)、胃动力不足等皆效。亦治肺结核、喘息、咳嗽。

[参考] 别名食宫、通官。本穴有增强中脘之效,如中脘力量不足时,则补阴都二穴必效。阴都乃"阴之集",为肾经中主要腧穴之一。

通谷 "在幽门下一寸"(《发挥》)。本穴在阴都上一寸,上脘旁。

[主治] 同前。

幽门 "挟巨阙两旁各五分"(《发挥》)。本穴在通谷上一寸。

[主治] 多用于呕吐、咳嗽、肋间神经痛等症,亦治疗支气管炎及喉头结核。

[参考] 又名"上门"。幽门穴并非现代解剖学上之幽门,亦非指胸腔而言,应解作肾经经络从此行走之上门为佳。本经自此沿胸骨缘而行胸部肾经。

步廊 "在神封下一寸六分陷中"(《发挥》)。神封穴在两乳间膻中穴之左右,当第四肋间。本穴在神封以下之肋间,即第五肋间,距胸骨侧缘外五分许陷中,与内乳动静脉之经路一致,又肋间神经之前支即自此处出皮下。以下至俞府之肾经诸穴,其动静脉与神经关系皆同此。

[主治] 心包炎、肋膜炎、冠心病心绞痛及迷走神经之神经痛。

[参考] 按古说,多以任脉与乳之间为胸部肾经,但笔者多于距胸骨侧缘五分处取之。因其处恰为解剖学的内乳动静脉经路,及肋间神经前支出皮下之处,亦为出现压痛点之处。

神封 "在灵墟下一寸六分陷中,仰而取之"(《发挥》)。本穴在任脉膻中之两旁,当第四肋间,去胸骨缘五分陷中。

[参考] 神封者,有"封固神灵的意思"。神乃藏于心之精气,观其穴名即可明了。从神封经灵墟至神藏之间,正当心脏之上,初学者以不施针灸为佳。如必欲针刺者,可将针尖斜下向胸骨缘之方向为佳。

灵墟 "在神藏下一寸六分陷中"(《发挥》、《甲乙经》)。本穴在玉堂之两旁,当第三肋间,去胸骨缘五分陷中。

[参考] 一名"灵墙"。灵墟与督脉之灵台、心经之灵道相应。墟,即丘,灵墟即灵之丘。

神藏 "在彧中下一寸六分陷中"(《发挥》、《甲乙经》)。本穴在紫宫两旁,当第二肋间,去胸骨缘五分陷中。

[参考] 神藏乃藏神之处。神藏、神封两穴,与督脉之神道、足太阳之神堂、手少阴之神门相应。有"神"字的各穴,皆与心有关。《发挥》云:"肾经之支别,从神藏别出绕心,注入胸中,以交手厥阴。"

彧中 "在俞府下一寸六分陷中"(《发挥》、《甲乙经》)。本穴在华盖两旁,去胸骨缘五分陷中。有书为"或中"者,乃"彧中"之误。

[主治] 喘息、支气管炎、咽喉炎等皆有效。

俞府 "在巨骨下,璇玑旁二寸陷中,仰面取之"(《发挥》、《甲乙经》)。巨骨,即锁骨。本穴在璇玑两旁,当锁骨和第一肋骨之间,去胸骨缘五分陷中。

[主治] 喘息、支气管炎。治咽炎亦有效,若与璇玑并灸能治甲状腺肥大,并治出现于此处之肋骨疽。

[参考] 《甲乙经》云"输府",《资生》云"腧府",《内经》云"俞府"。俞、输、腧三字古皆通用。关于胸部之寸法,《灵门摘要》云:"胸部一肋之间取穴,不可过泥一寸六分也。"其说甚是。肾经从此上循咽喉,与颈动脉相并,挟舌本而终。

肾经之发明。

(1) 按《灵枢》云:"肾上连肺"。肺与肾相关处甚多。例如治疗肺疾患(支气管、喘息等)时,取太溪即能治愈者甚多。临床发现,支气管炎在胸部之肾经有很多压痛点。顽固咳嗽,其反应点若出现于腹部肾经之幽门、阴都时,对此穴针灸之,则能立刻见效,此乃笔者多年之经验。

(2) "肾主耳",亦《内经》之说,故治耳疾取肾俞及肾经穴实属必要。笔者则多用太溪。《灵枢·脉度》云:"肾气通于耳,肾气和则耳能闻五音。"

(3) 小肠属肾亦为《内经》之说,故治疗盲肠炎时小肠俞虽为主穴,但肾俞及太溪亦不可缺。所以小肠之疾患不可忽视从肾治之。

(4) "肾主骨、生髓",亦为《内经》之说。这是治疗骨膜炎及骨髓炎等症时,必须用肾俞及太溪的理由。

(5) 肾经诸穴,多和心经诸穴相关。已详载于心经之解说中(希参照之)。

(6) 胸腹部的肾经,与背部膀胱经的表里阴阳关系亦很密切。阴出阳,阳入阴,两者相结合,对诊查及治疗皆为必要。例如治肾俞、志室等处的压痛,必须用肓俞、中注;肩背部疼痛时,必须用胸部及上腹部之肾经穴。治疗外感时,灸或针背部之风门、恶寒等外症虽愈,但次日多有出现咽痛者,此时其压痛点多发现于胸部肾经之俞府、彧中等,在此处治之则咽痛即愈。如此融会贯通,自能收到得心应手之效。

(7) 肾经与肾俞相关,尤以太溪及肓俞更为密切,故肾经和肾俞其治相同。

(8) 筑宾为阴维脉之郄,有祛毒作用。治疗梅毒或其他毒症之时,必须用此穴以祛其毒。治疗时需同时灸背部八穴(附分、膏肓、譩譆、骑川马—泽田先生之祛毒穴)。若祛药毒时。只用筑宾即可。

(9) 肾募为胆经之京门。募与俞其治相同,笔者临床往往两穴(肾俞、京门)皆用之。

(10) 腹部肾经在任脉及胃经之间。虽云外开五分,但绝不能像几何学上的画线那么准确。经脉本身有一定的宽度,实际上肾经也有距任脉一寸者,所以笔者认为应该在距任脉五分至一寸之间,凭指压感判断而取之。但这是指临床上变通而言,若按基础学言之,则仍以五分为是。

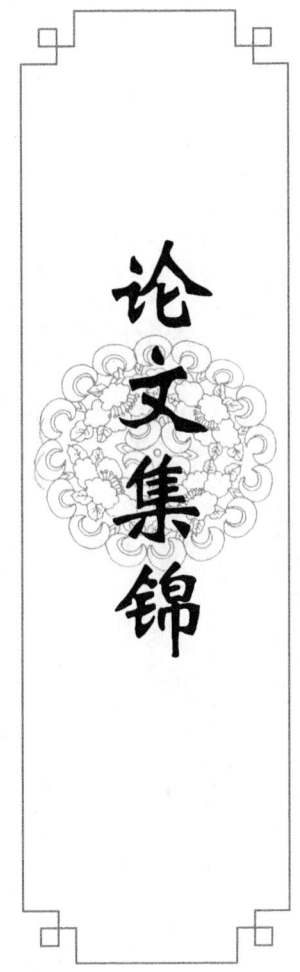

一、王德光医案九则

(一) 一味甘遂治愈顽痰一例

单×,男,40岁。

初诊:1970年1月15日。

主诉:1969年夏,因郁怒日久,常觉脘闷胁痛,纳呆泛酸,头晕耳鸣,失眠乏力。曾经余诊视,其脉弦而沉,舌赤苔薄黄。予疏肝理气、健脾和胃之品调理之。月余,诸证逐渐缓解,唯觉左背部相当于肺俞、心俞穴部位,约6厘米×7厘米范围有寒冷感,虽重裘亦不能解。初起尚不介意,2个月后,局部寒冷感加重,经中西医多方治疗数月无效。

诊查:其人身躯略肥胖,脉沉滑而细,舌淡苔薄白。

辨证:因思此病起于郁怒,肝失调达,疏泄失权,以致津液随气郁凝结于局部而成痰;肝郁缓解后,停痰未能随之而消,反而胶着日甚。

治法:拟用丹溪"郁痰则开之"之法,予疏肝解郁、化痰通络之剂治之。月余,其证如故。此乃药力尚微,非攻下逐痰之猛剂,不足以触动久着经络之顽痰。

处方:遂疏煨甘遂末2克,装胶囊内,晨起空腹一次顿服。投药为3日量,嘱其"中病即止",不必尽剂。

二诊:1月18日。据云服药一剂后,当日泻下十余次,背部寒冷感顿减;服第二三剂后,泻下已不似第一日频繁,而患部之冰冷感则完全消失。

按语 王隐君云:"痰之为物,遂气升降,无处不到……或背心常作一点冰冷。"(《医述》)其论与本例病证相符。此等胶固之顽痰,原非一般理气化痰、通经活络之品所能奏效,必须用峻烈逐水药以荡涤之。甄权谓甘遂能"去痰水",盖此药除快利通下外,尚能搜剔顽痰巢穴,无论其潜伏于皮里膜外,或胶着于经络之中,只要正气上充,多能一鼓而下,痼疾亦随之而愈。

经云:"大毒治病,十去其六;常毒治病,十去其七。"此患者服第一剂药后,症状已明显缓解;本应停服,以免伤及正气。然据余观察,初服甘遂,多反应强烈,至于连续再服,则效果递减,反应轻微,不致过于伤正。病去后,只要患者平日不虚,亦无需再用补剂,正如张子和所云:"陈莝去而胃肠洁,癥瘕尽而荣未昌,不补之中,有其补存鄢。"(《儒门事亲》)故糜粥自养,自能恢复。

(二) 健脾和胃、行气化瘀法治愈胃脘痛一例

汪×,男,42岁。

初诊:1976年11月9日。

主诉:患消化性溃疡病8年。此次劳累感寒,胃脘疼痛。得食与热则痛减,痛处喜按,泛

酸,嗳气,大便潜血阳性。3天前参加宴会后,前症转重,呕吐频频,吐物为大量清水,上腹胀满,腹中雷鸣,痛如刀割,阵阵加剧,痛处固定不移,拒按,疼痛攻筑右侧胁肋、腰背部,口干,不能食,大便四日未通,小便量少而黄。经X线钡餐透视,诊断为完全性幽门梗阻,准备手术治疗。因家属不同意手术而邀余往诊。

诊查:见其形体消瘦,颜面苍白,神疲气短,四肢不温,六脉沉弦虚细,舌淡,苔白厚腻。

辨证:乃脾胃虚寒为主,兼有气滞、血瘀、肝旺之象。

治法:拟健脾疏肝,理气化瘀,降逆和胃。用黄芪健中汤、柴胡疏肝饮、小半夏汤三方出入加减。

处方:黄芪35克 白芍40克 桂枝20克 生姜20克 甘草20克 柴胡15克 陈皮15克 五灵脂15克 郁金15克 生半夏20克 良姜15克 延胡索15克

浓煎,分多次频频饮之。服药前先用胃管吸尽胃内液体。

二诊:11月11日。服药2剂后,饮水不吐,腹痛大减,仍感脘闷,不思食,舌苔脉象无明显变化。原方加白蔻10克,以醒脾快气。

三诊:11月13日。腹痛完全缓解,能饮少量牛乳,舌苔转薄。原方去生姜,减柴胡、半夏量(各为10克),以防耗阴。停止输液。

四诊:11月15日。腹痛明显减轻;十余日之便秘,今日始通下;胃纳转佳,唯感全身乏力。舌苔薄白,脉象较前有力,仍有弦象。原方加党参30克,莱菔子10克,以扶正益气,消食导滞。

五诊:11月22日。前方药连服1周,饮食正常,二便通畅,胃脘已无任何不适。

按语　张介宾认为:胃脘痛"因寒者十居八九,因热者十唯一二。"(《景岳全书·心腹痛》)笔者之经验,亦以寒者为多。在慢性病中,外寒多为诱因,内寒乃为其本。本例属于脾阳不振、寒由内生,更因天气转寒,饮食不节,以致宿疾大发,清阳不升,胃气上逆,气滞血瘀痰阻等。用黄芪健中汤温养中焦,以振脾阳,即以治其本。伍用疏肝、理气、化痰之品,使木郁得疏,气机流畅,自无乘土之患。

小半夏汤降逆止呕、温化痰饮,本方中用之以治其标。生半夏之功优于制半夏,已为多数临床医家所证实。用胃管吸出胃中积液者,亦为治疗痰饮方法之一。可使痰饮速消,以免重伤脾胃,并可避免其稀释药液,影响疗效,俾药物能迅速发挥其功效。

(三) 重剂葛根汤加味治愈长期腹痛一例

李×,男,41岁。

初诊:1979年8月1日。

主诉:1967年开始,腹痛发作,隔2~3日一次,每次疼痛5~10天。发作期间,只有轻重之差,并无缓解之时。经中西医久治不愈。

诊查:其病位于下腹两胁,位置表浅,呈拘挛性痛,胃脘部无所苦,饮食二便尚正常。X线钡透未见明显变化。脉弦而细,舌赤,苔薄白。扪其腹部挛急拒按,侧腹尤甚。阅其历年来中药处方,则散寒、清热、补虚、疏肝、活血化瘀等法迭进无效。

辨证:此乃病在肌腠而不在脏腑,故以上诸法无应。

治法:腹肌挛急疼痛,长达十余年,说明其证非常顽固,不用重剂解肌之方,则难以收功。方用葛根汤加味。

处方:葛根40克 麻黄5克 桂枝20克 白芍50克 生姜10克 大枣10枚 生地30克 炙甘草10克 山药20克

连进药3剂,疼痛大减。自谓十余年来,腹部从未如此舒畅。仍用原方,分量减半,又服药7剂而愈。

按语 葛根汤原为太阳病项背强几几或欲作刚痉而设。项背强几几,即颈项部、上背部肌肉紧张、挛缩之意。本例属于慢性病,亦无太阳证,但腹肌痉挛,疼痛难忍,其病势实较项背强几几为甚,故重用葛根汤解肌,加生地、山药,补脾肾之阴以生津,助葛根解肌之力,重用芍药散逆和营,以加强疏散挛急之功。

(四) 清热除蒸、益气养阴法治愈骨蒸潮热一例

李×,女,43岁。

初诊:1972年5月10日。

主诉:患肺结核病10年,外院诊断为慢性纤维空洞型肺结核。低热2年,体温波动在37.2～37.8℃。曾到省外某结核病医院治疗8个月,低热始终持续不退,身体日渐羸瘦。20天前,突然发热恶寒,午后体温高达40℃,伴有汗出。西医除继续应用链霉素加异烟肼外,并联合使用广谱青霉素、红霉素、四环素等静脉滴注,但热度仍波动在38.5～40℃。病势日渐沉重。

诊查:视其倦卧于床,大骨枯槁,大肉陷下,颧红唇焦。舌瘦而红绛,苔薄黄而干。频频咳嗽,以致昼夜不能成寐;咳痰量少,痰咳于口却无力吐出。音低气喘,转侧需人搬动。体温达39.5℃,微有虚汗。口干渴,每次仅能饮一二匙凉开水,日进少许稀粥,溲黄便秘。六脉细而无力,数极而疾(140次/分)。

辨证:乃痨瘵日久,阴虚火旺,进而气阴两虚,阳极阴竭,元气将脱之候。所幸尚能饮水,日进少许稀粥,证明胃气未绝,犹有一线生机。

治法:急需益气养阴,润肺化痰,清火除蒸,以期标本兼顾。拟秦艽鳖甲散出入为方。西药除抗痨药外,其他一律停用。

处方:秦艽20克 鳖甲40克 地骨皮40克 柴胡20克 青蒿20克 当归15克 红人参15克 黄芪35克 川贝15克 甘草10克 石斛20克 丹皮10克 紫菀15克 麦冬20克 黄芩15克 芦根35克 玄参30克

浓煎,一昼夜分6次温饮之,使其药力均匀,且一次服用量不要过大,以免脾胃虚弱不能容纳或因寒凉损伤胃气。

二诊:5月12日。前方药连进2剂,咳嗽转轻,热势已减,午后体温38.5℃,夜能成寐,语言略有力,食量稍增,精神振作。舌苔、脉象无变化。原方加竹叶15克,以清虚热。

三诊:5月14日。服药4剂后,咳嗽已明显减轻,饮食日增,午后体温37.5℃,午前在37℃以下,虚汗已止,尿量增多,解下燥屎数枚。脉细数(130次/分),舌润,苔薄而黄。此乃气转津回、邪热渐清之象。为巩固疗效,原方药再进3剂,一日分3次温服。

四诊:5月17日。面色恢复正常,口不渴,语言有力,气喘大减,日间能坐起两三个小时。2年来之低热亦已退清,晨间体温仅35.5℃,午后始达36.2℃,胃纳日增。脉细弱而数(120次/分),苔薄微黄。乃邪热已除,正气尚虚。法当益气健脾,清肺保金。

处方:生地30克 麦冬15克 玄参30克 川贝15克 紫菀15克 黄芪35克 芦根

20克　红人参10克　白术15克　陈皮15克　甘草10克　石斛15克

服药十余剂后,潮热未见反复,体温正常,仅有轻微咳嗽,二便通顺,并能下床行走片刻。舌苔薄白,脉象较前有力,仍见数象(120次/分),停用中药。

半年后随访,已轻微能做家务劳动,始终未再发热。脉仍细数(120次/分)。

按语　低热两年,肾阴大亏,复加高热二旬,致阴愈虚而火愈旺。肺主一身之气,久患痨瘵,肺气虚损,火热伤及肺肾及其他诸脏。脾司中气,主肌肉四肢,脾气大伤,故症见无力吐痰,难以转侧,气喘音低等。本例在标有火热燎原之势,在本有阴阳绝决之虞,治宜标本兼顾。故重用秦艽鳖甲散以清热养阴,加人参大补元气。

张景岳指出:"凡患虚损者,脉无不数,数脉之病,惟损最多……岂皆热病乎。"(《景岳全书·脉神章》)本例患肺痨十载,自肺以下五脏之气皆受损,故当发热时,其数脉不仅属热,尚属"愈虚则愈数,愈数则愈危"(《景岳全书·脉神章》)之候。热退气充后,脉至数虽减,但仍达每分钟120次,且于半年后复查仍无变化,足证其人已元气大亏,短时间不易恢复,或成终身之痼疾而不能恢复。由此可见,数脉在虚损证的诊断及预后方面,有其重要意义。

(五)一味鲜人参救治阳脱证一例

卜×,男,62岁。

初诊:1966年9月5日。

主诉:8天前,后头部生一疖肿,约蚕豆大,无任何全身不适,自行揉按2天,未用任何药物,疖肿消散。5天前,略感身体违和,未予介意。至9月3日,发热,头痛身痛。当地卫生员用青链霉素肌内注射,未能控制。入夜,壮热恶寒,头痛如劈,体温高达40℃;该医又用抗生素静脉注射以及口服解热药等仍无效。9月4日,寒战壮热之后,继之以汗出,一日反复发作数次,壮热时体温高达40.5℃,伴有谵语,烦躁,口渴。至9月5日晨6时许,高热汗出之后,突然体温骤降,四肢冷过肘膝,血压30/mmHg。当时余随下乡巡回医疗队恰至该村,应邀会诊。

诊查:患者神志恍惚,似睡非睡,呼之能应,面色苍白,口鼻气冷,腋温不及35℃,六脉举按皆无,舌赤苔黄而干,并已十余小时无尿。

辨证:乃大汗亡阳、阳气暴脱之象,况年逾花甲,肾气已衰,预后凶险。所幸尚能咽水少许,证明胃气未绝。

治法:该地盛产人参,乃急取五披叶鲜人参200克,切碎浓煎。自晨起7时许将药徐徐灌入。2小时后,患者神志清醒,肢体转温,血压回升至70/50 mmHg;上午10时,血压达100/80 mmHg,脉细数有力,体温升至37℃,患者精神振作。继而又采取鲜人参200克,浓煎饮之。至中午12时许,血压达120/80 mmHg,十余小时之尿闭至此通下,排尿约200毫升,脉象转洪数,体温38℃,已能进流质饮食。继用清温败毒饮以及抗生素等中西药调治4日,鲜人参共用600克,血压始终稳定,热退身安而愈。

按语　单用一味鲜人参,成功地抢救阳脱重症,是不多见。人参大补元气,元气者何?即人身元阴元阳之气也。此气由"三焦"的通路敷布于全身,推动五脏六腑、四肢百骸的功能活动,为生命之源泉。元气充则脉绝不见者能使之升;肾气将绝者能使之起。且血压回升之后能保持稳定,而无忽上忽下之弊,证明人参实为回阳救逆之良药。

本例似以参附汤治阳脱,更为对证。但因条件所限,一时购置不及,不得已而单用人参,终于挽回生命。

（六）小半夏汤加味治愈妊娠恶阻一例

马×，女，26岁。

初诊：1982年3月8日。

主诉：妊娠2个月后，恶心呕吐。经中西调治月余，反而日趋恶化。初起尚能进少许饮食，至妊娠3个月呕吐加剧，食物入口即吐，饮水片刻亦复吐出。经入院静脉滴注输液，脱水及酸中毒症状虽有所缓解，但恶心呕吐如故。妇科医生见其过于衰惫，拟中止妊娠，以防意外。

诊查：其人消瘦，倦怠，头晕，气短音低，口干思饮，闻到药味亦呕逆欲吐，大便7日未行。脉数而细，舌干红绛，苔薄黄。

辨证：乃胃失和降，津液大亏，气阴两虚之象。

治法：宜益气养阴，和胃降逆。但患者难于服药，乃选用近于无味的小半夏汤加味，以治其标。

处方：生半夏20克（捣碎）　生姜20克（切）　代赭石70克（捣细）　竹茹10克

煎汤300毫升，每饮一口，频频饮之，一日之内服完一剂。

二诊：3月10日。呕吐明显减轻，能食粥少许，大便未通下。舌苔仍薄黄。原方代赭石改为150克。

三诊：3月12日。前方药服用一剂后，大便通下羊矢状燥屎三四枚。将代赭石改为50克。

四诊：3月27日。前方药连服15剂后，呕吐止，饮食增，大便正常而愈。

按语　恶阻有肝郁、脾虚、痰阻之分，宜分型而治。但本例属于急症，生命垂危，理应先治其标，以止呕为当务之急。呕止饮食增加，脾气自充，脾气充则痰自化。脾为生血之源，血足则肝郁自疏。故治标实寓治本之意。

选用无味之药治疗恶阻，亦为成功之关键。若气、味俱厚，反助其呕吐之势。至于服药方法，亦宜讲究，一次只饮一口，或一二匙，则多能坚持服完。

恶阻之便秘，常因呕吐伤津所致。张锡纯氏常用代赭石以降逆通便，治疗妊娠恶阻。本例伍用于小半夏汤之内，以收相得益彰之效。

（七）益肾精固冲任法治愈滑胎一例

王×，女，38岁。

初诊：1976年8月5日。

主诉：已婚15年，孕6次，滑胎5次。滑胎自妊娠3个月至6个月。西医妇科检查，无阳性体征。自1962年第一次流产以来，曾多次经中西医治疗无效。

诊查：患者体质健壮，面色红润，胃纳、睡眠、二便正常，无腰腹酸痛等症。舌质淡，苔薄白，脉沉。

辨证：乃肾气不能作强，冲任不固。

治法：拟补肾养血，固冲任，安胎。用泰山磐石散、所以载丸、寿胎丸数方加减。

处方：菟丝子200克　续断80克　寄生100克　阿胶100克　熟地130克　当归50克

白术 80 克　杜仲 80 克　枸杞 80 克　巴戟天 80 克　鹿角霜 80 克　大枣肉 50 枚　覆盆子 50 克　砂仁 20 克

制成丸剂，每次服 10 克，日 3 次。服至妊娠 7 个月以上时为止。患者用本方直至分娩，从未间断。顺产一胎二女，母子康健。

按语　张景岳云："安胎之法不可执，但当随证随经，因其病而药之，乃为至善。"（《景岳全书·妇人归》）本例患者身体健康，精力充沛，并无其他寒热虚实之见证，似乎无证可辨。但滑胎之本，即为虚证，法当重补其虚。因冲为血海，任主胞胎，二脉为胎儿发育之根基，冲任不伤不致胎滑。冲任起于胞中，根于肾经，又受后天水谷之滋养，故与脾肾相关。本例实已涉及脾肾两脏及冲任二脉。故重用补肾之品如菟丝子、熟地、鹿角霜、枸杞子等，以安血室而固冲任；以补脾之品如白术、肉枣等健脾胃，以滋血之源而养胎。用砂仁、续断者，乃遵经旨"虚者引而行之"，以收通补之功。

（八）针药并施、扶正祛邪法治愈劳淋一例

李×，女，34 岁。

初诊：1966 年 9 月 1 日。

主诉：7 个月前，第 5 胎顺产后少腹坠胀，尿频，常不及登厕而溺出。5 个月前，更兼小便涩痛，淋漓不畅。治疗后疼痛有所减轻，但尿频失禁转重。稍咳嗽、用力则有尿排出，一日夜小便十余次，量甚少。

诊查：其人面部虚浮，舌质红，苔白而腻，尿色微黄，少腹胀满，头晕腰酸，气短力乏，食欲不振，脉沉细无力而滑。

辨证：乃产多乳众，脾肾两虚，中气下陷，膀胱失约，兼有湿热阻滞之证。

治法：拟培补脾肾，清热补中。用左归丸合补中益气汤出入为方。

处方：黄芪 20 克　党参 20 克　升麻 10 克　柴胡 10 克　当归 15 克　川芎 10 克　熟地 20 克　山萸肉 15 克　枸杞 15 克　菟丝子 15 克　牛膝 15 克　白花蛇舌草 30 克

二诊：9 月 6 日。小便涩痛减轻，腻苔已化，唯遗溺如故。仍用前方并针刺中极穴，入针得气后，行补法，使其酸麻感直抵阴中，留五呼，深吸气出针。针后，遗溺立时减轻。隔日针一次。

三诊：9 月 21 日。小便恢复正常，已无失禁现象。其余诸证皆明显减轻。

按语　本例为产乳过重，气血两亏，脾肾虚损，兼有湿热之邪阻于下焦。脾虚不能升清，亦不能制水，肾虚则封藏不固，膀胱失阖。法当健脾益气，升其清阳，助以制水；补肾养阴，助其封藏，强化膀胱之阖。久病多瘀，故用活血、补血之品，以化瘀生新。佐清利湿热之味，以祛余邪。标本兼顾，攻补并施，故服药有效。而尿失禁仍不愈者，虽系久病体虚，短期不宜收功，但经络之气受阻，亦为不能速效之根蒂。中极穴乃膀胱经之募穴，募为脏腑之气结聚之所，针此穴用补法以调整膀胱之气化功能；本穴又为足三阴经与任脉之会，使肝、脾、肾三脏之经气得以流畅通调。余之经验：本穴不必久留针，只要得气，针感能达阴部即可，尤其与汤剂合疗时，更宜如此。即《灵枢·九针十二原》曰："刺之而气不至，无问其数，刺之而气至，乃去之，勿复针"之意。总之，只此一穴即能振奋三脏一腑之功能，加以扶正祛邪之剂，针药并用，故而收效迅速。

（九）针药并施、疏肝解郁法治愈经期头痛一例

张×,女,22岁,未婚。

初诊:1981年5月6日。

主诉:14岁月经初潮时,即患经期头痛。初起在经前1周左右发病,月经过后即止,疼痛程度较轻。自20岁后,头痛发作提前至经前2周,头痛较前加剧。如此反复发作,1个月之内仅有五六日缓解期。发病时始自左侧,迅即扩散至整个头部,伴有头晕目眩、项强、心烦易怒、呕逆、乳胀等症。月经周期、出血量、血色等无何异常。其母年轻时,亦曾罹患是疾。

诊查:脉沉细而弦,舌尖红,苔薄白。

辨证:此乃先天禀赋不足、肾阴亏虚、冲任受损导致肝郁气滞,继而脾虚生痰、痰阻经络所致。

治法:法宜滋阴疏肝,理气活血,化痰通络。

处方时值头疼发作,痛楚不堪。乃急用针刺疗法以折其病势,缓其所苦。先取左侧风池深刺之,使其酸麻感直达指端,头痛顿减。方用逍遥散加减。

处方:川芎35克　白芷10克　白芍20克　柴胡10克　云苓10克　白术20克　香附15克　生姜10克　熟地20克

一剂,并轮换针刺一侧风池穴,每日一次。

二诊:5月9日。头痛明显减轻,唯仍有头晕、呕逆,胃纳欠佳。原方加生半夏20克。停止针刺疗法。

三诊:5月12日。头痛大减,呕逆未发,继服原方药3剂。

四诊:5月27日。本日适在经期前7天,头痛复发,脉证如前,仅疼痛程度较轻。仍按前法,针药并施以治之。3日后,头痛止,继服原方药至月经期过。

此后,嘱其每次月经前10天即来院治疗,至月经过后为1个疗程。5个疗程后,头痛完全缓解,随访3年未发。

按语　川芎乃血中气药,功能行气开郁,配柴胡、香附,尤能加强其疏肝理气之力。川芎治疗严重之肝郁头痛时,用量宜重。伍用生半夏、白术、茯苓、生姜,以健脾降逆而化痰;熟地、白芍益肝肾而无耗阴之弊。

风池穴为治疗偏正头痛之要穴,仲景常用之以治太阳中风之头项痛。此穴乃手足少阳、阳维之会。少阳与厥阴相表里,故用之可治肝郁头痛。针药并施,有相得益彰之效。

【编者评注】王老先生擅治内科杂症,在针灸方面亦有丰富的临床经验,每遇急症,常针药并施,收效颇佳。如治经期头痛一案,在患者发作加剧时先以针刺缓解痛势,再予疏肝解郁汤剂内服,因而迅速达到止痛目的。此外,王老先生还擅长用单味药治疑难病症。如用煨甘遂末一味治顽痰,单味鲜人参抢救阳脱,均有独到之处,值得后学深究。

编者按:本文收载于董建华主编,北京出版社1990年出版的《中国现代名中医医案精华三》第2026～2037页。

二、高热治验一例

高热一证,以外感居多,而内伤次之,此乃古今先贤之训。然于实践之中,内伤高热之证亦非鲜见,究其病因,不外阴虚内热、气虚发热、血亏、食滞和血瘀发热种种,而其中唯阴虚较多。数十年行医中,对阴虚内热治疗,颇有心得。曾治一女患者杨某,始见低热盗汗,心悸不寐,曾于市某医院检查:体温37.7℃,其他无异常所见。按神经衰弱治疗二十余日不见好转。后因夫妻口角,一夜未眠,笠晨病势转急,骤然高热,口渴思饮,头痛恶心,经门诊以上呼吸道感染收入院。体检、化验、胸透X线摄片及心电图均正常。初诊给予青霉素、链霉素和解热镇痛剂治疗4日病无转机,后改用氨苄西林和氯霉素静脉滴注,配用中药治疗,1周后病情有增无已。观其形体憔悴,神色欠佳,高热盗汗,午后尤甚,口渴思饮,食少纳呆,心悸失眠,舌红少津,苔薄黄,脉细数。体温:37.6~40.5℃。证属阴虚内热,治宜养阴清热,投青蒿鳖甲汤加减,处方:

青蒿25克　鳖甲35克　知母20克　生地35克　丹皮25克　地骨皮50克　银柴胡15克　石膏50克　秦艽50克　甘草10克

水煎服,每日一剂。

服药4剂后,诸症大减,高热渐退,体温37.5℃,口渴减轻,饮食有增,舌红脉细数。效不更方,再进3剂,热退身凉,舌润脉平。但仍有手足心热,心悸失眠之症,改用补心丹以善其后。

按语　此例素为阴虚之体,又因情志所伤,以致阴精耗甚,内热骤增,故高热持续,体弱风消,若治之有误,遂有阴经欲竭之虑。此证乃阴虚内热使然,阴愈虚,热愈炽,热灼阴伤,阴精欲竭。依古人"存得一分津液,便有一分生机"之卓见,唯重在养阴清热,始能热退阴存,生机可望。急投青蒿鳖甲汤加减治之。用青蒿、鳖甲滋阴退热,配石膏、知母清热生津;丹皮、生地凉血滋阴,配地骨皮、银柴胡退热除蒸;甘草和中扶正。诸药相合,共奏养阴清热之功。服药4剂,病势衰其大半,高热渐平,又守原方3剂热退身凉。后进补心丹10日,诸证皆愈。

编者按:本文收载于李国清、徐阳孙主编,黑龙江人民出版社1987年出版的《龙江医话医论集·内科》第20~22页。

三、顽痰巧治

痰证是因痰所产生的多种病证,其中一些系疑难怪证。王隐君曾指出:"痰之为物,随气升降,无处不到……或背心常作一点冰冷。"这种背心局部冰冷即属于顽痰怪证之一,往往非一般理气化痰、通经活络之品所能奏效。必要时,需用甘遂、大戟、芫花等逐水药以荡涤之。此等药物快利通下,能搜剔顽痰巢穴,尽管顽痰潜伏于皮里膜外,或胶着于经络之中,只要正气上冲,多能一鼓而下,痼疾随之而愈。但因药性猛峻,非体实痰饮内积者,不可妄投。因而峻下逐水药用之者日少。其实,有病则病受之,用之得当,常能收桴鼓之效。

吾曾治单某,因郁怒日久,常觉脘闷胁痛,纳呆泛酸,头晕耳鸣,失眠乏力。诊其脉弦而沉,舌赤苔薄黄。予疏肝理气、健脾和胃之剂调理之。月余,诸症逐渐缓解,唯觉左背寒冷如掌大。初起尚不介意,2个月后局部冷感难于忍受。吾用丹溪"郁痰则开之"之法,予疏肝解郁、化痰通络之剂治之。月余患者寒不减。其人身躯略肥胖,脉沉滑,舌淡苔薄白,余反复斟酌,以上治法本无差错。其所以无效,是因药力尚微,此时非攻下逐痰之猛剂,不足以触动久着经络之顽痰。于是用煨甘遂细末2克,装胶囊内,命其晨起空腹时一次顿服,连服3日,并嘱患者如症状缓解则停服。3日后患者来诊,自云首次服药后,腹泻十余次,背部寒冷感顿减;第二三日服药后泻下虽不似第一日之频繁,但左背局部之冰冷感已完全消失。

峻下逐水,多用于结胸、膨胀、水肿、癫痫等证,很少施之于"痰郁停滞"者,但当化痰通络之剂无效,患者体质不明显虚弱时,也可用甘遂之类攻下之。《内经》曰:"大毒治病,十去其六;常毒治病,十去其七。"此患者服第一剂后,症状已明显缓解,本应停后服,以免伤及正气。然据余临床观察,初服甘遂大便次数均增多,至于连续服用能耐受之,不必多所顾虑。病去后只要患者不虚,无需再用补剂,"糜粥自养"自能回复。

编者按:本文收载于夏洪生主编,北京科学技术出版社1988年出版的《北方医话》第108~109页。

四、妊娠恶阻用药一得

妊娠恶阻多因肝郁、脾虚、痰阻而致病。一般轻证可分别选用养血疏肝、健脾和胃、顺气化痰等法治之，不难治愈。即使病情顽固，久治不愈者，也可停药，一般患者过八十日则自愈。

但有些患者病情严重，呕吐剧烈，甚至多日不能饮食，生命堪虞。停药固然不可，服药亦难下咽。因此时患者嗅到药味即感恶心欲呕，若强使之饮，必然立即吐出，难以发挥药效。

值此情况，如何选药就成为关系到治疗成败的主要问题。必须筛选出煎成后气味俱淡或完全无味的降逆止呕药物，使患者能够服下，并保持暂时不吐以先治其标。

张锡纯氏曾报道两例重症妊娠恶阻患者，用代赭石降逆通便而治愈。由于代赭石煎成汤剂后无味，患者乐于接受。

但据笔者多年观察，此法不甚效验。因恶阻之便秘，虽属胃失和降，导致升降失调，而频频呕吐，阴液大亏，肠失濡润，也为大便燥结之源，其便秘为果而非因，故不宜舍本逐末。然便秘可促使上逆之胃气更难下降，使病情加剧，所以应于降逆止呕药中加赭石以通便，方为妥善。处方用小半夏汤加赭石、竹茹。方中小半夏汤止呕之力较强，赭石、竹茹降逆通便而清虚热。四味药煎成后几无药味。多能挽救一些危重患者。兹举一例如下。

马×，26 岁，1982 年春妊娠 2 个月后恶心呕吐，诊断为妊娠恶阻，经中西医调治月余反而日趋恶化。初起尚能进少许饮食，至妊娠 3 个月后，呕吐加重。食物入口即吐，饮水片刻，仍复吐出。经入院静脉输液，脱水酸中毒症状虽有缓解，但恶心呕吐如故。妇科医生见其过于疲惫，拟中止妊娠，以防意外。

会诊时，见症有消瘦、倦怠、头晕、气短、口干思饮、见实物或嗅到药味则恶心呕吐，大便 7 日未行。其脉数而细，舌干红绛，苔薄黄。此病本为气阴两虚，胃失和降。理应益气养阴，和胃降逆。因患者难服中药，乃投上述方剂：生半夏 20 克（捣碎）、生姜 20 克（切）、代赭石 70 克（捣细）、竹茹 10 克，以上四味，煎汤 300 毫升，每次服药一口，频频饮之，一日之内服完一剂。

前药服 2 剂后，患者呕吐明显减轻，能食粥少许。但大便仍未通下，舌苔仍薄黄。乃将原方赭石改为 150 克。一剂后，大便通下羊矢状燥屎三四枚。仍将赭石改为 50 克，连服 15 剂，患者呕吐止，饮食增，大便正常而愈。

按语 恶阻虽有肝郁、脾虚、痰阻之分，如能降逆止呕先治其标，呕止饮食恢复后，脾气自旺，脾旺而痰自化。脾为生血之源，血不虚则肝郁得疏。说明降逆止呕实为治疗之关键。至于在治疗中静脉输液，是将养阴生津之品不经口而输入体内，与口服中药结合治疗，有相得益彰之妙。

编者按：本文收载于夏洪生主编，北京科学技术出版社 1988 年出版的《北方医话》第 513 页。

五、非特异性多发性小肠溃疡病一例治验(译文)

非特异性多发性小肠溃疡病(以下略称本病)为冈部、崎村两氏于十余年前相继报道的一种少见疾病。和局限性肠炎一样,本病的好发部位也在小肠,但具体位置和病理所见则和局限性肠炎不同。一般认为药物疗法对本病无救,施行手术切除病灶后易于复发,常有严重的、持续性的肠出血,因而属于难治的疾患。作者最近用柴胡桂枝汤加味治疗一例本病患者,疗效满意,现报道如下。

1. 病例介绍

患者,男,33岁。主诉:便血,贫血。现病史:1974年1月因便血入某院内科,经胃肠放射线检查未见异常。1976年12月再次便血,仍经该院放射线检查,诊断为小肠溃疡,并经各种内科疗法治疗,1977年3月症状缓解出院。4月再发,仍入该院内科治疗无效。6月13日转入该院外科,经手术切除病灶及与病灶相连接的近端和远端健康肠管约80厘米,病理检查确诊为非特异性多发性小肠溃疡。但术后不久又发现大便潜血,至11月3日肠出血血量增多,11月16日来我院请求中医治疗。现在症:消瘦,面色苍白,眼结膜及爪甲呈现重度贫血征。自觉心烦,心动悸,失眠,大便每日1~2次,为稀便兼血便,胃纳一般。血压96/45mmHg(右)。舌淡略干,脉沉弱,腹软。以脐部为中心的正中线上,可见一条约15厘米长的手术瘢痕。腹部皮下脂肪较薄,两侧略有胸胁苦满(指肋下有抵抗感或有压痛、自觉压迫感等——译者)及腹直肌紧张,大便潜血(++++)。

治疗经过:根据胸胁苦满等见症,以柴胡桂枝汤加小茴香、牡蛎、薏苡仁为主,疗程近一年(1977年11月16日至1978年11月7日)。结果除微量大便潜血未能控制外,其余症状完全缓解。贫血征象仅3个月即恢复正常。

2. 讨论

据冈部、崎村等报道,非特异性多发性小肠溃疡是一种以病变局限性侵犯小肠形成的多发性溃疡、溃疡愈合后形成的瘢痕和以这些溃疡和瘢痕为中心的非特异性炎症为主的疾病。临床表现有长期、反复发作的消化道出血,严重的继发性贫血、低蛋白血症和浮肿等。本病好发部位在回肠,却很少发生于回肠末端。病理所见为浅表性多发性溃疡,溃疡病灶呈轮状或纵斜行分布,无肉芽肿,不形成浅瘘孔。

局限性肠炎的症状有腹痛、腹部肿块、发热、腹泻、偶见血便、体重减轻等。好发部位绝大多数在回肠末端。病理所见为深部溃疡,溃疡沿肠黏膜走行呈纵向分布并形成肉芽肿,常有瘘孔。

本例术后,从切除的标本中,无论肉眼所见抑或病理检查,其病变都和冈部、崎村所报道的材料相一致,因而可以确立诊断。但术后疗效不理想——大便潜血很快复发。术后近5

个月时又有大量便血继发严重贫血,此时始终依靠中医治疗。

　　柴胡桂枝汤出于《伤寒论》和《金匮要略》,是小柴胡汤加桂枝汤的合方。大冢敬节氏等认为:用柴胡桂枝汤治疗杂病时,要注重腹证,本例腹证与柴胡桂枝汤的适应证相吻合,故而选用此方。方中重用芍药,功能缓和紧张状态,松弛肠管痉挛。另加小茴香以健胃,牡蛎收敛。自1978年1月起又加入薏苡仁。

　　由于作者尚无治疗本病的经验,亦无从查考文献,故在探索性治疗过程中,曾兼用过田三七(起到明显止泻作用),单独使用过加味五淋散、真武汤加人参、真武汤加四君子汤(以上三方皆无效),后经患者反映,在所有服用过的方剂中,以柴胡桂枝汤小茴香、牡蛎、薏苡仁疗效最好,以后则坚持服用此方而收功。

　　本例经中医治疗近一年,结果自觉症状消失,贫血恢复正常,只有大便潜血试验仍为弱阳性,虽然还不能认为痊愈,但本病在西医束手的情况下,中医治疗确实起到了挽救患者生命的作用。

　　编者按:本文系日文译文,是王老节译自《日本东洋医学会志》1980,30(4):61,发表于《黑龙江中医药》1981,(4):44～45。

(王克勤　王孝莹　整理)

六、王德光老中医治疗胃溃疡病的经验

胃、十二指肠球部溃疡,是内科临床常见病种之一。祖国医学虽无此病名,但本病的临床表现与中医文献所记载之"胃脘痛"、"吞酸"、"嘈杂"相似,有并发症时,又与"呕吐"、"反胃"、"血证"等有关,因此中医临床上常按以上病证论治而划分为若干证型。家父王德光医师在多年的临床实践基础上,认为本病纯属某一证型者甚少,而多为虚实夹杂之证,以脾虚为本,以气滞、血瘀、痰饮等邪实为标,故治疗之时标本兼顾,扶正祛邪,自始至终重视脾虚之本而益气健脾,从而提高了临床疗效。

1. 扶正祛邪治疗胃溃疡病的理论依据

胃溃疡病多以胃脘疼痛为主证,其病位主要在中焦脾胃。临床所见确诊为"胃、十二指肠球部溃疡"者,绝大多数都是病史较长、反复发作者。"久病多虚",所以临床上本病以脾虚为主。单纯性胃疡病患者,平素临床常见有胃脘隐隐作痛,过劳遇冷或饮食不调则发,喜温喜按、得食则舒,食少纳呆、体倦乏力等脾胃虚弱之证;而发作时,特别是有并发症时,则可见有疼痛加剧、腹满拒按、恶心呕吐等气滞、血瘀、痰饮之象。这些征象都是在脾气虚的基础上继发的,因此本病临床上应以正虚为本,以邪实为标。如脾胃虚弱,健运失司,升降失常则气机阻滞;进一步可因土壅侮木,使肝郁不舒;而木郁又可乘土,更使脾受戕伐,从而形成肝脾之间的"恶性循环",这种情况与单纯肝气犯胃而致胃脘痛者病机迥异,故治法当然有别。又因气虚血运无力、气滞血行受阻,故本病病程较久者,多兼瘀血阻络之象,即所谓"久痛入络"也。再如,由于脾气虚衰,水湿不化,痰饮可自内生;尤其饮食不节再伤脾胃,可使本病骤然发作,而见有脘腹胀满、疼痛拒按、呕吐胃反、饮食不入等饮邪内停之重症,此种情况多见于并发幽门痉挛或幽门梗阻之时。以上列举之滞气、瘀血、停饮等邪,皆为脾气虚发展过程的"病理产物",其原发在脾、本为气虚。所以家父认为,治疗胃溃疡病成功的关键即在于认识到本病的脾虚本质,而气滞、血瘀、痰饮等证在不同阶段可与脾虚同时并见,仅有轻重不同而已,临证之时,只要病程较久,就要先考虑到脾虚,在立法方面予以益气健脾,兼顾他证,否则脾气不振、运化无力,无论是理气、活血,还是化饮、降逆,都难以发挥作用反而徒伤正气,或虽暂有小效而不能巩固。故本病治疗大法应以扶正为主而兼以祛邪,扶正即寓祛邪之意。此即《内经》所云"谨守病机,各司其属,有者求之,无者求之,盛者责之,虚者责之"、"治病必求于本"之谓也。

2. 扶正祛邪治疗胃溃疡病的临床运用

家父基于对胃溃疡病脾虚本质的认识,在多年临床实践中,摸索出使用黄芪建中汤益气健脾为主,稍加理气、活血之品临证加减治疗胃溃疡病的经验。黄芪建中汤出自《金匮要略·血痹虚劳篇》。《金匮要略》云:"虚劳里急诸不足者,黄芪建中汤主之。"里急,谓腹中拘急疼痛,乃因中气虚寒所致;虚劳、诸不足,乃指久病阴阳气血皆虚之意,故与胃溃疡病的病理特点和临床特点颇为相似。所以家父以其为主方,去饴糖、大枣之滋腻碍脾;加陈皮、柴胡行气舒肝,郁金行气活血,而组成经验方如下:黄芪35克、白芍40~50克、桂枝20克、甘草20克、生姜10克、柴胡10克、陈皮15克、郁金15克。其中白芍重用40~50克,除用其缓急止痛之意以外,还用其"土中泻木"之功。《内经》曰:"肝欲散……用辛补之,酸泻之。"本病为脾虚肝旺,中土虚则木邪肆,故重用芍药之酸泻,于土中泻木,泻肝而不伤脾,使土木无忤,截断肝脾间的"恶性循环"。方中甘草用量达20克,对气滞中满证似属不当,但家父认为胃溃疡病之中满虽亦属气机郁滞,但因其本在脾虚、其标在肝郁,《内经》曰:"肝苦急,急食甘以缓之","脾欲缓……用苦泻之,甘补之"。故本病重用甘草之甘缓,不仅不会碍气增满,反而是"一箭双雕",兼收补中健脾益气和缓肝行气除胀之功。

临证加减:单纯性胃溃疡在缓解期或疼痛不重时,可于原方减去行气活血之品;若遇冷痛作、得热则缓、畏寒肢冷等寒象较重者,加良姜、川椒;若疼痛拒按、如刺如割、痛处不移等瘀血较重者,加灵脂、延胡索;若兼见恶心欲呕、得食则吐、呕吐清涎等饮邪中阻、胃气上逆者,加生半夏、茯苓。特别对并发幽门痉挛或幽门梗阻的患者,见有脘腹胀大、攻撑作疼、腹中雷鸣、频频呕吐、饮食不入,X线检查胃内有大量积液者,生半夏量应用至20~30克(捣碎)。家父认为,生半夏降逆止冲蠲饮之力大于制半夏,再配伍原方中之生姜,乃为《金匮要略》之小半夏汤,用于饮邪致呕者甚效。半夏生用虽然有毒,但伍在汤剂之中煎煮,其毒性便被破坏。家父不仅治疗本病,在治疗其他病使用半夏时,也习惯生用,但从未发生中毒者。对因胃内有大量积液,频频呕吐服药困难者,则嘱其先用胃管排空胃中液体,然后再分多次频频饮服。家父认为这一方面可迅速祛除大量饮邪,缓其呕吐及攻撑之势,以免进一步伤损脾胃正气,为急则救标之法;另一方面则可使其不致稀释药液而影响疗效。

3. 病例介绍

汪×,男,42岁,干部,因胃脘痛、反复呕吐已3天,于1976年11月9日入某医院住院治疗。

病历摘要:素体虚弱,患胃、十二指肠球部溃疡已8年,每遇寒凉、过劳、饮食不节则发作。10天前因公出过累,加以气温骤降、衣着单薄,以致胃脘痛复发。初起痛轻,得食遇热则痛减,痛处喜按,并有泛酸、嗳气,大便潜血阳性。用中西药物控制,尚能坚持工作。3天前,宴会后腹胀胃痛严重,呕吐频频,吐物为大量清水,继续服用前药无效而入院。经X线钡餐透视,见胃内有大量积液。钡剂不能通过幽门。外科诊断为完全性幽门梗阻,予以输液,插入胃管减压,准备进行手术治疗。因家属不同意手术,乃邀家父会诊。

查其形体消瘦,颜面苍白,神疲气短,舌质淡,舌面满布白色厚腻苔,脘腹硬满,腹中雷鸣。询其上腹胀满,痛如刀割,并阵阵加剧,痛处固定不移,喜暖、拒按,脘痛攻筑右侧胁肋及右侧腰背部,口干,3日来除静脉输液外,饮食入口即吐。大便4日未通,小便量少而黄。四肢不温,六脉沉而弦细无力。审证查脉,是以脾胃虚寒为主,兼有气滞、血瘀、肝旺之象。本病虚实夹杂,以虚为本、实为标,治宜标本兼顾,法用健脾舒肝、化瘀理气、降逆和胃,以黄芪建中汤、柴胡疏肝饮、小半夏汤三方出入加减。

处方:黄芪35克　白芍40克　桂枝20克　生姜20克　甘草20克　柴胡15克　陈皮15克　灵脂15克　郁金15克　生半夏20克　延胡索15克　良姜15克

浓煎，分多次少量频频服之。服药前需排空胃内积液。

11月11日二诊：服药2剂后，饮水不吐，胃痛大减，但仍感脘闷纳累，舌苔、脉象无明显变化。原方加白蔻10克，以醒脾快气。2剂。

11月13日三诊：腹痛完全缓解，虽仍有脘闷，但已能饮少量牛乳，舌苔转薄。原方去生姜，减柴胡、半夏量为各10克，以防耗阴。并停止输液。

11月16日四诊：腹胀明显减轻，十余日之便秘今日始通，胃纳转佳，唯仍感全身乏力。舌苔薄白，脉象较前有力，但仍有弦象。原方加党参30克，莱菔子10克，以加强补益中气、消食导滞之力。连服一周，饮食正常，二便通畅，胃脘已无任何不适。

患者至今4年来仅有过三次于气候变冷时胃脘痛轻度发作，予以黄芪建中汤稍加理气、活血、降逆之品三五剂即能缓解，与1976年以前频频发作相比，轻快多矣。

4. 结语

家父在长期临床中，通过对大量胃溃病患者的临床观察，分析其病机特点，探讨其疾病本质，并参考《内经》《金匮要略》等古典医籍，初步总结出治疗胃、十二指肠球部溃疡的临床经验，近年来经过对数十例确诊为本病的患者治疗观察，均获得了满意的疗效。

（1）本病在临床上不能单纯地划为某一证型，而是虚实夹杂，有发展变化的复杂病证。本病以脾气虚为本，在此基础上可继发气滞、血瘀、痰饮等，其病位主要在中焦脾胃，但可涉及肝。本病的病理特点为本虚标实，标本虚实缓急在发作期和缓解期、有并发症者与无并发症者又有不同，临证之时当详辨之。

（2）扶正祛邪是治疗本病之原则。治疗之时，自始至终应以健脾益气为主，兼顾他证。在疼痛发作之时，切不可只见标象而忽弃其本，否则标证不减反而徒伤正气。

（3）选用黄芪建中汤为主方，稍加理气、活血、降逆之品，临证之时加减变通。其白芍、甘草用量较大，似属酸甘敛缓有碍行气止痛、除胀散满之嫌；半夏生用有毒，用至20克以上又使人望而生畏，但这些恰为家父治疗本病用药之经验，直接关系到治疗效果。

（4）对并发幽门痉挛和幽门梗阻而胃内有大量积液者，可配合胃管减压，以祛饮邪之急。

（5）经临床治疗观察，本治法对确诊为胃溃疡病者疗效较为满意，也曾用其治疗亚急性胰腺炎获效。但对胃窦炎等慢性胃脘痛疗效不佳。

编者按：本文刊载于《黑龙江中医药》，1982，(3)：5~7。

七、王德光老中医临床应用乌头附子的经验

王德光老中医,现任牡丹江市中医医院技术顾问。行医四十余载,尤擅长内科及针灸。除对治疗胁痛、胃脘痛、五更泻、虚劳发热及妇科调经、滑胎等诸疾颇有体会外,在用药上,对乌头、附子等温热药亦积累了丰富的经验。本文仅就乌、附的临床应用经验简介如下。

1. 乌、附治痹无需大剂、久煎

乌头辛温,其用守而不走;附子辛热,其用走而不守。王老认为,二者同用于温经散寒之剂中,有相得益彰之妙。因此治寒痹,常乌、附并用。近年来,文献不断报道大剂量应用附子(久煎)治疗沉寒痼冷痹证之经验,但也有乌、附中毒的案例。关于乌、附的用量、用法问题,至今仍有意见分歧。王老通过长期临床实践认为,乌头、附子的温经散寒、蠲痹止痛作用,将随其久煎而明显减弱,久煎后虽毒性大减,但其疗效也随之而降。如曾治一李姓男性患者,38 岁,右侧腰腿痛已 7 年,入冬发作严重,至夏则明显缓解,西医诊断为坐骨神经炎,久治无效。患者畏寒、步履维艰,脉弦、舌淡、苔白。证属肝肾不足寒滞经脉、兼有瘀血,治以培补肝肾、温经散寒、活血化瘀、通经活络。方中附子 15 克、川乌 10 克。初服疗效显著,疼痛大减,继服逐渐失效,乃将附子增量至 60 克、川乌 20 克,先煎 2 小时。3 剂后,仍无明显效果,继将方中附子增至 100 克,川乌仍为 20 克,先煎 3 小时,连服 5 剂,仍无显效。

与此相反,用乌、附治寒痹,不用久煎,即使剂量不大,也能收到满意的疗效。如 1967 年秋,收治一右侧腰腿痛的寒痹患者,亦经西医诊断为坐骨神经炎,在温经散寒、补气养血、通经活络剂中加入草乌同煎,并渐增量至 20 克,连服半月,使卧床半年、生活都难以自理的沉疴痼疾霍然若失,并能参加家务劳动。停药一年,未见复发。

因此王老认为,用乌、附治疗寒湿血瘀痹证,皆不必久煎。如果一般常用量无效,加大剂量久煎,其疗效与增加的剂量并不成正比。若确属乌、附的适应证,即使常用量也能收到明显效果。至于我国南方(如川、贵等地)附子用量普遍偏大,这是"地势使然也"。《素问·五常政大论》曰:"西北之气散而寒之,东南之气收而温之,所谓同病异治也。故曰:气寒气凉,治以寒凉,行水渍之;气温气热,治以温热,强其内守。必同其气,可使平也,假者反之。"所以在北方,只宜按常规用量与群药同煎,似无大量久煎之必要。

王老应用乌、附治疗痹证的经验是:先由中等量(指《中华人民共和国药典》规定之量,常用附子 10 克、乌头 5 克)开始,如无效,可将剂量逐渐加至附子 20 克、乌头 10 克。皆不久煎,只要辨证正确,常可获效。若此量仍无效,再增加剂量亦不理想,反徒增毒性作用。其所以要逐渐加量,是因人群对乌、附的耐受性和敏感性存在着个体差异,防止一次用量过大,易发生中毒之故。此外,因目前中药生产、炮制工艺尚未完全统一,故每次所用乌、附的毒性,也不完全一致,为确保用药安全,常嘱患者将全疗程所用之量一次购足,然后再按每日用量,自行投放于群药之中。

乌头、附子不经久煎，因其毒性较大，过量可致中毒，故用之宜慎。王老临床常用乌、附，虽未发现明显中毒者，但却抢救过因自服过量而致生命危笃者，故谆谆告诫：要胆大而心细，如有"瞑眩"现象(即轻度中毒症状，如口舌发麻、胸闷、心悸等)，即应减量或停服，以免发生危险。所谓"药弗瞑眩，厥疾弗瘳"之说，应一分为二，此即恽铁樵氏所云"取其疗效而祛其弊害"之理。

2. 附子不仅祛寒亦可退热

附子祛寒，医家悉知，但用其退热，此乃"热因热用"之反治法，非有见地而不敢妄为。王老在临床中，对某些难退之热常常应用附子剂，或加用附子而收奇功。兹举一案例如下。

刘×，女，37岁，牡丹江市丝绸厂工人，1975年8月10日初诊。1974年10月初，因早孕(2个月)行人流术终止妊娠。术后阴道流血3天自止，血量不多，亦无其他不适。但自术后5天起开始发热，体温37.5～38.5℃，偶有达39℃时。月经于发热严重时来潮，血量及血色正常，亦无腰腹疼痛等自觉症状。经妇科全面检查，除发热外未见其他异常。使用激素、抗生素治疗20余日，热退。但8天后，热复发。此后，每月发热20余日，其经过皆与第一次发热相同。自1976年2月起，转请中医治疗，用养阴清热、活血化瘀、益气健脾等法，服药百余剂，效果不显。此次又已发热十余日，步行来院求诊。询之，每日下午体温可高达39℃，发热时，除自觉倦怠外，并无恶寒发热感，白带略多，但无臭味，质稀，口干渴，能饮水而量不多，不喜冷饮，胃纳欠佳，二便尚可，面色正常，目赤，舌润苔白、舌质淡，脉数(110次/分)重按无力。此乃冲任受损，伤及肾阳，阴阳失调，虚阳外浮，并挟有脾湿。治以补冲任、温肾阳，兼健脾利湿。仿景岳右归丸加二仙汤出入为方：淫羊藿20克、仙茅15克、芦巴子15克、枸杞子20克、鹿角霜20克、附子10克、桂枝15克、菟丝子15克、续断20克、白术13克、茯苓10克，水煎温服，每日一剂。服5剂后，热势明显减轻，仅午后体温略高(37.5℃)，乃将附子量加至15克，又连服10剂，热退身安。但停药一周后，又开始发热，体温仅至38℃，白带已明显减少。乃于原方减茯苓、加党参20克，连服5剂，热即退。为巩固疗效，又继服此方30剂，前后治疗约2个月，服药50余剂，体温完全恢复正常，月经通调。观察年余，未见复发。

按 长期发热，无器质性病变往往无因可查，因此临床不易治愈。王老认为，此类发热常因久病损及肾阳，阴阳失调，虚阳外扰所致，故对此等病症，只要辨证无误，可不必顾虑体温之高低，放心使用附子温补肾阳，常可收到药到病除之效。本病非阴虚，实乃冲任受损，伤及肾阳之故。盖冲为血海，任主胞胎，人流术操作不慎，首先伤此二脉，日久损及肾阳，阳虚浮越于外，乃生假热之象。目赤、脉数虽为热之征，但舌润苔白、二便正常、口虽渴而不欲冷饮，皆证其里并无热，故助其阳而和其阴，阴阳调和虚阳内敛而热自退。

3. 寒热夹杂、阴虚阳亢，乌、附皆可用

乌、附为温热助阳之品，多用于治疗阳气虚衰、阴寒内盛之证。但王老在寒热夹杂、阴虚阳亢证中亦常应用，且能应手取效。兹举2例如下。

于×，男，50岁，牡丹江市百货公司会计，1978年11月5日初诊。患者于一年前患左侧颈、肩部疼痛，每遇阴雨天或受寒则加重，虽经中西医多方治疗，但均未能愈。3天前因过劳，又值天气骤寒，疼痛大发，除肩、颈部外，并向左前臂及拇指放散，昼轻夜重，痛楚不堪。服用西药消炎、镇痛剂无效，夜间需用哌替啶100mg，方能止痛3～4小时。X线诊断为左侧

颈椎病(以第6颈椎为中心)。面色暗晦,舌淡苔黄而不干,口渴喜冷饮,但饮而不多,溲黄便秘,不思饮食,患肢厥冷,颈部经热敷后较轻快,脉弦滑、略有数象。此乃痛痹日久,渐致血瘀,此次发病急骤,伴有瘀而化火之象。病以阴寒内盛为本,治宜温经散寒,活血化瘀,稍佐清热利湿。以乌头汤加减:麻黄5克、白芍20克、甘草10克、川乌5克、附子15克、鸡血藤30克、当归15克、桂枝15克、黄柏10克、防己15克,水煎服。服药一剂后酣睡一夜,其痛若失。又服一剂,前证稍有反复。询其小便清长,大便通下一次;视其舌苔转白、中心罩黄,脉弦而弱,已无数象。乃于原方中加入淫羊藿15克、川断10克、熟20克,黄柏减为5克。是方连服5剂,疼痛明显减轻,以后遇劳虽偶有发作,但程度甚轻,且服此方一二剂即愈。

  按 王老认为,乌、附性虽辛热,但其应用范围却并不只限于里寒,于温阳育阴、行气活血、逐表达里之剂中,只要配伍得当,用之皆可提高疗效。本例因痛痹日久,渐致血瘀,此次因操劳而暴发,兼有郁而化火之象,证虽寒热错杂,实以寒滞血瘀为本,故用乌、附、桂、麻以通经活络、散寒止痛,并用养血活血之品以散血瘀,少佐黄柏、防己以清热利湿,药证相投,故效如桴鼓。本例仅用乌头5克、附子15克与群药同煎,剂量虽然不大,但亦能使此等非哌替啶不能止痛的暴发病例,疼痛基本缓解,可见乌、附只要临床辨证准确,应用得法,确能散寒通络、逐瘀活血而收效甚捷。

  张×,女,34岁,牡丹江市交电公司职员,1979年11月15日初诊。自述头晕失眠、口干烦躁已2年,血压波动于(150~180)/(100~110)mmHg。舌赤而干、苔薄白,脉象弦滑相兼。脉证合参,此乃肝肾阴虚、肝阳上亢。治以育阴潜阳。白芍30克、牡蛎30克、石决明30克、大生地25克、麦冬15克、菊花15克、茵陈15克、泽泻20克、寄生30克,水煎服。服药3剂效果不显,乃于原方中加入附子5克,服一剂即感头目清爽、夜能入眠。再按原方连服10剂,诸症大减,血压降至140/90 mmHg。追访至1980年,症状及血压虽有时反复,但血压波动范围很小、症状轻微。

  按 阴虚阳亢,本当滋阴潜阳,若滥用助阳之剂,犹如火上浇油。但王老认为,附子虽辛热助阳,若适当伍入滋阴潜阳剂中以反治之,不仅不会发生伤阴耗津之弊,反更能使阴柔之剂尽快回生阴津,起到"阳生阴长"的作用,比单用滋阴潜阳之剂更易收功。本例即系一典型的阴虚阳亢证,毫无阳虚、阴寒之兆,但王老能"无者求之",果断加用附子,故使疗效彰著。

  总之,王老通过长期临床实践观察,对大剂量久煎应用乌、附一法持有异议。认为此药仍宜按常规用量煎服,无大量久煎之必要,以免费时、费力、造成药材浪费,增加患者负担,而且中毒的机会也随之增加。王老重视景岳"阳常不足"之论,认为任何疾病的治疗或恢复,无不与阳气充足与否息息相关。因此,虽然治疗阳证热证,亦时时顾及阳气之虚实。若病程久、病势重,则常先予防范。王老常说:"若直待阳虚重证暴露于外,方始急于救阳,则已稍逊一等矣。"至于有些阳虚证夹杂于一派热象之间,此时若仅抑阳育阴,反倒易使病程迁延不能治愈,如能明察于此,适当投予附子等温阳之品,则常收事半功倍之效。

  编者按:本文刊载于《黑龙江中医药》,1985,(6):1~3。

(王克勤 王孝莹 整理)

八、秦艽鳖甲散加减退热降温治验

导师王德光主任医师,对体温居高不下、发热久治不退的患者,每投以秦艽鳖甲散加减,常常取得桴鼓之效。我在临床中,运用导师之经验,亦取得良好效果。故而,认为秦艽鳖甲散加减是治疗某些发热疾病、迅速降温退热的有效方剂。兹举王老治疗两例病案予以说明。

例一 患者,王×,女,25岁,就诊时间1992年8月25日。连续发热已2周余。因产后受凉出现发热微恶寒,周身酸楚,肢倦乏力,大便干结,乳房胀痛,曾用青霉素等多种抗生素治疗均无效。遂请王老诊治,就诊时体温仍在38℃左右,除恶寒消失,热势如壮热骨蒸外,余症如故。且形体较瘦,面色红赤,时头汗出,神志疲怠,语声低弱,呼吸短促,舌质红,舌苔薄黄,脉沉细数,两乳均有包块,按之痛,皮色不变,扪之无热感。血常规:均在正常范围,体温37.6℃。辨证分析:产后受凉,邪从热化入里,伤及气阴,故发热不退,且渐至壮热骨蒸。又产后气血不足,乳汁不畅,故作癖胀痛。诊断:①产后发热。②乳癖。西医诊断:产后继发感染。治则:补虚清热,通乳消胀。方药:秦艽鳖甲散加减。秦艽20克、柴胡25克、鳖甲40克(先煎)、地骨皮25克、黄芩10克、青蒿30克、花粉30克、夏枯草25克、王不留20克、路路通20克、穿山甲15克、鱼腥草15克、甘草15克、当归15克、黄芪20克、皂刺40克、大黄10克(后下)、白花蛇舌草50克。2剂,一日一剂,每剂水煎3次,共取药汁600毫升,分早午晚3次温服。

1992年8月27日复诊:患者爱人代诉,服药后体温降至37.5℃,发热已退,乳房胀痛减轻,大便通畅,日2次。投前方2剂,去大黄,每剂水煎400毫升,分早晚2次温服。

共服4剂即停药,追踪观察半月余,未再发热,纳食增加,乳汁通畅,乳房包块及胀痛消失,身体康复。

例二 李×,女,28岁,就诊时间1992年8月23日。发热,腹痛已月余。1个月前行剖腹产手术,术后即发热,腹痛,体温39℃左右,用抗生素等治疗无效。1周后又手术切开窦道,静脉滴注头孢氨苄等药,体温仍居高不下,已服中药清热解毒汤剂,热势不减。于是邀请王老会诊。当时证为骨蒸壮热,头晕,身酸痛,四肢无力,纳食减少,腹部疼痛。形体消瘦,面色不华,精神倦怠,语声低微,呼吸短促,舌质红,舌体瘦,舌苔薄白,脉细数。腹部手术缝合处微赤较硬。体温38.6℃。辨证分析:剖腹产后感受外邪,更伤气血,故壮热不已。腹部手术缝合处赤硬疼痛为气滞血瘀之故。诊断:产后发热——外邪内犯,气血虚弱,兼有瘀滞。西医诊断:剖腹产术后继发感染。治则:益气养阴,清热解毒,兼化瘀软坚。方药:秦艽鳖甲散加减。鱼腥草40克、金银花40克、花粉30克、皂刺40克、鳖甲40克(先煎)、秦艽20克、地骨皮20克、青蒿30克、柴胡20克、浙贝母20克、甘草15克、黄芪50克、牡蛎50克、白芍40克、丹皮20克、瓜蒌仁20克。一剂,水煎3次,共取汁600毫升,分早午晚3次温服。

服一剂后,热大减,体温37.8℃。又投前方一剂,热除,体温36.5℃,余证亦好转。前方继服3剂,诸症悉退。追踪观察2周,身体恢复健康。

按 元代罗谦甫设立秦艽鳖甲散是为了治疗虚劳发热。因此在此方开头即明确写出"骨蒸壮热"四字。明代吴崑在注释本方主治时又提出了"风劳"。直到现在大多数著作中，仍然认为本方是治疗风劳的，尽管古今含义有所不同。王老认为秦艽鳖甲散旨在治疗骨蒸壮热，而骨蒸壮热的病因多数为六淫之邪所致。王老用此方治疗成人及小儿外感发热不退，体温升高者数十人，具有良好效果。据王老经验，此方加减适应范围是：①外感而致发热，体温升高，经西药抗生素、激素、中药的清热解毒类治疗不效者；②外感热病日久不解，体温高于正常，形体瘦弱者；③发热，热势呈壮热骨蒸者。在辨证指导下，抓住阴血不足病机，用秦艽鳖甲散加减施治，多数收效较快，常投一二剂可使体温下降至正常，发热减退。

编者按：本文刊载于《黑龙江中医药》，1993，(1)：2～3。

（崔振儒 整理）

九、王德光治呕验案三则

王德光老师善用降逆止呕诸方,有得心应手之效,取验案三则,以飨同好。

例一 马×,女,26 岁,1982 年 3 月 8 日来诊。主诉:妊娠 2 个月,恶心呕吐,经中西医调治月余,反而日趋恶化。初起尚能进少许饮食,至妊娠 3 个月呕吐加剧,食物入口即吐,饮水片刻亦复吐出。经入院静脉输液,脱水及酸中毒症状虽有缓解,但恶心呕吐如故。妇科医生见其过于衰惫,拟中止妊娠,以防意外。

诊查:消瘦、倦怠、头晕、气短、口干思饮,饮水即吐,闻到药味亦呕逆欲吐,大便 7 日未行。脉数而细,舌干红降,苔薄黄。辨证:胃失和降、津液大亏、气阴两虚。治法:急则治标,和胃降逆。方药:小半夏汤加味:生半夏 20 克(捣)、代赭石 70 克(捣)、竹茹 10 克、生姜 20 克(切)。煎汤 300 毫升,频频饮之,一日之内服完。

二诊:3 月 10 日。呕吐明显减轻,能进粥少许,大便仍未下,舌苔薄黄,原方赭石改为 150 克。

三诊:3 月 12 日,前方服药 1 剂,大便通下羊便状三四枚。将赭石改为 50 克。

四诊:3 月 27 日,前方连服 15 剂后,饮食增加,大便正常,呕止而愈。

按 本例属妊娠恶阻急重症,虽出现气阴两虚、津液大亏之象,但并未用滋阴补气生津之品,而取急则治标,治呕为要,况久吐胃气大伤,众多滋补之品岂能耐受,待其人呕吐一止,气津必当自然而复,此虽治其标,实则治其本。

本方药少精,气味平淡,是取效之关键。若其方气味辛苦浓厚,已伤之胃定不受纳,反徒增其呕吐之势。但恶阻程度不甚严重者,宜适当辨证用药与本例不同。

呕吐之证其服药方法亦宜讲究,因呕吐重患本有格拒之势,若按常规用法,往往咽下即吐,此时可少量频饮,一般多能服尽而不呕出,因口腔舌下均能吸收少量药液之故,格拒上冲之势缓解,则无味少量之药液自然能下咽矣。

此例恶阻便秘,乃因呕吐津伤无水行舟所致,此时只能使其呕止津复缓缓图之。故仿张锡纯氏用赭石降逆通便之法于小半夏之中,使其通便而不伤胎。《医学衷中参西录》谓赭石"能生血兼能凉血,其质重坠,又善镇逆气,降痰涎,止呕吐,通燥结,用之得当,能建奇效"。此例正是如此。

例二 向×,52 岁,1991 年 12 月 2 日来诊。

病史摘要:1991 年 1 月 15 日,因胸闷 1 个月,下肢浮肿 1 周,恶心呕吐 3 天而入院治疗。入院前 1 个月无何诱因出现胸闷不适,时而及背,入院前 1 周下肢浮肿、发热,体温在 37 ~ 38℃,在我院门诊治疗,服中药 3 剂而热退肿消,但胸闷痛不适依旧,并有加剧之感,每次发作可长达 2~3 小时,并出现心烦喜呕、恶闻人声、胸不任物等症,于是入院。入院后各项检查如下:血常规 WBC 5.1×10^9/L、S 0.64;尿常规 Pr(-)、尿沉渣(-),离子正常,肝功能正常,BUN 6.0mmol/L,CO_2CP 23.6mmol/L。心电图:窦性心律、电轴左偏至-30°、低电压;胸片:

两肺纹理增强、心影正常;B超:双肾炎性变待排出。入院后按感冒治疗,并考虑胸闷痛、恶心呕吐等,用药如下:青霉素、利巴韦林、能量合剂静脉滴注。入院后第3天早4时又出现恶心呕吐,胸闷不适,持续2～3小时后缓解。当日下午3时心电图示:窦性心律,低电压,$V_{4,5,6}$ ST明显上抬在0.3～0.2mV,T波直立。按冠心病变异心绞痛对待,用低右旋糖苷、丹参静脉滴注,并口服速效救心丸等药,并以心烦喜呕,不欲食为据开小柴胡汤3剂。第2天又查心电图正常。3天后胸闷痛减轻,胸可任物,但恶心呕吐、不欲食、恶闻食臭却有增无减,患者很痛苦,遂请王老来诊。刻见:面白无华,频频作呕状,动则尤甚,恶闻人声,心烦不宁,少食即吐,舌淡苔白滑,脉沉细数无力。辨证:痰浊中阻。治法:温化痰饮,降逆止呕。处方:小半夏汤加味,生半夏50克(捣)、生姜50克(切)、枳壳20克、良姜30克、太子参40克。急煎,频频少饮以防复吐。

服药后当晚恶心呕吐明显减轻,次日早主动索食,食后未吐,精神大振,痛苦若失。后以中西药调之治愈出院。

按 本例呕吐属痰饮湿浊之邪阻于中脘而致。半夏、良姜其性本温,半夏降逆止呕化痰,良姜温胃散寒去饮,不离"病痰饮者当以温药和之"之训。枳壳疏理气机,太子参滋阴补气以扶正,使邪去而正不伤,气机顺而饮自消呕吐止,故用之效若桴鼓。

例三 钟×,女,72岁,1992年11月29日来诊。诊治经过:该患者有慢性喘咳史20余年,每遇寒冷刺激而发,7天前受凉感冒后,喘咳加重,咳逆喘息不得卧,动则尤甚,咯吐黄黏痰,烦躁胸满,溲黄便干,食少口干,舌红、苔黄根腻,脉滑数。胸透:两肺透过度增强,纹理紊乱。血常规:WBC $14.7×10^9$/L,S 0.86,查体:两肺呼吸音粗可闻及散在干啰音,心率100次/分,律正、无杂音,腹软肝脾触不清,胃区压痛,下肢不肿。按慢性支气管炎、阻塞性肺气肿、肺内感染消炎对症治疗4天,咳喘略有好转,但却出现少食则吐,不食亦恶心现象,只好对症补液治疗,呕吐并不好转,患者十分痛苦,遂请王老来诊。

刻见:慢性病容,喘咳、气短动则尤甚,咯吐黄痰,胸脘胀满不适,食入即吐,并时时泛恶状,口干,舌红苔黄根腻。辨证:痰热阻于肺胃。治法:降逆止呕,清肺化痰。处方:仿小半夏加桑白皮汤之意:生半夏30克、桑白皮30克、苏子20克、杏仁20克、贝母20克、鱼腋草30克、桔梗20克、黄芩15克、白花蛇舌草30克、党参30克、寸冬20克。急煎1剂,频频饮之。

汤药进后2小时恶心,药进6小时后时值半夜,竟索食少许稀粥而未吐,一夜平稳,次日早又服半碗稀粥未吐,喘咳、吐痰也明显减轻。又经中西药调治半月病情稳定,恢复平素之状。

按 本例属肺胀,痰热阻于肺胃,在肺则气逆不降喘咳,咯吐黄痰;在胃则胃气不降而上逆为呕,故食入即吐。方取生半夏降逆止呕和胃,化痰止咳;鱼腥草、白花蛇舌草、桑皮清化痰热;党参、寸冬补肺气之虚,滋肺胃之阴,并纠半夏之燥性,从而共凑降逆止呕、清肺化痰之功。

编者按:本文刊载于《中医药学报》,1995,(2):9～10。

(田 洲 赵景云 陈 岚 整理)

十、王德光老师治疗休克的经验

休克是机体在强烈有害因素作用下,神经、内分泌、代谢、循环等主要功能活动发生严重障碍引起的以急性循环功能不全为主要表现的综合征。临床表现特点是面色苍白、四肢末端发凉、皮肤发花、脉搏细弱、血压下降、少尿、神志障碍等。主要原因有感染、失血、失液、过敏、创伤和心脏病等。此病当属中医"厥脱症"范围,是临床常见重危疾患,救治不当可致"阴阳离决,精气乃绝"。现代医学对其诊断治疗、监护等措施日臻完善,从而使该病的救治成功率较过去有所提高。但是确有个别病例用西药治疗效果不够理想,而用中药很快转危为安。现把跟随王老诊治的几个典型病例和治疗特点介绍如下。

例一 患者,陶×,女,80岁。该患者以发热咳嗽10余日,肢冷自汗,少尿12小时入院。入院时表情淡漠不能回答问题,面色青紫,口唇发绀,四肢冷凉,舌质红暗,舌光无苔,脉虚数。血压8.0/4.0kPa,心音低,节律不整,心率86次/分,两肺可闻及喘鸣音,两肺底可闻及细小湿啰音。腹软,肝脾未触及,腹水征(-),肠鸣音存在。生理反射存在,病理反射(-)。心电图:窦性心律,频发房性期前收缩,ST-T无明显变化。BUN 13.66mmol/L、CO_2HCP 24mmol/L,尿常规:PRO(±)、Glu(+++),血常规:WBC $18.0×10^9$/L,S 0.08,L 0.16,血糖14mmol/L,离子:K^+ 3.4mmol/L、Na^+ 130mmol/L、Cl^- 98mmol/L、Ca^{2+} 2.3mmol/L。诊断:感染性休克(肺内感染),糖尿病。入院后经抗感染、扩容、纠酸等及升压药多巴胺、间羟胺治疗3天,在升压药维持下血压一直波动在(10.7~6.7)/(16.7~4.0)kPa。遂请王老诊治。

刻见:神志昏蒙,时而烦躁不宁,肢冷自汗,少尿,口干,颜面口唇紫暗,舌光红无苔,脉虚数。诊断为厥脱证,气阴耗伤,兼瘀兼热。以参附生脉散为主加减,处方如下:红参50克、附子20克、寸冬20克、丹参35克、桃仁20克、红花10克、白花蛇舌草30克、鱼腥草30克。

一剂,急煎成200ml,频频饮,于2小时内服完。服药后1.5小时,该患者神志转清,四肢温,汗出止,无躁动不安,排尿1次,约250ml。血压(12.0~13.3)/(9.0~8.0)kPa。又予原方一剂,频频饮之,血压回升稳定而无回落之势,后以生脉散出入为方,病情好转痊愈出院。

例二 患者,袁×,男,64岁。该患者因感冒发热2天,在我院门诊静脉滴注林可霉素1.8克、地塞米松10毫克。静脉滴注中突然出现心难受而翻倒在地,出现胸闷,喉紧气短,四肢厥冷,冷汗出,面色黧晦无华,血压下降,门诊以过敏性休克急收入院。查体:血压8.0/6.7kPa,脉搏100次/分,呼吸22次/分,体温36℃,双肺呼吸音正常,心音低钝,腹部(-)。辅助检查:血常规白细胞$11.8×10^9$/L,中性粒细胞0.8。心电等项检查正常。诊断:过敏性休克(林可霉素过敏)。立即予吸氧、脱敏、扩容等治疗,升压药用多巴胺、间羟胺,血压始终不稳,从9时至18时一直用升压药维持血压,静脉滴注的滴速稍一缓慢,血压即下降不易稳定。鉴于上述情况而请王老诊治。王老根据其四肢逆冷,表情淡漠,脉微欲绝情况,诊断为厥脱证,阳气暴脱。急书参附汤加味:附子60克、红参20克、青皮25克,水煎顿服。服药后1小时,患者四肢温,脉搏有力,血压回升,且稳定在正常范围内,逐渐停用升压药而血压持续平稳,后经中西结合治疗 3 天后痊愈出院。

例三 患者,张×,男,60 岁。该患者以频发胸骨后疼痛、胸憋闷 2 天,以冠心病心绞痛收入院。入院后第 2 天,突然出现持续性胸骨后压榨痛,大汗出,动则心悸气短。急查心电图,$V_1 \sim V_5$ ST 段抬高,弓背向上,病理性 Q 波。诊断:广泛前壁心肌梗死。立即予镇静、止痛、吸氧、溶栓、扩血管、极化液等药物治疗,后又出现高侧、下塑、后壁梗死。呼吸困难,烦躁不安,血压 10.0/7.5kPa,心率 120 次/分。诊断:心肌梗死、心力衰竭、心源性休克。在原治疗上又加用升压药物多巴胺、间羟胺静脉滴注以维持血压正常水平。连续用药 3 天,但血压只能维持在较低水平。后请王老诊治,见患者四肢不温,面色㿠白无华,口唇发紫,舌淡,苔滑,脉细促无力。诊断为厥脱证,气阴耗伤兼血瘀,治以益气养阴,活血固脱。处方如下:红参 50 克、附子 15 克、五味子 15 克、寸冬 20 克、桂枝 30 克、桃仁 15 克、红花 10 克、丹参 30 克,水煎服频频饮之。

服上药后约 2 小时,患者自觉胸闷减轻,气促明显好转。四肢皮肤转温,血压升至 13.3/10.7kPa。12 小时后继服一剂。血压稳定,厥脱证恢复。此后基本以上方出入调治 15 日,病情稳定。继以红参为主的生脉散治疗约半年,现仍健在。

例四 患者,李×,女,36 岁。诊治经过:该患者高热、寒战、咳嗽、咳吐黄痰、右侧胸痛,面晦暗,肢冷,表情淡漠时而烦躁 1 天,急诊入院。查体:血压 10.7/6.7kPa,脉搏 110 次/分,体温 35.5℃,呼吸 24 次/分。急性重病面容,面色晦暗无华,精神委靡,肢冷烦躁,心音低,律整,10 次/分。右下肺呼吸音波音减弱,腹部软,肝脾(-)。辅助检查:血常规 WBC 46×10^9/L、S 0.88,胸透右下肺可见大片状模糊边缘不清阴影。诊断:休克性肺炎。经抗感染、纠酸、扩容、升压药治疗 2 天,病情未见明显好转。血压波动在(10.7~9.3)/(8.0~5.3)kPa。后请王老诊治,刻见:四肢欠温,口干,汗出,微咳声低,大便 5 日未行,舌淡苔腻而干,脉细数无力。诊断为厥脱证,气阴耗伤,热毒内陷结于肠胃。用参附加承气汤出入为方:红参 30 克、附子 15 克、寸冬 20 克、大黄 15 克、枳实 30 克、杏仁 20 克、鱼腥草 30 克、公英 30 克、川朴 20 克,水煎服。服药后 3 小时腹部不适,4 小时左右便下许多粪块,遂后四肢转温、汗出、烦躁均止,血压回升 12.0/8.0kPa。后经中西结合治疗,中药以生脉散为主方加减而愈。

王老认为:辨治休克的关键在分别证型和用药上。王老习惯把休克分为气阴耗伤、阳气暴脱两型。他认为此两型即可概括休克一切见症。在治疗上王老认为不论何种证型休克,人参、附子必不可少,只是在用量和其他药物的配伍上依据病情而增减。如例一,辨为气阴耗伤兼热兼瘀,用大量人参补气滋阴,用小量附子回阳救逆,佐清热化瘀之品。例二,过敏性休克,来势迅猛,属阳气暴脱,故用大量附子回阳救逆而获效。例三,冠心病心肌梗死,心源性休克。虽辨为气阴耗伤,而兼证心气不足十分突出,故用大量人参煎汤频饮,考虑阴阳互根,阴损及阳,故用附子以助肾阳。例四,属热毒内陷后伤及气阴,正气不足无力祛邪外出,故出现厥,所谓"热深厥深,当先治厥",故用参附治本治虚,小承气通腑泄热以祛实邪。

王老认为治疗休克的两个大法是:回阳、补气救阴。附子回阳补火走而不守,走窜十二经脉,为回阳要药;人参大补元气,益气生津,两药配合回阳补气救阴,正合救治休克之旨。他还认为,在现今的条件下,中医治疗休克更应予以重视,并应不断挖掘整理先贤的治疗经验,丰富中医抢救休克的方法和范围,以便更多地挽救患者生命。

编者按:本文刊载于《中医药学报》,1995,(5):30~31。

(张淑英 杨桂森 高鸿翼 田 雨 杨桂柱 整理)

十一、辨治胆汁性肝硬化验案一则

第一批全国老中医药专家学术经验继承工作指导老师王德光教授,在临床60余年中,经常运用中医药治疗危重疑难症,并取得良好效果。兹介绍王老早年治疗胆汁性肝硬化阴黄臌胀验案一则,以飨读者。

1. 病案实录

高某,女,31岁,1970年4月5日初诊。

双目及皮肤黄染,伴腹胀大,胁痛,下肢浮肿3个月。该患者于年初曾因巩膜及皮肤黄染、腹胀、两肋痛、下肢浮肿就诊于某市级医院,诊断为肝硬化失代偿期。治疗2个月无效,腹水明显增加,黄疸日渐加重,每况愈下,病势恶化,乃转上级医院。经会诊,确诊为继发性胆汁性肝硬化,告之预后不良。因治疗无效,除静脉滴注葡萄糖及维生素C外,停用一切药物,出院回家调养,抱一线希望延请王老诊治。

王老诊之,患者身体虚弱,卧榻不起,语声低微,但神志清晰。全身黯黄如烟熏,腹部胀大如蛙腹,足跗浮肿按之没指,虽口干渴欲饮,但漱水而不欲咽,尿量甚少,色黄而浊,大便已7~8日未行。两肋疼痛,心悸气短,头晕呕恶,不欲饮食,昼夜不能入睡;舌质紫,苔白厚腻、中心罩黄,脉弦滑而细。腹部冲击触诊,脾在肋下10厘米,肝于肋下5厘米,质硬,肝脾区均有触痛。实验室检查:血胆红素8mg/dl(136.8μmol/L),麝香草酚浊度12 U/L(正常0~6 U/L),硫酸锌浊度20U/L(正常2~12 U/L),谷氨酸氨基转氨酶300 U/L,总蛋白40g/L,白蛋白15g/L,球蛋白25g/L,尿素氮28.6mmol/L。

王老综合脉症,诊断为阴黄、臌胀。此因脾肾阳虚,寒湿阻遏,瘀结水停,毒热内蕴所致。治宜温肾健脾,行气利湿,软坚化瘀,清热解毒。处方:茵陈30克,附子15克,干姜15克,白术15克,茯苓15克,土虫10克,鳖甲35克,清半夏15克,泽泻20克,桂枝15克,红参15克,生姜15克。2剂。每日1剂,加水煎至400毫升,早晚分服。

二诊(4月7日):药后诸症无明显改善。因呕逆,药液难以下咽,故前方改清半夏为生半夏30克,生姜加至25克。2剂。

三诊(4月9日):呕逆稍缓,药液已能下咽,但诸症仍无明显改善。王老认为,寒湿久遏、瘀血久积,可蕴积热毒,故寒热并投,攻补兼施。处方:黄芪20克,太子参20克,白术20克,败酱草30克,茵陈30克,黄柏15克,郁金30克,泽泻20克,鳖甲50克,木香15克,茯苓25克,车前子25克(包煎),大枣7枚,生姜20克,白芍40克,延胡索20克,生半夏40克,用大腹皮100克煎汤代水煎诸药。1剂2煎,共煎400毫升,于1日内分多次温服下。

四诊(4月11日):前方2剂后大便通下,尿量增多,腹胀胁痛减轻,口干已能饮水,饮后呕逆不甚,下肢浮肿如故,舌苔稍化,脉象同前。继服原方3剂,用法同前。

五诊(4月14日):继服上方3剂后诸症明显好转,尿量24小时可达2000毫升,全身皮肤由暗褐色转为淡黄而明亮,此乃阴黄转为阳黄之势。但大便溏,1日2～3次,量不多,此乃寒凉伤脾之故。于前方中加附子20克、山药40克,仍用大腹皮100克煎汤代水,共煎药500毫升,少量频服,每日1剂。

六诊(4月20日):5剂后腹泻止,腹水明显消退,下肢肿消,黄疸已退大半,食量增加,已能坐起。效不更方,原方再服5剂。

七诊(4月26日):黄疸尽消,巩膜已无黄染。腹部松软,腹胀已除。触诊肝在肋下1.5厘米,脾在肋下3.5厘米,触压痛消失,胁痛缓解,舌质已由紫转红,苔尚未退尽。再服原方7剂。

八诊(5月5日):患者精神转佳,已能下床行走,头晕明显减轻,夜已能寐,但胃纳仍差。王老认为邪已衰其大半,当以扶正为主,兼祛余邪。处方:黄芪35克,太子参20克,白术20克,山药20克,附子15克,败酱草30克,茵陈20克,板蓝根20克,郁金20克,鳖甲30克,白蔻仁25克,薏苡仁30克,莱菔子15克,白芍35克,延胡索15克,生半夏20克,茯苓20克。

九诊(5月20日):上方连服14剂,复诊除肝、脾大未继续缩小外,余症皆无,肝功能、肾功能检查也恢复正常。前方生半夏改为清半夏,制成丸剂,连服2个月以巩固疗效。

该患者服丸剂后,疗效巩固,月经亦在闭经半年之后复潮,身体状态转佳。于1978年接受脾脏切除术。追访18载之久,健康状况一直很好。

2. 按语

本案是西医已明确诊断为胆汁性肝硬化失代偿期的阴黄、腹胀病例。在当时,西医认为该患者已无治疗价值,预后绝对不良,故而放弃治疗,让其出院回家休养。王老接诊后虽认为这也是一难治危重病例,但彰"医乃仁术"之旨,并未放弃挽救患者生命。本案为正虚邪盛,患者正气衰竭,实邪内结,标本转化,寒热相掩,故给辨证论治带来一定困难。王老初诊时用茵陈术附汤合附子理中汤加减,以健脾温肾、散寒化湿,兼以活血化瘀,但历二诊而效不显。王老重新细审此证,详察病机,寒湿阻遏,瘀血内积,日久多有化热趋势,临床虽无明显热象,但结合实验室检查等辨病可知,内已热毒蕴结。热毒不解,气机不转,则诸邪难除,故三诊后寒热并投,攻补兼施。王老认为,扶正可提高机体的免疫功能,清解热毒、软坚化瘀、温阳利水并重以顿挫病势,服药4剂即出现明显转机,大便通,小便利,黄疸由阴转阳。此后遵此法随症加减,依标本缓急、邪正虚实之变化,扶正祛邪时有侧重,终于转危疾而起沉疴。

该患者初诊时,因体内浊气不降,胃气上逆,而有头晕呕逆之症,尤其药液不能下咽,给进一步治疗带来困难。王老重用生半夏达30～40克来替代清半夏,终于使胃气得降,呕逆症减而药液得以下咽。古今文献皆载生半夏有毒,故临床用之多是经炮制后的清半夏或姜半夏。临床半夏生用者少,其用量如此之大者更为鲜见。王老在临床中善于应用生半夏燥湿化痰、和胃降逆,认为其效果要比制半夏好得多,积数十年之经验,只要辨证准确,用之得法,尚未见发生中毒者,此即《内经》所言"有故无殒亦无殒也"。

诊余感言:医乃仁术。怀救死扶伤之仁心,才能展救危疾起沉疴之仁术。

经验点滴:临证详察病机,有者求之,无者求之。用生半夏祛痰降逆,疗效显著。

编者按:本文刊载于《上海中医药杂志》,2008,42(11):6～7。

(王克勤　王孝莹　整理)

十二、王德光辨治脓毒血症验案一则

王德光系第一批全国老中医药专家学术经验继承工作指导老师,从事中医临床至今已60余载,临床常用中医药治疗危重证候,每获奇效。现介绍王老早年治疗脓毒血症热闭心包医案一则,以飨读者。

1. 病案实录

季×,女,34岁。1962年6月3日初诊。

患者发热10天,昏迷、抽搐、肢体瘫痪4天。10天前正值患者产后1个月,因左乳房肿痛,发热恶寒,其母嘱以揉按患部,1日之内肿块消,寒热也随之而止。但3天后,又突然恶寒战栗高热,体温高达40℃,伴喘息咳嗽,头痛。查血常规示:白细胞$30×10^9$/L;X线透视、摄片,提示大叶性肺炎。抗生素治疗3天后,热势转为弛张型。但神志逐渐不清,手足阵发性抽搐。西医会诊,诊断为脓毒血症,认为细菌经血行播散通过血脑屏障已形成多发性脑脓肿。经3天急救治疗,热势虽稍退(每日下午39℃左右),但喘息、咳嗽未减,神志昏迷,四肢时发抽搐,并有右上及左下肢瘫痪,不能进食,饮水则呛。病至第10天,症状仍无改善,故邀王老会诊。

王老诊之,望其面赤而晦暗,两目上窜,昏不识人,左上肢循衣摸床,其余肢体时有抽动;汗出,大便已5天未行;舌干而瘦,舌质红绛,苔黄黑,脉弦细而数。心率120次/分。留置导尿管,尿色混而赤。血常规:白细胞$18×10^9$/L,红细胞$3.0×10^{12}$/L,血红蛋白90g/L。胸部X线示:右上肺大片状阴影,肋膈角消失。西医诊断:脓毒血症,大叶性肺炎,脑脓肿;中医诊断:闭症;中医辨证:热闭心包。此因邪陷心包,窍闭神昏,热动肝风,风痰阻络所致。治宜清热解毒、开窍醒神、息风定痉,佐以化痰通络、益气养阴。处方:生石膏150克,鱼腥草50克,黄芩20克,石菖蒲20克,郁金20克,生晒参30克,麦冬20克,五味子15克,生半夏30克,桑白皮15克,枇杷叶15克,白芍药50克,钩藤20克(后入),天麻20克,甘草15克,2剂。每日1剂,加水浓煎400毫升,每6小时服100毫升。另将蜈蚣(半尺长,带头足)6条、全蝎(带头足)10克,焙干,共为细末,与汤剂混合同服;安宫牛黄丸每6小时1丸。均鼻饲给药。

二诊(6月5日):午后体温已退至38℃,咳喘略平,抽搐大减,循衣摸床之象已止,瘫痪肢体略能活动,但神志仍不清;药后大便每日3次,质稀色黄。此乃生石膏量大,寒凉伤脾、质重趋下之故。故于原方加生山药50克护脾,3剂,用法同前。

三诊(6月8日):热势继减,下午体温37.5℃,神志转清,呼之能应,瘫痪肢体已能自由活动;大便也转为正常,导尿管已拔除,但小便仍黄赤。仍守二诊方,生石膏改为50克,黄芩10克,3剂。

四诊(6月11日):患者神志已清,虽气短、声音低微,但已能正确回答问话;拔除鼻饲管后饮水已不呛;体温波动在37~37.8℃,咳喘基本缓解;口渴思饮,已能进食少许;舌仍红,但黑苔已化净,黄苔转薄。此时邪衰大半,气阴未复,益气养阴为主,兼清余邪。处方:生晒参30克,麦冬20克,五味子10克,鱼腥草30克,桑白皮15克,竹叶15克,生石膏20克,生半夏15克,石菖蒲15克,白芍药20克,甘草10克。3剂。每日1剂,水煎,分数次口服。

五诊(6月14日):患者已能坐起片刻,低热退,仍有气短声低,大便稍溏。于四诊方加生山药30克,7剂。每日1剂,水煎,分2次口服。

六诊(6月21日):患者体温正常,但仍口干思饮;舌稍红,黄苔化尽,脉细略数。血常规、肝肾功能及其他生化检查皆恢复正常。肺部X线片示阴影已基本吸收,肋膈角清晰。乃用竹叶石膏汤加减以清余热。处方:竹叶15克,生石膏20克,生山药20克,半夏15克,白芍药20克,生晒参15克,白花蛇舌草20克,7剂。

七诊(6月28日):患者除体弱气少懒言外,诸症皆愈。嘱其饮食调养善后。

2. 临证体悟

本例为产后急性乳腺炎处置不当而引发的脓毒血症,合并肺感染,并经西医会诊认为已形成多发性脑脓肿。这是由远处感染经血行播散到脑部而形成的血源性脑脓肿。这类脓肿常为多发性,当时虽未行脑部CT检查,但根据病史、症状、体征及相关的各项检查,符合当时的诊断标准,因此诊断是明确的。西医认为患者病情危重,预后不佳。王老诊之认为,本例属于中医温病重危症,乃因产后乳痈失治,热毒之邪未得外解,内陷心包,热动肝风所致。病势延至10余日,热毒耗气伤阴,已呈邪盛正衰之象,又灼津生痰,上蒙清窍,横窜经络,故热势虽减而神仍未清,反增肢体不用。病已逾旬,日渐沉重,虽经西医抢救,未见转机,实属危笃之候,预后凶险。但如此重症却未见患者呕逆,王老认为该患者胃气未绝,"得胃气者生",有一分胃气便有一分生机,应当积极救治。

在治疗过程中,王老充分发挥了中医药抢救危重症的特长,显示了中医药治疗急症的优势。按温病辨证,王老认为本病热毒已由气分转入营分,内闭心包,耗气伤阴,并已化痰动风。本例虽已病至气阴两伤,但热毒不解,则窍不能开,风不能息,气阴亦不能护,故重用生石膏至150克,并伍入鱼腥草、黄芩、安宫牛黄丸等,清热解毒、开窍醒神,以救其急。另外,又用天麻、钩藤、菖蒲、郁金、半夏、蜈蚣、全蝎等祛风痰之品,辅之以息风定痉、醒神通络。方中人参、麦冬、五味子,乃生脉散之义,以益气养阴而扶其正;桑皮、杷叶乃针对肺逆喘息而用。辨证准确,药证相符,故投之即效。嗣后病现转机,呈邪衰正虚之势,而治也随之变为扶正祛邪。历经20余日中医药治疗,终使该患者转危为安,基本治愈。

本例当时所进行的西医各项检查和用药,均是当时市级医院的先进水平。据王老回忆,本例患者初入院时,已经用抗生素与其他支持疗法并少量输血治疗,病势有增无减。至王老会诊,病程已达10日,但经中医药治疗2日后病势显著改善,因而家属不愿意再用西药治疗。院方征询王老意见,王老根据病势转机,同意停用抗生素而用中药治疗,只辅以输液等支持疗法。但为了避免发生意外,仍建议留院监护。故本例自二诊开始,除兼用吸氧、输液等支持疗法外,已纯属中医药治疗。可见中医药治疗此等重危急症,只要胆大心细,辨证准确,方证相符,往往可获得西药所不及之疗效。该患者预后良好,现仍健在,已是年逾八旬之老妪。对此疗效不仅西医称奇,而未留有任何后遗症,也出乎王老意料之外。

诊余感言:"有一分胃气未绝,便有一分生机尚存",在救治危重患者时不要轻言放弃。医乃仁术,但仁术之实施尚需"胆大心小,智圆行方"。

经验点滴:临证视病情之轻重而权衡药量之轻重,有针对性的超大剂量使用某些药物,可提高疗效而无明显不良反应。生用附子、乌头祛顽疾,巧用附子、肉桂治热症,用之得当屡获奇效。

编者按:本文刊载于《上海中医药杂志》,2009,43(2):11~12。

(王克勤　王孝莹　整理)

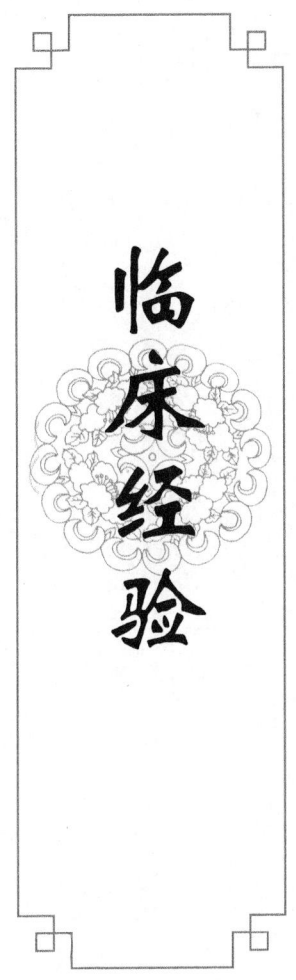

临床经验

一、内科杂病

（一）咳嗽证治

咳嗽原本为呼吸道固有的一种保护性反应，当咳不咳，系咳嗽反射减弱或消失，容易使病情被忽略而加重；不当咳而咳，则为肺的宣肃功能失常，是病邪侵袭尚未离开肺的标志。咳嗽是内科、儿科的常见病证，王老对咳嗽的辨证论治有着自己的独到见解，并创立了"鱼白桑止咳方"，在临床取得了很好的疗效。兹将王老对咳嗽的证治经验整理如下。

1. 临床治咳首辨外感、内伤

王老在临床治疗咳嗽时，强调首先要辨别外感、内伤。王老云："咳嗽有内外之分，临床宜仔细辨证，不应混淆。"

咳嗽与肺之宣肃功能相关。《素问·阴阳应象大论》云："天气通于肺。"肺有赖肃降之功能以吸入天之清气，又靠宣发之性以呼出体内浊气，宣肃配合，方能呼吸流畅。这种吐故纳新的作用，使得天人之间清浊之气得以相互交换，以维持人体正常生命活动。一旦肺金发生病变，便可出现宣肃异常，临床可见咳嗽、哮喘等症。致使肺金宣肃失司的病因，通常分为内伤、外感两大类，故咳嗽若从病因而论，也分为内伤、外感两大类。外感咳嗽为外感六淫之邪而致肺失肃降，不得宣通而肺气上逆之证，可兼见鼻塞流涕、恶寒发热、气喘等症。内伤咳嗽又分虚证和虚中夹实证。虚证为肺气虚损，无力宣发肃降而致，可见倦怠懒言、神疲气短、咳而无力等症；虚中夹实证常为痰饮犯肺或肝火犯肺，肺气失宣，清肃失职，可见胸闷气促、咳嗽痰多或口干、口苦等。总之，肺为清虚之脏，只受得本然之正气，受不得外来之邪气；只受得脏腑之清气，受不得脏腑之病气。外来邪气，主要指风、寒、暑、湿、燥、火六淫之邪及瘟疫、疠气等；脏腑病气，包括脾肾两虚、痰湿水饮、火郁血瘀等，这些都是咳嗽的常见病因。王老认为，咳嗽一证病因、病机虽较为复杂，但可从辨别内伤咳嗽与外感咳嗽入手，认真仔细辨证，不能混淆。若能分清外感内伤，便抓住了辨咳的要领。

2. 内伤兼外感咳嗽的治疗原则

王老认为："内伤之咳亦常兼外感。"入冬即发的"老慢支"患者，往往就是在内伤的基础上又新感外邪而诱发。王老指出："此时宜辨正气之盛衰，若虽虚而邪盛者，治宜先祛其邪，邪去再扶正，或于祛邪方中稍加一二味扶正药即可。"

笔者认为，王老的这段论述有3个要点：①首先指出内伤咳嗽常兼外感。所谓"常兼"，有普遍、多见之义。这就是说临床所见外感咳嗽居多，即使内伤咳嗽也常兼外感。②强调外感内伤同病，或内外合邪的辨证，应着眼于正气之盛衰。正气的盛衰关系到邪气的转归，正盛则邪退。咳嗽能否痊愈，正气盛衰是关键。因此内伤咳嗽兼外感者的治疗，辨别正气盛衰是其要点之一。③内伤外感同病,或内外合邪的治疗原则是,正气不甚衰或"若虽虚而邪盛者,治宜先祛其邪,邪去再扶正,或于祛邪方中稍加一二味扶正药即可"。治疗时要衡量正、邪两方面力量的对比,正虚甚者应以扶正为主兼以祛邪;除此之外,皆以祛邪为先或为主。具体应用需灵活掌握,如对正虚邪盛者,应先祛邪然后再扶正。这里正虚应不过甚,但也不太轻,指中度之谓也。若正虚较轻,也不可因轻而掉以轻心,而是在祛邪方中加一二味扶正药。偏于气虚者加党参、黄芪;偏于阴虚者加沙参、麦冬之类。

内伤咳嗽兼外感,属于内外同病者少,而内外合邪者居多。造成内外合邪的原因有以下几个方面:①外感引发了内伤之咳。至虚之地便是留邪之所,素有内伤咳嗽病史者,肺气必虚。肺如持虚,必易遭受外邪,外邪犯肺便可引发旧病。②内伤咳嗽发病过程中,又新感外邪。邪之所凑,其气必虚。同样感受外邪,壮者气行则已,弱者著而为病。况内伤咳嗽发病过程中肺气更加损伤,表气不固外邪更易袭之。外邪侵袭途径或由表而入,或由口鼻而入,但其果则一,新感外邪与体内痼疾相合也。③外邪侵袭,与体内某些病理产物相搏结。如肺内素有痰饮、水湿、瘀血等病理产物,又复感外邪,以致外内合邪,肺失宣肃而致咳嗽。④感受外邪,表证失治、误治,复伤肺气,肺气不足,邪深入里,而著于肺。从而形成表邪未解,邪又入肺之外内合邪。⑤肺有宿疾(如肺痨、肺痿等),外邪侵袭,内犯于肺,此亦属外内合邪。总之,外内合邪之发生有数端,如体质素虚、宿疾缠身、表邪入里、治疗失当等。王老治疗内外合邪的经验是顾护正气,以正气盛衰而拟定治法。

3. 自拟"鱼白桑止咳方"治疗咳嗽

王老积数十年临床经验,自拟一止咳方,旨在治疗外感咳嗽,亦治内伤咳嗽兼有外感者。王老云:"余常在治内伤咳嗽之前,先用自拟止咳方,以顿挫病势,使病情得到缓和或缓解,然后再缓补脾肾之虚。"王老所述,阐明了此方治疗外内合邪咳嗽意在治标、治外,顿挫病势,缓解病情。

王老自拟止咳方由下列药物组成:鱼腥草40g、白花蛇舌草40g、桑白皮15g、前胡15g、半夏15g、麦冬15g、杏仁15g、桔梗15g、枇杷叶15g、款冬花15g、紫菀15g、黄芩15、平贝母15g、莱菔子20g、生地榆25g。用法:每剂加水1000ml,煎取200ml,第二次加水略减,但亦取200ml,合而分为2次,早晚温服。一般用3~6剂即可。

后来因为本方治咳疗效好,临床广泛使用,为方便处方,故取前3味药首字而命名为"鱼白桑止咳方"。王老对本方评论云:"新病咳嗽,以外邪为主。本方鱼腥草与白花蛇舌草用量超倍于群药,意在清热解毒,攻其邪耳。外邪既制,肺气清肃,咳证可除。"

方中重用清热解毒药。《内经》云:"热病者,皆伤寒之类也。"这里所说的伤寒,是指广义之伤寒,泛指外感六淫所致之病。外感咳嗽亦为此类,故治以清热为主。即使深秋气凉、严冬凛冽、初春寒冷之时,临床所见外感咳嗽亦多热象。又人的体质有阴阳盛衰之不同,偏阳盛之人,感受寒邪易从热化,若非寒邪所伤,化热化火更易。由此观之,感受六淫之邪而致之咳嗽,多为热证。因此王老之方重用清热解毒药,尤其重用鱼腥草、白花蛇舌草,此二药对呼吸道感染,包括急慢性支气管炎、流行性感冒、百日咳、肺炎、肺脓肿等均有较好疗效。势在必用,用则量大,这是王老宝贵经验之一。

与咳嗽相关的另一个重要因素为痰。王旭高在谈自己治咳经验时说:"以余验之,外感风寒,内伤精气,总不离痰饮,以痰饮为致咳之根也。"王老止咳之方亦重视治痰,方中15味药中有11味具有化痰作用。痰的形成相关因素很多,有与热相关者,热灼津生痰;有与寒相关者,水饮停蓄为痰;有与脾相关者,脾虚聚湿生痰;有与肾相关者,肾虚水泛为痰。前二者常见于外感咳嗽,后二者多见于内伤咳嗽。王老强调外感咳嗽治愈后,再治脾肾,就是这个道理。痰邪为病常兼热邪,或兼寒邪。热痰多色黄而黏稠,不易咯出;寒痰多色白而清稀多泡沫,易于咯出。干咳无痰者,未必真无痰,有的是痰邪内恋而不出,故咳而无痰。王老经验认为,虽见干咳无痰,若苔腻或微腻,脉象见滑者,亦需用清痰、化痰之法。

方中除清热化痰药之外,尚有温肺化痰之品。王老云:"治咳不远温,观少数治咳者,动则消炎,喜用甘凉,甚至一味苦寒而忌温燥,此实为一大不足。风热燥热当用凉润,而寒邪外束者非凉所宜,必当用辛温之药治之。若一概用寒凉,不但病必不除,而反增剧矣。"笔者对王老治咳用温的理解是:①肺本娇脏,不耐寒热,虽热证治之以寒,而过寒亦可伤肺,故用温肺药以佐之,既防过寒之弊,又助化痰之功。②临床一些急性支气管炎、支气管肺炎及肺炎患者,使用大量抗生素及清热解毒药治疗10余日,咳、热仍在,或热退而咳不止,WBC大多不高,胸透肺纹理增强,或有片状阴影,辨证常为寒邪犯肺,用温肺止咳药可很快治愈。如果再用清肺之药,则难以奏效,甚至形成顽症。肺寒咳嗽特点是咳嗽连声、咳声重浊,痰色白而清稀,遇寒咳嗽加剧,遇热则咳嗽症减。此外尚可见背恶寒、口淡不渴、小便清长等症。此乃寒邪外袭肌表,或上犯口鼻,内干于肺,肺气不宣而致。或热邪犯肺而过用寒凉,也可转为肺寒咳嗽。肺寒咳嗽宜以温肺散寒、宣通肺气之法治之。

外感咳嗽一般辨证分为风寒、风热、燥邪三类。王老的止咳方,除燥咳外皆可加减用之。王老认为,咳嗽为病,说明邪已入肺,虽有表证亦非重点,此时风寒、风热表证皆属兼症。若兼有风寒者,可于方中加麻黄、桂枝之属;若兼风热者,可加连翘、金银花等。

小儿用此方时,药量可酌情减少,服法上强调加用蜂蜜作矫味剂。加蜜以药味不浓,小儿易于接受为度。王老强调,小儿用此方时不能加糖矫味,因为蜂蜜能润肺、养肺,而白糖则无此功能。小儿服用本方,不必拘于顿数,应以频服为宜,可分8次、10次或更多次数,只要每日服完1剂,就能达到治疗目的。

4. 典型病例

病例一 付×,男,53岁。1993年9月28日初诊。

咳嗽痰多2周余。2周前外感风寒而致发热、咳嗽,痰多色白,兼有头晕、胸闷。某院诊断为肺内感染而用西药抗生素治疗,药后热虽退,但咳嗽未愈。胸部X线正位片可见左肺下野有片状阴影。血常规检查:白细胞$11.5×10^9$/L,中性粒细胞0.85,红细胞$5.80×10^{12}$/L,血红蛋白160g/L。诊之见形体肥胖,咳嗽痰多,咳声有力,舌淡红,舌体胖大、边有齿痕,苔薄白、中心稍腻,脉沉滑。

西医诊断:肺内感染。

中医诊断:咳嗽。

中医辨证:痰热犯肺。

辨证分析:素体肥胖为痰湿之体,又外感风寒,邪从热化,痰热相搏,内蕴于肺,肺失清肃,故而咳嗽。肺气不宣则胸闷,痰热上扰则头晕,舌脉皆为痰热之象。

治法:清热化痰,宣肺止咳。

方药:鱼白桑止咳方加味。鱼腥草40g、白花蛇舌草40g、桑白皮15g、前胡15g、麦冬

15g、半夏15g、杏仁15g、桔梗15g、杷叶15g、紫菀15g、冬花15g、黄芩15g、平贝10g、莱菔子25g、生地榆25g、连翘15g,3剂。每日1剂,水煎早晚分服。并嘱其勿食生冷油腻,避免外感风寒。

此方共服6剂,咳嗽诸症皆愈。

病例二 迟×,女,8岁。1993年4月13日初诊。

咳嗽、喘息1周。1周前不慎外感风寒而致鼻塞流涕,咳嗽,痰少色白,咯不易出,呼吸不畅,胸闷气促,口干而不欲饮水。胸透见两侧肺纹理紊乱,血常规正常。诊之见咳嗽喘促,咳声有力,语声重浊,时而张口抬肩。舌质淡红、苔薄白,舌根黄腻,脉浮滑。

西医诊断:急性支气管炎。

中医诊断:咳嗽。

中医辨证:痰热犯肺,宣肃失司。

辨证分析:风寒袭表,肺系不利,故鼻流清涕,语声重浊;寒邪化热,灼津生痰,痰热犯肺,肺失宣肃,故咳嗽喘息。痰热互结,故痰不易出而见少痰;痰热壅肺,故胸闷气促。口干不欲饮及舌脉均为痰盛之象。

治法:清宣肺热,化痰止咳。

方药:鱼白桑止咳方加减。鱼腥草30g、白花蛇舌草30g、桑白皮10g、前胡10g、半夏10g、黄芪10g、麦冬10g、杏仁10g、桔梗10g、杷叶10g、冬花10g、平贝10g、黄芩10g、莱菔子20g、生地榆10g、麻黄5g,3剂。每日1剂,水煎2次,共取汁200ml,兑入适量蜂蜜,不拘次数频频服之。嘱其忌食生冷肥甘,勿感风寒。

4月16日二诊:其母代诉,患儿药后咳嗽减轻,喘息已止,痰已易出而量见多。此乃肺的宣肃功能有所恢复,但痰热尚未全清。继用前方加减:鱼腥草30g、白花蛇舌草30g、前胡10g、桑白皮10g、半夏10g、黄芪10g、麦冬10g、杏仁10g、桔梗10g、杷叶10g、冬花10g、黄芩10g、百前5g、平贝10g、马兜铃5g、海浮石10g、大青叶25g。

继服3剂后,诸症皆愈。

病例三 李×,男,54岁。1993年6月19日初诊。

咳嗽、乏力半年余,近日加重。半年前因偶感风寒而致项背不适,胸闷气短,周身酸楚,倦怠乏力,咳嗽痰多色黄。曾就诊于某院,诊断为肺结核,用抗结核药物治疗效果不明显,并出现荨麻疹,停药后疹退。因不能继续服用西药而求治于王老。

诊之见形体消瘦,面色不华,两颧微赤,两目少神,咳声低弱,但呼吸调匀。舌质红、苔薄黄,舌根微腻,脉沉细数。阅胸部X线正位片,见右肺上野有索条状阴影,边缘模糊。

西医诊断:肺结核。

中医诊断:肺痨咳嗽。

中医辨证:气阴两虚,痰热壅肺。

辨证分析:素有痨虫伤肺,气阴俱伤之体,偶感风寒乘机发作,以致肺失清肃,故久咳不愈。痰多色黄,乃痰热之象;气短乏力、周身不适、咳声低弱,皆因肺气不足所致。舌脉为气阴两虚兼有痰热之象。

治法:益气养阴,清热化痰。

方药:鱼白桑止咳方加减。黄芪35g、百合15g、麦冬15g、鱼腥草40g、白花蛇舌草40g、桑白皮15g、前胡15g、半夏15g、杏仁15g、桔梗15g、杷叶15g、冬花15g、紫菀15g、平贝15g、黄芩20g、莱菔子20g、丹参20g、生地榆30g。每日1剂,水煎早晚分服。嘱其增加营养,适当运动,预防感冒。

该患者服用前方,并更换其他抗结核西药,中西结合治疗月余,症状基本消失。复查后认为结核病灶已稳定,遂停用中药,抗结核药继用半年而愈。

此外,王老还曾用本方加减治愈肺不张一例。患者徐×,39岁女性,1992年12月3日就诊。半年前检查发现患有此病,之后每2~3个月复发一次。王老用此方加黄芪、白术、丹参,连服23剂而愈。笔者也曾用此方治疗10例咳嗽,其中1周治愈6例,2周治愈2例,无效2例。用药少则2剂,最多15剂,平均用药5剂。可见本方的效果是确切的。

王老运用此方治咳临床应用很广,但指出燥咳及肺气虚而不见外感者应慎用之。因本方稍偏于燥,因此治疗燥邪伤肺咳嗽时,每用清燥救肺汤或桑杏汤加减。对于肺虚咳,每用补肺阿胶汤加减。

(二) 眩晕证治

眩者旋也,晕者运也,二者常同时并见,中医统称为眩晕。眩晕是中医临床常见的一种病证,国内有人在65岁以上老年人群中统计,男性发病率为39%,女性为57%,可见眩晕尤其是老年人的常见病、多发病。在老年人多发的这些眩晕证中,以椎基底动脉供血不足为主要病因。还有人统计,老年人眩晕的90%为中风先兆,这正符合中医"眩晕者,中风之渐也"的论述。

王老临床治疗眩晕,重视辨证与辨病相结合。因为高血压眩晕与神经衰弱的眩晕是"同门异户",其始虽同,其终则异。从西医的角度讲,由于眩晕的病因十分复杂,涉及面比较广,因此做出眩晕病因的确切诊断是比较困难的。据统计,眩晕涉及耳科、神经科、内科、儿科、妇科、眼科等50余种疾病,有时一位眩晕患者能涉及几个科。目前关于眩晕的定义、发病机制、分类等理论问题,各个学派之间观点尚不统一,因此西医对眩晕也易误诊。一般认为,眩晕是由于人体的向位感觉障碍所引起的一种运动错觉,主观感觉不能正确反映自身与空间关系的客观实际。

中医认为,眩、晕是两种不同的感觉。前者突出的是发生运动错觉,无论睁眼、闭眼,都觉得外界物体或自身在运动,主观上可以是旋转感,或移动感,也可以是升降感,故谓之"眩者旋也"。这类眩晕相当于西医的梅尼埃病(膜迷路积水)、迷路炎、前庭中毒、良性阵发性位置性眩晕、前庭神经元炎、听神经瘤、椎基底动脉短暂性缺血发作、内听动脉综合征、多发性硬化症、脑干和小脑的炎症、肿瘤、血栓等。这类眩晕患者自觉天旋地转,外界物体以自身为中心在一个平面上旋转,或感到自己身体在一个平面上转动或移动,以致不敢睁眼,且常伴有恶心、呕吐。晕与眩的感觉不同,患者不发生运动错觉,主观感觉并无明确的旋转感或移动感,而只是一种不定感,故谓之"晕者运也"。这类病证相当于西医的假性眩晕(又称非前庭性眩晕),可包括眼外肌麻痹、屈光不正引起的眼源性眩晕,心脑血管中毒、颅脑外伤、低血糖、甲状腺功能低下、脑干以上中枢神经系的炎症、颈动脉供血不全、自主神经功能失调、更年期综合征等。这类患者主诉是头晕、眼花、眼前发黑、头重脚轻、脚下不稳等,且不伴有恶心、呕吐。这种眩晕临床多见。

王老临床治疗眩晕常用以下四法,即滋补肝肾法、益气升阳法、化痰降浊法、活血化瘀法。

1. 滋补肝肾法

头为诸阳之会,脑为髓之海,髓是由肝肾精血汇粹而生,故精血充足则"脑为之满",而耳聪目明。若肝肾精血亏虚,则脑海失其充养,于是出现"目为之眩,耳为之鸣,头为之倾",坐卧行动如在舟车之中,故肝肾阴虚常见眩晕。又肝木赖肾水之涵养,肾水不足,肝阳上浮,清窍被扰,可见上盛下衰的"徇蒙招尤"之证。王老治疗眩晕很重视滋补肝肾法,并自拟一方,兹举例如下。

病例一 王×,女,77岁。1993年3月20日初诊。

头晕2年余,时轻时重。平素急躁易怒,渐出现头晕眼花,时有头痛,心中烦热,自汗出,四肢乏力,腰膝酸软,夜寐欠佳。西医曾诊断为脑动脉硬化,高血压,服用丹参片、双嘧达莫、曲克芦丁等药,效果不著,近日又增口干。诊见形体丰腴,面色微赤,舌质红,舌苔薄黄少津,脉沉弦而细。血压25/14.5kPa。

西医诊断:脑动脉硬化,高血压。

中医诊断:眩晕。

中医辨证:肾阴不足,肝阳上逆。

辨证分析:该患者年事已高,阴气已衰。肾阴不足,髓海空虚,故头晕,又时有头痛;水不济火,虚火上炎,心神被扰而心中烦热;火邪外蒸故时有自汗出;水不涵木,肝阳上浮,亦是头晕之病机。腰膝酸软亦为肾阴不足所致。

治法:滋补肾阴,平肝潜阳。

方药:王老自拟方。葛根15g、寄生40g、虎杖15g、泽泻40g、丹参30g、丹皮15g、生地20g、麦冬20g、茵陈15g、牛膝15g、钩藤30g、赤芍10g、夏枯草25g、珍珠母40g,7剂。每日1剂,水煎早晚分服。嘱其调饮食,节喜怒,慎食肥甘厚味,勿受精神刺激。

3月27日二诊:上方药后头晕减轻,但头痛如故,余症好转。血压23.5/13.5kPa,舌苔薄白,脉弦细。仍用上方7剂,服法同前。

此后又服上方7剂,头晕已止。

按语 就此治验例,王老曾评论:"内伤眩晕病程较久,虽辨证准确,但最难彻底痊愈。以余经验度之,其难治甚于头痛,因此时五脏相互关系已由协调转为逆乱,升降失司,痰瘀夹杂,故取效需假以时日。余常用葛根升清、白芍敛阴、泽泻降浊、茵陈升阳、寄生培补肝肾,以治阴虚阳亢之轻症眩晕患者,可收到一定效果,然亦不易巩固。因此等证候尚与生活习惯、思想方法等方面有关故也。"笔者对王老这段评述有以下体会:①眩晕辨治首先应区别内伤、外感。②对内伤眩晕要有全面认识,其治疗有一定难度。③老年人眩晕以阴虚阳亢多见,故滋补肝肾、平肝潜阳是常用之法。④在用药治疗的同时,还要做好患者的思想工作,改变不良生活习惯,注意摄生。本例眩晕虽为阴虚阳亢证,但又兼浊气上逆,痰瘀并致,因此在滋阴潜阳基础上,又配合降浊、化痰、活血等法。王老组方以葛根、虎杖、寄生、白芍、茵陈、丹参、泽泻为主,随证加减,验之临床确有良效。根据王老临证医嘱,可将本证的摄生要点归纳为5个方面:①饮食有节,起居有常;②怡养精神,勿贪勿癖;③活动筋骨,适当锻炼;④注意气候,避免感冒;⑤讲究卫生,保持清洁。

2. 益气升阳法

中气虚衰,清阳不升,清窍失养亦为眩晕常见病机。王老临床对此常用补中益气汤治之,兹举例如下。

病例二 田×,女,53 岁。1993 年 5 月 11 日初诊。

因劳倦过度而致头晕自汗 3 个月余。伴有气短懒言,倦怠嗜卧,心下痞闷,食少纳呆,时而呃逆上气等症。诊之见其面色萎黄,语音低弱,动则呼吸短促。舌质淡,舌体胖,舌苔薄白,脉沉缓无力。

西医诊断:神经衰弱综合征。

中医诊断:眩晕。

中医辨证:中气不足,清阳不升。

辨证分析:劳倦过度,耗伤脾气,脾气不足,清阳不升,清窍失养故头晕;气虚不能固表而自汗;气短懒言、倦怠乏力皆中气不足之象;呃逆上气、脘痞纳少,皆中气虚弱,胃失和降之征。

治法:健脾和胃,益气升阳。

方药:补中益气汤加味。黄芪 50g、白术 20g、党参 20g、升麻 3g、柴胡 10g、甘草 10g、陈皮 10g、当归 15g、枳壳 20g、桂枝 20g、半夏 15g、生姜 15g、夜交藤 30g,5 剂。每日 1 剂,水煎早晚分服。嘱其勿过劳,起居作息有规律;节饮食,生冷油腻应少用。

5 月 16 日二诊:药后诸症皆减。上方继服 10 剂,头晕等症皆愈。

按语 补中益气汤是王老临床常用之方。王老评价补中益气汤云:"清阳不升,中气虚弱见证与升陷汤之主证有很多相似之处,如果用补中益气汤减陈皮,加桂枝,重用黄芪,疗效不亚于升陷汤。至于黄芪久用生内热之说,证之临床,似未可全信,因而不必另加知母,以济黄芪之热。"笔者对此评述有如下体会:①补中益气汤与升陷汤相比较,均为治疗气虚、气陷之证的方剂,故云主证多相似。然而二者还是有区别的,补中益气汤治疗中气不足、中气下陷;升陷汤治疗肺气不足,大气下陷。前者偏于治脾,后者偏于治肺。②补中益气汤减陈皮加桂枝,可以有升陷汤的作用。从某种意义上说补中益气汤可以代替升陷汤,但升陷汤不能代替补中益气汤,说明补中益气汤作用比升陷汤更多,更广。③黄芪性虽温,但温而不热,近乎平性。王老经验黄芪虽久用亦不生热。有人认为久用黄芪可生内热,因而用黄芪时加用寒凉反佐制约之药,王老认为大可不必如此。王老临床运用补中益气汤还有一条经验,即每每加入桂枝和枳壳。关于桂枝,张锡纯《医学衷中参西录·卷八》云:"桂枝性本条达,能引脏腑之真气上行,而又善降逆气。仲景苓桂术甘汤用之以治气短,取其能升真气也;桂枝加桂汤用之以治贲豚,取其能将逆气也。"关于枳壳,既具有宽胸利膈、消食破积的功能,又能治疗子宫脱垂及脱肛,可见本品也具有升、降两种作用,且药力和缓,体弱者也能用之。由此可知,桂枝、枳壳皆有升降双向调节之功能,与补中益气汤合用,则升清降浊之力益增,使黄芪补而不滞,充分发挥益气升阳之功。因此王老认为,补中益气汤加此二药,功效大增。

3. 化痰降浊法

眩晕一证病因繁多,大凡风、火、痰、虚、瘀皆可导致。朱丹溪主张"无痰不作眩"之说,临床验之对某些病证确有一定道理。痰浊内阻,清阳不能上会于头;痰浊滞留经络,气血不能上达于头,清空失养皆可发为眩晕。治之以化痰降浊,这也是王老临床治疗眩晕常用之法。兹举例如下。

病例三 沈×,女,42岁。1993年4月20日初诊。

头晕2个月余。素喜饮酒嗜辛,渐至头晕,伴有耳鸣,以右耳为重。兼见身倦肢重,嗜寐倦卧,心下痞闷,食少纳呆,恶心欲呕,周身乏力,多梦心悸。诊之见其形体稍胖,面色晦暗,面目虚浮,双目少神。舌淡红体胖,舌边有齿痕,苔薄白,舌中及根部微腻,脉弦滑。血压14/10kPa。

西医诊断:神经衰弱综合征。

中医诊断:眩晕。

中医辨证:痰湿中阻,清窍失养。

辨证分析:该患者平素喜饮酒、嗜辛辣,以致中焦湿热,久而生痰。痰湿困脾,故心下痞闷、食少纳呆;痰湿伤阳,故嗜寐倦卧、身重肢疲;痰湿内阻,胃失和降,上逆则呕恶;清阳不升,清窍失养,故头晕耳鸣;痰浊扰心,则心悸。舌脉也皆痰湿中阻之象。

治法:化湿祛痰,降浊止眩。

方药:半夏白术天麻汤加减。半夏15g、白术20g、党参20g、黄芪20g、陈皮15g、黄柏10g、干姜10g、茯苓10g、泽泻20g、麦芽10g、苍术5g、珍珠母35g,3剂。每日1剂,水煎早晚分服。并嘱其少食辛辣,忌烟忌酒,多做户外活动,适当锻炼身体。

4月23日二诊:药后诸症改善。后又以此方服用23剂,诸症基本消失。

按语 王老运用半夏白术天麻汤时很少使用天麻,认为天麻价格昂贵,且治疗眩晕作用并不明显,为了减轻患者经济负担,去之并不影响疗效。王老治疗痰浊眩晕,临床除用本方外,根据辨证也运用其他方剂加减。如痰浊内阻伴恶心呕吐,常用小半夏汤加味治疗;阳虚水湿内停而眩晕者,每用苓桂术甘汤加减;若痰火内扰,上干清窍而眩晕者,每用苓连温胆汤加减;若痰邪挟风上扰之眩晕,每以天麻钩藤饮加减。总之,选方皆以辨证为据。

4. 活血化瘀法

血瘀眩晕常有虚实两种不同病机。因于虚者,气虚无力运血,清窍失养,此乃血不得运,瘀而作眩,治以补虚为主,佐以活血通络;因于实者,气滞血瘀,血菀于上,脑络瘀滞而作眩,治以祛邪为主,或行气活血,或重以祛瘀通络。临床所见血瘀眩晕以实者居多,故活血化瘀亦是王老治疗眩晕常用之法。兹举例如下。

病例四 邢×,女,53岁。1993年6月18日初诊。

郁怒后出现头晕、嗜睡20余日,伴有耳鸣、头胀。兼见头痛时作、心悸气短、胸闷不适、身倦乏力、肢节疼痛、口干不欲饮等症。诊之见其精神疲惫,两目少神。舌质紫暗,苔薄白,脉沉弦。血压17.5/11.5kPa。

西医诊断:脑动脉硬化,脑供血不足。

中医诊断:眩晕。

中医辨证:瘀血阻络,清窍失养。

辨证分析:郁怒伤肝,肝失调达则气滞血瘀;大怒则血菀于上,脑络瘀阻,清窍失养则头晕、头胀、头痛、耳鸣。气滞血瘀,心脉不畅则心悸、胸闷气短。经络瘀阻,不通则痛,故周身肢节疼痛。口干不欲饮及舌脉之象,皆为气滞血瘀之征。

治法：活血化瘀，通络醒脑。
方药：血府逐瘀汤加减。当归 20g、生地 25g、红花 15g、甘草 15g、赤芍 10g、川芎 20g、葛根 5g、麦冬 15g、虎杖 15g、丹参 25g、寄生 20g、钩藤 20g、玄参 35g、珍珠母 35g，3 剂。每日 1 剂，水煎早晚分服。并嘱其节喜怒，调饮食，少食肥甘厚味，多进行户外活动，锻炼身体。

6 月 22 日二诊：药后诸症好转，继用前方 7 剂。

该患者服完 7 剂后，头晕已除。改用抗动脉硬化药物长期口服。

按语 王老临床治疗因虚而瘀作眩者，治法与此有别。或先治瘀而后补虚，或先补虚而后治瘀，或虚瘀并治，或补虚为主加少量化瘀药，或化瘀为主加少量补虚药。但治疗因实而瘀作眩者，必以活血化瘀法治之。治法有异，必须辨证而选用。王老临床运用活血化瘀法治疗眩晕的病例选择标准是：①有外伤史，尤其是脑外伤病史者；②有血瘀之舌象脉象者；③有血瘀之临床症状者；④久治不愈兼见头痛者。王老经验，临床见其中之一，即可运用活血化瘀法。

概而言之，王老临床治疗眩晕之法虽然很多，但可归纳为升、降、通、补四法。所谓升，即益气升阳；所谓降，即化痰降浊；所谓通，即化瘀通络；所谓补，即滋补肝肾。王老将此四法视为治疗眩晕基本大法，这是通过几十年临床而总结出来的宝贵经验。

（三）头痛证治

头为清阳之府，诸阳之会，凡五脏精微之血、六腑清阳之气，皆上注于头。只有经络通畅，气血调和，髓海充盛，方能完成其正常生理功能。外感六淫、内伤七情、饮食劳倦、跌仆损伤等各种原因，均可引起头痛，因此头痛的病因、病机是十分复杂的。王老对头痛的辨治要点，强调注意病程、病位、病势，还认为久病头痛虽然多虚，然而兼有血瘀、痰浊者亦不少。

辨病程，即辨头痛发病时间长短。这里暗喻头痛辨证首先应辨别内伤头痛、外感头痛，因病程是二者的主要区别之一。外感头痛病程相对较短，内伤头痛病程相对较长。当然二者还有其他不同，应一并鉴别。

辨病位，主要包括辨经络、辨脏腑两个方面。辨经络是因三阳经均循头面，厥阴经也上会于巅顶，故头痛有分经论治之说。大抵太阳头痛多在头后部，下连于项；阳明头痛多在前额及眉棱骨处；少阳头痛多在颞部，或单侧，或双侧，并连于耳；厥阴头痛位于巅顶部，或连于目系。辨脏腑，头痛病位多在肝、肾、胃。王老认为，临床头痛的脏腑辨证，病位以肝为最常见。

辨病势，包括辨痛势（即头痛情况）、病势（即头痛的主要证候）、趋势（即疾病的发展预后）3 个方面。辨痛势，如头痛如劈、如锥刺，多为血瘀；胀痛，多为气滞；串痛，多为风邪；束裹痛，多为湿邪；动则痛加，多为虚痛。辨病势，如头部抽掣作痛，并见恶风、鼻塞、目胀等症，多因于风；头痛遇寒则重，遇热痛减，并见恶寒战栗、手足逆冷等症，多因于寒；头痛且重，并见四肢肿胀、面目虚浮等症，多因于湿；头痛过劳则作或加重，并见身倦乏力等症，多因于气虚；头痛且晕，动则痛剧，并见面色无华、心悸等症，多因于血虚；头痛并见胸脘痞闷、苔腻脉滑，多因于痰；头痛并见口干口苦、喜冷畏热，多因于火。肝郁头痛，常见胸胁胀闷；肾虚头痛，常见腰膝酸软。辨趋势，因头痛的病因、病机不同常有不同的结局，因此对头痛的预后及辨治效果要有一个准确的估计。王老要求对每一位头痛患者都要做到详细了解病史，完善各项检查，结合现有主症综合分析，然后判断其发展趋向，并向患者及其家属交代注意事项，做到胸有成竹。

久病头痛以虚中夹瘀多见,辨证应分清虚多虚少,瘀轻瘀重,察其舌脉,随证治之。王老强调:"凡治内伤头痛,必须结合脏腑辨证,不可单以川芎、菊花等几味药治疗一切头痛。"头痛脏腑辨证以肝为多见,故王老治疗内伤头痛多从肝论治。兹摘选王老临床病例简介如下。

病例一 肝气郁滞头痛。

张×,男,30岁。1993年2月16日初诊。

左侧偏头痛10余年,间断发作,近1周痛重。1周前因恚怒所致左侧偏头痛,白昼痛重,晨起尤甚,呈阵发性发作,伴目胀,无呕恶。头痛可持续半日至1日,服去痛片可缓解2～3分钟,而后头左侧仍痛。

查体:面色微黯,舌淡红,苔薄黄,舌中苔白腻。脉象弦而有力。血压21.3/12.5kPa。

西医诊断:神经性头痛。

中医诊断:头痛。

中医辨证:肝气郁滞,化热生痰。

辨证分析:郁怒伤肝,肝郁化热,郁热上攻清窍,故而头痛;肝开窍于目,肝经郁热,故而两目作胀。舌脉亦属肝经郁热,兼有痰湿之象。

治法:疏肝解郁,清热涤痰。

方药:散偏汤加减。川芎40g、白芍40g、白芷20g、香附25g、柴胡15g、白芥子10g、火麻仁10g,3剂。每日1剂,水煎早晚分服。并嘱其切忌肥甘、饮酒及吸烟,避免风寒及精神刺激。

2月20日二诊:初次服药后约过2小时头痛即止,之后未再发作,诸症悉退。此郁已解,热已清,痰已除,停药观察1周。

1周后患者再诊,头痛未发,临床治愈。

按语 散偏汤为王老治疗头痛常用之方。此方出自清·陈士铎《辨证录》,原方为大川芎1两、香白芷3分、北柴胡1钱、炙香附子2钱、生甘草1钱、生白芍5钱、郁李仁1钱、白芥子3钱,共8味药组成。王老用此方主要治疗内伤头痛,包括偏头痛、血管神经性头痛、紧张性头痛等,均可收到满意疗效。有时外感头痛用此方加减亦可获效。王老用此方重用川芎、白芍。川芎辛燥,味薄气雄,辛香行散,温通血脉,疏达气血,上行头目,下行血海,能行血中之气,祛血中之风。既能活血化瘀,又能补血生新;既能升发清阳,又能行气开郁,是血中之气药,为治头痛之圣药,用量多为40～50g,只要用之得当,量虽重而无弊。白芍味苦酸性寒,能养血柔肝、敛肝抑肝,与川芎配伍可制其辛烈之性,与甘草配伍可育阴缓急解痉,增强止痛之效。柴胡疏肝理气,调节气机。白芷治阳明经头痛,与柴胡同用,能升发清阳,引药入少阳阳明,使之直达病所。郁李仁可使上逆之气得以下行,有行气开郁通便之效。王老用此方常去郁李仁,恐其耗气伤阴。散偏汤主要为疏解肝胆之郁气,使气血流通而收止痛之效。王老治疗鼻源性头痛,于本方加辛夷、苍耳、细辛之类。若兼见郁热,加连翘、生地、鱼腥草之类。若兼见血瘀,加丹参、红花、桃仁之类。若为眼源性头痛,加石决明、草决明、菊花之类。若肾阳不足,加仙茅、淫羊藿。若肾阴不足,加女贞子。王老认为,本方虽然为治头痛常用之方,但对气血两虚或肝阳上亢之头痛却不宜用之。

病例二 肝肾阴虚头痛。

南×,女,44岁。1992年12月17日初诊。

左侧偏头痛时而发作已5年余,近日加重。既往有高血压病史。偏头痛每因过劳或精神刺激而发。近日因情志不遂而发病,伴有胸闷痛、气短、颈项及背部不适,纳食减少,善太息,身倦乏力,两目干涩,腰部酸痛。

查体:形体肥胖,面部虚浮,面色不华,时叹息。舌质红,苔薄白,脉沉弦。血压16.5/10.2kPa。

西医诊断:高血压。

中医诊断:头痛。

中医辨证:阴虚阳亢,气滞血瘀。

辨证分析:该患者素有肝阳偏盛,又伤于情志,以致肝气不疏,郁而化火,耗伤肝肾之阴。肝肾不足,清窍失养,又肝阳上逆,扰及清窍,故而头痛。肝气不疏,上逆于胸,则胸闷、气短、叹息;血行不畅则胸痛。目干涩为肝肾不足之故。

治法:滋阴潜阳,理气活血。

方药:寄生30g、泽泻30g、川芎25g、白芍25g、珍珠母40g(先煎)、三棱20g、莪术20g、秦艽15g、夜交藤35g、钩藤25g、黄芪25g、郁金15g、鱼腥草25g、白花蛇舌草25g,3剂。每日1剂,水煎早晚分服。并嘱其忌烟酒辛辣,勿情志过于激动。

12月24日二诊:自述头痛如前,两胁闷胀痛,右眼痛,余症好转,舌脉同前。仍以前方加减:寄生30g、泽泻20g、川芎30g、白芍25g、珍珠母30g、三棱15g、莪术20g、郁金15g、鸡血藤15g、菊花15g、秦艽15g、黄芩5g,3剂。服法同前。

守方共服20剂,头痛痊愈。

按语 王老治疗肝肾不足之头痛,多用此方治之。无血瘀者,减三棱、莪术;无项背疼痛者,减秦艽、鸡血藤;肝阳上亢者,必用珍珠母、白芍;肝风内动者,加地龙、白僵蚕、钩藤;肝血不足者,加当归,必用白芍;肾阴不足者,加女贞子,必用寄生。

病例三 肝经血瘀。

张×,女,32岁,1993年8月14日初诊。

两颞侧阵发性头痛5年。因情志所伤而致,以两侧太阳穴处为重,痛如针刺,经期尤甚,且头晕,头胀,肢体麻木,项背不适,夜寐多梦,月经色黯,有块,经量正常。

查体:形体稍瘦,面色黯黑。舌质紫暗,苔薄白,脉弦细。血压14/10.2kPa。

西医诊断:紧张性头痛。

中医诊断:头痛。

中医辨证:肝胆气滞,经脉瘀阻。

辨证分析:足少阳胆经上抵头角、行颞侧,故本例头痛当属少阳头痛。肝胆相表里,肝经气血瘀滞则胆经亦血行不畅,"不通则痛",故而颞侧头痛。痛如针刺、面色黯黑、月经色黯有块、舌紫暗等,皆为瘀血征象。肝血不行,清窍失养则头晕、头胀;肢体失养则麻木、项背不适;心神失养则夜寐多梦。

治法:行气活血,祛瘀止痛。

方药:血府逐瘀汤加减。当归15g、生地15g、红花10g、甘草10g、枳壳10g、赤芍10g、柴胡15g、川芎35g、桔梗10g、牛膝15g、香附20g、白芍25g、白芷15g、黄芪50g,3剂。每日1剂,水煎早晚分服。并嘱其保持乐观情绪,勿受精神刺激。

该方共服用12剂,头痛痊愈。

按语 血瘀头痛与头痛兼见血瘀者有所不同。血瘀头痛的病机是瘀血阻滞,治以活血祛瘀为主;头痛兼见血瘀者,虽有血瘀但因不是主证,故以治其主证为主,兼顾活血化瘀即可。王老指出,血瘀有新瘀、久瘀之别,新瘀用药宜峻猛,久瘀用药宜和缓。血瘀头痛可由许多因素所致,最常见者为脑外伤。外力直接或间接损伤头部,脑髓受到冲击震荡,脑络损伤,或经脉阻滞,或血溢脉外,轻则短暂晕眩,重者可见脱证、昏迷。脑外伤瘀血头痛常留有后遗症,可因体质及心理差异、用药失误、调护失宜等而有不同变化。王老认为,此类头痛病程超过半年以上者,往往因心理因素与病理因素互相影响而迁延难愈。王老曾遇一脑外伤头痛10余年之患者,经磁共振等多项相关检查,均无明显变化,但头痛反复发作,治疗甚为棘手。因此王老强调,新瘀头痛务必抓紧治疗,超过半年以上者常为痼疾矣。

因肝的病机引发头痛者,临床颇为多见。王老之治除上述外,还指出属于肝火上攻者,常用龙胆泻肝汤加减。此方用时,龙胆草、黄芩、山栀子用量通常为5g,火盛者用到10g,此类用量较轻,以防苦寒伤阴,且热退即减。属于肝郁脾虚者,王老每以逍遥散加葛根、蔓荆子之类治之。以上为王老治疗头痛从肝论治的主要经验,临床观察颇有疗效。

(四) 淋证辨治

中医的淋证相当西医许多泌尿生殖系统疾病。本文主要介绍王老临床辨治尿道综合征及泌尿系统感染的经验,不包括性传染病及尿路结石等。

王老临床辨治淋证,强调首先要辨别虚实。淋证论虚实,最早见于《中藏经》。该书将淋证分为"冷、热、气、劳、膏、砂、虚、实"8种,论及虚实时说:"虚者谓肾与膀胱俱虚,而精滑梦泄,小便不禁者也;实则谓经络闭涩,水道不利,而茎痛腿酸者也。"《证治汇补》也曾强调"淋有虚实,不可不辨"。王老强调的虚实又与前人有所不同,而是以虚实统领热、气、血、膏、劳等诸淋。王老指出,辨别淋证虚实的要点是:①病有新久,新病多实,以膀胱湿热为主;久病多虚,以脾虚为主,可兼见心肾两虚。②证候有缓急,急则多实,以热、痛、胀为主;缓则多虚,以小便频数不禁为主。③形体有盛衰,形体壮者不易患病,一旦患病,多为实证;形体衰弱者易受病邪,微感即发,每见虚证。④所兼寒热不同,实证之淋,多兼热邪;虚证之淋,多兼寒邪。具体情况尚应在临床中仔细诊查,认真分析。王老认为,实证易治,虚证难疗,因此淋证虚实的辨别对判定疾病预后具有重要意义。

淋证实者主要表现为发病急,病程短,症候相对较重。形成实证的原因,可因素有内热、湿邪,或外邪侵袭等而致。辨证以下焦膀胱湿热者居多,治以清热利湿为主,以八正散为代表方剂。兹举例如下。

病例一 陈×,男,27岁。1992年8月7日初诊。

尿频数、赤涩而痛已9日。9日前外感风热,出现发热、微恶风寒、头晕、腰痛、小便频数、红赤灼热涩痛等症。某院诊断为急性尿路感染,曾用青霉素等静脉滴注1周。近日热退头晕减,但腰痛、小便频数红赤、灼热涩痛症状未减。诊之见舌淡红,苔薄白,脉沉缓。血压16/12kPa。尿常规:蛋白(+++),红细胞10~15个/HP,白细胞3~5个/HP。

西医诊断:急性尿路感染。

中医诊断:血淋。

中医辨证:膀胱湿热,热重于湿,伤及血络。

治法:清热通淋,凉血止血。

方药：八正散加减。槐花 25g、木通 10g、萹蓄 15g、甘草 15g、瞿麦 15g、栀子 10g、白芍 35g、茜草 15g、茅根 30g、大蓟 35g、小蓟 35g、白花蛇舌草 30g，3 剂。每日 1 剂，水煎早晚分服。

8 月 10 日二诊：药后小便转黄，诸症好转，但仍腰背酸重，舌脉同前。尿检蛋白已减为（+），红细胞减为 2~5 个/HP。此湿热已减，但有正虚之象。继以清热利湿、益气养阴。调方：黄芪 35g、白芍 25g、萆薢 15g、土茯苓 20g、寄生 15g、甘草 15g、川断 15g、小蓟 15g、白花蛇舌草 20g，5 剂。服法同前。

8 月 15 日三诊：药后小便症状全部消失，尿常规已恢复正常。继服前方 5 剂以巩固疗效。

9 月 15 日追访：诸症皆愈，疗效巩固。

按语　邪气盛则实，精气夺则虚。淋证初起邪气偏盛，属实证，故运用八正散加减祛邪为主。邪气去而正气不复，则有可能反复发作或转为慢性，故治疗后期应注意扶正。

淋证虚者特点为病程较长，病势较缓，反复发作。形成虚证的原因，可由禀赋不足，或患病之初失治误治，或大病之后转为淋证等。王老认为，临床所见淋之虚者居多，主要表现为中气不足，湿热下注；或肾气不足，湿热内蓄，而尤以前者多见。故王老临床治疗淋证虚者，多以补中益气汤益气升清，佐以清利湿热之品。兹举例如下。

病例二　文×，女，40 岁。1992 年 4 月 11 日初诊。

腰痛、尿频月余。2 年前患尿急、尿频、尿痛、腰痛，治疗后虽有所好转，但过劳或着凉后经常反复发作。1 个月前外感风寒，出现鼻塞流涕、周身不适等症，进而尿频、小腹坠胀、腰痛，项背拘急不舒，经用多种西药及中成药治疗后，症状稍有缓解，但仍有腰痛、尿频、等症。诊之见面目虚浮，两下肢指陷性水肿征（±）。舌体胖大，舌边有齿痕，舌质淡，苔薄白，脉沉缓。血压 13.3/10.7kPa。尿常规：蛋白（+），红细胞、白细胞 0~3 个/HP。双肾 B 超，提示右肾盂少量积水；盆腔 B 超，提示左侧附件炎。

西医诊断：慢性肾盂肾炎急性发作；左侧附件炎。

中医诊断：劳淋。

中医辨证：湿热未尽，正气耗伤。

辨证分析：素有湿热蕴积下焦，湿邪为病重着黏腻，缠绵难愈，故反复发作；病邪久羁伤正，故气虚不耐作劳，不耐风寒。本次发病为风寒袭表，邪犯太阳之经，故项背拘急不舒。热入太阳膀胱之腑，故有小腹坠胀、尿频。肾与膀胱相表里，膀胱湿热，肾气耗伤，故腰痛、面目虚浮。

治法：益气扶正，清利湿热。

方药：补中益气汤加减。黄芪 35g、白术 20g、陈皮 15g、升麻 15g、柴胡 15g、党参 20g、甘草 15g、小蓟 15g、大蓟 15g、黄柏 15g、萆薢 40g、土茯苓 50g、白花蛇舌草 40g，4 剂。每日 1 剂，水煎 2 次早晚分服。并嘱其避免感冒，切勿过劳，适当休息，饮食少盐。

4 月 15 日二诊：药后尿量增多，尿频、小腹坠胀等症好转。尿常规转为正常，舌脉同前。继以上方去党参，3 剂。服法同前。

4 月 22 日三诊：诸症皆除，已无明显不适。此正气已复，湿热已清，病已临床治愈。为巩固疗效，避免复发，嘱再服前方 7 剂。

按语　关于运用补中益气汤治疗淋证的方法，王老是有文献依据的。补中益气汤为李东垣所创,他在论述本方四时用药加减法时,曾提到此方治疗淋证。云:"小便淋溲者,邪在少阳、厥阴,宜太阳经所加之药,更添柴胡五分,如淋加泽泻五分,此下焦风寒合病。"(《脾胃论》)李氏以六经辨治,但所述不详。清·张路玉治疗太史沈韩俜的淋证时曾说:"先实中土,使能阻水,则阴火不致下流,清阳得以上升,气化通而疼证瘳矣,若用清热利水则气愈陷,而精愈脱,溺愈不通耳,乃定补中益气汤。"(《医通》)孙一奎也说过:"今人治淋者,动则五苓、八正之类,皆淡渗利窍之剂,病去尚远,底积不抒,何也,淡渗过剂,肾气夺矣……正气大伤,其病尤难愈也。"(《赤水玄珠》)从以上论述可见,应用补中益气汤治疗淋证的机制,一是补土制水,正气旺盛,邪气不致停留;二是清阳得以上升,水道得以通调。此方适用于淋证日久,或病情反复,邪气伤正;或过用淡渗清利,正气损伤;或思虑劳倦,耗伤脾气,脾虚气陷则小便无以摄纳者。现代医学将尿道综合征称为"无菌性尿频-排尿困难综合征",目前病因尚不明了,多数认为是尿路动力学功能异常。而临床常见的慢性肾盂肾炎患者,皆存在细胞介导免疫功能异常。王老则将中医理论与现代研究相结合,认为尿路动力学功能异常当属气虚下陷,或中气不足,而补中益气汤不仅有升提中气的作用,还对免疫功能有一定的调节作用,所以临床用之治疗虚证之淋颇效。

关于淋证虚实的辨治,王老还强调要注意虚实的转化问题。他认为淋证不仅可由实转虚,也可由虚转实。况且临床上纯实、纯虚之证实属少见,而以虚实夹杂者居多。以热淋、劳淋观之,热淋为实、劳淋为虚,而热淋反复发作,可以转为劳淋,即为由实转虚。而劳淋复感湿热之邪,急性发作转为热淋,此即为由虚转实。因此在临床治疗中王老强调,实证之后当顾其虚;虚证之中慎防邪恋。

(五)汗证辨治

汗是由玄府排出体外的水液。汗可分为生理之汗、药理之汗、病理之汗3种。天热衣厚,汗出津津,是生理之汗;用解表药所取之汗,是药理之汗;因脏腑失和、营卫不调而导致的汗出,为病理之汗。汗证,即指病理之汗而言。但无论何种汗出,均与脏腑阴阳、营卫气血等功能相关。《素问·阴阳别论》所云"阳加于阴,谓之汗",可认为是各种汗出的机制。

汗证的病因、病机较为复杂,即可单独见于临床,亦可见于许多病证之中。或因外感六淫之邪,或因内伤七情之志,或因饮食劳役所伤等,皆可导致营卫气血阴阳失调;或脏腑气机升降出入失常,以致腠理玄府开阖失司,从而形成病理性汗出。正如《素问·经脉别论》所云:"饮食饱甚,汗出于胃,惊而夺精,汗出于心,持重远行,汗出于肾,疾走恐惧,汗出于肝,摇体劳苦,汗出于脾。"王老根据多年的临床经验认为,汗证的病因、病机虽然很复杂,但主要与胃、肺、肾三者密切相关。胃为作汗之化源,胃气蒸化津液,熏肤充身泽毛若雾露之溉,保障津液输布和滋养皮毛,若卫气失守,津液外泄便为汗。张仲景在《伤寒论》桂枝汤服用时,强调需啜粥复取微汗,就是为鼓舞胃气以滋汗源。但若汗出较多,津液耗伤,胃气亦可受损。肺为汗出之关键,因肺朝百脉,敷布津液于肌表;又主皮毛,司卫气之开阖,若开阖失司,则汗出异常。肾为控汗之根本,因肾者主蛰,为封藏之本,无论肾阳虚还是肾阴虚,都可以导致封藏失司,汗液外泄。肾阳虚可致卫阳不足而自汗;肾阴虚火旺可迫津外泄而盗汗。正因胃为作汗之化源、肺为汗出之关键、肾为控汗之根本,此三者相互协调,维持着生理之汗。若任何一个环节失常,皆可导致汗出异常。王老认为,汗证临床以肾阴虚火旺,迫津外泄,以及肺卫不能固表,开阖失司最为多见。

汗证临床表现十分复杂,按出汗与睡眠的关系,有盗汗、自汗之分;按出汗伴随状态,有战汗、脱汗之分;按出汗的部位,有头汗、阴汗、半身汗出、心胸汗出之分;按汗出的颜色,有黄汗、蓝汗、红汗(非衄血之红汗)之分;按汗出的温度,有热汗、冷汗之分;按汗出之多少,有大汗、少汗、微汗、漐然汗出之分;按汗出质地,有黏汗、稀汗之分。内科杂病中对自汗、盗汗的辨识较为重视,一般都认为自汗属阳虚、盗汗属阴虚。但王老认为,临床不能拘泥于此说,阴虚自汗、阳虚盗汗也不乏见,故临床辨证应根据汗出伴随症状综合分析。况且有的患者既盗汗又自汗,也未必就是阴阳两虚。王老指出,阳虚之盗汗或自汗,一般多无热象或兼有寒象;阴虚之盗汗或自汗,一般多无寒象或兼有热象。

王老对于汗证的辨证方法有自己独到之处,治疗措施也有自己的临床特点。经多年临床验证,均收到了理想的效果。兹举例如下。

病例一 刘×,女,38 岁。1992 年 12 月 15 日于门诊初诊。

自汗 2 个月余。半年前曾患肾结石(左侧),经王老治愈。2 个月前因过劳而致自汗出,耳郭灼热,身倦乏力,五心烦热。近日又外感风邪,汗出增多且咳嗽。诊之见其形体瘦弱,面色红赤,双目少神,咳声有力,痰白而黏。舌红苔薄黄,脉沉滑。实验室检查及胸透、双肾 B 超均无异常所见。

西医诊断:自主神经功能失调,上呼吸道感染。

中医诊断:自汗,咳嗽。

中医辨证:阴虚火旺,虚热内盛;卫外不固,外邪犯肺。

辨证分析:本例素体肾阴不足。肾开窍于耳,肾阴不足,虚热内生,上达于耳,故耳郭灼热;阴虚生内热,故而五心烦热;虚热外蒸,卫气失守,故自汗出。外感风邪,内犯于肺,肺失清肃,故而咳嗽、痰白而黏。

治法:益气滋阴敛汗,宣肺化痰止咳。

方药:当归六黄汤合玉屏风散加减。当归 15g、黄芪 40g、黄柏 15g、黄芩 10g、生地黄 20g、白术 15g、防风 10g、白芍 35g、甘草 10g、煅牡蛎 30g、鱼腥草 30g、白花蛇舌草 20g、党参 20g、桑白皮 15g、前胡 15g、杏仁 15g,3 剂。每日 1 剂,水煎早晚分服。

12 月 19 日二诊:药后咳嗽已止,汗出减少,但自觉腰酸楚,舌脉同前。此痰热已除,肺气宣通,但肾阴未复,表气仍虚。继守上方去化痰之品,调方为:当归 15g、黄芪 40g、黄柏 15g、郁金 25g、生地 20g、熟地 15g、白术 15g、防风 5g、甘草 10g、煅牡蛎 30g、鱼腥草 30g、白花蛇舌草 20g,8 剂。服法同前。

药后诸症悉除,临床治愈。

按语 临床汗证以阴虚火旺、卫气不固最为多见,故王老每以当归六黄汤合玉屏风散加减治之。当归六黄汤原为治阴虚火旺,令人盗汗之方。方中用当归、二地以滋养阴液,用黄芩泻上焦火,黄连泻中焦火,黄柏泻下焦火,令三焦之火得清。阳加于阴汗出则荣虚,而卫也随之虚,故方中必用黄芪。王老用此方时黄芪每多用量较大,目的在于补已虚之气,固守未定之阴,使之阴平阳秘,其汗自止。玉屏风散亦为王老治疗汗证常用之方。主要用于阳气不足之盗汗、自汗而易患外感病者。此方为脾肺气虚之补剂,方中黄芪补虚固表止汗,为君药;白术补脾胃以实作汗之源,为臣药;防风可使诸药外达于表,为佐使之药。黄芪本身对汗有双向调节作用,无汗能发,有汗能止,用于止汗者当与其他止汗药相伍为宜。方中的防风不宜过多,王老通常用 5g 左右。两方合用,表里并治,补中兼清,气阴两益。汗出多者,王老尚常加龙骨、牡蛎、麻黄根、五味子、白芍之类。

病例二 闫×,女,50岁。1993年9月17日于门诊初诊。

自汗、盗汗,口渴尿频3个月余。该患者无明确诱因逐渐出现口干喜饮,小便频数,自汗盗汗,咽干舌燥,腰膝酸软,身倦乏力,头晕失眠等症。诊见其神疲倦怠,两目少神,舌质红苔薄黄,脉沉细。实验室检查:空腹血糖13mmol/L、尿糖(++++)。

西医诊断:2型糖尿病,并发自主神经功能紊乱。

中医诊断:汗证,消渴。

中医辨证:肾虚火旺,气阴两亏。

辨证分析:该患者年已50岁,阴气已衰,肾阴不足,阴虚火旺,灼伤阴液,而致口干喜饮、咽干舌燥;中气不足,表虚不固,内热外蒸,而致自汗盗汗;肾气不足,营阴瘀滞,故而腰腿疼痛;虚火上炎,神明被扰,故而不寐头晕。

治法:滋阴清热 益气止汗。

方药:当归六黄汤合玉屏风散加减。当归15g、黄芪20g、黄柏10g、黄芩10g、生地15g、熟地15g、三棱10g、莪术20g、丹参20g、天花粉20g、防风5g、白术5g、麻黄根5g、蛇床子15g、牛膝10g,3剂。每日1剂,水煎早晚分服。并嘱其生活规律,调控饮食,常做户外活动,勿受精神刺激。

9月21日二诊:药后汗出减少,腰痛减轻,但时有背痛,余症同前,舌脉同前。此气阴不足略好转,营血瘀滞如故。继以上方再加通络止痛之品,调方为:当归15g、黄芪20g、黄柏10g、黄芩10g、生地15g、熟地15g、麻黄根5g、白芍20g、五味子5g、防风10g、白术10g、葛根10g、寄生15g、蛇床子15g、炙川乌5g,3剂。服法同前。

9月24日三诊:时有汗出、胸闷、肢软,余症同前。此表虚火旺已减,汗证基本治愈,但尿糖仍为(++++),消渴依然如故。继用前方加减:当归15g、黄芪20g、黄柏10g、黄芩10g、生地15g、熟地15g、麻黄根5g、白芍20g、防风5g、苍术15g、白术15g、寄生15g、蛇床子15g、木瓜15g、炙川乌5g、川断15g,5剂。服法同前。

继服5剂后汗证已愈,但消渴同前,故下一步治疗重点转向消渴。

按语 2型糖尿病而自汗、盗汗者,临床可见十之六七,可见这是糖尿病的常见并发症,关于其机制还有待进一步研究。有文献报道,美国一高血压病专家曾对汗出进行观察研究,发现不同性别和种族的人出汗量不同,男性高血压患者出汗较多,正常血压的女性比男性汗出减少。服降压药者,男女出汗量均少于正常血压者,黑色人种高血压患者汗出未见增加。而在临床中尚未发现高血压患者有更多的汗出。相比之下,高血压患者并发汗证者远不如糖尿病患者更为常见。

(编者按:本文系王老学术继承人、黑龙江中医药大学附属医院主任医师崔振儒于1994年结业时提交的论文之一。编者对文章结构加以调整,文字稍加修改、完善。)

(六) 休克证治

休克是机体在强烈的有害因素作用下,神经、内分泌、代谢、循环等主要功能活动发生严重障碍,引起的以急性循环功能不全为主要表现的综合征。临床表现特点是:面色苍白,四肢末端发凉,皮肤发花,脉搏细弱,血压下降,少尿,神志障碍等。休克发生的主要原因有感染、失血、脱水、过敏、创伤和心脏病等。此病当属中医"厥脱症"范畴,是临床常见的重危疾患,救治不当可致"阴阳离决,精气乃绝"而死亡。现代医学对其诊断治疗、监护等措施日臻完善,从而使该病的救治成功率较之过去有所提高。但是却有个别病例西药救治效果不够理想,而用中药很快转危为安者。王老就曾用中药救治数十例这样的患者,兹将典型病例介绍如下。

病例一 感染性休克。

陶×,男,80岁。1992年3月19日会诊。

该患者以发热、咳嗽10余日,肢冷自汗,少尿12小时入院。入院时表情淡漠,不能回答问题,面色青紫,口唇发绀,四肢冷凉,舌质暗红,舌光无苔,脉虚数。血压8.0/4.0kPa,心音低钝、节律不整,心率68次/分,两肺可闻及喘鸣音,两肺底可闻细小啰音。腹软、肝脾未触及,腹水征(-),肠鸣音存在。生理反射存在,病理反射(-)。

心电图:窦性心律,频发房性期前收缩,ST-T无明显变化。

实验室检查:肾功能 BUN 136mmol/L、CO_2CP 24mmol/L;尿常规示蛋白(±)、尿糖(+++);血糖14.0mmol/L;离子 K^+ 3.4mmol/L、Na^+ 130mmol/L、Cl^- 98mmol/L、Ca^{2+} 2.3mmol/L。

入院后按感染性休克处置,经抗感染、扩容、纠酸及升压药多巴胺、间羟胺等治疗3日,在升压药维持下血压一直在(10.7~6.7)/(6.7~4.0)kPa波动。因病情危重,遂请王老会诊。诊之见该患者神志昏蒙,时而烦躁不宁,肢冷自汗,少尿,口干,颜面口唇紫暗,舌光红无苔,脉虚数。

西医诊断:感染性休克、肺内感染、糖尿病。

中医诊断:厥脱证。

中医辨证:气阴耗伤,挟瘀挟热。

治法:益气养阴固脱,兼以化瘀清热。

方药:参附生脉散加减。红参50g、附子20g、麦冬20g、丹参35g、桃仁20g、红花10g、白花蛇舌草30g、鱼腥草30g,1剂。加水急煎成200ml,频饮之,嘱于2小时内服完。

服药后1.5小时,患者神志转清,四肢转温,汗出止,已无躁动不安,并排尿约250ml,血压回升至(12.0~13.3)/(9.3~8.0)kPa。继用原方1剂后,血压回升稳定,已无回落之势。后再以生脉散加减3剂服之,病情稳定,痊愈出院。

病例二 过敏性休克。

袁×,男,64岁。1993年9月15日会诊。

该患者因感冒发热2天,在本院门诊静脉滴注林可霉素1.8g、地塞米松10mg。静脉滴注中突然出现心难受而翻倒在地,胸闷喉紧气短,四肢厥冷大汗出,面色晦暗无华,血压下降。门诊以过敏性休克急收入院抢救。当时查体:血压8.0/6.7kPa,心率100次/分,呼吸22次/分,体温36℃,双肺呼吸音正常,心音低钝,腹部无异常。心电检查无明显异常,血常规:WBC $11.8×10^9$/L,S 0.80。立即给予吸氧、脱敏、扩容等处置,静脉滴注升压药多巴胺、间羟胺等,但血压始终不稳定。从上午9时至下午6时,一直用升压药维持血压,静脉滴注滴速稍一缓慢血压即下降。鉴于病情危重,遂请王老会诊。王老诊之见四肢逆冷,表情淡漠,脉微欲绝。

西医诊断:过敏性休克。

中医诊断:厥脱证。

中医辨证:阳气暴脱。

治法:急以回阳固脱。

方药:参附汤加味。附子60g、红参30g、青皮25g,1剂。加水急煎,顿服。

患者服药后1小时,四肢转温,脉渐有力,血压回升,且稳定在正常范围内。逐渐停用升压药后,血压也持续平稳。继续调治3日后痊愈出院。

病例三 心源性休克。

张×,男,60岁。1993年1月21日会诊。

患者频发胸骨后疼痛、胸闷憋气2日,门诊以冠心病心绞痛收治入院。入院后次日,突然出现持续性胸骨后压榨痛,大汗出,动则心悸气憋。急查心电图,见 $V_1 \sim V_5$ ST 段抬高、弓背向上,并见病理性Q波,符合广泛性前壁心肌梗死诊断。立即给予镇静、止痛、吸氧、溶栓、扩冠及极化液等治疗,但并未能控制病情发展,之后又出现高侧壁、下壁、后壁梗死。此时患者呼吸困难,烦躁不安,血压10.0/7.5kPa,心率120次/分。在原治疗基础上又加用升压药,以多巴胺、间羟胺静脉滴注维持血压。升压药一直使用3日而不能撤除,且血压仅能维持在较低水平,因病情危重,故请王老会诊。王老诊之见四肢不温,面色㿠白无华,口唇指端发紫,舌淡苔白滑,脉细促无力。

西医诊断:心源性休克,心肌梗死,心力衰竭。

中医诊断:厥脱证,胸痹心痛。

中医辨证:气阴耗脱,心脉瘀阻。

治法:益气养阴固脱,活血化瘀通脉。

方药:生脉散合参附汤加味。红参50g、附子15g、五味子15g、麦冬20g、桂枝30g、桃仁15g、红花10g、丹参30g,1剂。加水急煎,频频饮之。

服药后2小时,患者自觉胸闷减轻,气促明显好转,四肢皮肤转温,血压13.3/10.7kPa。12小时后继服1剂,血压稳定,厥脱诸症已除。此后基本以上方化裁调治15日,病情稳定出院。继以红参为主药的生脉饮,治疗约半年时间,病情稳定。后追访年余仍健在。

病例四 感染性休克。

李×,女,36岁。1993年12月28日会诊。

该患者突发高热、寒战、咳嗽、咳吐黄痰1天而急诊入院。右侧胸痛,面色晦暗,肢冷,表情淡漠,时而烦躁。查体:血压10.7/6.7kPa,脉搏110次/分,体温35.5℃,呼吸24次/分。急性重病容,面色晦暗无华,精神委靡,肢冷烦躁。心音低钝,心率快而律整,右下肺呼吸音减弱,肝脾未触及。血常规:WBC $46×10^9$/L、S 0.88、L 0.10。胸透:右下肺可见大片状模糊边缘不清阴影。因病情重危,故请王老会诊。王老诊之见肢冷汗出,精神委靡,烦扰不宁,舌暗红苔黄,脉沉而细数。按之腹部硬满,询之大便已数日未行。

西医诊断:感染性休克,肺炎。

中医诊断:厥脱。

中医辨证:毒热内陷,热结肠胃,气阴两脱。

治法:清热解毒,通腑泄热,益气养阴固脱。

方药:参附合承气汤加减为方。红参30g、附子15g、麦冬20g、大黄15g(后下)、枳实30g、杏仁20g、鱼腥草30g、蒲公英30g、厚朴20g,1剂。加水急煎顿服。

药后3小时腹部不适,4小时便下粪块多枚,随后四肢转温,汗出、烦躁均止,血压回升

12.0/8.0kPa。之后继用生脉散加减,配合西医治疗而痊愈出院。

按语 王老认为,辨治休克的关键在于分别证型和辨证用药。王老一般将休克分为气阴耗伤、阳气暴脱两型,认为此两型基本可以概括休克的全部见症。在临床治疗用药时,王老认为不论何种证型休克,人参、附子必不可少,但在用量和与其他药物配伍上,要依据具体病情而增减。如病例一为感染性休克,辨为气阴耗伤,兼热兼瘀,用大量人参补气滋阴,用小量附子回阳救逆,佐清热、化瘀之品;病例二为过敏性休克,来势迅猛,属阳气暴脱,故用大量附子回阳救逆而获效;病例三为冠心病心肌梗死、心源性休克,虽辨为气阴耗伤,而兼证心气不足十分突出,故用大量人参煎汤频饮,考虑阴阳互根,阴损及阳,故用附子以助肾阳;病例四属热毒内陷后伤及气阴,正气不足无力祛邪外出,故出现厥脱,所谓"热深厥深,当先治厥",故用参附治本治虚,小承气通腑泄热以祛实邪。

王老认为,治疗休克的二大法是回阳救逆、补气救阴。附子回阳补火,走而不守,走窜十二经脉,为回阳要药;人参大补元气,益气生津,两药配合,回阳补气救阴,正合救治休克之大法。王老强调指出,抢救休克是中医治疗急症的优势所在,应该予以足够的重视,并应不断发掘整理古代先贤的临床经验,丰富中医抢救休克的方法,进一步提高抢救效果,以便更多地挽救患者生命,这是医者"济世救人"的伟大使命。

(七) 心律失常的治疗

心律失常属中医之"心悸"、"怔忡"病证范畴,临床表现以动悸不宁,气短胸闷,脉象结、代、动、促、迟、数等为主证。中医认为,心以气为动,以血为养,故气血安和、心动平稳,节律如常。凡五脏违和,邪气犯扰心之气血者,皆可致心律失常。王老临床治疗心律失常的原则是:综合脉证,循因而治,力除病因,务使心之气血调顺。因而形成了自己独特的辨证辨病、治法方药体系。现以治法为纲,对王老治疗心律失常的经验整理如下。

1. 补气滋阴法

主证:心悸气短,烦劳则甚,神疲乏力。偏阴虚者,心烦少寐,舌红,脉细数不齐;偏气虚者,气短劳甚,舌淡苔少,脉弱三五不调。

方药:生脉饮加减。红参15g、麦冬10g、五味子10g。

红参补气生津,麦冬养阴清虚热,五味子酸温以敛心神。气短劳甚者,红参可加量;心烦少寐者,加柏子仁、酸枣仁、知母。

2. 活血化瘀法

主证:心悸、胸闷气短,时胸部刺痛,面晦无华,口唇紫暗,舌边尖或舌下脉络紫暗,脉细涩不整。

方药:血府逐瘀汤加减。桃仁15g、红花15g、赤芍20g、川芎20g、生地20g、牛膝15g、柴胡15g、桂枝10g、延胡索10g。

方中桃仁、红花、赤芍、川芎等活血化瘀,桂枝以通心阳。偏寒者稍加附子,以温通十二经脉、散寒活血。

3. 重镇安神法

主证:心悸而惕惕不安,易惊善恐,脉动数等。

方药:磁朱丸加减。磁石30g、生龙骨30g、生牡蛎30g、珍珠母30g、酸枣仁20g、茯神15g。

方中磁石、生龙牡、珍珠母重镇安神宁心,收浮乱之心气;酸枣仁、茯神养心安神。

4. 温宣心阳法

主证:心悸、胸闷,畏寒肢凉,舌淡苔滑,脉来迟缓而不齐。

方药:麻黄附子细辛汤加味。麻黄10g、附子15g、细辛5g。

方中麻黄辛温发阳气之郁遏,细辛走窜搜寒,附子补命门火以助心阳。病久者,可加温补肾阳药如仙灵脾、仙茅、桂枝等,以助心之鼓动。

5. 化痰消瘀法

主证:心悸、胸脘胀满,体肥,食少,舌淡苔滑腻,脉弦滑不整。

方药:二陈汤合三子养亲汤加减。半夏20g、陈皮20g、苏子15g、白芥子15g、莱菔子20g、瓜蒌20g、香附20g、川芎20g。

方中二陈、三子养亲汤化涤痰浊,香附解郁理气,川芎以通血脉。

6. 疏肝解郁法

主证:每因情绪变动而发心悸,胸闷太息,两胁不舒,舌淡苔薄,脉弦细不整。

方药:柴胡舒肝汤加减。柴胡15g、炙甘草20g、枳壳20g、白芍30g、川芎20g、香附20g。

方中柴胡、香附疏肝解郁,白芍、甘草调肝脾使气机得畅,枳壳、川芎理气活血。

7. 滋阴清热法

主证:心悸虚烦,口干苦,手足心热,神疲多梦,舌红少苔,脉弦细而数或促。

方药:天王补心丹加减。红参15g、丹参15g、玄参15g、茯苓10g、五味子5g、远志10g、桔梗10g、当归10g、麦冬10g、生地15g、黄连5g。

方中生地、玄参、黄连滋阴清热泻火,丹参、当归养血活血,人参、茯苓补益心气。

8. 养血安神法

主证:心悸动不宁,面色㿠白无华,口唇、舌淡白,脉细代。

方药:复脉汤加减。炙甘草30～50g、红参15g、生地15g、熟地15g、阿胶10g、大枣10枚、麦冬10g、桂枝10g。

方中炙甘草、人参补中益气,生熟地、阿胶滋阴养血,桂枝通心阳以调血脉。

以上所总结的八法,即为王老临床治疗心律失常的常用之法。王老指出,临床运用此八法不可拘泥,根据患者的具体情况每每相互配合,但应有轻重主次之不同,此即所谓"法外有法,方外有方"。王老临床治疗心律失常,还常在辨证基础上加苦参20g。现代研究已证实,苦参的有效成分具有抗多种心律失常之功用。临床观察,以王老八法治疗心律失常,具有如下优势:一是疗程短,取效快,只要治疗得当,数日或数周之内即可取效;二是疗效持久,部分患者还可收到根治效果;三是适应面广,可灵活运用于各种心律失常。简而言之,王老临床治疗心律失常的经验是,以八法为要,审因辨证,灵活加减,方可取得满意疗效。

（八）脑动脉硬化症的治疗

王老在中医理论指导下，参考现代医学对脑动脉硬化症的认识，自拟中药方剂，临床治疗脑动脉硬化症，取得了满意的疗效。为此笔者在王老指导下，又在临床中进行了进一步观察。现将观察资料介绍如下。

1. 临床资料

门诊观察治疗160例脑动脉硬化症患者，男89例，女71例，平均年龄55.7岁，病程1～25年，职业以干部发病率最高。全部病例均按第二届全国神经病学学术会议制订的诊断标准而确定。

2. 分组

根据随机分配原则，分中药组100例。其余60例采用配对设计法，分观察组（服中药）、对照组（服氟桂利嗪）各30例。两组情况基本相同。

3. 观察用药

（1）中药治疗组：王老自拟方。茵陈30g、寄生50g、泽泻40g、葛根50g、首乌35g、黄精20g、鸡血藤30g、丹参30g。每日1剂，水煎早晚分服。气虚血瘀型加黄芪35g、红花15g、牛膝25g；痰火内阻型加胆星（冲）5g、地龙15g；肝阳上亢型加石决明（先煎）35g、钩藤（后下）40g、夏枯草30g；肝肾阴虚型加桑椹20g、白芍20g；脾肾阳虚型加巴戟天15g、白术20g、肉桂10g。疗程4周。

（2）西药对照组：口服氟桂利嗪5mg，每日1次。疗程4周。

4. 观察指标

两组均采取多项指标观察，包括临床症状、血液流变学、微循环、脑血流量、血脂。分别于服药前后各检测一次。

5. 疗效观察

各项观察指标均按有关规定分为显效、有效、无效。

（1）临床症状疗效：中药治疗组总有效率为85.4%，对照组总有效率为66.7%，两组对比，$P<0.05$。说明中药疗效优于氟桂利嗪，降压作用也好于对照组。

（2）血液流变学的改变：中药治疗组对血液的浓黏聚合度下降明显，其作用优于对照组，多项指标对比有统计学意义，分别为$P<0.05$和$P<0.01$。

（3）微循环的改变：中药治疗组对改善微循环障碍有很好的作用，总有效率为86.7%，对照组总有效率为66.7%，$\chi^2=11.34$，$P<0.01$。

（4）血脂的改变：中药治疗组降脂作用明显，总有效率为70%，对照组为44.33%，两组对比$P<0.01$。

（5）脑阻抗血流图的改变：两组波形变化无统计学意义，但其他指标中药治疗组均优于对照组。

6. 不良反应观察

中药治疗共 130 例，治疗后患者口述无不良反应，没有因不适而停服中药者。

7. 讨论

中医古籍虽无脑动脉硬化症称谓，但根据其临床特点，应属于眩晕、健忘、虚劳等病证范畴。

（1）中医认为脑动脉硬化与机体衰老有关，《内经》即有"年四十而阴气自半也，起居衰也"及"髓海不足则脑转而鸣，胫酸眩冒，目无所见，懈怠安卧"的论述。王老指出，年四十肾精渐衰，水不涵木，肝肾不足，肝阳易亢，挟相火上扰高巅，可出现头目昏眩之症。机体衰老与肾中精气虚损密切相关，因此王老认为肾精亏虚是脑动脉硬化症的病理基础。这与脑动脉硬化造成的管腔狭窄、管腔舒缩功能障碍所致脑供血不足的临床表现吻合。现代医学也证明，中医的"肾"与性激素代谢环境有关，性激素又与高血压病、动脉硬化的发病有关。

（2）中医认为脑动脉硬化与风火痰瘀有关，仲景以痰饮论眩，河间以风火论之。王老指出，暮年素体丰满，多为痰湿之体，若恣食肥甘，损伤脾胃，聚湿生痰，日久化热，痰热内阻，营卫滞涩，清阳不升，浊阴不降，也可发为眩晕。这一病机与脂类代谢紊乱、血管壁粥样斑块形成，导致动脉硬化的机制相一致。因此王老认为肝肾不足是脑动脉硬化发病的根本原因，风火痰瘀是其诱因。

（3）王老宗古代医家发微之言，绳墨之言，参考现代药物研究，结合中药的药理作用，从有关中药中筛选出具有滋补肝肾、益气活血的药物治疗脑动脉硬化症，其经验是非常宝贵的，其疗效也是西药不能相比的。方中寄生、首乌、黄精滋补肝肾、益气活血；葛根升清，使精、气、血上达清空；茵陈、泽泻降浊，使痰湿、郁火下泄；丹参、鸡血藤活血通脉而化瘀。本方具有调节血管舒张及血液循环、改善脂类代谢等作用，对血压有双向调节作用。全方组成运用了通补配伍的原则，通，即通血脉祛瘀阻，破结而不散精；补，即补肝肾调阴阳，滋补而不碍邪。

8. 典型病例

病例一 王×，男，60岁，退休干部。1992年2月28日初诊。

高血压病史8年，近来头晕胀痛，肢麻口干，心烦失眠。否认肾病史。诊之脉弦有力，舌红苔黄。血压22.7/13.3kPa，血清胆固醇8.9mmol/L，尿常规无异常，眼底提示Ⅱ期眼底动脉硬化，血液流变学各项指标均处于浓黏聚增高状态。微循环检测见管袢模糊，数量减少，管径变细，长度缩短，血流速度缓慢，红细胞聚集，袢周有渗出改变。脑阻抗血流图波形正常，左侧上升时间0.213秒，右侧上升时间0.212秒，两侧波幅差为19。

西医诊断：脑动脉硬化症，高血压病Ⅱ期。

中医诊断：眩晕症。

中医辨证：肝肾阴虚，肝阳上亢。

治法：滋阴潜阳。

方药：王老自拟方加减。茵陈30g、葛根50g、寄生50g、泽泻40g、丹参30g、黄精20g、首乌35g、鸡血藤20g、夏枯草30g、钩藤(后下)35g、石决明(先煎)35g、夜交藤50g。

用法:加水适量浸泡后,文火煎汁400ml,1日分2次温服。服中药期间停服其他药物。连续服用4周。

服中药4周后复诊,临床症状基本消失,各项观察指标均有明显改善。血清胆固醇降为4.5mmol/L,血压降为20/12kPa。血液流变学检查浓黏聚合度降低,微循环血流加快,袢周渗出物吸收,脑阻抗血流图上升时间为0.203秒。嘱其继服上方以巩固疗效。

病例二 段×,男,58岁,干部。1992年3月21日初诊。

头晕肢麻,四肢无力半年余。口干、少寐,色暗淡、苔白,脉弦缓无力。既往低血压病史,血压12/8kPa,血总胆固醇8.7mmol/L。血液流变学检查浓黏聚合度均高于正常。微循环检测血流速减慢,少量红细胞聚集,袢顶增宽,少量渗出物。脑阻抗血流图见双侧平均上升时为0.22秒,波幅差为18。眼底检查为Ⅱ期眼底动脉硬化。

西医诊断:脑动脉硬化症。

中医诊断:眩晕。

中医辨证:气虚血瘀。

治法:益气活血。

方药:王老自拟方加减。茵陈20g、葛根30g、寄生50g、泽泻35g、黄精20g、鸡血藤30g、首乌30g、丹参30g、黄芪40g、红花15g、牛膝20g。

用法:加水适量浸泡后,文火煎汁400ml,1日分2次温服,连服4周。服中药期间,停服其他抗动脉硬化药物。

服药4周后复诊,临床症状明显改善,头晕症除,身体较前有力。嘱继服前方巩固疗效。

(编者按:本文系牡丹江市中医医院主任医师、王老学术继承人杨桂森于1994年结业时提交的论文之一。编者对文字稍加修改。)

(九) 慢性肾盂肾炎的治疗

慢性肾盂肾炎常见于女性,是较迁延难愈的慢性疾病,因其缠绵数年不愈,并易反复急性发作,故可纳入中医"劳淋"范畴。其主要临床表现为:腰酸痛不适,小腹胀满,尿频涩痛,余沥不尽,食少纳呆,乏力倦怠,或兼见头晕、下肢浮肿等症。尿细菌培养,常见菌落数≥10^5/ml、白细胞>10个/HP等改变,部分患者有不同程度的尿素氮、血肌酐升高。王老辨治该病每从虚、瘀入手,补其脾肾,化其瘀滞。常用药物有黄芪、白术、党参、仙灵脾、仙茅、王不留、路路通、三棱、莪术、益母草等。兹列举典型病例如下。

病例一 王×,女,48岁。1993年3月7日初诊。

该患者20年前患肾盂肾炎,经治疗后好转,但时有发作。近1年来出现下肢浮肿,以足跗为主,腰酸乏力,但尿检正常,经多种中西药物治疗,效果不显。诊之见面㿠无华,神疲乏力,腰酸痛,腹胀纳呆,尿频,尿少,手足欠温。舌暗有齿痕,苔薄白,脉沉细。尿常规检查:PRO(++)、RBC 0~2个/HP、WBC 5~8个/HP,尿细菌培养(+)。

西医诊断:慢性肾盂肾炎。

中医诊断:劳淋。

中医辨证：脾肾不足，挟湿挟瘀。

立法：补脾益肾，祛湿化瘀。

方药：黄芪20g、党参15g、白术15g、益母草30g、仙茅15g、仙灵脾15g、路路通10g、王不留15g、熟地15g、桂枝15g、茯苓20g、白花蛇舌草20g，7剂。每日1剂，水煎早晚分服。

此后复诊多次，基本守上方略有加减，共服30余剂，自觉症状消失，尿菌培养、尿常规检查正常，随访1年未复发。

病例二 马×，女，30岁。1993年6月4日初诊。

4年前患有肾盂肾炎，虽经中西药治疗始终未愈，尿菌培养$>10^5$/ml，尿常规见少量蛋白尿，WBC 15～20个/HP，血尿素氮轻度升高。诊之见该患者腰酸痛不适，头晕乏力，时耳鸣、汗出，尿频时痛，大便干燥，口干。舌暗红、苔薄白，脉沉细。尿常规：PRO(+)、WBC 15个/HP。肾功能：BUN 8.3mmol/L、CO_2CP 20.5mmol/L。

西医诊断：慢性肾盂肾炎。

中医诊断：劳淋。

中医辨证：脾肾两亏，兼热挟瘀。

治法：补益脾肾，滋阴清热化瘀。

方药：黄芪25g、党参20g、生地20g、仙灵脾15g、黄柏10g、大黄(后入)7g、鱼腥草20g、王不留15g、三棱10g、路路通15g、益母草20g、茯苓20g，7剂。每日1剂，水煎早晚分服。

之后，该患者基本以上方为主，虽略有变动，但补益脾肾、化瘀之法始终未变。服药近2个月，病情逐渐好转，实验室检查已正常。后又嘱服六味地黄丸1个月，随访年余未复发。

按语 王老认为，慢性肾盂肾炎病邪久羁，病程缠绵，其原因之一是久病必虚，虚在脾肾。在脾者中气不足，在肾者肾气虚弱，故在临床上出现一些脾肾虚衰之证候；其二是病久入络，血行不畅，久病成瘀，瘀血与病邪缠结不去，更耗正气。故治疗该病当以扶正活血为法。扶正，在脾者补益中气，以助后天生化，清阳上升而不下陷，则浊阴下渗至膀胱而出；在肾者当温补肾气，以助脾制水，并鼓舞膀胱气化，使升降之源得以恢复，其淋自解，并助肾之封藏之职，尿蛋白等精微自然不泄。兼用活血化瘀者，使血活瘀化则新血自生，气机通畅而加速劳淋之康复。

王老常用黄芪、党参、白术补益脾气，仙茅、仙灵脾、熟地等温补肾阳，王不留、路路通、丹参、益母草、三棱、莪术等活血化瘀。临床中再根据具体病情灵活加减，以调节脏腑阴阳气血之偏差。如兼湿热者加白花蛇舌草、鱼腥草、蒲公英、益母草、大小蓟等；阴虚明显者则重用六味；气虚及阳者可加附子，以回阳而壮少火。

"邪之所凑，其气必虚"，慢性肾盂肾炎其病在肾，故其肾必虚，虚而邪留，虚而血瘀。现代研究表明，该病的发生、发展与多种免疫机制参与有关，并证实了自身免疫在肾损害发病机制中的作用。现已知慢性肾盂肾炎的病理变化是，病变部位的血管有增生性末梢血管炎、微小血栓、肾血供应不足等现象。中医的补气、温阳、活血药物，可改善机体免疫功能，改善肾脏的血液循环，有利于本病的治疗与康复。笔者学习王老经验，也曾用此法辨治慢性肾盂肾炎7例，均获理想效果。

（十）慢性肾小球肾炎的治疗

慢性肾小球肾炎临床常见，病程迁延，症状复杂，治疗失当最终可致肾衰竭，危及生命，故正确地辨治慢性肾小球肾炎具有重要意义。现将王老诊治慢性肾小球肾炎的经验总结如下。

1. 治病求本

慢性肾小球肾炎临床表现错综复杂,常见有面色㿠白无华、腰酸乏力、水肿等症状,其甚者可见神萎倦怠、形寒肢冷、重度水肿、咳逆上气不得卧,或见头晕耳鸣、腰膝酸软等表现。王老认为,慢性肾小球肾炎其本在脾肾功能减退。其在脾者,中焦运化无力,气血来源不足,故面㿠无华、神疲乏力;其在肾者,腰膝酸软,形寒肢冷。至于水肿与该病常见之蛋白尿,与脾肾也无不相关。脾虚不能运化水湿而停蓄,肾虚气化不利则水泛,故而水肿;脾虚中气下陷则精微不摄而下泄,肾虚封藏无力则精微下注,故而出现蛋白尿。在治疗上王老偏重温补脾肾以恢复其功能,其他兼证辨而治之。温补脾肾常用黄芪、白术、仙灵脾、仙茅、肉苁蓉,或少加回阳补火之附子。

2. 活血化瘀

慢性肾小球肾炎缠绵难愈,历时日久,久病成瘀,阻于络脉,影响脾肾的气化功能,致使水湿内停。现代医学对慢性肾小球肾炎的病理研究发现,本病的病理变化主要是肾小球毛细血管内皮增生,血小板凝聚形成毛细血管栓塞,肾小球基膜增厚,肾小球变形,肾小管和肾间质纤维化等。王老认为,这些研究为中医运用活血化瘀法治疗本病提供了理论依据。而活血化瘀药在临床中的作用,也已被证实确有调整血液循环、增加肾血流量、改善患病部位的营养状态、加强肾小球的排泄功能等,以促进肾小球的修复与再生。可以认为,这就是活血化瘀法的祛瘀生新作用。王老在临床治疗本病中常用的活血化瘀药物有三棱、莪术、土鳖虫、益母草、桃仁、红花、赤芍、丹参等,有时也常配以少量的理气药如香附、郁金、木香等,以行气以助活血。

3. 关于兼证的处理

(1) 肿甚者,加茯苓皮30g、车前子(包煎)20g、猪苓20g,用益母草50g、大腹皮100g,煎汤代水煎药。

(2) 血尿或尿中红细胞较多者,加大小蓟各15g、仙鹤草30g,配合活血化瘀药,使瘀祛血止。

(3) 兼发热、咽痛、咳嗽者,加鱼腥草30g、白花蛇舌草30g、蒲公英30g、杏仁20g、桔梗20g。

4. 关于并用激素的处理

在临床诊治慢性肾小球肾炎患者时,经常会遇到一些还在服用激素的患者。王老对这种情况的处理原则是,激素不能骤停,要逐渐减量慢慢停药,尤其对长期大量服用激素的患者更应如此。另外,还要对患者服用激素所产生的不良反应辨证治疗。王老认为,如出现满月脸、痤疮、烦热、口干、高血压等症状,这是由于激素造成的阴虚阳亢表现,则以滋阴降火为主,药用生地、知母、黄柏、地骨皮、鳖甲、山萸肉等;如出现面㿠无华、形寒肢冷,或在撤减激素时水肿、蛋白尿反跳,则从温补肾阳入手,药用附子、仙茅、仙灵脾、肉苁蓉、鹿角霜等。

5. 利尿药与水肿

有些患者水肿较甚,用中药消退水肿的效果不明显而加用了西药利尿药,但在通利过程中出现了"过利伤阴"表现,如头痛、头晕、烦热不眠、口干舌燥、舌绛红、血压高等表现,王老对此常在辨证基础上,适当加入养阴药如女贞子、旱莲草、生地、太子参、知母等。

总之,王老认为慢性肾小球肾炎的治疗当否,直接影响到预后,而以上治病求本、活血化瘀等5个方面,是治疗本病应注意的关键问题。

二、妇科诸疾

王老临床不仅擅长内科、针灸,而且也精于妇科。治疗妇科疾病重视调治奇经,尤重冲任。本文将王老对妇科疾病特点的认识及治疗经验整理如下。

(一) 妇科诸疾本冲任

王老认为,冲任二脉失调是导致妇科疾病的关键所在。冲任二脉皆起于胞中,冲脉出于气街,夹脐上行至胸中,上达咽喉,出颃颡,络唇口。《灵枢·动输》云:"冲脉者,十二经之海也。"冲脉总领十二经,为气血运行之要冲,故"冲为血海"。足阳明胃经为多气多血之经,冲脉与胃经之气冲穴相交会,以受后天水谷之滋养,《素问·痿论》曰"冲脉者……与阳明合于宗筋,阴阳总宗筋之会,会于气街,而阳明为之长",故曰"冲脉隶于阳明"。冲脉根之于肾,与足少阴经并行又可受先天精气的资助,而肾中元气可沿冲脉之途得后天胃气之充养,胃气可借冲脉之径源先天肾气而化生,故冲脉又是沟通先天、后天精气之通途。

任脉循腹里,沿腹正中线而行,上至咽喉,循面而系于目。《奇经八脉考》云:"起于中极之下,少腹之内,会阴之分,上行而外出,循曲骨,上毛际,至中极,同足厥阴、太阴、少阴并行腹里,循关元……会足少阴、冲脉于阴交……会足太阴于下脘……会手太阴、少阴、足阳明于中脘……上喉咙,会阴维于天宫、廉泉,上颐循承浆,与手足阳明、督脉会,环唇上至下龈交,复出外行,循面,系两目之下中央。"又由腹中贯脊,上行背部,与督脉并行。任者"妊也",有妊养之意。任脉与诸阴经交会,调节阴经气血,故任脉总司诸阴而为"阴经之海"。任脉主持元阴,元阴为阴精之本,为人生长、发育、繁殖的重要物质基础。

因此王老认为,女子发育到一定阶段,当任脉通,天癸至,太冲脉盛,血海满盈时,才能产生并维持经、孕、产、乳等正常生理功能。正如《素问·上古天真论》所云:"女子……二七而天癸至,任脉通,太冲脉盛,月事以时下,故有子……七七任脉虚,太冲脉衰少,天癸竭,地道不通,故形坏而无子也。"正因经、孕、产、乳与冲任二脉关系十分密切,所以冲任二脉失调极易导致妇科疾病的发生。

王老认为,引起冲任二脉失调的原因很多。因妇女以阴血为本,而冲为血海、任总诸阴,五脏之中又心主血、肝藏血、脾统血;肾藏精、精化血;肺主气、气帅血,故脏腑功能正常,血气调和,任通冲盛则经血调顺、胎产无恙;反之,脏腑功能失常,致使冲任二脉失于调养,胞脉抑或空虚,抑或阻滞,抑或失固,则经、带、胎、产诸疾丛生。若肝失疏泄,可至冲任气滞,如是则发闭经、痛经,至冲气上逆则发逆经、妊娠恶阻等;若脾失统摄或肾失封藏,可致冲任不固,如是则发崩漏、带下、小产;心脾两虚或肝肾不足,可致冲任失养,如是则发经少、不孕、胎漏等;若肺肾阴亏,血海空虚则多发经闭等。总之,七情、六淫、饮食劳倦等诸内因、外因、不内外因,凡伤及脏腑气血,进而造成冲任失调者,均可导致妇科疾病。同时王老又指出,妇女脏腑功能失调者,亦未必皆引起妇科疾病,其原因就在于尚未波及冲任二脉。由此也足见妇科疾病的发生与冲任二脉密切相关。

此外王老还认为,六淫之邪也可直接损伤冲任二脉,如寒、湿或寒湿合邪,常致冲任瘀阻,而引起闭经、痛经、癥瘕、不孕、产后腹痛等;热邪或湿热之邪,又常致血海被扰,冲任不固而引起崩漏、月经过多、带下、滑胎、产后恶露不尽、产后发热等。王老还指出,人流、引产、放环等手术,虽然简单,临床也应选好适应证,认真施术,若操作不慎,亦易损伤冲任,导致冲任亏损。特别是体质虚弱又多次行人流手术者,既可因冲任虚损而导致腹痛、腰背酸痛、闭经、崩漏、月经过多或过少等,又可因虚而感受外邪导致冲任瘀阻,进而诱发痛经、闭经、不孕等症。而且冲任二脉系于肝肾,冲任损伤久之还可累及肝肾,致使肝肾亏虚而生变证。

如上所述,正因王老认为妇科诸疾本于冲任,所以治疗时非常重视对冲任二脉的调理。王老临床常根据造成冲任失调的不同病机,而采用不同的调治方法。如因脏腑功能失调导致冲任失调者,以调治脏腑功能为主,兼顾冲任;若六淫之邪直接损伤冲任者,则祛其邪而调冲任;若因人流手术等导致冲任亏损者,则以调补冲任为主。此外,若因冲任亏损而致脏腑功能失常者,则在调补冲任的基础上,兼顾脏腑。在用药上,王老常根据病情分别调之。对冲任亏虚者,多用血肉有情之品,如鹿角胶、龟板胶等,以滋补冲任,积精化气;对冲气上逆者,多用重剂潜镇降逆之品,如代赭石、生半夏等,以降冲脉逆气;对冲任瘀阻者,多加虫类消瘀入络之品,如全蝎、蜈蚣、土虫等,以使经脉通利。王老认为,冲任瘀阻,非用虫类消瘀入络之品则难获良效。

(二) 以通为主治痛经

经前、经期或经后腹痛,或腰骶疼痛,以致影响正常工作、生活者称为痛经。严重者伴有恶心、呕吐、冷汗淋漓、面色苍白、手足冷,甚则发生昏厥。经期及月经前后出现的轻微腰腹酸痛等不适感,一般都属正常现象,不视为痛经。现代医学将痛经分为原发性痛经和继发性痛经。前者指生殖器官无明显器质性病变的经期或经前后腰腹痛;后者指生殖器官有器质性病变,如子宫内膜异位症、盆腔炎、子宫肌瘤等引起经期或经前后腰腹痛。原发性痛经多见于未婚未孕妇女,其病因多与精神、体质因素及子宫痉挛性收缩有关。

祖国医学对痛经的论述,自汉代以来就有许多记载,并且积累了丰富的治疗经验。中医认为痛经的病机有虚实之分,实者多以气滞血瘀、寒湿凝滞为主;虚者多由气血虚弱、肝肾亏损而致。

王老积数十年之临床经验,认为痛经之关键在于气血"不通"。王老指出,痛经虽历来有虚实之分,但实者无论气滞血瘀或寒湿凝滞,皆因最终导致胞脉瘀阻,方使经行腹痛;虚者不论何因致冲任失养,皆因气衰血少、运行无力,最终也导致胞脉滞涩而引起痛经。此即"不通则痛"之谓也。由于黑龙江省地处高寒,故王老认为黑龙江省妇女痛经者以寒居多。盖寒为阴邪,主收引凝滞,收引则胞脉拘急阻滞,寒凝则气血运行不畅。若肝肾亏损、气血不足者,因经脉失养,气血本已无力运行,再遇外寒或虚寒内生,则经脉拘急,气血愈加不畅,故可发为虚寒痛经。

正因王老认为"不通则痛"为痛经之关键,故治疗本其"通则不痛"之理,运用活血化瘀法以"通"为主,临床多以血府逐瘀汤加减化载。血府逐瘀汤为王清任《医林改错》中活血化瘀系列方之一,应用范围较广,也是妇科常用方剂。因王老认为黑龙江省妇女痛经寒者居多,故多加以温经散寒之品。对经前或经期腹痛,得热则减,按之不舒,经行不畅、有血块,畏寒、手足冷,证属寒凝血瘀者,酌加吴萸、小茴香、干姜、肉桂、附子、香附、延胡索等;对经行腹痛、下血如米泔、夹有血块、手足不温、平素带下量多色白,证属寒湿凝滞者,酌加香附、延胡索、薏苡仁、泽泻、茯苓、肉桂、干姜等;若见经行小腹刺痛、下血不畅,伴膜样血块,块下痛减等血瘀严重者,常于方中加入全蝎、蜈蚣、香附、延胡索、甲珠等;若见经前小腹及乳房胀痛,经行不畅夹有血块等气滞血瘀证者,常于方中加青皮、川楝子、薄荷、香附、延胡索等;若兼冲气上逆,伴恶心呕吐者,多于方中加入生半夏。临床尚有些痛经患者,经前性情变化明显、烦躁易怒,王老常于方中加三棱、莪术,以加强"通"的作用,通后肝气自舒、情绪自调。

黑龙江省寒凝血瘀痛经者虽然居多,但临床久用温经散寒祛瘀法治之不愈的痛经患者也大有人在。王老认为,此乃瘀久多有化热之势,外证未显但内热已萌,故当在温经散寒祛瘀之剂中酌加鱼腥草、白花蛇舌草、败酱草、板蓝根等清热解毒之品,往往可明显提高疗效。

病例一 王×,女,26岁,经行腹痛8年,婚后2年未孕,婚前曾间断服用温经散寒祛瘀止痛之剂4年,不效。有谓婚后可愈,然婚后仍痛经如初,每至经前即开始腹痛,伴乳胀,至经期痛甚,喜热,经行不畅,血块多,手足及小腹凉,平素畏寒肢冷。诊其面色淡白,舌质淡紫、苔白,脉沉略弦。王老根据其久用温经散寒之剂不效,辨为有化热之势。乃于温经散寒、行气活血、祛瘀止痛剂中,佐以清热解毒之品,处方:当归15g、桃仁10g、红花10g、白芍30g、甘草15g、枳壳10g、柴胡10g、川芎10g、桔梗10g、川牛膝20g、香附25g(捣)、延胡索15g(捣)、肉桂10g、小茴香10g、鱼腥草30g、败酱草30g。于经前1周开始服,连服7剂。服药后经前及经期只有轻微腰酸腹痛感,且血块量少,经行较畅。此后每于经前服7剂,连服3个月,经期腰腹痛基本消失。考虑其为沉寒痼疾,为巩固疗效,原方加减化裁,又连服3个月。后闭经妊娠,足月顺产一男婴。

对行经几日方开始腹痛或经后腹痛,喜按、喜卧、倦怠乏力、血色淡、量少无块,证属气血双亏者,王老使用血府逐瘀汤时,多于方中去桃仁、红花、枳壳,川牛膝改为怀牛膝,加白芍、黄芪、党参、白术、香附等。重用黄芪,以寓当归补血汤之意;重用白芍伍甘草以和里缓急。王老对经后腰腹痛,或以腰痛为主伴腰膝酸软等症属肝肾亏虚者,常于主方中去桃仁、红花、枳壳,川牛膝改为怀牛膝,再加白术、党参、鹿角胶、杜仲、山萸肉、香附、枸杞子等,以调补肝肾、温养冲任。而此类痛经,王老认为以婚后,尤其"人流"术后者为多。

病例二 苏×,36岁,已婚,曾先后2次行人流术,第2次术后即觉腰腹痛,行经后腰腹痛加重,现已半年余,经量少、色淡、无块,伴倦怠、乏力等症,舌淡、苔薄白,脉沉细。此乃术后冲任亏损、肝肾不足所致。法当调补肝肾、温养冲任,佐以通调之品,处方:杜仲15g、女贞子20g、枸杞子20g、吴茱萸3g(研末冲服)、党参20g、黄芪20g、白术25g、鹿角霜20g(碎、先煎)、香附15g、赤芍15g、当归15g、怀牛膝20g。经行开始服用,连服5剂,服药后经后腹痛减轻。如此连服3个月而愈。

王老根据多年临床经验指出,肝肾亏虚当先振脾气,重后天以滋肾,故于方中重用白术健脾以滋肝肾,用鹿角霜、香附、当归、赤芍以通调冲任,再合以补肝肾、养冲任之品,使肝肾得补,冲任得调,血气得通,故痛经得愈。

(三)酸甘化阴治闭经

闭经一症临床比较常见。现代医学认为,正常月经的建立,有赖于丘脑下部-垂体-卵巢轴的功能协调,以及靶器官子宫内膜对性激素的周期性反应。其中任何一个环节发生故障,不论是器质性还是功能性的,都可以导致闭经。一般年过18周岁月经尚未来潮者,称为原发性闭经;继往有正常月经,现闭经3个月以上者(除外妊娠期、哺乳期、绝经期),称为继发性闭经。其中以继发性闭经较为常见,临床治疗也多属此类。

祖国医学关于闭经早在《内经》中就有所记载,其后历代医家又各有阐发,尤其宋代以后,妇科专著颇多,对闭经的论述,从病因、病机到辨证论治都较为详尽。多把闭经分为血枯、血滞虚实两端。王老认为,天癸至、任脉通、太冲脉盛月经乃行,天癸乃肾中真阴所化,因此肾中真阴亏虚,或失后天水谷之精奉养,则天癸欲竭,于是冲脉不盛、任无所通而经水乃闭。加之妇女易受七情所伤,导致脏腑功能失调,或肝失疏泄之职,气滞血行不畅,瘀阻胞脉则月事不通;或先天后天之精不能相互滋生,化源不足则亦无经水可行。此外,经期、产后或人流术后又极易感受外邪,致使冲任二脉瘀阻而月水不行。故治疗时王老既注重通调冲任二脉,又注重滋肾化阴以充天癸。

关于闭经的临床治疗,王老认为,尽管历代医家有不少记载,但闭经仍属难治之症。尤其西医使用性激素进行人工周期治疗以使月经复潮,虽有些较轻的患者可以获效,但有时却事与愿违,人工周期停止后仍闭经如初。王老指出,临床上闭经单纯属虚或实者并不多见,大都为虚实夹杂之证,故治疗时往往通补兼施。虽然王老重视滋肾化阴以充天癸,但又强调有一分瘀血迹象则勿忘化瘀。王老临床推崇张锡纯山楂、红糖相配之通经法治疗闭经,指出此乃酸甘化阴之法,兼有通调冲任之功。张锡纯曰:"山楂善入血分,为化瘀血之要药……且兼入气分以开气郁痰结……若以甘药佐之,化瘀血而不伤新血,开郁气而不伤正气,其性尤和平也。"(《医学衷中参西录·卷四·山楂解》)王老宗其法而变其用,将红糖易为元肉,使其既可酸甘化阴、滋肾祛瘀以通冲任,又可"甲己化土"(张锡纯语),培补后天以滋化源,据此自拟一"通经汤"方:山楂、元肉、山药、枸杞子、熟地、白术、丹参。

病例一　吴×,22岁,未婚,1988年6月27日初诊。闭经2年,曾用性激素做过2次人工周期治疗,停药后仍闭经。又经多处投医,连服中药1年余不效,查其方,多为补气、祛瘀、活血通经之法。逐停治1年,经仍未潮。自觉小腹时有冷感,两足凉,舌淡红,脉沉略弦。证属肾虚夹瘀,法当补肾祛瘀。处方:山楂50g、元肉20g、山药20g、白术15g、枸杞子15g、女贞子20g、丹参20g、鹿角霜25g(碎)、菟丝子20g、黄芪20g、三棱15g、莪术15g。连服20剂,经血来潮。2个月后复诊,未再行经,仍投原方10剂经潮,1个月后又服前方2剂,月经来潮,此后经血如期而行。

王老临床虽常用自拟"通经汤"治疗闭经,但对血瘀较重,症见肌肤甲错者,却主张治疗上应突出祛瘀,常用大黄䗪虫丸加蜈蚣、甲珠等,以加强祛瘀通经之力。

病例二　李×,28岁,已婚,1975年7月24日初诊。闭经1年余,闭经前患肺结核,因链霉素过敏,又因肝炎病史不能服用异烟肼、对氨基水杨酸(PAS)等抗结核药,故结核未予治疗。自患结核病后,经血一直未潮。症见咳嗽、形体消瘦、面色晦暗、两颧稍红、肌肤甲错、手足心热,夜间低热、盗汗。舌质紫,脉弦数。此为肺结核所致血枯经闭,法当养阴清热除蒸、祛瘀活血通经。处方:秦艽15g、生鳖甲20g、地骨皮20g、柴胡10g、青蒿15g、当归10g、知母15g、丹参20g、黄芪20g、白及15g。水煎服,日服2次,每次送服大黄䗪虫丸1丸,3日后每次改服3丸。服药6日后热退、汗减,气力增加。又于汤剂中加入白术、山药,大黄䗪虫丸每次增至4丸,连服月余,肌肤甲错明显好转,咳嗽减轻,经血来潮。此后经血按月而行,又嘱其用进口链霉素,结核渐愈。

（四）补肾固冲治崩漏

当前中医妇科临床所见之崩漏，多为功能性子宫出血（简称功血）。但崩漏与西医的"功血"其含义并不完全相同，"功血"指排除器质性病变的子宫不正常出血，多由内分泌失调而引起；崩漏则泛指妇女非行经期阴道大量出血，或持续下血、淋漓不断者。其来势急、血量多者为"崩"，来势缓、血量少者为"漏"。故中医所言之崩漏，也应包括一部分妇科的器质性病变在内。但是因现代诊断技术的发展，由妇科器质性病变所引起之崩漏，多可明确诊断，一般都及时采取了手术治疗等相应措施。因此王老指出，目前中医妇科临床所治之崩漏，多数是西医所言之功能性子宫出血。

据中医妇科文献记载，导致崩漏的原因很多。但王老根据临床所见，将其主要归纳为以下两个方面。一是从中医辨证的角度来看，不外气虚、血热、血瘀等。气虚多以脾气虚、肾气虚，或脾肾两虚、心脾两虚为主；血热则多因肝肾阴虚或心肝火旺而致。单纯的血瘀崩漏临床并不多见，血瘀往往以兼证而夹杂于其他证中，如气虚血瘀、血热夹瘀、虚寒夹瘀等。另一方面，王老又从当前的新情况出发，指出有些崩漏病因是过去所没有的，如放环流血、人流术后流血（并非小产后恶露未尽）等。因这些流血也都是妇女非月经期的阴道出血，因此也应属崩漏范畴。王老认为，无论哪种原因引起的崩漏，都因其影响冲任，导致冲任固摄失权所致，尤其是放环或人流术引起的崩漏，更是因直接损伤冲任而引起的。由于冲任二脉皆起于胞中而根于肾，故平素肾气不足者，更易因各种原因造成冲任失固而发生崩漏。

基于上述认识，王老在临床治疗崩漏时除针对病因外，尤其注重补肾固冲任，并根据妇女各个时期的不同生理特点，分别注重对各脏腑的调理。如青春期多以补肾气为主、生育期多以调肝肾为主、更年期多以调脾肾为主等。对冲任直接受损者，则径直补肾固冲，但久病不愈者，又因病致虚，故尚需兼补后天，以益气血生化之源。

病例一 胡×，30岁，人流术后10个月。自术后1个月开始，反复阴道流血，经中西药治疗，血量虽减少，但一直未断，时有带下夹杂。血色艳红、无块，小腹隐痛、喜按，腰酸倦怠，心悸气短，面色㿠白，舌淡苔薄白，脉沉两尺无力。王老认为，此乃人流术后冲任受损，脾肾两虚，封藏失职所致，法当补脾肾、固冲任。处方：熟地30g、女贞子30g、故纸15g、菟丝子15g、黄芪30g、白术30g、白芍30g、川断20g、茜草15g、生地榆15g、槐花20g、小茴香10g、旱莲草20g，水煎服。服上方5剂后血止，唯带下量多。遂以前方白术加量至40g，另加入半夏20g、鹿角霜20g、小蓟10g，以健脾燥湿、固冲止带。再服15剂，崩漏未发，带下亦愈。又服原方5剂以善后。停药1个月，月经来潮，7天经净，此后月经恢复正常。

本例乃因人流术后冲任直接受损而致反复阴道流血，进而导致脾肾两虚、摄纳失司，以致经漏不止，故治以补脾肾、固冲任。王老重用芪、术健脾，补后天以济先天；茜草、槐花性虽偏寒，但有故纸等温补药以济之皆能发挥止血之专长。王老认为地榆生用同样能发挥止血作用，因其内含鞣质本可收敛，且用于温补剂中又不必虑其微寒之性，故全方以补脾肾、固冲任为主而获良效。

王老治疗崩漏，根据多年临床经验自拟一"补肾固冲汤"，方由熟地、女贞子、山药、白芍、黄芪、白术、川断、旱莲草、生地榆、槐花、茜草、杜仲组成，临床随证加减化裁。偏于脾虚者，重用黄芪、白术，酌加升麻、柴胡，以加强健脾升提、固冲止血之力；偏于肾阴虚者，重用熟地、女贞子、旱莲草、白芍，酌加枸杞子，以滋肾养阴固冲；偏于肾阳虚者，加故纸、菟丝子、小茴香、吴萸、炮姜等以温阳补肾固冲;血热明显者,熟地改为生地,并酌加大小蓟、黄柏、知母等以清热固冲;若因冲任直接受损而致崩漏者,加故纸、菟丝子、枸杞子、鹿角胶或鹿角霜等,并重用熟地、女贞子、黄芪、白术以调补、固摄冲任;兼有瘀血者,重用生地榆,再入丹参、三七粉等,以祛瘀通补冲任。在上述临床辨证论治的基础上,对室女崩漏,多于主方中重用补肾固冲之品,如熟地、白芍、女贞子等;对生育期妇女崩漏,多于主方中加入调肝药,如柴胡、香附等;对更年期崩漏,多以后天助先天,重用黄芪、白术、熟地、川断等,并酌加党参、鹿角胶,以健脾补肾固冲。

兹介绍室女崩漏治验一例。

病例二 任×,女21岁,未婚。自1988年末至1989年3月,因患较重之"功能性子宫出血",曾3次住院,用西药治疗未愈,缠绵4个多月,虽输血共达2400ml,但严重贫血状态仍未纠正。王老用自拟补肾固冲汤加减,以补肾固冲、益气摄血。虽此大虚之证未用重剂峻补,但因药证相投,药后即效。经治疗月余,不仅月经恢复正常,血常规也逐渐恢复正常,彻底纠正了贫血。病史及治疗经过,详见本书"医案汇编·精选百例"部分"崩漏(功能性子宫出血)"一例。

(五)重剂降冲治恶阻

妇女妊娠2~3个月,出现恶心、呕吐,影响饮食,甚则水入即吐,伴头晕、烦闷、恶闻食气等症,称为妊娠恶阻,也叫妊娠呕吐,是妇女妊娠早期的常见病症。若妇女妊娠后仅有轻微恶心、晨起欲吐等不适,一般不以病对待。

中医认为,妊娠恶阻的发生与孕妇平素机体状态有关,如平素即脾胃虚弱、肝经郁火或痰饮内盛等,妊后最易致病。因妇女孕后阴血聚下养胎,冲脉之气较盛,易挟胃气上逆,故孕妇早期常有轻微恶心、呕吐等不适感。若平素脾胃虚弱,冲气更易挟胃气上逆,故而频频呕吐不止;若肝经郁火或肝阳上亢,平素肝气即有上逆之势,加之孕后冲气较盛,更使胃气随之上冲而致妊娠恶阻;若平素脾虚、水湿不运、痰饮内停者,孕后停饮随冲气上逆,也可呕吐不止。

王老认为,妊娠恶阻除上述病机外,肾虚失于摄纳,以致冲气上逆、胃失和降,临床也较常见。但无论何因所致,王老强调,本病的发病关键在于阴血聚下、冲气上逆。指出无论脾虚、肾虚、肝郁、痰饮,若孕后冲气平调则胃气和降,临床不会出现重症恶阻,故主张对剧烈呕吐者,治疗时应重剂降冲。逆气平则呕吐自止;饮食增则脾胃自健;脾气运则痰饮自化;化源足则津血自生;肝血和则郁气自疏;后天充则肾气得助,故降冲止呕急则治标之法,实寓补益脾肾、舒肝、化饮治本之妙。

王老临床对恶阻轻症,一般多辨证选用养血疏肝、健脾和胃、顺气化痰等法治之。但对病情严重,呕吐剧烈,甚至多日不能饮食,生命堪虞者,多用小半夏汤加味,以生半夏、生姜、赭石、青竹茹为主方,重用生半夏、代赭石以降逆止冲。半夏、赭石虽皆为妊娠禁忌,但王老认为"有故无殒亦无殒也"。若兼口干渴欲冷饮,但饮之即吐,或呕吐酸苦水,伴心胸烦热者,酌加麦冬,以养阴清热;若兼面色㿠白、脘腹胀闷、倦怠乏力者,酌加党参、白术、黄芪等以补气健脾。《灵枢·平人绝谷》曰:"平人不食饮七日而死者,水谷精气津液皆尽故也。"重症恶阻,因剧烈呕吐、不能进食,对身体消耗极大,若迁延日久,水谷精气津液皆尽,则可危及生命,因而西医妇产科对治疗不效者常采用中止妊娠的方法。王老临床对此等重症,本其急则治标之旨,重用小半夏汤加味,常化险为夷,保母子平安。

病例 马×,26岁,1982年3月8日初诊。妊娠3个月,呕吐月余,虽经中西医治疗,未效,病情日趋恶化。初起尚能进少许饮食,近来呕吐加剧,食物入口即吐,饮水片刻,亦复吐出。入院静脉输液后,脱水、酸中毒症状虽有缓解,但恶心、呕吐如故,身体极度衰惫,西医妇产科医生拟中止妊娠,以防意外。王老诊之,其人消瘦、倦怠、头晕、气短音低,口干思饮,闻到药味亦呕逆欲吐,大便7日未行,舌干红绛,苔薄黄,脉数而细。此乃冲脉气逆,胃失和降,津液大伤,气阴两虚之象。急宜治标,以降逆止冲。处方:生半夏20g(捣碎)、生姜20g(切)、代赭石70g(捣细)、青竹茹10g,煎汤300ml,少量频频饮之,1日之内服完1剂。药后呕吐明显减轻,能食粥少许,但大便仍未通下。将原方代赭石加至150g。1剂后,大便通下羊矢状燥屎3~4枚,乃将赭石改为50g。连服15剂后,呕吐止,饮食增,大便正常。

王老临床对妊娠恶阻见畏寒肢冷、腰膝酸软、呕吐清水等症者,常于小半夏汤加味方中加入熟地、淫羊藿、菟丝子、附子等补肾温阳之品。如本书"医案汇编·精选百例"部分所载"阳虚恶阻"一例即是。尚×,1年前曾胎死腹中,因素体脾肾阳虚,孕后肾失摄纳,以致冲气上逆而呕剧,王老在温补脾肾、养血安胎的同时,重用生半夏、赭石以降逆止冲,终使呕止胎安而病痊愈。

妊娠恶阻临床多兼有便秘之症。王老认为此虽因胃失和降、腑气不通所致,但频频呕吐致使阴液大亏而肠失濡润,也为大便不行之由。并指出,便秘可促使上逆之胃气更难下降,从而加剧病情,因此治疗时必须佐以通便,以使腑气得通,胃气得降。王老临床常用之小半夏汤加赭石、竹茹,不但可助半夏降逆止呕,且可通便行腑气而清虚热。此外王老临床还非常强调治疗本病用药宜清淡无味,尤其对重症恶阻患者更应如此,若用药气味俱厚,非但不能止呕,反助其呕吐之势,故应尽量避免患者因服药之气味所引起之反应,以使药物能充分发挥疗效。王老认为此乃治疗成败之关键。

(六) 补肾养血治滑胎

坠胎、小产后下次仍如期而坠者谓之滑胎,现代医学称之为"习惯性流产"。冲为血海、任主胞胎,妇女平素气血不足,以致冲任阴血亏少,孕后无力妊养胎元,或先天肾气不足,后天耗伤过度,以致肾虚冲任不固无力载胎,故易滑胎;若平素阴虚阳盛之体,孕后阴血聚下养胎,则阳气愈加亢盛,阳热扰及血海,迫血妄行亦致胎气不固。因此王老认为,冲任二脉为胎儿发育之根基,冲任不伤,不致滑胎,故强调冲任虚损、胎元不固为本病之本。冲任二脉皆起胞中,根之于肾,又得后天水谷之充养,故肾虚失于摄纳则冲任不固,脾虚气血生化无源则冲任失养,所以又认为本病与肾虚、脾虚密切相关。

王老基于滑胎以虚为本的观点,临床治疗主张重补其虚以固冲任、安胎元。他根据多年临床经验,将泰山磐石散、所以载丸、寿胎丸数方加减化载,自拟一"补肾养血安胎汤",以补益肾气固冲任、健脾养血安胎元。处方:川断、鹿角胶、白术、黄芪、杜仲、巴戟天、阿胶、熟地、砂仁、菟丝子、枸杞子、覆盆子、寄生。若见口干渴、喜冷饮、烦躁易怒、便秘,或五心烦热等,有明显阴虚血热征象者,易熟地为生地,再酌加黄芩以养阴清热;若见身冷、畏寒、手足不温、少腹凉等,有明显阳虚征象者,重用菟丝子、巴戟天,再加故纸以温补肾阳;若见面色萎黄、两目干涩、肢倦乏力等,明显血虚征象者,重用黄芪,酌加当归,以合当归补血汤之意;若见面色㿠白、心悸、气短、乏力等,气虚征象明显者,则重用黄芪、白术以健脾益气。王老经验,滑胎者服用本方应在所希望妊娠的前1个月开始至孕后2~3个月,以汤剂为宜,以后再改服丸剂至8个月。

病例 吴×,女,36岁,1973年4月初诊。先后妊娠4次,皆于4~6个月坠胎,以致每次妊娠都非常恐惧,一直卧床休息,不敢活动,但在4~6个月时仍如期而坠。现又妊娠2个多月,尚无明显不适感,除因每日卧床而稍觉头晕乏力外,既无明显腰酸症状,饮食二便亦正常。查该患面色稍见萎黄,舌淡、苔薄白,脉沉滑略细。王老认为,其屡次胎坠皆因肾脾两虚,阴血不足,冲任不固,无力载胎所致,法当补肾健脾,益气养血,固冲任以安胎元。处方:川断20g、鹿角胶10g(烊化)、白术20g、黄芪25g、杜仲15g、巴戟天10g、阿胶10g(烊化)、当归5g、熟地20g、寄生20g、覆盆子10g、砂仁5g、菟丝子20g、枸杞子20g。以此为主方,根据药后见症曾稍事加减,连服月余,未见腰腹酸坠等征象,乃以上方改做丸剂,连服3个月,服药期间嘱其可起床进行轻微活动,仍未出现流产先兆。时已妊娠7个月,嘱其停药观察,患者因惧怕再次流产,又自行服药月余方停药。于当年11月足月顺产一名男婴,母子平安。

王老认为,紧张情绪也是导致滑胎的不利因素之一,因此对本例患者用药前王老首先进行了心理治疗,向患者解释过分恐惧的危害,嘱其应消除紧张情绪,使心情舒畅,增强保住胎儿的信心。同时又告之患者"久卧伤气"之理,故应起床进行轻微活动以流动气血,并按医嘱及时服药,使脾肾强健,气血充足,冲任之气固守,则胎儿可安。

(七) 益气养阴治产后发热

产后发热是妇女产后的常见病症。由于妇女产后的生理特点,故与一般发热又有所不同。妇女产后因阴血骤虚,阳气浮散,常见有轻微发热,但多在几日内消退,且无明显不适,此乃产后的正常生理现象,不属本病范畴。若产后发热或高热不已,或持续低热不退,并伴其他症状者,则称为产后发热。

引起产后发热的原因很多,或阴血亏骤虚于下,阳气外浮发热;或产后恶露不下,瘀阻胞脉化热;或产后胞门未闭,邪毒侵袭而致;或产后卫气不固,风寒外袭而致。此外,如产后食积发热、蒸乳发热等,也都属于本病范畴。但临床多以气虚、血虚、血瘀、外感、邪毒内侵等较为常见。王老认为,产后发热诸因中尤以气血双亏、阳气浮越为最常见。由于产后气血双亏,阳气浮越,故卫外不固,极易感受外邪以致发热。即使血瘀发热,也是正虚邪实,虚中夹实,其根本原因仍是产后阴血骤伤,气血双亏,以致气虚血涩、经脉运行不畅而致。

基于上述认识,王老临床治疗产后发热时强调,要在充分重视产后阴血骤伤、气血双亏生理变动的基础上,审因辨证,分而治之。对产后外感发热不久,尚未因发热而进一步耗伤气阴者,在益气养血的基础上加用解表药,常用四物汤合参苏饮加减治之;对热入血室,但恶露无味、下之正常,小腹不痛者,常用小柴胡汤原方,若恶露不畅伴小腹痛按之不舒者,则于小柴胡汤中加丹参、赤芍等活血药;对邪毒内侵者,突破"产后不用凉"之诫,在补气养血、养阴清热之剂中,加入大剂清热解毒之品,若夹有瘀血,尚需酌加活血祛瘀之品。

由于时代不同,当今中医接诊之产后发热,多为用西药治疗不效而高热不退、热势缠绵者。王老认为,产后本已阴血骤伤、气血大亏,若高热不退、热势缠绵,则愈加耗伤气阴,故主张遇此等产后发热,无论何因所致,均当以益气养阴清热为主,于扶正的基础上再适当配伍其他药物。王老指出,气阴不扶则无力祛邪,邪恋日久则气阴更伤,以致发热不退,身体日耗,故将秦艽鳖甲汤加减变化,自拟一"加减秦艽鳖甲汤"。处方:黄芪、生鳖甲、地骨皮、柴胡、青蒿、当归、生地、秦艽、白芍、黄芩、鱼腥草、白花蛇舌草、太子参、生石膏、甘草,临床时再随证加减。

病例一 刘×,女,38岁,1988年12月15日初诊。剖腹产术后持续高热4天,体温39.2~39.5℃,查末梢血象,白细胞6.8×10^9/L,中性分叶核粒细胞0.8。持续静脉滴注先锋霉素3天,但静脉滴注后头痛加剧,停药后减轻,第3天加氢化可的松100mg,体温曾下降7~8个小时,此后又回升至39.5℃,前半夜高达40℃。因患者高热不退,身体衰惫,故请王老会诊。

症见身热无汗,胸闷气短,周身不适,头身疼痛,夜不能寐,口微渴,纳差,恶露不多,大便4日未行。面红,腹软,手术切口正常,体温39.8℃(上午),舌质红,舌苔白中罩黄而干,脉滑数,两寸无力。王老认为,此乃产后气阴两虚,复感外邪所致,法当益气养阴、清热解毒。以加减秦艽鳖甲汤化裁治之,处方:生石膏100g、地骨皮25g、青蒿30g、板蓝根35g、鱼腥草40g、白花蛇舌草40g、柴胡20g、秦艽20g、太子参25g、生鳖甲40g(先煎)、黄芩15g、水牛角40g(先煎)、连翘20g、薄荷15g(后入)。1剂,水煎服,1日分6次服完。药后体温降至37.5~38.3℃,全身症状好转,微汗出,舌脉同前。气阴转复,邪已渐退,仍守前法,生石膏减至50g,并去连翘、薄荷等,再服2剂。药后体温降至正常,但汗出较多,大便仍未通,舌淡红,苔已转白,脉虚略数。继用前方减半量加白芍40g、五味子15g,2剂。药后微汗,大便亦通,诸症皆除,唯觉体虚,嘱其饮食调养以善其后。

病例二 谭×,女,29岁,1986年12月7日初诊。产后发热2个多月。2个月前在某院第1胎足月正常分娩,产后第2天即开始发热,体温38.6~39℃,午后稍高,妇科检查无明显炎症,末梢血象:白细胞10.2×10^9/L,中性分叶核粒细胞0.7。经用抗生素静脉滴注无效,高热持续2日余,故请王老会诊。

症见发热,微汗,背微恶寒,头痛,倦怠,口渴不欲饮,耳微聋,尿微黄,大便秘结,带下量多色黄,左小腹稍有压痛,舌质红、苔黄而干,脉大而数、重按无力。王老认为,此乃产后气血亏虚夹瘀,外邪内侵,热入气分,已有耗气伤阴之势,法当益气养阴、清气泄热、解毒化瘀。治以加减秦艽鳖甲汤加活血化瘀、酸敛气阴之品。处方:生地30g、鱼腥草50g、白花蛇舌草50g、生石膏100g、太子参30g、黄芪40g、麦冬20g、五味子10g、白芍40g、秦艽25g、柴胡10g、延胡索15g、当归10g、川芎10g、甘草10g、赤芍20g。1剂,水煎分4次服。药后热退,诸症好转。仍守前法以清余热,生石膏改用50g,2剂后热除,余症明显好转,小腹压痛消失,两耳复聪。仍用前方减为1/3量,再服3剂以善其后。

王老认为,临床应用加减秦艽鳖甲汤治产后高热时,应注意以下几个问题:

(1) 因"壮火食气",故方中必须配伍参、芪以补气。此外,应用鳖甲退热效果虽好,但热退后易出现极度乏力等类似丢钾的症状,故伍以参、芪也可防止此偏颇。

(2) 根据热势,生石膏可从50g用至150g。因大量服用生石膏可致腹泻,故应采用少量频服法,且用量越大,每剂应服次数越多。若素体脾虚或有腹泻倾向者,酌加山药、苡米、茯苓等健脾益气、利湿止泻之品。

(3) 兼有瘀血并有化为热毒倾向者,可在桃仁、当归、川芎、赤芍等活血化瘀药基础上,再酌加蚤休、连翘、天花粉、大贝、皂刺等。

(4) 表证未解者,加连翘、苏叶等以解表。

(5) 腹痛明显者加延胡索以行气止痛。

（6）注意药品质量，尤其鳖甲不能以饭店食用后所弃之品代用之，否则将明显影响疗效。"病例一"刘×初诊后曾服一剂未效，查知乃鳖甲为代用品之误，更换后服之即效。

（八）温肾祛瘀治不孕

凡婚后2年以上，夫妻同居，爱人生殖功能正常，未避孕而未孕者，或曾有生育、流产史而2年以上未孕者，均属不孕症，前者为原发性不孕，后者为继发性不孕。现代医学认为，内分泌失调、子宫发育不良、肿瘤、生殖器官炎症等，是妇女不孕的主要原因。我国古代早在《易经》爻辞中就有"女三岁不孕"的记载，《内经》已明确指出本病与奇经的关系。关于本病的病因、病机，古人早就认识到妇女先天生理缺陷是一重要因素，如"螺"、"纹"、"鼓"、"角"、"脉"等均无生育能力。除先天缺陷外，历代多认为主要因外感六淫、内伤七情或劳倦等因素，致使机体虚弱或血行不畅而难以受孕，一般多将其归纳为肾虚、肝郁、痰湿、血瘀、寒凝等，治疗则多以补益肝肾、舒肝解郁、健脾利湿、活血祛瘀、温经散寒等法。

王老从"人与天地相应"的角度认为，黑龙江省地处北方高寒地区，这一特殊的地理环境和气候特点，必然对该省育龄妇女产生影响。寒为阴邪，易伤阳气；寒主收引，经脉不利，故气血运行受阻而极易致瘀。王老积多年临床经验认为该省妇女不孕多以寒、瘀为主。或平素感寒，血为寒凝胞脉受阻；或经期、产后胞脉空虚，寒邪乘虚而入；或肾阳不足，胞脉失于温煦等，皆可寒瘀相搏而致不孕。并且认为其他性质的邪气，如湿邪、热邪以及七情内伤等虽然也可导致不孕，但也多与寒、瘀夹杂而致。胞脉为肾所主，素体阳虚或外寒内侵伤其肾阳，胞脉失于温煦，亦易造成瘀阻，故王老尤其强调肾阳虚衰是导致不孕的重要病机。

基于以上认识，王老临床治疗不孕多以补肾助阳、温经散寒、活血化瘀为主，并自拟一"温肾祛瘀汤"，处方：熟地、故纸、菟丝子、女贞子、鹿角霜、枸杞子、淫羊藿、白术、白芍、丹参、甲珠、当归。临床应用时随证加减如下。

（1）兼见带下量多色白、倦怠乏力，或腹胀、腹泻、经前浮肿等脾虚不运者，加黄芪、茯苓。

（2）兼见头晕昏蒙、恶心欲吐等痰湿内盛者，加半夏、陈皮。

（3）若妇科检查输卵管不通者，酌加王不留行、路路通、半夏、全蝎、蜈蚣、土虫等。

（4）若见带下黄稠、臭秽，小腹痛、口苦咽干、便燥、舌红等症，为兼挟湿热或寒瘀化热，方中熟地宜改生地，温肾药剂量减半，并酌加鱼腥草、土茯苓、黄柏、板蓝根、蚤休、蛇床子等。

（5）若见烦躁易怒、胸肋胀闷不舒、经前乳胀或经期错后等肝郁气滞证者，加青皮、枳壳、柴胡、郁金、全蝎，伴经行腹痛再加延胡索、香附。

（6）若见四肢酸软、身倦乏力、时而心悸失眠等心脾两虚证者，加党参、黄芪、甘草。

（7）若见经后腹痛按之不舒者，酌加三棱、莪术、延胡索、香附、郁金等；若腹痛喜按，合以八珍汤即可。

王老应用本方治疗不孕，一般多于经前半月开始让患者服用，至经期停服，连服3个月至半年。王老认为治疗不孕，祛瘀药的使用也是很重要的一个方面，强调应以虫类药为主，其他活血祛瘀药以佐之，否则将影响疗效。此外，王老常令患者将全蝎、蜈蚣、甲珠等虫类药焙干研为细末装入胶囊，一般每日3~5g，分3次服用，这样既可节约药物充分发挥药效，又便于患者服用。

病例 刘×，女，28岁，因双侧输卵管阻塞而5年未孕，经王老运用"温肾祛瘀汤"加减化裁,仅服药40余剂即孕育。详见本书"医案汇编·精选百例"部分"不孕症(输卵管阻塞)"一例。

此外,临床所见女性不孕患者常伴有月经病。对此,王老指出在治疗时二者应相辅相成。尤其对以痛经为主诉就诊者,更应按痛经辨证论治,常用血府逐瘀汤加减获效。如本书"医案汇编·精选百例"部分"痛经不孕"一例,即是。

(九)治疗妇科诸疾的经验总结

王老积数十年之经验,认为妇科诸疾多本之于冲任失调,而黑龙江省地处高寒,故其因尤以寒瘀为主,证多为虚实夹杂。因此王老临床治疗妇科诸疾,尤其重视调理冲任,也常应用温经散寒、活血祛瘀之法,视虚实之多少、标本之缓急,灵活运用扶正祛邪、标本先后之治则,形成了独特的风格,摸索出适合北方之有效方剂。兹将其要点总结如下。

(1)治疗痛经,以通为主,善用活血化瘀之法,以血府逐瘀汤加减。

(2)治疗闭经,通补兼施,善用酸甘化阴之法,自拟通经汤(山楂、元肉、山药、枸杞、熟地、白术、丹参)。

(3)治疗崩漏,以补为主,善用补肾固冲之法,自拟补肾固冲汤(熟地、女贞子、山药、白芍、黄芪、白术、续断、旱莲草、生地榆、茜草、杜仲)。

(4)重症恶阻,标先本后,急以降逆止冲之法,重用生半夏、代赭石,以小半夏汤加味。

(5)胎元不固,以虚为本,治宜补肾养血,以固冲任,自拟补肾养血安胎汤(续断、鹿角胶、白术、黄芪、杜仲、巴戟、阿胶、熟地、砂仁、菟丝子、枸杞、覆盆子、寄生)。

(6)产后发热,虚多实少,治宜益气养阴、清热解毒,自拟加减秦艽鳖甲汤(黄芪、生鳖甲、地骨皮、柴胡、青蒿、当归、生地、秦艽、白芍、黄芩、鱼腥草、白花蛇舌草、太子参、生石膏、甘草)。

(7)治疗不孕,注重寒瘀,多用温肾助阳、祛瘀通经之法,自拟温肾祛瘀汤(熟地、故纸、菟丝子、女贞子、鹿角霜、枸杞、淫羊藿、白术、白芍、丹参、甲珠、当归)。

(王孝莹　王克勤　整理)

三、方药运用

（一）乌头、附子的临床应用

王德光老中医临床治疗顽疾重病，善用乌头、附子，并在长期的临床实践中积累了丰富的经验。王老不仅对乌、附的用量、用法有着自己独到的见解，而且还将乌、附的使用范围由阳虚、寒证扩大到寒热夹杂乃致阴虚、热证。本文仅就王老临床应用乌、附的经验，整理总结如下。

1. 乌、附虽大毒，慎用无所惧

乌头为毛茛科植物乌头的块根，有栽培品，也有野生品种，前者为川乌，后者为草乌，而附子则为乌头的旁生块根，因此乌、附同类。历代本草皆载乌头、附子有大毒，现代药理学实验也已证实，乌、附所含之乌头碱，对心血管、中枢神经系统等皆有较大的毒性作用，并且其有效治疗量很接近于中毒量，一旦用之不慎，即可引起中毒反应，轻者口舌麻木、心悸头眩、胸闷短气，重者可致心脏停搏而死亡。所以尽管乌、附能回阳救逆、温中止痛、散寒燥湿、补肾壮火，功效迅速而确实，但古今一些医家却将其视若蝎虎，不见亡阳重证，不敢放胆用之，尤其更惧乌头。正如明·李时珍所云："乌附毒药，非危证不用。"近人恽铁樵氏也说："附子为最有用亦最难用之药，要能洞彻病理，辨证真确，才能取其疗效而祛其弊害。"

王老指出，目前市售的乌头、附子，炮炙加工尚未规范化，还未实行严格的质量标准控制，因而不同产地、不同方法、不同时间加工的产品，其毒性大小也有所不同。加之文献报道各地的用量又有很大的差异（乌头0.9～120g，附子3～120g），常规剂量服用后中毒的症例也有报告，故有人心存疑虑，临床不敢问津是可以理解的。但王老强调，绝不可就此而因噎废食，认为只要掌握乌、附之药理、毒理，认清证候及疾病之病理，便可放胆用之而无所畏惧。

《中华人民共和国药典》（1977年版）载附子用量为3～15g、川乌为3～9g、草乌为1.5～4.5g，且皆经炮炙，并需先煎、久煎至入口无麻辣感为度。《中华人民共和国药典》所载用量虽轻，若能审证明确，用之也能收到一定疗效。但王老认为，此用量毕竟是为安全用药所设，其安全用药范围尚有很大潜力可挖，因此对用此等剂量无效的适应病证，应逐渐加大用量，以发挥乌头、附子之起沉疴痼疾、挽危症重病之卓效。王老还认为，《中华人民共和国药典》所规定的偏轻之剂量，若再经先煎、久煎，其药效将丧失殆尽，故处方中所用之乌、附不主张久煎。

积数十年之经验，王老总结出临床安全有效使用乌头、附子的方法是，先由中等剂量（附子10g左右，乌头5g左右）开始，如无效，可将用量逐渐递增（一般附子每次递增5～7g，乌头3～5g），并密切注意有无轻度乌头碱中毒症状出现，若无不良反应，可继续加量至显效。王老认为，乌、附的毒性不仅因产品质量不同而异，不同的个体对乌头碱的耐受性也有很大的差异,所以对每个患者来说,服用乌头类药物的中毒量及有效治疗量也相差很大,临床不能概而论之,只能因人制宜。但此类药物毕竟有大毒,用之不慎必酿大患,因此王老在临床实践中探索出少量频服的安全服药法,即每次增量后,第1剂药都要求在1日内分10余次服完,每次约隔1小时,夜间停服。因为乌头碱中毒其潜伏期一般都在1小时之内,因此这种服法不会产生蓄积中毒。少量频服的同时并告诫患者,当一旦出现唇舌麻木、头晕心悸、胸闷恶心等轻度中毒症状时,应立即停止服用。因每次服用量很少,所以一旦出现这种情况也不必惊慌,不需进行特殊处置,毒性即可自然消失。之所以夜间停服,是因为王老恐患者服药后立即入睡,入睡后对麻木等轻微中毒症状不易觉察,若一旦发生中毒不便抢救。此外,因目前中药生产、炮炙工艺尚未完全统一,故每次所用的乌、附毒性也不完全一致,王老为确保用药安全,常嘱患者将全疗程所用药量一次购足,然后再按每日用量自行投放于群药之中。

王老临床虽善用乌、附,无所畏惧,但却用之极为审慎,真可谓"胆愈大,心愈细",故几十年来从未发生乌头碱中毒需抢救的事故。王老临床经验,只要是使用乌、附的适应证,一般将乌头的剂量加至10~20g、附子20~30g(与群药同煎),大都可以奏效,且不会发生中毒反应。但个别也有用量超过此数倍者,如本书"医案汇编·精选百例"所载"痹厥"(雷诺病)刘×一例。王老初诊时处方中只用川乌、草乌各5g,以后逐渐加量至各20g,直到用至各30g时,才使病情得以完全控制乃至痊愈。此例最后每日川乌、草乌用量合计达60g之多,且未经先煎、久煎,全疗程2个多月竟用乌头2510g,终于使顽疾得愈而丝毫未发生中毒反应。由此可见,个体对乌头碱耐受性的差异之大,以及王老使用乌、附的胆大心细。

王老临床使用乌、附虽无发生中毒者,但却抢救过因自服不得法,服用过量而致乌头碱中毒生命危笃者,兹介绍如下。

王×,女,28岁,牡丹江市国营牡丹江木材综合加工厂职工医院护士。1977年9月因患多发性关节炎,服用牡丹江横道河子生产的风湿药酒(内含生川乌、生草乌),因按说明书用量服用无效,乃自行加大每次服用剂量。初服后10余分钟即觉口麻、胸闷,片刻自行消失。虽嘱其减量,但未听劝阻,再次仍按加大的剂量服用,半小时后发生高度呼吸困难、心悸、肢麻,窘迫万状不能自持。急诊时血压已降至70/60mmHg,脉数微细如丝。即时给予阿托品静脉注射及口服甘草绿豆汤等解毒措施抢救,1小时后症状才开始缓解,2小时后转危为安。

王老用乌、附无所畏惧,是在采用了安全措施、保证安全的前提下使用的。对于那种心中无底盲目乱用,或以胆敢重剂使用乌、附而炫耀者,王老一贯反对。王老指出,医生的责任是救死扶伤,绝不容许将患者的健康与生命视为儿戏。因此告诫使用乌、附时,一定要提高警惕,绝不能麻痹大意,若发生"瞑眩"现象(即轻度中毒症状),即应减量或停服,以免发生危险。所谓"药弗瞑眩,厥疾弗瘳"之说,应一分为二,此即恽铁樵氏所云:"取其疗效而祛其弊害"之理。

2. 乌、附治顽痹,不宜久煎服

痹者,闭也,因经络不畅,气血瘀滞而致。《内经》曰:"风寒湿三气杂合而为痹。"故治痹多以祛风散寒除湿、通经活血化瘀为法。乌头辛温,其用守而不走;附子辛热,其用走而不守。前者长于祛风;后者专于散寒。故王老临床治疗风寒湿痹,常乌、附并用,认为二者同用于温经散寒、祛风除湿剂中,有相得益彰、异曲同工之妙。近年来,文献不断报道应用附子大剂量久煎,治疗沉寒痼冷痹证之经验,但也有服用乌、附中毒的案例。关于乌头、附子的用量、用法问题,至今虽然仍有意见分歧,但王老通过长期临床实践,认为乌、附的温经散寒、蠲痹止痛作用,随其久煎而明显减弱。经现代药理学实验证明,乌头类药物久煎后,其中所含的乌头碱被大量破坏,毒性降低,虽然强心作用没有明显变化,但散寒止痛之力大减,故认为其蠲痹作用可能在于乌头碱。因而临床用以治疗,即使大剂量,但因久煎后乌头碱被大量破坏,其疗效也随之而降。王老临床曾总结一例使用大剂量乌、附久煎治疗痹痛无效的病例,介绍如下。

李×,男,38岁。左侧腰腿痛已7年,入冬发作严重,至夏则明显缓解,西医诊断为坐骨神经炎,久治不效。诊其脉弦、舌淡苔白,患肢畏寒,步履维艰。证属肝肾不足、寒滞经脉,兼有瘀血,乃投以培补肝肾、温经散寒、活血化瘀、通经活络等法治之。处方中附子15g、川乌10g,初服效佳,疼痛大减,继服逐渐失效,乃将附子增至60g、川乌20g,先煎2小时。3剂后,仍无明显效果,继续将方中附子增为100g,川乌仍为20g,先煎3小时,连服5剂,仍无显效。

与此相反,王老应用乌、附治疗沉寒顽痹,不用久煎的方法,即使用量不大,也多能收到满意的疗效。如1967年秋,曾于家庭病房收治一例左侧腰腿痛已卧床半年的寒痹老妪,亦经西医诊断为坐骨神经炎,但久治不效。王老在温经散寒、补气养血、通经活络剂中加入草乌同煎,逐渐增量至20g,连续治疗半个月,终使疼痛不得转侧生活都难以自理的沉疴痼疾,霍然若失,并能照常料理家务。停药观察1年余未见复发。

因此王老认为,应用乌头、附子治疗寒湿血瘀痹证,为提高疗效,皆不应久煎。尽管《中华人民共和国药典》载之需先煎、久煎以保证安全,但只要用之得法,少量频饮,密切观察,不久煎亦绝无中毒之虞。王老指出,如果此时一般的用量无效,加大剂量久煎,则其疗效并不与增加的剂量成正比,如果确实属于使用乌头、附子的适应证,即使用一般剂量与群药同煎,也多能收到明显效果,若不效可试探逐渐加量,仍不需久煎,以摸索适宜于该患者机体状态的安全有效治疗量。墨守《中华人民共和国药典》规定量不敢越雷池一步,无视疗效但图其保险,这不是救人而只是苟安,王老鄙视之;但大剂量久煎貌似无畏,其实只是徒浪费药材而已,与前者不贰。

乌、附用量不仅因个体差异而有很大不同,王老还认为因地方之差异用量也有明显区别。因此提出乌头、附子的临床应用,不仅应该"因人制宜",还应"因地制宜"。我国南方如川、贵等地,附子用量普遍偏大。根据文献报道,四川戴云波老中医治疗痹证,附子常用至数两,而我国"四大火炉"之一的重庆,盛暑之季竟有服食附片炖羊肉的习俗,王老认为这是因为"地势使然也"。《素问·五常政大论》曰:"西北之气散而寒之,东南之气收而温之,所谓同病异治也。故曰:气寒气凉,治以寒凉,行水渍之;气温气热,治以温热,强其内守。必同其气,可使平也,假者反之。"所以王老强调,在北方应用乌头、附子治痹,一般只需用普通剂量与群药同煎即可,实无大剂量久煎之必要,但用于回阳救逆则例外。

3. 乌、附性虽热,寒热皆可医

王老临床使用乌头、附子治疗的适应病证很广,不仅用于治痹,还取其温经散寒之力以奏祛瘀通脉之功,用以治疗胸痹、心痛、腹痛等。盖寒主收引、凝涩,寒盛则经脉拘急,血凝成瘀,除致痛外,还可致厥、致结等。此等病证,若寒不除则脉不得通、瘀不得化,故王老常将乌头、附子配伍于温阳通脉、活血化瘀、消痰散结等方剂之中,不仅在治疗胸痹、心腹痛时使用,还用于治疗其他杂证,以提高疗效。如本书"医案汇编·精选百例"所载"肢厥"(无脉症)一例,即是重用乌头(川乌、草乌各20g与群药同煎),配伍甲珠、王不留、水蛭、莪术等,终于寒瘀得除、经脉得通,使久治不愈之双侧桡动脉搏动消失、血压测不出、时而发生晕厥的多发性大动脉炎患者获愈。"痹厥"(雷诺病)一例,更是重用川乌、草乌各达30g之多,以加强散寒祛瘀、通脉止痛之力,使其指痛得止,疾病获愈。"腰痛"(肾结石)及"㿗疝"(附睾炎)二例中,应用乌、附,都是为了温阳散结。王老经验,乌头与鹿角霜配伍,有温阳化石之功,可治疗阳虚型肾结石;而乌、附虽"反"贝母,但伍之可散沉寒、化痰结。

乌头、附子为温热助阳之品,遵《内经》"寒者热之"的治疗原则,故临床上一般都用于治疗阳气虚衰、阴寒内盛之证。但是王老除此而外,还在辨证论治的基础上,广泛地运用于寒热夹杂、阳虚发热,乃至温热病证及阴虚阳亢的临床治疗中。兹举例如下。

病例一 于×,男,50岁,牡丹江市百货公司会计。1978年11月5日初诊。

病历摘要:患者于1年前患左侧颈、肩部疼痛,每遇阴雨天或受寒则加重,虽经中西医多方治疗,但均未能痊愈。3天前因结账过于操劳,又值天气骤寒,因而疼痛大发,除肩、颈部外,并向左前臂及拇指放散,昼轻夜重,痛楚不堪。服用西药消炎、镇痛剂无效,夜间需用哌替啶100mg,方能缓解3~4小时。经X线摄片,诊断为左侧颈椎病,部位以第6颈椎为中心。

诊其面色晦暗,舌淡苔黄而不干,口渴喜冷饮,但饮而不多,溲黄便秘,不思饮食,患肢厥冷,颈部经热敷后较轻快,脉弦滑,略有数象。此乃痹痛日久,渐致血瘀,此次病发急骤,伴有郁而化火之象。病以阴寒内盛为本,治宜温经散寒、活血化瘀,稍佐清热利湿。予乌头汤加减:麻黄5g、白芍20g、甘草10g、川乌5g、附子15g、鸡血藤30g、当归15g、桂枝15g、黄柏10g、防己15g,水煎服。

服药1剂后,酣睡一夜,其痛若失。再服1剂,前症稍有反复。询其小便清长,大便通下一次;视其舌苔转白、中心罩黄,脉弦而弱,已无数象。乃于原方中加入淫羊藿15g、川断10g、熟地20g,黄柏减为5g。是方连服5剂,疼痛基本消失,以后遇劳虽偶有小发作,但程度较轻,服此方1~2剂即愈。追访至1981年,已有年余未发。

《医学正传》载:"附子禀雄壮之质,有夺关斩将之气,能引补气药行十二经,以追复散失之元阳;引补血药入血分,以滋养不足之真阴;引发散药开腠理,以驱逐在表之风寒;引温暖药达下焦,以祛除在里之冷湿。"可见附子性虽温热,但其应用范围却并不只限于里寒。王老据此理将附子配伍于温阳育阴、行气活血、逐表达里剂中,以提高疗效。本例因痹痛日久,渐致血瘀,因而痛处固定不移,喜热恶冷,并有明显压痛。此次由于操劳而暴发,并兼郁而化火,虽为寒热夹杂,实以寒滞血瘀为本,故用乌头、附子、桂枝,兼麻黄以通经活络、散寒止痛,并引养血活血之品以散血瘀,少佐黄柏、防己以清热利湿。药证相投,故效如桴鼓。本例仅用乌头5g、附子15g,与群药同煎,剂量虽然不大,但亦能使此等非哌替啶不能镇痛的暴发病例病情缓解。可见只要临床辨证准确、应用得法,乌头、附子纵然用于寒热错杂证,亦能温经散寒而不助热。

病例二 刘×,女,37岁,牡丹江市丝绸厂工人。1975年8月19日初诊。

人流术后反复发热10个月,每日下午体温高达39℃。病史及治疗经过,详见本书"医案汇编·精选百例"部分"阳虚发热"(人工流产术后发热)一例。王老诊断为阳虚发热,仿景岳右归丸合二仙汤加减以补冲任、益肾阳。附子最初用10g,后加至15g而效。共服药50

剂,终于使久治不效而欲行子宫全切术的不明热患者痊愈,并未再复发。

附子祛寒医家悉知,但用于退热,此乃"热因热用"之反治法,非有卓识而不敢妄为。在临证中,对某些难退之热,王老常常应用附子剂,或加用附子而收奇功,本例即为典型病例之一。临床所见不明热,因西医已无因可查,无法可施,故迁延难愈。王老认为,此类发热除有阴虚阳盛之真热外,还有阳虚阴盛之假热。这种假热,常因久病损及肾阳,阴阳失调虚阳外扰所致,虽然不像伤寒病之真寒假热那样来势凶猛、病势严重,但久热不退可使正气消伐,其治疗都应本"热因热用"之旨。王老指出,对此等病证只要辨证无误,可不必计较体温计度数之高低,放胆使用附子温补肾阳,常可收到药到病除之效。

病例三 闫×,女,23岁,未婚,牡丹江市第三百货商店营业员。1972年4月20日初诊。

病历摘要:1年前因尿路感染,经抗生素及呋喃妥因等西药治疗,症状虽缓解,但疗效不巩固,每遇感冒或身心过劳、月经期等,都有不同程度的复发。此次于5天前因患感冒导致前症大发,症见身重烦怨,头晕气短,呕逆纳呆,尿频涩痛,淋沥不畅,尿色黄,伴有发热恶寒,体温高达39℃。入某院再次使用西药抗生素等静脉滴注、内服及坐浴等处置无效,乃邀王老会诊。

诊其面赤,苔黄腻,舌质尚正常,口渴不欲饮,脉滑而数。此乃湿邪化热,滞留于气分,下注于膀胱。治宜清热利湿、宣化淡渗,以三仁汤加清热解毒之品治之。处方:藿香15g、厚朴15g、生半夏15g、滑石35g、通草10g、杏仁10g、白蔻15g、薏苡仁35g、败酱草30g、蒲公英30g、小蓟30g,水煎温服,每日1剂。服中药期间,停用一切西药。

上方连服3剂后,热不降,体温仍波动于38~39℃,更兼右侧腰痛,夜间加剧不能入睡,致患者疲惫不堪。查其舌质、舌苔仍无变化,脉象滑数无力。考虑系由湿热日久、耗伤气阴所致,仍用前方加麦冬15g、党参20g,以益气养阴。

2剂后,症仍不减,胃纳更差。尿常规检查:蛋白(+)、红细胞(++)、白细胞(++)、脓细胞(++)。针对这种情况,王老认为此乃湿热伤及气阴,阴损及阳,阳气不足,因而抗邪能力低下之故。于是在原方中加入附子15g、桂枝15g,以振奋阳气,祛除病邪。嘱患者家属将药浓煎至300ml,一昼夜分6次口服。

原方加附子后服用1剂,体温即降至37.5℃。继服2剂,热悉退,腰痛及尿路刺激症状完全缓解。之后,再用养阴益气剂加入小蓟、败酱草等少量清热解毒之品,并佐以附子15g,又服7剂,尿常规检查全部阴转。追访观察至婚后5年,已产1女,前症始终未见复发。

阳热证用寒凉之剂清热,此乃《内经》"热者寒之"的正治法,因热邪伤阴,故常配以育阴之法,以培补耗散之真阴,清除亢奋之阳邪,使已偏颇之阴阳,重新复归平衡,达到"阴平阳秘"的正常状态。但王老认为,由于阴阳互根,阴伤必影响阳,阳损也会涉及阴,因此就一具体病例来说,实际上并不存在绝对的阴证或阳证,二者皆是相对而言,只不过在临床诊察时,有些疾病的这种阴阳变化过程不易被明显察觉,往往在阳热证中,仅仅显露少许阳虚征兆,反之亦然,若不留心体察,则常被遗漏。正因如此,王老在温热病治疗时十分注意这种情况,凡阳热证中见有阳虚之迹象,在应用阴寒药清热时,不忘阴中有阳,适当伍用助阳药,使其静中有动,以便阴得阳升泉源不竭,正气充沛阳邪得祛。附子性虽温热,忌用于阳热证,但在上述情况下,王老却认为能化忌为宜,起到退热之作用。阴寒药中佐以附子,正如坎水中内含一点真阳,这种退热的治法,也恰如以坎水上济离火,坎离相济,阴阳平调,则邪退正安。本例虽属湿热之证,但显系热重于湿,阳热之品法当忌慎,然而王老细思此次发病已达10日,苔虽黄腻,但舌质不红;尿虽黄,但口不甚渴,况此病反复发作已年余,迁延不愈,更使阳气日耗,抗邪能力低下,故仅用清热利湿之品,邪不能祛而热终不得退。王老于此阳热之中求得阳虚之兆,故于原方中加入附子等助阳之品,使阳气振,正气充,邪气祛而热自除。

病例四 张×,女,54岁,牡丹江市交电公司职员。1979年11月15日初诊。

病例摘要:自诉头晕失眠、口干烦躁已2年,血压波动于(150~180)/(100~110)mmHg。舌赤而干,苔薄白,脉象弦滑相兼。脉症合参,此乃肝肾阴虚,虚阳上亢之证,治宜育阴潜阳之法。处方:白芍30g、牡蛎30g、石决明30g、大生地25g、麦冬15g、菊花15g、茵陈15g、泽泻20g、寄生30g,水煎服。

服药3剂,效果不显,王老乃于原方中加入附子5g,服1剂后即感头目清爽,夜能入睡。再按加附子方连服10剂,诸症悉退,血压下降至140/90mmHg左右。愈后追访年余,症状及血压虽时有小反复,但血压波动范围很小,症状也很轻微。

阴虚阳亢,本当滋阴潜阳,若滥用助阳之剂,犹如火上浇油。但王老认为,附子虽辛热助阳,若适当伍入滋阴潜阳剂中以反治之,不仅不会发生伤阴耗津之弊,反更能使阴柔之剂尽快回生阴津,起到"阳生阴长"的作用,这比单用滋阴潜阳之剂更易收功。本例即系一典型的阴虚阳亢证,毫无阳虚、阴寒之兆,但王老本着《素问·至真要大论》"有者求之,无者求之"之旨,果断加用附子,故使疗效昭著。

张介宾《类经图翼·大宝论》曰:"阳气聚则生,散则死。病之生也不离乎气,医之治病也不离乎气。"此之气,即指阳气而言。王老临证重视"阳常不足"之论,认为任何疾病的治疗与康复,无不与阳气之充沛与否息息相关。因此即使治疗阳热之证,亦时时顾及阳气之虚实,若病程久,病势重,则常预先防范。王老指出,若直待阳虚重证显露于外,方始急于救阳,则已稍逊一筹矣。至于有些阳虚证夹杂于一派热象之间,此时若仅知抑阳育阴,反倒易使病程迁延,不易治愈。王老认为,若能明察于此,事先适当投予附子以温补阳气,则往往能收事半功倍之效。

综上可见,王老通过几十年的临床实践,在乌头、附子的临床应用方面,探索、积累了很多经验。王老不仅突破了乌、附用量的框框,而且还总结出"逐次加量,少量频服"的安全有效服药法。王老提出乌、附的使用应"因人制宜"、"因地制宜",北方用以治痹勿需大剂量久煎。王老将乌、附的应用范围,由寒痛、阳虚扩展到温热病乃至阴虚阳亢,皆收到很好的疗效。这些都是王老在中医理论指导下,通过亲自临床实践而取得的宝贵经验,应该继承发扬之。

(王克勤 王孝莹 整理)

(二) 生半夏止呕的经验

半夏为天南星科多年生草本植物半夏的块茎。《神农本草经》载其"气味辛平、有毒,主伤寒心下坚,下气,咽喉肿痛,头眩胸胀,咳逆肠鸣",是治疗痰湿之要药。临床常用于治疗痰湿咳嗽,胃气上逆之恶心呕吐,以及由于痰湿郁结而致的胸脘痞满、梅核气及瘿瘤、痰核等病证。因生半夏有毒,故临床所用之品多为经姜汁、白矾加工过的制半夏。制半夏以炮制方法不同,有清半夏、法半夏、姜半夏等。

《中药学》教材及《中华人民共和国药典》中所载应用于临床之半夏,皆指制半夏而言。

前者明确指出：生半夏有毒，内服一般不用；后者则把生半夏明确列入毒麻药管理之中。但王老认为，半夏生用于丸散之中的确有毒，故断不可用；但用于汤剂，经过煎煮后毒性大减，只要用之得当，用之得法，还是安全的。汉·张仲景应用半夏多生用或水洗，原无制用之说。当代临床大家朱良春也有运用生半夏的经验介绍，曰："半夏是可以生用的，而且用生半夏止呕疗效优于法半夏。"关于半夏的用量，因其为有毒之品故用之谨慎，《中药学》教材、《中药大辞典》等均载为5～10g，1985年版《中华人民共和国药典》更将其定为3～4g。但先贤在半夏用量上早有不同见解，并有很多大量运用半夏祛顽疾的案例。如张锡纯重用半夏治呕吐，曰："无论呕吐如何之剧，每用半夏一两未有不效者。"（《医学衷中参西录·半夏解》）《吴鞠通医案》中也收载一例不寐患者，重用半夏二两而得熟寐的案例。王老认为，半夏的临床用量应根据患者的具体情况及病情轻重缓急而定，不可因噎废食、谨小慎微地拘泥于5～10g，甚或3～4g，而埋没良药之功。关于半夏的妊娠禁忌，始见于《名医别录》的"堕胎"说。虽然《珍珠囊补遗·妊娠禁忌歌》明确载有"半夏南星与通草，瞿麦干姜桃仁通"之句，但《四库全书》云该书为"庸医至陋之本，而亦托名于昊，妄矣"。可见古人已对妊娠禁忌歌诀产生怀疑。《本草纲目》"半夏条"虽也载有"孕妇忌半夏"，但说明其因"为其燥津液也"。1963年《中华人民共和国药典》列半夏为妊娠慎用药，而1977年、1985年版《中华人民共和国药典》中，半夏则不再被定为孕妇禁用、慎用药。

王老平素喜用生半夏于各种疾病之中，特别是顽固性呕吐一证，更常用生半夏，并且根据病情用量较大。因生半夏不能切片，故需捣碎，亦不必先煎，常说"生半夏用于重症中宜放胆用之，量小不易发挥作用"。笔者随王老临证以来，体会颇深，对妊娠恶阻、子嗽等患者用之从未见中毒、动胎之弊。至于其他杂病，只要辨证无误，配伍得当，特别是呕吐证，往往方成药就，覆杯而安。兹仅列举数案摘要选介如下。

病例一 马×，女，26岁，1982年3月8日初诊。该患者妊娠2个月时，恶心呕吐，经中西医调治月余，反而日趋恶化。初起尚能进少许饮食，至妊娠3个月呕吐加剧，食物入口即吐，饮水片刻亦复吐出。经住院静脉输液，脱水及酸中毒症状虽有缓解，但恶心呕吐如故。妇科医生见其过于衰惫，拟终止妊娠，以防意外。患者消瘦，倦怠乏力、头晕、气短、口干思饮，但饮水即吐，闻到药味亦呕逆欲吐，大便7日未行。脉细数，舌干红绛，苔薄黄。

中医辨证：胃失和降，津液大亏，气阴两虚。

治法：急则治标，和胃降逆。

方药：小半夏汤加味。生半夏20g、代赭石70g（捣）、竹茹10g、生姜20g（切），2剂。每日1剂，煎汤300ml，频频饮之，1日之内服完。

3月10日二诊：呕吐明显减轻，能进粥少许，大便仍未下，舌苔薄黄，原方赭石改为150g。1剂，水煎频服。

3月12日三诊：大便通下矢状便3～4枚。将代赭石改为50g，15剂。每日1剂，煎服法同前。

3月27日四诊：呕逆未作，食纳增，大便正常。

按语 本例属妊娠恶阻急重症，虽现气阴两虚，津液大亏之象，并未用滋阴补气生津之品，而取急则治标，治呕为要。况久吐胃气大伤，众多滋补之品岂能耐受，待其呕吐一止，气津必当自然而复。此虽治其标，实寓治其本。本方药少力专，气味平淡，亦是取效之关键。若其方气味辛苦浓厚，已伤之胃定不受纳，反徒增其呕吐之势。治疗呕吐的服药方法也很重要,因呕吐重者本有格拒之势,若按常规用法,往往咽下即吐。此时可少量频饮,缓解格拒上冲之势,又因口腔舌下均能吸收少量药液,故一般多能服尽而不呕出。本例恶阻便秘,乃因呕吐津伤无水行舟所致,此时只能使其呕止津复缓缓图之,故仿张锡纯用代赭石降逆通便之法于小半夏汤之中,使其通便而不伤胎。《医学衷中参西录》谓代赭石"能生血兼能凉血,其质重坠,又喜镇逆气,降痰涎,止呕吐,通燥结,用之得当,能建奇效"。此例正是如此。

病例二 向×,男,52岁,1991年12月2日初诊。患者于1991年11月15日,因胸闷1个月、下肢浮肿1周、恶心呕吐3天而入院治疗。

入院前1个月无任何诱因出现胸闷不适,时而及背。入院前1周因下肢浮肿、发热,体温37~38℃,于门诊治疗。服中药3剂后虽热退肿消,但胸闷不适依旧,并有加剧之感,每次发作可长达2~3小时,并出现心烦喜呕,恶闻人声,胸不任物等症,于是入院治疗。查血常规:WBC 5.1×10^9/L,S 0.64;尿常规:PRO(-)、尿沉渣(-);肾功能:BUN 6.0mmol/L、CO_2CP 23.6mmol/L;离子正常,肝功能正常;心电图:窦性心律,电轴左偏至-30°,低电压;胸片:两肺纹理增强,心影正常;B超:双肾炎性变待排。

入院后按感冒治疗,并考虑胸闷痛,恶心呕吐等症,用青霉素、利巴韦林、能量合剂静脉滴注。入院第3天早4时又出现恶心呕吐,胸闷不适,持续2~3小时后缓解。当日下午3时心电图示,窦性心律,低电压,V_4、V_5、V_6见ST明显上抬,T波直立。按冠心病变异性心绞痛处理,静脉滴注低右旋糖苷、丹参,口服速效救心丸等药。因见心烦喜呕,不欲饮食,又投以小柴胡汤3剂。次日心电转为正常。3天后胸闷痛减轻,胸可任物,但恶心呕吐症状却有增无减,患者很是痛苦,遂请王老会诊。

诊见:患者频频作呕,进食即吐,动则尤甚,恶闻人声,心烦不宁。面色㿠白无华,舌淡苔白滑,脉沉细数无力。

中医辨证:痰湿中阻。

治法:温化痰湿,降逆止呕。

方药:小半夏汤加味。生半夏50g、生姜50g、枳壳20g、高良姜30g、太子参40g,急煎,少量频饮之。

服药当晚恶心呕吐症状即明显减轻,次日早主动索食,食后未吐,精神大振,痛苦若失。此后,中西药继续调理数日而病愈出院。

按语 本例呕吐属痰饮湿浊之邪阻于中脘,胃气上逆而致。生半夏、高良姜皆性温之品,半夏降逆止呕化痰,高良姜温胃散寒祛饮,不离"病痰饮者当以温药和之"之训,枳壳梳理气机,太子参滋阴补气以扶正,使邪祛而正不伤,痰饮得化、胃气得降则呕吐止而饮食进。

病例三 钟×,女,72岁,1992年11月29日初诊。该患者有慢性咳喘史20余年,每遇寒冷刺激则发。7天前受凉感冒后,咳喘加重,咳逆喘息不得卧,动则尤甚,咳吐黄黏痰,烦躁胸满,口干食少,溲黄便结。查体:两肺呼吸音粗,可闻及散在干啰音;心率100次/分,律整,无杂音;腹软肝脾未触及,胃区压痛,下肢不肿。胸透:两肺透过度增强,肺纹理紊乱。血常规:WBC 14.7×10^9/L、S 0.86。按慢性支气管炎、阻塞性肺气肿、肺内感染处置,消炎对症治疗4天,咳喘略有好转,但却出现食入即吐、不食也恶心现象。经对症补液治疗,呕吐并不见好转,患者十分痛苦,遂请王老诊治。

诊见:患者呈慢性病容,咳喘、气短,动则尤甚,咳吐黄痰,胸脘胀满不适,食入即吐,并时时泛恶状,口干,舌红苔黄根腻,脉滑数。

中医辨证：痰热壅肺，胃失和降。

治法：清肺化痰，降逆止呕。

方药：仿小半夏加桑白皮汤之意。生半夏30g、桑白皮30g、苏子20g、杏仁20g、贝母20g、鱼腥草30g、桔梗20g、黄芩15g、白花蛇舌草30g、党参30g、麦冬20g，1剂，水煎频频饮之。

汤药进后2小时恶心止，药进6小时后时值夜半，患者竟自索食，进少许稀粥而未吐，一夜平稳。次日早又服半碗稀粥而未吐，咳喘、吐痰也明显减轻。又经中西医调治半月病情稳定而出院。

按语 本例属肺胀，痰热阻于肺胃。在肺则气逆不降咳喘、咳吐黄痰；在胃则胃气不降而上逆为呕，故食入即吐。方中生半夏和胃降逆止呕，化痰止咳；鱼腥草、白花蛇舌草、桑白皮清化痰热；党参培补肺、胃之气，麦冬滋补肺、胃之阴，并可佐制生半夏之燥。诸药配伍，共奏清肺化痰、降逆止呕之功。

病例四 郝×，女，33岁，1991年12月4日初诊。该患者近1年来，发作性头晕，并时时泛恶，每次发作数小时到3~5天，可自行缓解，无耳鸣及血压变化，亦曾做头部CT未发现异常。此次5天前无明显诱因头晕又作而求诊。

诊见：患者精神萎顿，头晕呕恶，胸脘痞闷不欲食，食入即吐。体态丰满，面㿠无华，舌苔白腻，脉濡滑。血压：15.0/12.0kPa。

中医辨证：痰湿中阻。

治法：燥湿祛痰，和胃止呕。

方药：半夏白术天麻汤加减。生半夏30g、白术30g、天麻15g、竹茹10g、生姜20g、草果30g、高良姜20g，3剂。每日1剂水煎，频频饮之。

12月7日二诊：自述1剂药尽，呕吐已止；2剂药尽，胸脘痞闷症消。现神清气爽，仅略感头晕不适。上方加党参20g、黄芪30g，药后诸症皆除。

按语 本例眩晕，乃由痰湿阻于中焦，清气不升则眩，浊气不降而呕，并见胸脘痞闷。方取生半夏降逆止呕化痰，天麻治风痰而止头晕，白术健脾祛湿消痰，再配以草果醒脾、高良姜温胃，药味不多，配伍得当，故药后眩晕、呕逆即除。

（三）补中益气汤的临床应用

补中益气汤方出《脾胃论》，由黄芪、炙甘草、人参、白术、当归身、陈皮、升麻、柴胡等8味药物组成，是金元四大家之一李东垣为补益中气而立的治疗内伤病的著名方剂。王老在临床中，常用补中益气汤治疗因中气不足所致之肾小球肾炎、尿路感染、眩晕症、气虚发热等，并收到满意的疗效。兹举病例如下。

病例一 肾小球肾炎。

刘×，女，20岁。1992年3月4日于门诊就诊。

面浮身肿，腰以下尤甚，按之凹陷不起，腰膝酸软，小便自利，脘腹胀满，神倦乏力，闭经半年。舌质淡红苔白，脉弦。血压13.3/7.3kPa。尿检：蛋白（++），红白细胞少量，颗粒管型0~1个/HP。肾功能：尿素氮5.9mmol/L，二氧化碳结合率25mmol/L。

西医诊断：肾小球肾炎。

中医诊断：水肿。

中医辨证：脾肾气虚。

治法：补益脾肾，化气行水。

方药：补中益气汤加减。黄芪30g、白术25g、陈皮20g、党参20g、柴胡15g、当归20g、甘草10g、生地20g、益母草35g、三棱15g、莪术15g、萆薢40g。7剂，每日1剂，水煎早晚分服。

3月11日二诊：身肿已消，但仍神倦乏力、头晕眼花、食少纳呆、夜寐不佳、腹胀便秘。舌淡苔白，脉弦细。血压13.3/10.7kPa，下肢压凹(-)。处方：黄芪20g、白术25g、陈皮15g、枳壳15g、生地20g、党参20g、芦根20g、藿香15g、厚朴15g、半夏15g、草蔻20g、连翘15g、大黄10g。3剂，用法同前。

3月14日三诊：腹胀减轻，但仍有腹泻、乏力、口渴等症，舌脉同前。处方：黄芪30g、白术25g、陈皮20g、党参20g、柴胡15g、当归20g、甘草10g、生地20g、萆薢40g、三棱20g、莪术20g、沙参10g、麦冬10g。3剂，用法同前。

药后诸症基本消除，实验室检查各项指标恢复正常。停药后饮食调补。

按语 水肿一证，病系肺、脾、肾。本例水肿，其因是脾虚失其制，肾虚失其化，水湿内停而为病。法当补其不足，利之其水。故王老用补中益气汤加味治之。王老治疗肾小球疾病常用三棱、莪术，以行气活血化瘀，改善肾小球循环，有利于功能的恢复；萆薢每每大量用之，因其有泌别清浊之功，可减少尿蛋白的丢失。从二诊可知，本例虽为气虚之证，但尚有腹胀便秘，此为湿热内蕴所致，故治以补气为本，兼以清热利湿，此为标本兼治。三诊时腹胀虽减，但腹泻乏力，可知脾气仍虚。尿常规检查蛋白已转为阴性，说明补脾、升清降浊法对消除尿蛋白的作用。王老认为，临床对于此证运用升清阳之补中益气汤，配合降浊阴的清热利湿之品，清气得升，浊气得降，诸症可除。

病例二 泌尿系统感染。

刘×，女，35岁。1992年4月11日于门诊就诊。

少腹坠胀，小便余沥，面色㿠白而虚浮，时腰痛。既往肾盂肾炎病史已10年。查体：右肾区叩击痛(+)，下肢按之凹陷性水肿(-)，舌质淡，脉沉细。尿常规检查：潜血(+)、红白细胞均有，B超提示右肾盂积水，血压13.3/10.7kPa。

西医诊断：慢性肾盂肾炎急性发作。

中医诊断：劳淋。

中医辨证：中气不足，湿热下注。

治法：补中益气，清热利湿。

方药：补中益气汤加减。黄芪40g、白术20g、陈皮20g、升麻10g、柴胡15g、党参20g、甘草10g、大蓟15g、小蓟15g、黄柏15g、萆薢40g、土茯苓50g、白花蛇舌草40g。10剂，每日1剂，水煎早晚分服。

4月22日二诊：诸症消失，尿检已转阴，舌质淡苔白，脉沉细。继用前方5剂以巩固疗效。

按语 本例为久淋致虚而为劳，常见腰痛、小便余沥、蛋白尿等。《景岳全书·淋浊》云："淋久不止，乃痛涩皆去而膏液不已。淋如白浊者，此为中气下陷及命门不固之证也。"故王老运用补中益气汤升中阳之气而固涩，尿中之膏液可消。同时也注意到湿热蕴结于下，以致气化不利，清浊不分，精微随小便而出。"膀胱热则水下涩，数而且涩则淋沥不宣。"王老临床治淋善用清热利湿之品，如大小蓟、黄柏、萆薢、土茯苓等。认为二蓟止血清热，可消除尿中红白细胞;草薢无毒,有分清泌浊降蛋白尿之功,故可大量用之。

病例三 眩晕。

胡×,男,50岁。1992年4月21日于门诊就诊。

头晕目眩月余,动辄即发,面色㿠白,心悸气短,神疲乏力,大便频(日行3次)但不溏,食纳尚可。舌质暗淡,脉沉细。血压22.7/11kPa。

西医诊断:脑供血不足(原因待查)。

中医诊断:眩晕。

中医辨证:中气不足。

治法:补中益气。

方药:补中益气汤加味。黄芪40g、白术20g、陈皮15g、升麻10g、柴胡15g、党参20g、甘草10g、当归15g、葛根10g、丹参20g、寄生30g。7剂,每日1剂,水煎早晚分服。

4月28日二诊:头晕减轻,大便正常,但仍神倦乏力。舌脉同前。继以前方再服7剂,神倦乏力症也除。

按语 本例之眩晕,乃中气不足,清阳不升,清窍失养所致。《灵枢·口问》曰:"故上气不足,脑为之不满,耳为之苦鸣,头为之苦倾,目为之眩。"《灵枢·海论》又曰:"脑海不足,则脑转耳鸣,胫酸眩冒,目无所见,懈怠安卧。"故王老用补中益气汤加味治之,获得满意疗效。补中益气汤能升举中阳之虚,故清气得升,脑海得养,不仅眩晕减,神倦乏力亦除,正所谓"脑海有余,则轻劲多力,自过其度"。王老在方中加葛根之意,不在发汗解肌,而意在取其升阳之用。正如王好古所云:"(葛根)气平味甘,升也,阳也。"故王老认为葛根有协同补中益气汤升提阳气之功。寄生有补肾强筋骨的作用,王老经验凡因虚而晕者,用后眩晕即止,故大凡治疗此类眩晕,每每加量用之。

病例四 内伤发热。

李×,女,27岁。1992年3月9日于门诊就诊。

平素体虚易外感,近因患肺内感染,应用西药抗生素及清热解毒中药治疗后,肺内感染已愈,但体温仍持续在37.5℃左右。现已低热2个多月,劳作后加重,头晕,气短,神倦乏力,时汗出,夜寐不佳。舌淡苔薄白,脉细弱。

西医诊断:感染发热。

中医诊断:内伤发热。

中医辨证:气虚发热。

治法:益气健脾,甘温除热。

方药:补中益气汤加味。黄芪40g、白术20g、陈皮15g、党参20g、当归15g、升麻10g、柴胡20g、甘草10g、青蒿20g、丹皮20g。10剂,每日1剂,水煎早晚分服。

3月20日二诊:体温已降至37℃,周身酸软无力、汗出等症有所改善。舌淡苔白,脉细。处方:黄芪40g、白术20g、陈皮15g、柴胡20g、升麻10g、党参20g、当归15g、炙甘草15g、地骨皮20g、生地20g。7剂,用法同前。

服用1周后痊愈。

按语 王老认为本例以正气不足为本,外感虽解但余热未尽,乃因气虚所致。《医学入门·发热》篇曰:"内伤劳役发热,脉虚而弱,倦而无力,不恶寒,乃胃中真阳下陷,内生虚热,宜补中益气汤。"正说明气虚可令人发热。本例初诊,用补中益气汤加青蒿、生甘草,而二诊易青蒿为生地、生甘草为炙甘草。王老认为,青蒿苦寒易伤气,生地甘寒宜养阴而调阴阳;甘草炙用取其温,可助补中益气汤温中升举之功。补中益气汤方出《脾胃论》,是为劳倦伤脾而立补中益气之法,遵《内经》"劳者温之,损者益之"之旨,选用甘温之品,实脾益胃,以升清阳,下陷之清阳升而身热可解、自汗可止、形倦可复。此乃补中益气汤之功也。

(四) 补中益气汤治疗肥胖症

补中益气汤方出《脾胃论》卷中,其药物组成为:黄芪、炙甘草、人参、白术、当归身、陈皮、升麻、柴胡。功能调补脾胃,升阳益气,原方主治脾胃气虚而致身热有汗,渴喜热饮,头痛恶寒,少气懒言,饮食无味,四肢乏力,舌嫩色淡,脉虚大;或气虚下陷而致脱肛、子宫脱垂、久痢久疟等症。《脾胃论》作者李杲立补中益气汤,原为阐述"甘温除热"之大法,由于该方具有调补脾胃、升阳益气之功用,后世在临床上多用于气虚发热、气虚下陷诸证。王老根据多年临床经验,灵活运用补中益气汤治疗肥胖症,取得了很好的疗效。

王老认为,肥胖症其本在脾,乃贪于食或数食肥甘而为之。其在脾者,因脾气虚,无力运化水谷精微,水谷精微反聚而成湿、成痰,痰湿阻于中焦,三焦升降功能失调。气为血之帅,血赖气之推动而行,气虚则推动无力,血行不畅,血可因气虚而瘀于内,进而痰、湿、瘀互为因果,如此反复而致肥胖。观临床所见肥胖之人多有乏力倦怠、腹胀、头晕目眩、自汗肢冷,脉虚无力等一派脾气不足表现。本病以气虚为本,湿瘀为标,故王老认为,以补中益气汤为主加祛湿化瘀药,治疗肥胖症甚是合拍。

补中益气汤方中人参、黄芪、白术、炙甘草补气益脾治本为君,升麻、柴胡引清气上升、浊气下降,配以陈皮降浊气和胃,当归养血和血行血,诸药配合共奏补气、祛湿、化瘀之效,从而使饮食精微归于正化。王老对脘腹胀满较显者加芳香醒脾化湿之品,如草果、半夏、茯苓、泽泻,或加高良姜、附子以温胃散寒除湿,为补该方行气活血药物之不足,王老常喜在原方上加用三棱、莪术、郁金等药,以加强行气活血之功。兹举一例如下。

病例 郑×,女,20岁,1994年4月20日于门诊就诊。

该患者身体肥胖,身高160cm,体重竟达85kg。少时贪食肥甘而习于安逸,渐至肥胖而行动不便。曾服用西药、限食、运动等诸法,经多方治疗不效。来诊时见:头晕乏力、气短动则尤甚,脘腹胀满而少食,时而泛恶,手足不温,月经量少。舌淡,舌体胖大,苔白微腻,脉沉细弱。

王老诊后以补中益气汤加减,处方为:黄芪20g、党参15g、白术15g、苍术15g、炙甘草15g、半夏15g、泽泻20g、草果20g、三棱10g、莪术10g、益母草20g、当归15g、柴胡15g、升麻10g、大腹皮15g。7剂,每日1剂,水煎早晚分服。并嘱其心情愉快,饮食有节,配以散步为主的运动方式,持之以恒必有效果。

其后又来诊多次,大多以上方为主,时而在理气、化瘀药物方面化裁加减,又增加附子、二仙等药温补肾阳。共服80余剂。3个月后体重降至71kg,患者精神大振,少气懒言诸症也有明显好转,月经按时来潮,量、色正常,病家大喜。后王老嘱其常服补中益气丸善后。

按语 肥胖症的发病原因复杂,一般与遗传、饮食、体质等因素相关。目前随着人民生活水平不断提高,且多为独生子女,加上生活结构不合理等因素的存在,使肥胖患者越来越多。而肥胖与心脑血管病、高血脂、糖尿病的发病关系密切,所以对其防治就具有重要意义。各种疗法如运动、饮食、气功、针灸及现代医学的药物等,不但在防治该病方面有可喜苗头,而且也发挥了很好的作用。

中医对肥胖症的防治，还是比较新的课题。据观察以内服中药为主的综合治疗，其疗效可靠，不良反应少，患者乐于接受。这里需要说明的是，对该病的防治任何方法都需持之以恒，内服中药也是如此，只要坚持治疗，多能收到满意效果。以内服补中益气汤为主的减肥法，不但体重、血脂等指标改善明显，且无厌食、腹泻等使患者不能耐受的不良反应。通过这种疗法，有些患者已有的心脑血管病也得到了改善，有些糖尿病患者的自我感觉也有好转，血糖、尿糖也有不同程度的改善。

研究资料表明，人参、黄芪等补益药能促进机体新陈代谢，加速脂肪转化，并能保证在减肥中人体的健康和精力旺盛，而大部分的祛湿药、化痰药、行气药、活血药、补肾药、补气药都有明显的祛脂作用，这些无疑对肥胖患者的减肥有所裨益。

（五）黄芪建中汤加味治疗胃脘痛

黄芪建中汤方出《金匮要略》，即小建中汤加黄芪，主治"虚劳里急，诸不足"，临床常用于治疗虚劳腹痛。关于胃脘痛，张景岳认为"因寒者十居八九，因热者十唯一二"，故亦可取黄芪建中汤之缓急补虚，温阳益气的功用以调治之。王老临床常以黄芪建中汤为基础方，随证加减治疗多种类型胃脘痛，并取得满意疗效。兹将其治疗经验举病例简介如下。

病例一 脾胃虚弱型胃脘痛。

王×，女，16岁。1992年12月15日于门诊初诊。

胃痛隐隐，时作时止，日发1~2次，痛时喜按，但与寒热无关。食纳欠佳，大便时溏，舌淡苔白，脉沉弱。胃镜检查无异常所见。

西医诊断：胃痉挛。

中医诊断：胃脘痛。

中医辨证：脾胃虚弱。

治法：补益脾胃，缓急止痛。

方药：黄芪建中汤加味。黄芪35g、白芍50g、桂枝20g、甘草15g、生姜15g、延胡索15g、五灵脂15g、良姜15g、半夏15g、木瓜15g、郁金15g、白术20g。7剂，每日1剂，水煎早晚分服。

12月22日二诊：药后胃痛未除，夜间尤著，二便正常，舌淡苔白，脉沉弱。调方为：黄芪40g、白芍40g、桂枝15g、炙甘草30g、延胡索15g、五灵脂15g、良姜15g、木瓜15g、丹参25g、柴胡15g、香附15g、白术20g。6剂，用法同前。

12月28日三诊：药后胃痛已除，食纳渐增，脉沉较前有力，舌淡红苔白。继以前方6剂而愈。

按语 该患者年少，学习紧张，思劳过度，劳伤脾气。可知脾胃虚弱是本例胃脘痛的病本所在，正如《证治汇补·心痛选方》曰："……致脾胃虚弱，胃脘作痛。"脾与胃相表里，共主中气之升降，脾病及胃，脾胃俱虚，失其所养，故时而拘急作痛。王老宗仲景"建中"之法，用黄芪建中汤加味治之。但初诊药后胃脘痛未解，何故？王老认为，本例胃脘痛因思劳过度而致，虽然思伤脾，脾胃虚弱需以"建中"为法，但又因思则气结，气机郁结可致胃络瘀阻而痛，故二诊去姜夏，郁金易柴胡、香附、丹参，以行气开郁散结、活血通络止痛，重用炙甘草温中缓急止痛。王老在此虚证中，认识到气血郁结之隐情，故灵活运用黄芪建中汤加减，药后痛止而病愈。

病例二 脾胃虚寒型胃脘痛。

陈×,女,12岁。1992年7月28日于门诊初诊。

胃脘隐痛时作,喜温喜按,空腹痛甚,得食痛减,纳差厌油腻,呃逆,大便溏薄,舌质淡红苔白,脉沉细。胃镜提示:胃溃疡。

西医诊断:胃溃疡。

中医诊断:胃脘痛。

中医辨证:脾虚胃寒。

治法:温中健脾,缓急止痛。

方药:黄芪建中汤加味。黄芪20g、白芍35g、甘草5g、延胡索15g、柴胡15g、草蔻20g、枳壳15g、白术15g、木香5g、三棱5g、莪术5g、藿香5g、良姜10g、制川乌3g。10剂,每日1剂,水煎早晚分服。

8月18日二诊:胃脘痛大减,每日发作仅1~2次,厌油腻,舌淡苔白,脉沉细。调方为:黄芪20g、白芍40g、延胡索15g、草蔻30g、川乌3g、木香5g、枳壳20g、良姜15g、三棱5g、莪术5g、莱菔子15g、香附10g、公丁香3g、吴茱萸3g。10剂,用法同前。

8月29日三诊:仅胃脘时痛,其他症状几无。脉沉细,舌质淡苔白。处方:黄芪20g、白芍40g、延胡索15g、草蔻30g、川乌3g、木香5g、枳壳20g、良姜15g、三棱5g、莪术5g、莱菔子15g、香附10g、公丁香3g、吴茱萸3g。继服7剂而临床治愈。

按语 张介宾论"痛有虚实"曰:"久痛者多虚……得食稍可者为虚……痛徐而缓,莫得其处者多虚。"(《景岳全书·心腹痛》)可知本例胃脘痛当属虚性疼痛。患者年少,多因饮食不节,脾胃受损,以致中阳不足,脾胃虚寒。王老运用主治"虚劳里急,诸不足"之黄芪建中汤治之,收到了明显的缓解疼痛的效果。因该患者脾胃除虚之外尚有寒邪,故王老加用川乌、吴茱萸、高良姜等,以温中散寒。方中所以未用附子而用川乌,王老指出乌、附皆为有毒之品,但川乌少量应用即可获明显效果,故对该患者应用符合安全有效的原则。王老认为,川乌不但温经散寒,缓解四肢肌肉之痉挛,同时还可温里,缓解肠道平滑肌之痉挛,故诸痛可止,因此在痛证治疗中经常使用。本例用药的另一特点是,在黄芪建中汤基础上配伍了行气活血之品。王老认为,脾胃之病常由气机不调而致郁,或因虚久而致郁(瘀),故要加入行气活血之品,以行"通则不痛"之功,加强止痛效果。

病例三 瘀血型胃脘痛。

李×,男,60岁,1992年5月27日门诊初诊。

胃脘疼痛,牵及于背,痛处拒按,得热稍减,呕恶纳呆。舌暗苔白,脉沉实。B超提示:腹腔内肿物。

西医诊断:胃癌。

中医诊断:胃脘痛。

中医辨证:血瘀成癥,胃络瘀阻。

治法:温中缓急,行气祛瘀。

方药:黄芪建中汤加味。黄芪50g、当归20g、三棱20g、莪术20g、五灵脂15g、草蔻30g、桂枝15g、高良姜15g、白芍50g、枳壳35g、柴胡15g、延胡索20g、甘草20g、白花蛇舌草50g。7剂,每日1剂,水煎早晚分服。

6月3日二诊：服药后胃脘痛大减，饮食渐增，舌脉同前。继以前方7剂。

按语 胃脘痛病因、病机较为复杂。本例年已花甲，据舌脉症可知其胃脘痛是因瘀血阻滞，不通则痛。王老诊之认为，此为本虚标实、虚实夹杂证。血瘀成癥，已为难治之症，当下应以缓急止痛，减轻患者痛苦为要。王老运用黄芪建中汤补诸不足以治里虚之本，缓其急而止痛；又遵"通则不痛"之旨，配伍大量行气活血祛瘀之品以治其标。王老在瘀血证中常用三棱、莪术，认为此二药虽是破气逐瘀之品，但用之得当并无伤正之虞，若配伍黄芪可用于各种因虚致瘀之证。王老经验，延胡索配伍五灵脂其止腹痛效果尤佳。方中所以加用清热解毒的白花蛇舌草，此乃辨病用药。据现代药学研究，认为白花蛇舌草具有一定的抗癌效果，故王老在本例中大量用之。

病例四 气滞型胃脘痛。

关×，女，41岁。1992年4月4日于门诊初诊。

胃脘胀痛，食后胀甚，纳食吞酸，夜寐不佳。舌暗淡，苔黄白而腻。既往胃出血病史。胃镜检查提示：十二指肠球炎。

西医诊断：十二指肠球炎。

中医诊断：胃脘痛。

中医辨证：肝郁气滞，横逆犯胃。

治法：疏肝理气，和胃止痛。

方药：黄芪建中汤合柴胡疏肝汤加减。黄芪20g、白芍20g、甘草15g、延胡索15g、良姜20g、草蔻50g、青皮15g、夜交藤35g、半夏15g、木香5g、枳壳20g、柴胡15g、槐花20g。4剂，每日1剂，水煎早晚分服。

4月8日二诊：药后胃脘痛减，但仍时发时止，时而窜入左胸胁，便溏。舌淡红，苔黄厚而腻，脉沉弦。继以前方加减：黄芪20g、白芍35g、甘草15g、延胡索15g、良姜20g、草蔻50g、青皮15g、半夏15g、木香5g、枳壳20g、柴胡15g、甘松20g。14剂，用法同前。

4月22日三诊：胃脘仅隐隐作痛，但仍吞酸、便溏。舌淡红，苔白略厚，脉弦细。调整处方：黄芪30g、白芍50g、桂枝20g、良姜15g、甘草15g、柴胡15g、延胡索15g、草蔻35g、枳壳20g、木香10g、诃子15g、罂粟壳10g、肉蔻10g。服用15剂后，诸症皆除治愈。

按语 本例为中年女性，多因忧思伤脾、郁怒伤肝，肝木乘土而致。肝失疏泄之职，气机郁滞不畅，横逆犯胃而发诸症。此正如《沈氏尊生书·胃痛》所说："胃痛，邪干胃脘病也……唯肝气相乘为尤是，以木性暴，且正克也。"王老使用黄芪建中汤以顾护中土而缓急止痛，配伍柴胡疏肝汤加味，以疏肝解郁。二方合用，可使肝气条达，气机通畅，胃气得缓，其痛可止。

病例五 阴虚型胃脘痛。

依×，男，32岁。1993年9月4日于门诊初诊。

胃脘胀痛日久，近3日加重，伴有口干咽痛，大便干结。舌红少津，脉沉细。肝脾尚未触及，胃脘部压痛明显。既往有慢性胃病史，但未曾检查确诊。

西医诊断：胃炎待查。

中医诊断：胃脘痛。

中医辨证：胃阴不足，夹有气滞。

治法：养阴益胃，行气止痛。

方药:黄芪建中汤加减。白芍35g、甘草15g、麦冬15g、生地30g、延胡索15g、半夏15g、良姜20g、柴胡15g、木香10g、川楝子20g、陈皮15g、板蓝根30g、鱼腥草30g。7剂,每日1剂,水煎早晚分服。

9月11日二诊:药后症状明显好转,但仍时有腹胀痛,舌脉同前。守前方继用7剂而愈。

按语 胃阴不足之胃脘痛,典型证候是隐隐作痛之虚证。但本例为胀痛,可知挟有气滞。胃阴不足其因有二,一是嗜食肥甘辛辣之品,耗损胃阴;二是肝气久郁,郁久化火而伤阴。本病例为久病,由久郁化火所致胃阴不足。大凡胃痛之病,皆因"不通则痛",气滞可痛,火郁可痛,阴虚失养可痛。王老治疗本病,仍用黄芪建中汤加减,去黄芪而重点取白芍、甘草缓急止痛之用,此亦芍药甘草汤之义。因挟有气滞,故加用疏肝之品,以调理气机使其通畅,"通则不痛",胃脘痛可止。本病主要病机为胃阴不足,故加用生地、麦冬,重用白芍等滋阴清热。因考虑胃炎多合并有幽门螺杆菌感染,故辨病加用板蓝根、鱼腥草以清热解毒。

综观王老治疗胃脘痛的处方用药特点,多是以黄芪建中汤为基础方,加延胡索、五灵脂、草蔻、枳壳、白术、柴胡,其中蕴寓四逆散、柴胡疏肝汤之义。王老认为,胃脘痛涉及脏腑主要为肝、脾、胃三者,故立法一要补益脾胃,二要调达气机。补益脾胃用黄芪建中汤加减,调达气机则用四逆散或柴胡疏肝汤加减。

(六) 黄芪建中汤加味治疗胁痛

黄芪建中汤方出《金匮要略》,是张仲景为治疗"虚劳里急,诸不足"而设。王老临床除常用其加减治疗胃脘痛之外,还用其加味治疗胁痛。兹举典型病例如下。

病例一 肝郁气滞胁痛。

刘×,女,40岁。1993年1月12日于门诊就诊。

胁肋胀痛,以左胁为主,走窜不定,可窜至右肩部,痛每因情志变化而增减,易怒善太息,口干,咽中如有物阻塞,大便日行1~2次,不溏。舌质淡红,苔薄白,脉弦。B超提示胆囊炎。

西医诊断:慢性胆囊炎。

中医诊断:胁痛。

中医辨证:肝郁气滞。

治法:疏肝理气止痛。

方药:黄芪建中汤合四逆散加减。黄芪35g、白芍20g、甘草15g、桂枝20g、延胡索20g、麦冬20g、柴胡15g、枳壳20g、生地20g、川乌7g、郁金20g、香附20g。7剂,每日1剂,水煎早晚分服。

1月20日二诊:诸症悉除,仅大便稍溏,舌脉同前。继用前方5剂巩固疗效。

按语 本例西医诊为胆囊炎,就其疼痛部位而言,当属中医之胁痛。《景岳全书·胁痛》篇曰:"胁痛之病,本属肝胆二经,以二经之脉皆循胁肋故也。"《金匮翼·胁痛统论·肝郁胁痛》曰:"肝郁胁痛者,悲哀恼怒,郁伤肝气。"指出本病的病因病机,是因情志抑郁,或肝气太过,条达疏泄不利,气阻络痹而致。故王老用黄芪建中汤缓急止痛,合四逆散加味疏利肝胆。王老也曾用此治疗胃脘痛,虽然二病不同,但因其病机相同故可"异病同治"。

病例二 肝胆湿热胁痛。

张×,女,45岁。1992年3月4日于门诊就诊。

右胁下痛,时发时止,发则痛窜于肩背部。口苦,纳呆,时胃脘痛,午间有饥饿感。舌淡苔厚腻,脉弦。既往有十二指肠球部溃疡病史。B超检查提示:肝内胆管结石。

西医诊断:肝内胆管结石合并感染。

中医诊断:胁痛。

中医辨证:肝胆湿热。

治法:清利肝胆湿热。

方药:黄芪建中汤合大柴胡汤加减。黄芪40g、白芍40g、延胡索15g、桂枝30g、甘草15g、大黄10g、三棱20g、莪术20g、柴胡15g、枳壳20g、半夏15g、鱼腥草40g、白花蛇舌草40g、草蔻35g、郁金20g、生姜10g。5剂,每日1剂,水煎早晚分服。

3月10日二诊:药后右胁痛稍减,便溏色黑。舌脉同前。调方:黄芪40g、白芍40g、延胡索15g、桂枝30g、三棱20g、莪术20g、柴胡15g、枳壳20g、半夏15g、鱼腥草40g、草蔻35g、郁金20g、木香10g、鹿角霜15g、生姜10g。7剂,用法同前。

3月17日三诊:右胁痛明显减轻,胃纳改善,但仍乏力,便黑。舌淡苔薄白,脉沉弦而缓。前方加减:黄芪40g、白芍40g、延胡索15g、桂枝20g、甘草15g、木香10g、鹿角霜15g、三棱20g、莪术20g、柴胡15g、枳壳20g、半夏15g、鱼腥草40g、草蔻35g、郁金20g、槐花25g、生姜10g。继用7剂,诸症悉除。

按语　本例为少阳阳明合病,故王老在黄芪建中汤缓急止痛的基础上,合大柴胡汤治之。王老针对胆石症常合并感染,故临床多用白花蛇舌草、鱼腥草代之金钱草。本例既往有十二指肠球部溃疡病史,现又见有黑便,提示有出血现象,故于方中加槐花、鹿角霜以补虚止血。

(七) 木香流气饮治疗重症的经验

木香流气饮原载于宋代太医局编纂的《太平惠民和剂局方》卷三,清代乾隆年间政府组织编写的大型医学丛书《医宗金鉴》,也将其收载于《杂病心法要诀》卷四十一"诸气治法"中,二者功能主治基本相同,但所载药物组成稍有差别。现在临床所用多为《医宗金鉴》木香流气饮,其药物组成为:人参、白术、茯苓、炙甘草、橘皮、半夏、丁香、沉香、肉桂、白芷、香附、草果、苏叶、青皮、大黄、枳壳、厚朴、槟榔、莪术、麦冬、大腹皮、木瓜、木通,共24味。言其功能"快利三焦,通行荣卫,外达表气,内通里气,中开胸膈之气,其水肿胀满、气壅喘嗽、气痛走注、内外疼痛,并皆治之",强调本方"调治一切诸气为病"。王老正是利用本方之特点,临床灵活变通用于治疗气滞或以气滞为主兼见血瘀、痰阻之重症。

兹将王老运用此方治疗重症的经验选介于下。

病例一　丛×,男,58岁,1992年5月21日初诊。

该患者于5月20日中午公出途中突然腹痛,继而出现持续性钝痛并逐渐加剧,时伴恶心呕吐,经对症治疗未见缓解。来诊时腹痛以上腹为主,痛处拒按,伴腹胀、恶心呕吐,口苦而干,不欲食,大便2日未行,无矢气,小便黄赤。舌尖红赤,苔薄黄少津,脉弦数有力。血常规 WBC $11.6×10^9$/L,尿淀粉酶512U/L,血淀粉酶64U/L。B超提示急性胰腺炎。心电正常,胸透正常。血压:20/12kPa。

西医诊断:急性胰腺炎。

中医诊断:腹痛。

中医辨证:气滞血瘀,腑气不通。

治法:理气消胀,通腑化气。

方药:木香流气饮化裁。党参20g、茯苓15g、半夏15g、木香5g、香附10g、青皮15g、枳壳10g、厚朴15g、槟榔15g、莪术10g、柴胡15g、大腹皮20g、大黄10g(后下)。

服药1剂,腑气得通,矢气频频,后大便2次,腹痛、腹胀相继减轻,恶心呕吐缓解。次日起,大黄改为7g同煎,以缓泻下之势。又服3剂后,痛胀俱解,仅上腹不适,有轻微压痛。仍按原方加减3剂而愈。

病例二 房×,女,47岁,1991年8月5日初诊。

该患者3天前无任何诱因突然出现右胁疼痛,并向右肩部放散,腹胀腹痛,进餐后更甚,伴有发热、恶心呕吐。B超见胆囊增大,壁厚>0.3cm,水肿,胆汁淤积,提示急性胆囊炎。经西药抗炎利胆治疗数日未见好转,故请王老诊治。诊见:发热、右胁疼痛拒按,胸闷腹胀,恶心呕吐,口干而苦,溲黄便秘,舌质红,舌根苔黄腻,脉弦数。

西医诊断:急性胆囊炎。

中医诊断:胁痛。

中医辨证:肝胆气滞,夹有湿热。

治法:疏肝利胆,清热利湿。

方药:木香流气饮化裁。党参20g、白术15g、茯苓15g、甘草10g、木香5g、陈皮10g、半夏15g、柴胡15g、大腹皮15g、莪术10g、槟榔10g、大黄10g(后下)、厚朴15g、龙胆草15g、白花蛇舌草20g、鱼腥草20g。

药后腹中雷鸣,连连矢气,腹胀、腹痛均减轻。服药2剂后大便得通,胁痛大减,恶心呕吐消失,可进食。此后以柴胡疏肝汤加减调理5日而愈。

病例三 张×,33岁,1992年3月24日初诊。

1年半前患急性肾炎住院治疗,症状缓解后出院。半年后因反复出现下肢浮肿,常间断服用肾宁散及利尿剂,尿常规PRO波动于(+)~(++)。近半月来下肢及颜面浮肿复发,经服上药效果不显。请王老诊治。诊见:颜面及下肢浮肿,胸闷气短,腹胀,食欲不振,舌质略暗苔白腻,脉弦细。尿常规:PRO(++)、RBC 2~3个/HP、颗粒管型2~3个/HP。肾功能:BUN 4.1mmol/L、CO_2CP 23.8mmol/L。血常规:RBC $3.5×10^{12}$/L。血压20/12kPa。心电图、胸透正常。

西医诊断:慢性肾炎。

中医诊断:水肿。

中医辨证:脾肾阳虚,气滞血瘀。

立法:行气活血,温补脾肾。

方药:木香流气饮化裁。黄芪20g、白术15g、党参15g、茯苓15g、陈皮15g、半夏20g、三棱10g、莪术10g、大腹皮15g、肉桂10g、附子10g、草果15g、厚朴20g、枳壳20g、青皮20g、大黄5g、大小蓟各5g。

服药1剂后,尿量明显增多,腹胀减轻。3剂后腹胀闷及水肿皆消,食欲亦增,患者精神大振。后于原方加生地、山萸肉、何首乌、仙灵脾、仙茅等补肾之品,共服40余剂,尿常规转为正常,病情稳定未复发。

病例四 肖×,男,58岁,1992年4月29日初诊。

该患者患慢性咳喘病史20余年,每遇冬季或感冒加重,10年前诊断为肺心病,经常住院治疗。半月前因感冒而咳喘加重,咳白黏痰时而兼黄,经多种抗生素治疗无效,且逐渐出现心慌、胸闷、气短、下肢浮肿等症,加用强心、利尿、吸氧亦无明显好转。请王老诊治时见:患者胸高胀满,喘促气短,动则尤甚,时咳吐白沫痰,口唇及舌发绀,颜面虚浮,下肢呈指凹性浮肿,小便短黄,大便3日未行,苔白腻,脉弦滑细数。血常规 WBC $13.4×10^9$/L,中性粒细胞0.78。胸透及胸片见肺内感染、肺气肿、肺心病征象。心电图:肺型P波,右心室肥厚,低电压。

西医诊断:慢性支气管炎,肺气肿,肺心病,肺内感染,心力衰竭。

中医诊断:肺胀。

中医辨证:肺肾两虚,气血瘀滞,痰热壅肺。

治法:急则治其标,行气化瘀、清热化痰。

方药:木香流气饮化裁。半夏20g、陈皮20g、党参25g、白术15g、茯苓10g、炙甘草15g、枳壳15g、大黄5g、厚朴15g、榔片15g、莪术15g、大腹皮15g、桑白皮20g、鱼腥草20g、白花蛇舌草30g、附子10g。3剂,水煎服,每日1剂。

5月3日复诊,喘促胸胀满好转。又服前方3剂,大便通,喘促平,小便增多,颜面及下肢浮肿渐消。之后从气阴两虚夹血瘀方面进行调治,病情趋于稳定。

病例五 郑×,男,20岁。1991年8月21日初诊。

2年来致力于高考日夜攻读,因疲劳过度而渐致失眠。后高考落第,失眠更加严重,虽经中西药物治疗,但仍无好转。每夜入睡困难,多梦易醒,只能睡2~3个小时。此外还有食少纳呆、胸胁胀满、时善太息、记忆力减退等症。舌淡红,苔薄白,脉弦细。心肺及其他辅助检查均无异常所见。

西医诊断:神经衰弱。

中医诊断:不寐。

中医辨证:肝郁气滞,心神不宁。

治法:疏肝理气,安心宁神。

方药:木香流气饮加夜交藤化裁。党参20g、白术20g、半夏30g、陈皮15g、木香10g、桂枝10g、白芷15g、香附15g、草蔻15g、青皮10g、大黄5g、枳壳20g、榔片10g、夜交藤40g、莪术10g。7剂,每日1剂,水煎早晚分服。

8月28日复诊:服前方7剂后,食纳增,胀满减,每晚可得3~4小时睡眠,梦扰减少。继以前方加生龙骨、生牡蛎各40g,7剂。

9月4日三诊:诸症明显好转,每晚可酣睡6小时。之后运用逍遥散加减20余剂而痊愈。

按语 木香流气饮本为理气峻剂,方中虽有参、术、苓、草、麦冬等益气养阴之辈,乃是为防止气药耗伤气阴而设,因此纵观全方并无益气养阴之义。但在临床中所见一些重症纯属邪实而正不虚者较少,往往是虚实夹杂,气血兼病,阴阳两伤。王老师古而不泥古,遇此类病证则灵活变通,常于本方中加大参、术等品剂量,使纯属理气之方一变而为攻补兼施之剂,用之临床,辄应手而效。如例一之腹痛证(急性胰腺炎),扶正而祛邪,重剂急煎,药后即转危为安。例二之胁痛(急性胆囊炎),因兼湿热故佐以清热利湿之品,寓清热利湿之中予扶正。例三之水肿(慢性肾炎),又增黄芪以助人参之力,益桂、附以扶阳,加重大腹皮之用量以利湿,俾理气方中不仅补气,进而"益火之源,以消阴翳"。例四之肺胀,已由慢性支气管炎、肺气肿发展成肺心病、心力衰竭,并伴有肺内感染,此病之本为肺肾两虚,但现下有气滞血瘀、痰热壅肺之标实之邪,故本着"急则治其标"之经旨,急用本方加清化痰热之品以救其急,标急得解后再易扶正治本之法缓图之。不寐多属虚证,然肝郁气滞之极所致心神不宁者颇不乏人,例五之不寐(神经衰弱),即用本方加大剂量夜交藤投之而愈。纵观上述病例,或用木香流气饮于全过程,或用于疾病某一阶段,全在于随证消息之中。若审证正确,则效专力宏,每起沉疴,足见中医辨证之科学性和灵活性。

王老还认为,本方中大黄一味应用尤妙,具有通腑泻浊、快利三焦的作用。本品虽为泻下峻剂,但有参、术佐之则无伤正之虞。临床应用时必须随证增减用量及煎煮时间。上举五例虽皆用大黄,但用量用法各异,"用药如用兵"此之谓也。方中伍用大腹皮,此为利水消肿除胀之要药。王老指出,严重肿胀时需加量用之,亦可用大腹皮煎汤代水,再煎群药,则消肿除胀效果益佳。

总之,王老认为该方着眼于气机不利这一要点,辨证得当,加减适度,常可显效于须臾。但若病势轻微,病程久者,王老主张用小剂量消散之,以免伤正。

(八) 天王补心丹加味治疗不寐

天王补心丹方出《摄生秘剖·卷一》。本方由生地、当归身、天门冬、麦门冬、炒柏子仁、炒酸枣仁、人参、玄参、丹参、茯苓、炒远志、炒五味子、炒桔梗、朱砂(为衣)等药味组成。具有滋阴清热,补心安神的功能,主治心血不足、神志不宁、津液枯竭、健忘怔忡、大便不利、口舌生疮等症。天王补心丹通过滋阴清热,阴阳相交,可使神安其宅而寐。正如《景岳全书·不寐》篇曰:"真阴精血不足,阴阳不交,而神有不安其宅耳。"王老认为不寐一证,多为阴虚火旺或气血不足所致,本方滋阴清热、补益气血,养心安神则寓于其中,故临床不仅可用于阴虚火旺之不寐,通过药味及剂量的加减变化,也可用于心胆气虚之不寐。

兹列举病例二则如下。

病例一 马×,男,32岁。1993年8月7日于门诊就诊。

夜寐不佳,多梦纷扰,心悸易惊,精神紧张、胆怯,头晕乏力,口干纳呆。舌淡苔白,脉沉细。长期以来需服用地西泮入睡。

西医诊断:神经衰弱。

中医诊断:不寐。

中医辨证:气虚不寐。

治法:益气镇惊,安神定志。

方药:天王补心丹加减。柏子仁15g、远志10g、当归15g、生地20g、丹参30g、沙参20g、麦冬20g、党参20g、川芎30g、珍珠母50g、葛根10g、枳壳15g、草蔻35g、黄芪30g。3剂,每日1剂,水煎早晚分服。

8月10日二诊:药后睡眠明显改善,已减少地西泮用量。舌脉同前。继用前方7剂,嘱其睡前停服地西泮。

按语 《景岳全书·不寐》篇曰:"不寐证虽病有不一,然惟知邪正二字,则尽之矣。盖寐本乎于阴,神其主也。神安则寐,神不安则不寐。其所以不安者,一由邪气之扰,一由营气不足耳。有邪者多实,无邪者皆虚。"本例为无邪、心气不足之不寐,王老抓住"肝气实则怒,肾气虚则恐"及胆气虚胆怯易惊的病机特点,在天王补心丹中重用益气之品,并加用黄芪,以加强本方益气温胆之功,使惊悸除而神安得卧。

病例二 陈×,女,28岁。1994年3月7日于门诊就诊。

夜不能寐,心中烦扰不宁,手足心热,口苦咽干,喜凉恶热,小便黄。舌红少苔,脉细数。

西医诊断:神经衰弱。

中医诊断:不寐。

中医辨证:阴虚不寐。

治法:滋阴降火,交通心肾。

方药:天王补心丹加减。柏子仁15g、五味子15g、黄芩15g、当归15g、生地30g、桔梗15g、丹参25g、玄参20g、沙参10g、麦冬15g、远志10g、酸枣仁15g、栀子15g。3剂,每日1剂,水煎早晚分服。

3月10日二诊:药后睡眠明显改善,但仍心烦口苦,舌脉同前。继以前方加减:柏子仁15g、酸枣仁15g、麦冬15g、生地30g、黄芩15g、桔梗15g、五味子15g、栀子15g、夜交藤40g、黄柏5g。7剂,用法同前。

继续服用7剂后,诸症悉除。

按语 《素问·痹论》曰:"阴气者,静则神藏,躁则消亡。"本例之不寐,为肾水不足不能上奉于心,水不济火,心阳独亢,躁动不安而致。王老用天王补心丹加栀、芩、柏以清热降火,下归于肾,使阳得入于阴,则心肾交通,阴阳调和而能安睡。王老在运用天王补心丹交通心肾时,重视配伍沙参,以"补心肺,止惊烦"。因本例为阴虚不寐,故去补气之党参。

(九)自拟"益气化瘀汤"治疗中风

王老在长期临床实践中,根据中风的病因、病机特点,自拟"益气化瘀汤"。该方的药物组成为:黄芪50g、地龙15g、寄生30g、葛根50g、生地20g、丹参30g、泽泻35g。具有益气补肾,活血化瘀之功效,适用于中风之中经络各证及中风后遗症的康复,用于临床治疗中风,取得很好的疗效。兹介绍病例二则如下。

病例一 张×,男,53岁,1991年8月11日初诊。

既往高血压病史,素有头晕头痛,耳鸣目眩,少寐多梦。1988年突发口眼㖞斜,半身不遂,舌强语蹇,但意识清楚。来诊时仍见偏枯语蹇,头晕汗出,下肢乏力,舌暗紫向右歪斜,脉弦缓。血压20/13kPa。

西医诊断:脑血栓后遗症。

中医诊断:中风。

中医辨证:气虚血瘀,风阳上扰。

治法:益气活血,平肝潜阳。

方药:益气化瘀汤加味。黄芪50g、地龙15g、寄生30g、葛根50g、生地20g、丹参30g、泽泻35g、茵陈15g、夜交藤50g、丹皮20g、虎杖30g。3剂,每日1剂,水煎早晚分服。

8月14日二诊:全身乏力,口干汗出均减。其他症状同前,血压22.7/13.3kPa。前方稍有加减:黄芪50g、地龙15g、寄生30g、葛根10g、生地20g、夜交藤50g、丹参30g、丹皮20g、泽泻35g、茵陈15g、虎杖30g。7剂,用法同前。

8月21日三诊:右侧肢体沉重,二便不畅,其他症减,舌脉同前,血压18.7/12kPa。调整处方:黄芪50g、葛根15g、泽泻50g、茵陈50g、丹参35g、丹皮25g、生地35g、虎杖35g、夜交藤40g。

继用7剂后,诸症明显改善。

按语　《医经溯洄集·中风辨》云:"中风者,非外来风邪,乃本气自病也,凡人年逾四旬,气衰之际,或因忧喜忿怒,伤其气者,多有此疾。"王老认为,本病素有阴虚阳亢,或情志所伤,或风阳内动,挟痰走窜经络,脉络不畅,而致偏枯,口眼㖞斜。正如《临证指南·中风》所说:"肝为风脏,因精血衰耗,水不涵木,肝阳偏亢,内风时起。"王老认为,该患者现为脑血栓后遗症,因久病伤气,致气虚不能运血,气不能行则血不能荣,气血瘀滞脉络痹阻则偏枯语涩,兼有风阳化火挟痰上扰而致头晕耳鸣。此为气虚血瘀,脉络痹阻,风阳上扰,痰火上攻之证。治宜益气养血通络,平肝潜阳清痰热。故王老用自拟益气化痰汤,配伍轻身益气、利湿除热之茵陈,养血通络之夜交藤,活血清热之虎杖而效。

病例二　幺×,男,50岁,1993年8月7日初诊。

肌肤麻木不仁,左侧半身不遂,头晕乏力,言謇语涩,口角流涎2日。舌淡红苔白,血压18/12.5kPa。脉沉弦。CT提示:腔隙性脑梗死。

西医诊断:腔隙性脑梗死。

中医诊断:中风,中经络。

中医辨证:肝肾不足,气虚血瘀。

治法:益气补肾、活血通络。

方药:益气化痰汤加味。黄芪40g、地龙10g、葛根10g、寄生15g、泽泻20g、生地20g、丹参30g、红花10g、山芋肉15g、麦冬15g、石菖蒲20g、肉苁蓉15g。14剂,每日1剂,水煎早晚分服。

8月24日二诊:服药后,左上肢汗出,语言较流利,饮食不呛,口角流涎及其他症状均明显好转,脉滑,舌淡红苔白。前方加五味子10g、石斛15g。

之后用上方加减调治20余日,该患者步履矫健,语言清晰而愈。

按语　本病素体阴虚,气血不足,经络空虚,风邪如中而致。但王老认为:"此风邪,非外风尔。"正如《景岳全书·非风》所云:"非风麻木不仁笃证,因其气血不至,所以不知痛痒,盖气虚则麻,血虚则木,麻木不已则偏枯痿废,渐至日增。"故王老于自拟"益气化痰汤"中配伍山芋肉、肉苁蓉、石菖蒲等取其补肾、祛风除痰,加麦冬养阴清热。二诊诸症明显改善,王老又取地黄饮子治肾虚喑痱、厥逆、语声不出、足废不用之义,加五味子、石斛,以阴阳俱补。

以上两例中风,均为中经络,病因皆由肝肾不足所致。然病例一因久病积损正衰,致气虚血瘀挟痰火阻络,为虚实夹杂证,王老用自拟益气化痰汤为基本方,益气补肾、活血化瘀,配伍虎杖等清火除痰之品,标本兼治。病例二为素体肝肾不足,气血俱虚,脉络空虚,虚邪入中而致脉络瘀阻,此乃本虚之证,王老以基本方配伍山芋肉、肉苁蓉、五味子等补肝肾、养阴敛液之品,以治其本。

四、治法运用

(一) 扶正祛邪法治疗胃、十二指肠球部溃疡

胃、十二指肠球部溃疡,是内科临床常见病种之一。祖国医学虽无此病名,但本病的临床表现,与中医文献所记载之"胃脘痛"、"吞酸"、"嘈杂"相似,有并发症时,又与"呕吐"、"反胃"、"血证"等有关,因此中医临床常按以上病证论治而划分为若干证型。王老在多年的临床实践基础上,认为本病纯属某一证型者甚少,而多为虚实夹杂之证,以脾虚为本,以气滞、血瘀、痰饮等邪实为标,故治疗之时标本兼顾,扶正祛邪,自始至终重视脾虚之本而益气健脾,从而提高了临床疗效。

1. 扶正祛邪法治疗胃、十二指肠球部溃疡的理论依据

胃、十二指肠球部溃疡多以胃脘疼痛为主证,其病位主要在中焦脾胃。临床所见确诊为"胃、十二指肠球部溃疡"者,绝大多数都是病史较长、反复发作者。"久病多虚",所以临床上本病以脾虚为主。单纯性溃疡病患者,临床平素常见有胃脘隐隐作痛,过劳遇冷或饮食不调则发,喜温喜按、得食则舒,食少纳呆、体倦乏力等脾胃虚弱之证;而发作时,特别是有并发症时,则可见有疼痛加剧、腹满拒按、恶心呕吐等气滞、血瘀、痰饮之象。这些征象都是在脾气虚的基础上继发的,因此本病临床上应以正虚为本,以邪实为标。如脾胃虚弱,健运失司,升降失常则气机阻滞;进一步可因土壅侮木,使肝郁不舒;而木郁又可乘土,更使脾受戕伐,从而形成肝脾之间的"恶性循环",这种情况与单纯肝气犯胃而致胃脘痛者病机迥异,故治法当然有别。又因气虚血运无力、气滞血行受阻,故本病病程较久者,多兼瘀血阻络之象,即所谓"久痛入络"也。再如,由于脾气虚衰,水湿不化,痰饮可自内生,尤其饮食不节再伤脾胃,可使本病骤然发作,而见有脘腹胀满、疼痛拒按、呕吐胃反、饮食不入等饮邪内停之重症,此种情况多见于并发幽门痉挛或幽门梗阻之时。以上列举之滞气、瘀血、停饮等邪,皆为脾气虚发展过程的"病理产物",其原发在脾、本为气虚。所以王老认为,治疗胃、十二指肠球部溃疡病成功的关键即在于认识到本病的脾虚本质,而气滞、血瘀、痰饮等证在不同阶段可与脾虚同时并见,仅有轻重不同而已,临证之时,只要病程较久,就要予先考虑到脾虚,在立法方面予以益气健脾,兼顾他证,否则脾气不振、运化无力,无论是理气、活血、还是化饮、降逆,都难以发挥作用反而徒伤正气,或虽暂有小效而不能巩固。故本病治疗大法应以扶正为主而兼以祛邪,扶正即寓祛邪之意。此即《内经》所云"谨守病机,各司其属,有者求之,无者求之,盛者责之,虚者责之"、"治病必求于本"之谓也。

2. 扶正祛邪法治疗胃、十二指肠球部溃疡的临床运用

王老基于对胃、十二指肠球部溃疡病脾虚本质的认识,在多年临床实践中,摸索出使用

黄芪建中汤益气健脾为主,稍加理气、活血之品临证加减治疗胃溃疡病的经验。黄芪建中汤出自《金匮要略·血痹虚劳篇》。《金匮要略》云:"虚劳里急诸不足者,黄芪建中汤主之。"里急,谓腹中拘急疼痛,乃因中气虚寒所致;虚劳、诸不足,乃指久病阴阳气血皆虚之意,故与胃溃疡病的病理特点和临床特点颇为相似。所以王老以其为主方,去饴糖、大枣之滋腻碍脾;加陈皮、柴胡行气舒肝,郁金行气活血,而组成经验方如下:黄芪35g、白芍40~50g、桂枝20g、甘草20g、生姜10g、柴胡10g、陈皮15g、郁金15g。其中白芍重用40~50g,除用其缓急止痛之意以外,还用其"土中泻木"之功。《内经》曰:"肝欲散……用辛补之,酸泻之。"本病为脾虚肝旺,中土虚则木邪肆,故重用芍药之酸泻,于土中泻木,泻肝而不伤脾,使土木无忤,截断肝脾间的"恶性循环"。方中甘草用量达20g,对气滞中满证似属不当,但王老认为本病之中满虽亦属气机郁滞,但因其本在脾虚、其标在肝郁,《内经》曰:"肝苦急,急食甘以缓之","脾欲缓……用苦泻之,甘补之"。故本病重用甘草之甘缓,不仅不会碍气增满,反而是"一箭双雕",兼收补中健脾益气和缓肝行气除胀之功。

临证加减:单纯性溃疡在缓解期或疼痛不重时,可于原方减去行气活血之品;若遇冷痛作、得热则缓、畏寒肢冷等寒象较重者,加良姜、川椒;若疼痛拒按、如刺如割、痛处不移等瘀血较重者,加灵脂、延胡索;若兼见恶心欲呕、得食则吐、呕吐清涎等饮邪中阻、胃气上逆者,加生半夏、茯苓。特别对并发幽门痉挛或幽门梗阻的患者,见有脘腹胀大、攻撑作疼、腹中雷鸣、频频呕吐、饮食不入,X线检查胃内有大量积液者,生半夏量应用至20~30g(捣碎)。王老认为,生半夏降逆止冲蠲饮之力大于制半夏,再配伍原方中之生姜,乃为《金匮要略》之小半夏汤,用于饮邪致呕者甚效。半夏生用虽然有毒,但伍在汤剂之中煎煮,其毒性便被破坏。王老不仅治疗本病,在治疗其他病使用半夏时,也习惯生用,但从未发生中毒者。对因胃内有大量积液,频频呕吐服药困难者,则嘱其先用胃管排空胃中液体,然后再分多次频频饮服。王老认为这一方面可迅速祛除大量饮邪,缓其呕吐及攻撑之势,以免进一步伤损脾胃正气,为急则救标之法;另一方面则可使其不致稀释药液而影响疗效。

3. 病例介绍

汪×,男,42岁,干部,因胃脘痛、反复呕吐已3天,于1976年11月9日入某医院住院治疗。

病历摘要:素体虚弱,患胃、十二指肠球部溃疡已8年,每遇寒凉、过劳、饮食不节则发作。10日前因公出过累,加以气温骤降、衣着单薄,以致胃脘痛复发。初起痛轻,得食遇热则痛减,痛处喜按,并有泛酸、嗳气,便潜血阳性。用中西药物控制,尚能坚持工作。3日前,宴会后腹胀胃痛严重,呕吐频频,吐物为大量清水,继续服用前药无效而入院。经X线钡餐透视,见胃内有大量积液。钡剂不能通过幽门。外科诊断为完全性幽门梗阻,予以输液,插入胃管减压,准备进行手术治疗。因家属不同意手术,乃邀王老会诊。

查其形体消瘦,颜面苍白,神疲气短,舌质淡,舌面满布白色厚腻苔,脘腹硬满,腹中雷鸣。询其上腹胀满,痛如刀割,并阵阵加剧,痛处固定不移,喜暖,拒按,脘痛攻筑右侧胁肋及右侧腰背部,口干,3日来除静脉输液外,饮食入口即吐。大便4日未通,小便量少而黄。四肢不温,六脉沉而弦细无力。审证查脉,是以脾胃虚寒为主,兼有气滞、血瘀、肝旺之象。本病虚实夹杂,以虚为本、实为标,治宜标本兼顾,法用健脾舒肝、化瘀理气、降逆和胃,以黄芪建中汤、柴胡疏肝饮、小半夏汤三方合之加减。

处方:黄芪35g、白芍40g、桂枝20g、生姜20g、甘草20g、柴胡15g、陈皮15g、灵脂15g、郁金15g、生半夏20g、延胡索15g、良姜15g。2剂。每日1剂,加水浓煎,分多次少量频频服之。服药前需排空胃内积液。

11月11日二诊:服药2剂后,饮水不吐,胃痛大减,但仍感脘闷纳累,舌苔、脉象无明显变化。原方加白蔻10g,以醒脾快气。2剂。

11月13日三诊:腹痛完全缓解,虽仍有脘闷,但已能饮少量牛乳,舌苔转薄。原方去生姜,减柴胡、半夏量为各10g,以防耗阴。3剂。并停止输液。

11月16日四诊:腹胀明显减轻,10余日之便秘今日始通,胃纳转佳,唯仍感全身乏力。舌苔薄白,脉象较前有力,但仍有弦象。原方加党参30g、莱菔子10g,以加强补益中气、消食导滞之力。连服1周,饮食正常,二便通畅,胃脘已无任何不适。

追访患者4年余,仅有过3次于气候变冷时胃脘痛轻度发作,予以黄芪建中汤稍加理气、活血、降逆之品3~5剂即能缓解,与1976年以前频频发作相比,轻快多矣。

4. 结语

王老在长期临床中,通过对大量胃、十二指肠球部溃疡病患者的临床观察,分析其病机特点,探讨其疾病本质,并参考《内经》、《金匮要略》等古典医籍,初步总结出治疗本病的临床经验,近年来经过对数十例确诊为本病的患者治疗观察,均获得了满意的疗效。

(1) 本病在临床上不能简单地划为某一证型,而是虚实夹杂,有发展变化的复杂病证。本病以脾气虚为本,在此基础上可继发有气滞、血瘀、痰饮等,其病位主要在中焦脾胃,但可涉及肝。本病的病理特点为本虚标实,标本虚实缓急在发作期和缓解期、有并发症者与无并发症者又有不同,临证之时当详辨之。

(2) 扶正祛邪是治疗本病之原则。治疗之时,自始至终应以健脾益气为主,兼顾他证。在疼痛发作之时,切不可只见标象而忽弃其本,否则标证不减反而徒伤正气。

(3) 选用黄芪建中汤为主方,稍加理气、活血、降逆之品,临证之时加减变通。其白芍、甘草用量较大,似有酸甘敛缓有碍行气止痛、除胀散满之嫌;半夏生用有毒,用至20g以上又使人望而生畏,但这些恰为王老治疗本病用药之经验,直接关系到治疗效果。

(4) 对并发幽门痉挛和幽门梗阻而胃内有大量积液者,可配合胃管减压,以祛饮邪之急。

(5) 经临床治疗观察,本治法对确诊为胃、十二指肠球部溃疡患者疗效满意,还曾用其治疗亚急性胰腺炎获效。但对胃窦炎等慢性胃脘痛疗效不佳。

(编者按:本文由王克勤、王孝莹共同整理,曾以"王德光老中医治疗胃溃疡病的经验"为题,发表于《黑龙江中医药》,1982,(3):5~7。)

(二) 温补肾阳法在临床中的应用

肾为先天之本,命门附之,藏元阴元阳,是水火之脏;主骨生髓藏精,生殖之源,司二便,是水之下源,气之根也,在人的生命活动中地位非常重要。明·赵献可《医贯》认为,命门为十二经之主,命门之火为生机之所系,此火为先天无形之火,此火旺则各脏运动速,火微则动缓,并强调了温补肾阳法之重要。

临证之中所见腰膝酸软疼痛,腰以下冷感,下肢软弱,少腹拘急,小便不利,或尿后余沥,或小便频数,气怯神疲,面色晦暗,四肢不温,舌淡苔薄,脉沉细小等,都是肾阳虚弱,不能化气利水,下元失于温养之症。温补肾阳法就是为上述诸症而设。王老也非常重视该法,常以仙灵脾、仙茅、附子、肉苁蓉、生熟地等药为主治疗阳虚诸证,现举例如下。

病例一 肾病综合征。

王×,男,50岁,肾病综合征病史5年,中西医多方求治效果不显。来诊时见:颜面虚浮,眼睑水肿,面色㿠白无华,少气懒言,神疲乏力,手足不温,腰膝酸软,小便清,夜尿频,下肢足跗轻肿。当时化验室检查:尿常规示蛋白(++++),沉渣有少量红、白细胞及管型;血浆蛋白50g/L,A/G为24/26;BUN 6.3mmol/L,CO_2CP 21.0mmol/L,离子正常;总胆固醇123mmol/L。舌淡紫舌体胖大,苔薄白,脉沉细。

中医辨证:肾阳不足,肾气不固,脾气虚弱,脾肾两亏。

治法:温补脾肾。

方药:仙灵脾20g、仙茅20g、巴戟天15g、黄芪30g、党参20g、白术20g、茯苓20g、熟地15g、桂枝30g、王不留20g、三棱10g、莪术10g、大腹皮50g。6剂。每日1剂,水煎早、晚温服。

之后复诊多次,其方以上述为主,随证增减益母草、大小蓟、土鳖虫、生熟地、桃仁、红花、三棱、莪术、大腹皮、路路通等。历时半年,最后尿蛋白(+)~(±)或(-),尿沉渣(-),血浆蛋白、总胆固醇基本稳定在正常范围。患者自觉症状明显好转,腰酸乏力、神疲肢冷、面浮肢肿等症消失。后经常以金匮肾气丸、六味地黄丸调治,现病情稳定。

按语 肾病综合征的主要表现是大量蛋白尿,低蛋白血症。王老认为蛋白尿系精微物质下泄,大量蛋白尿的出现与脾肾有关。在脾者,脾虚不统;在肾者,肾虚不固,故发为蛋白尿。而高胆固醇血症,王老认为与湿、瘀有关。所以在辨治该证时,王老以补肾益脾为主加祛湿化瘀之品,每能收到理想效果。每遇此类患者,王老多用土鳖虫粉,每次3~5g与汤药同服,以增活血化瘀之力,并能节约药材,减少患者负担。

有实验表明,温补肾阳药具有消除蛋白尿作用,改变肾血流量,使肾血流量增加并改善肾小球滤过率。这可能就是温补肾阳法鼓动肾之阳气,使肾之开阖功能转为正常的理论依据。而活血化瘀祛湿药在临床研究中,也被证实对抑制外源性脂类的吸收,抑制胆固醇的合成和影响脂类分布运转,及脂类的排泄等方面有确切的根据,从而起到降脂的作用。通过大量临床实践认为,温补肾阳法是治疗肾病综合征的主要方法。

病例二 慢性肾炎、尿毒症。

钟×,男,51岁,1991年12月14日初诊。自述头晕乏力、气短纳呆、精神萎顿、面色黧黑、手足冷凉40余日,日渐加重。10天前在红旗医院(牡丹江医学院附属医院)确诊为慢性肾炎、尿毒症。舌淡紫、苔滑,脉沉细弦。血压26/13.3kPa。

当时辅助检查:离子K^+ 5.3mmol/L、Na^+ 143mmol/L、Cl^- 106mmol/L、Ca^{2+} 2.4mmol/L;肾功能BUN 25.0mmol/L,CO_2CP 15.6mmol/L;血浆蛋白T 57.7g/L、A 43.3g/L、G 14.4g/L;血脂CH 2.58mmol/L;血糖5.2mmol/L;肝功能正常。尿常规GLU(+)、PRO(+)、RBC 0~1个/HP、WBC 2~3个/HP、颗粒管型0~2个/HP;血常规RBC 2.3×10^{12}/L、HGB 70g/L、WBC 8.2×10^9/L、PLT 120×10^9/L、S 0.70。胸片正常,心电图提示左心室肥厚,B超提示双肾慢性炎性改变。

中医辨证:肾阳虚衰,气滞血瘀。

治法:温补肾阳,化瘀活血。

方药:仙茅15g、仙灵脾15g、附子10g、黄芪30g、三棱10g、莪术10g、土虫15g、红花15g、桃仁15g、桂枝20g、党参20g、白术20g、丹参30g、王不留20g、细辛5g。5剂。每日1剂,水煎早晚温服。

二诊:服上药后头晕、乏力、身冷肢凉等症明显好转,纳食略增,面色明显由黑转黄,小便也增多,病者精神大振。

以后多次复诊,都以上方温补脾肾为主,时而在解毒化瘀、祛湿醒脾方面加味药物,大黄一味也时时用之。1个月之后BUN降至8.3mmol/L。此后患者经半年余调理病情一直稳定。

按语 与病例一相比,前者是脾肾不固,精微下泄,而本例则是脾肾阳虚以致命火不足,故在二仙汤基础上加附子回阳补火,正所谓"益火之源,以消阴翳"。何以知该患者命火不足? 见面色黧黑、手足清冷、精神萎顿,此其征也。

病例三 颈椎病。

赵×,男,56岁。颈项拘紧不舒,时时作眩7个多月。颈部拍片证实为颈椎退变,经按摩、针灸治疗不效而来诊。主诉颈项不舒,时而眩晕,扭头更甚,伴有周身乏力,腰膝酸软,记忆力减退。诊见面色㿠白,舌淡苔薄,脉沉细。

中医辨证:肾阳不振,清气不升。

治法:温补肾阳。

方药:仙灵脾20g、仙茅20g、葛根30g、生地20g、熟地20g、土虫15g、鸡血藤30g、桂枝20g、寄生30g、川乌5g、杜仲20g、灵仙20g。每日1剂,水煎早晚温服。

该患者先后服药20余剂,颈项不舒、头晕基本消失,疗效满意。

按语 本例当属中医之眩晕证,由颈椎退变所致。对于颈椎病,王老从肾主骨辨治,通过温补肾阳,使局部经气运行正常,经气得通,眩晕乃除。按王老肾主骨之说辨治与骨有关的疾病,如骨质增生引起的腰痛、类风湿关节炎等,也都收到了明显缓解症状的效果。

病例四 肾盂积水伴结石。

李×,女,32岁,1992年7月7日初诊。右腰痛2个多月,曾绞痛发作2次,牵及右小腹。绞痛发作时频频欲尿而不尽。B超证实右肾盂积水伴结石。来诊时主诉,右侧腰酸痛,小便较频,食少乏力。诊见面㿠无华,舌淡苔白,脉沉弦细。

中医辨证:肾阳不足,气化不利。

治法:温补肾阳,通瘀化石。

方药:仙灵脾15g、仙茅15g、附子10g、桂枝15g、生地20g、泽泻20g、石韦15g、鸡内金15g、郁金20g、鹿角霜30g、延胡索20g。5剂。每日1剂,水煎早晚温服。

连服5剂后腰痛止,乏力好转。原方又加桃仁、红花等药,调治20余日后症状基本消失,B超肾积水消失,结石影较前明显缩小。后又服金匮肾气丸,B超证实结石消失。

按语 王老认为,泌尿系统结石一病多无热证,以温补肾阳,活血化瘀治疗,较清热通淋排石效果更好。泌尿系统结石其病在肾,属下焦之病,乃由肾阳不足、气化不利,久则湿积沉淀发为结石。突然疼痛者当为寒凝气滞所致,故用温补肾阳、化瘀活血而有效。王老云:过去辨治该病,活血化瘀多用张锡纯之活络效灵丹,但现今之没药、乳香,因异味大,患者口服难以下咽,故改用桃仁、红花、郁金、三棱、莪术等药。总之,王老以温补肾阳促气化以治其本,活血化瘀止疼痛以治其标,认为这是治疗泌尿系统结石的有效方法。

病例五 慢性支气管炎,肺气肿,肺心病,心力衰竭。

陶×,男,58岁。患咳喘之疾20余年,每遇寒冷刺激则发,逐年加重,始终用中西药维持治疗,但效果不显。本次发病尤为严重。诊见慢性病容,面色晦暗无华,口唇紫暗,短气不足息,动则尤甚,倚息不得卧,形寒肢冷,咳吐白痰,食少腹胀,大小便不利,下肢浮肿,舌苔滑根腻,舌质紫,脉沉细数。

中医辨证:肾阳不足,肺肾两虚。

治法:温补肾气治本,补益肺气治标。

方药:仙灵脾20g、仙茅20g、党参30g、麦冬20g、五味子15g、半夏20g、桂枝20g、麻黄10g、陈皮20g、细辛5g(后下)、紫菀20g、附子15g、黄芪30g。5剂。每日1剂,水煎早晚温服。

二诊:药后患者咳喘明显减轻,可平卧而睡,尿量增多,足肿消失,食量增,腹胀减。之后以上方随证调理月余,病情稳定,生活可自理。

按语 此病例当属中医之肺胀,其病本在肾。肾虚阳气不足,气不下纳故而为喘,温补肾阳乃治其本也。笔者用王老温补肾阳法,对慢性咳喘病在缓解期作预防性治疗进行临床观察,取得了很好的疗效。

温补肾阳法临床应用广泛,大部分温补肾阳药物已被大量的动物实验和临床所证实,它有助于各种机体功能低下的恢复,在恒定内外环境中起着兴奋提高作用,对激素代谢、能量代谢、水液代谢、刺激造血、提高免疫功能等方面作用更显。另外温补肾阳药对血压的双向调节也被临床和实验证实。上述功能结合传统中医辨证施治,灵活运用于临床必将收到更好的效果。

(三) 针刺疗法的运用

王老临床治疗疾病,不仅精于用药,而且也擅长用针。由于用药条件所限,或发病急骤来不及用药,或为了减轻患者经济负担,根据病情常常运用针刺疗法而获效,甚至取得药所不及之功。临床对某些沉疴痼疾,王老又常常针药并施,取得提高疗效、缩短疗程的显著效果,成为其临床特点之一。兹举王老针刺治疗及针药并施验案如下。

1. 鼻衄三例

病例一 张×,男,42岁,1967年7月14日初诊。

鼻出血一昼夜未止,曾用冷水激头、口服止血药无效。五官科先后进行前后鼻道填塞,鼻血虽止,但1小时后血从内眼角流出,患者及家属惊恐不已,急邀王老诊治。

诊见该患者血泪满面,彻夜未眠,头昏目眩,两耳轰鸣,烦躁不安,痛苦万状。舌质淡红,苔薄白,脉滑数,血压正常。

王老急用针刺治疗。速刺印堂穴,自印堂上5分进针,直刺向鼻骨,血泪立止,留针3分钟后将鼻道填塞物取出,鼻孔虽仍有少量滴血,但加刺双合谷穴后鼻血止。出针后未再出血。

病例二 杜×,女,46岁,1974年8月24日初诊。

鼻出血4小时未止。自述鼻衄反复发作2年余,每月1~2次,每次出血0.5~1小时即止,经五官科检查未发现异常,化验血常规正常。该患者当日下午1时许开始鼻出血,量虽不多但一直不止。2小时前曾去五官科鼻道填塞,但鼻血仍未止,因呼吸不畅就诊前已将鼻道填塞物自行取出。

王老接诊后速刺印堂穴,自印堂上5分进针,刺向鼻骨方向,3分钟后鼻血止。此后鼻衄未再复发。

病例三 张×,男,8岁,1988年7月25日初诊。

详见"医案汇编·精选百例"之七十八。

2. 小儿腹泻一例

吴×,男,出生3个月,1988年6月25日初诊。

泄泻10余日。泻下水样便夹有不消化奶块,每日腹泻多达10~20次,日夜哭闹不安。近1周来因频繁泄泻,患儿臀部泛红,肛门周围皮肤已糜烂,患儿更加哭闹不安。舌淡红,苔白。

王老按小儿刺法,点刺放血,每日1次。当夜患儿未再哭闹,腹泻次数减至1日7~8次。又连针2次,腹泻次数减为1日3~4次,臀红消,肛门周围皮肤糜烂明显好转。又连续针刺4日,大便已成糊状,每日排便1~2次。为巩固疗效,又针3次而痊愈。

按语 小儿刺法,是王老多年临床经验的总结,用于治疗小儿腹泻、消化不良、厌食等症效果甚佳。其取穴特点在于表里相应、俞募相应、手足相应。该刺法取穴虽多,但速刺、点刺不留针,未及小儿反应过来,既已施针完毕,很适合临床对婴幼儿的治疗。

其取穴及刺法如下:

(1) 上肢取少商、商阳,点刺放血;二间、三间,点刺。

(2) 下肢取隐白,点刺放血;公孙、内庭、足三里、上廉、下廉,点刺。

(3) 腹部取中脘、章门,点刺。腹泻者,加天枢、腹泻穴(关元下5分),点刺。

(4) 背部取胃俞、脾俞、意舍、胃仓、身柱、大肠俞,点刺。腹泻日久可加百会,点刺。

3. 小儿神经性尿频二例

病例一 孙×,男,3岁,1988年11月7日初诊。

尿频1周余。1周前因患感冒,自服小儿感冒片,感冒愈后即小便频数,白天每2~3分钟1次,睡眠后次数减少,每夜仅小便3~4次。某院儿科门诊检查,诊断为神经性尿频,因服用西药无效,转诊于王老处求治。

诊见患儿一般状态尚佳,舌淡,脉沉弱。其母携其就诊时仍频繁小便,查尿常规,正常。

王老诊为外感后气虚下陷,治宜补气升提。遂书一方,补中益气汤加减(黄芪10g、白术5g、陈皮3g、升麻5g、柴胡5g、当归3g、党参10g、甘草3g),并针刺曲骨、中极、太溪,每日1次,不留针。第1次针后尿频立即好转,连续针药并施3日后,症状明显减轻,排尿间隔时间延长至1~2小时1次。连续治疗7日后痊愈。

病例二 周×,男,4岁,1986年4月9日初诊。

尿频月余。1个月前曾患感冒,感冒愈后出现小便频数症状,且逐渐加重。曾辗转数家医院诊治无效,后经某儿科专家建议改变患儿周围环境,于是其母携患儿去外地亲属家短住,初始症状好转,但不久即症状如初。虽辗转更换数地,最终无果而返回。经他人介绍,求王老诊治。

当时该患儿2~3分钟即小便1次,入睡后延长至1小时1次,但已影响睡眠。饮食尚正常。舌淡,脉弱。

王老诊断为外邪伤正,气虚下陷,摄纳无权,治宜补气升提固摄。行针药并施治法,药用补中益气汤加减(黄芪10g、陈皮3g、升麻5g、柴胡3g、当归3g、党参10g、甘草3g);针刺曲骨、中极、太溪,每日1次,不留针。针药并施治疗3日,症状明显好转,排尿次数减少至1小时1次。继用此法连续治疗1周而愈。

病例三 李×,男,4岁,1988年12月7日初诊。

详见"医案汇编·精选百例"之九十九。

4. 小儿偏食二例

病例一 李×,男,5岁,1989年3月1日初诊。

患儿偏食,不能食用所有蔬菜,强迫食之则呕吐,即使吃1片菜叶也必呕出。

王老诊见其发育正常,但营养欠佳。询之尚时有腹痛,食欲时好时差,但偏爱食用饮料、冰点之类。脉细而沉,脐周有压痛。王老认为患儿除偏食之外,尚有脾胃虚弱、食积腹痛之征象。于是运用针药并施治法,嘱服启脾丸、保和丸,每日2次,每次各1丸,并针刺中脘、足三里。进针后留针5呼,并于捻针时加以强烈语言暗示,谓蔬菜之味美,不食蔬菜之危害,并强调若仍不能食用必须连续针刺,直至能食用为止。针药并施并加以语言暗示后,症状改善。连续治疗3日,复诊时其母告知,患儿偏食症状消失,食蔬菜已不呕吐,并且胃纳转佳。

病例二 肖×,女,6岁,1989年3月3日初诊。

患儿素不食肉,人称"胎里素",凡带肉馅之食品也一概拒食。强与之虽不致呕吐,却影响食欲,以致厌食一切饭菜,但平素喜食冰点、冷饮、水果之类食品。因前几日治疗其邻居患儿李某偏食效佳,经李母介绍前来请王老诊治。

诊见其发育、营养皆正常,面色、舌脉也无异常,来诊时仍在吃西瓜,除偏食外并无其他虚象。仍按前例针刺之法,并配合强烈的语言暗示。隔日后来诊,其母云患儿已能勉强食包子之类肉馅食物,继续针刺1次,并告知必须能品尝到肉食之美味才算治愈,否则还要针刺。如此隔日针刺至第4次,患儿已能食菜肴中之肉,并品尝到肉味之香。至此,食欲大增而终止治疗(详见"医案汇编·精选百例"之九十八)。

5. 慢性泌尿系统感染四例

病例一 李×,女,34岁,1966年9月1日初诊。

7个月前第5胎顺产分娩后,少腹坠胀,尿频,常不及登厕而溺出。5个月前更兼小便涩痛。治疗后,疼痛有所减轻,但小便淋沥转重,每日更换垫于阴部之毛巾二三次。稍用力、咳嗽则溺出更多,甚为所苦。

诊见面部虚浮,尿色微黄,少腹胀满,头晕,腰酸,气短乏力,纳呆。舌质红,苔白而腻,脉沉细无力而滑。王老认为,此乃产多乳众,脾肾亏虚,中气下陷,膀胱失约,湿热阻滞之证。拟培补脾肾,清利湿热,方用补中益气合左归丸加减。处方:黄芪20g、党参20g、白术15g、升麻10g、柴胡10g、当归15g、川芎10g、熟地20g、山萸肉15g、枸杞15g、菟丝子15g、牛膝15g、白花蛇舌草30g,每日1剂,水煎早晚温服。5剂后诸症减轻,腻苔已化,唯遗溺如故。继用原方加针刺中极穴。进针得气后行补法,使酸麻感直达尿道口,留针5呼,深吸气出针。针后遗溺症状立时减轻。针药并施治疗半月后,小便恢复正常。随访1年,未复发(详见"医案汇编·精选百例"之五十三)。

病例二 刘×,男,5岁,1983年7月10日初诊。

半年前感冒后尿频涩痛,某院儿科诊断为尿路感染,治疗半个月后症状消失,尿常规恢复正常。但之后反复感冒,每月1~2次,尿路感染症状随之复发。10日前,外感后尿意频数,1日夜达30余次,严重影响睡眠和休息。因服用西药抗生素未效,故到门诊请王老诊治。

诊见患儿神疲困倦,频频排尿,尿量不多,色清而无痛楚,胃纳略减,大便正常。舌略红,苔薄白,脉沉弱。尿常规检查正常,尿培养3次(+)。王老认为,此乃肺脾肾俱虚,气陷不固,膀胱气化失司之故。拟予补气益肾兼以缩泉之法,因菌尿阳性,故佐以清热解毒。疏方补中益气合缩泉丸加减。3剂后未见明显效果,又加用五苓散与前方中,取春泽汤方义。但服之仍未效,于是加用针刺治疗。针刺中极穴,行补法,得气即出针;点刺孔最、少商(出血)、太溪、足三里。针后排尿次数顿减,夜能安睡。针药并施10日后痊愈。随访半年,即使感冒后小便也正常,再次尿细菌培养,已转阴。

按语 王老认为,小儿肾气未充,易虚易实。肾虚卫气不足,故易外感。表邪伤肺,肺为水之上源,肺气虚亦能影响膀胱气化。刺中极一穴,能振奋膀胱之气;少商、孔最可通调肺气以固表;太溪益肾水而助摄纳;足三里健脾胃,通调气血。故针药配合而顿挫病势。

病例三 张×,女,44岁,1980年8月11日初诊。

尿路感染5年余,反复发作,缠绵不愈。尿频,色微黄,尿道略有涩痛感。每于月经来潮或房事后症状加重,尿痛直达尿道外口,以致影响性生活。几年来中西药杂投,口服抗生素已不能耐受,中药也无明显效果。

诊见其形体消瘦,头晕胸闷,心烦易怒,夜寐不佳,口干,腰痛体倦,舌红苔白腻,脉沉细而弦。尿常规检查:蛋白(+)、白细胞(++)、红细胞8~10个/HP。王老认为,此乃淋证失治,邪客下焦,久则伤及肝肾之象。拟滋肾疏肝,清利湿热,针药并施,以提高疗效。

处方:生地30g、山药20g、菟丝子15g、川断20g、杜仲15g、土虫5g、柴胡15g、大小蓟各35g、鱼腥草35g、黄芪30g。每日1剂,每周服药5日。外用艾叶、黄柏、红花、蛇床子各15g,煎汤熏洗外阴部,每日2次。

针刺:中极、太溪、行间、委中(出血)。隔日针1次,得气行补法,不久留针。

针药并施调治月余,诸症缓解,尿常规恢复正常。治疗期间,清热解毒药常于败酱草、蒲公英、地丁、瞿麦、萹蓄、生地榆、车前草药队中调换使用。针刺穴位,曾加用百会、膀胱俞。

按语 王老认为,本例患者乃下焦湿热阻滞,日久伤及肝肾,气阴两虚,虚中夹杂之证。肝脉循少腹络阴器,该患者每逢经期或房事后症状加重,乃因湿热之邪留滞肝脉所致。中极为膀胱之募,针刺中极穴,以恢复膀胱气化功能;太溪为足少阴之输,又为肾经原穴,有补肾之功;行间乃肝经之荥火,刺行间即实则泻其子;委中为膀胱经之合,刺其出血,取其速效。《素问·阴阳应象大论》曰:"故善用针者,从阴引阳,从阳引阴。"肾属阴,腰为肾之府,肾虚腰痛取膀胱经委中穴者,实属"从阳引阴"之意。百会乃"下病上取",此穴乃督脉与膀胱经之交会穴。诸穴配合,加强了汤剂益肝肾、补气血、清利湿热之功,特别是中极一穴,可直达病所,扶正祛邪,为整体治疗之先锋。

病例四 孙×,女,50岁,1989年3月10日初诊。

详见"医案汇编·精选百例"之五十二。

6. 遗尿一例

刘×,女,40岁,1975年10月初诊。

该患者于5年前罹患淋证,尿频涩痛,淋沥不畅,伴有寒热,自称半个月后"治愈"。但之后每逢过劳、郁怒,或月经期则复发,且有腰酸、少腹满等兼症。5年来边治疗边复发,并时有遗溺。3个月前分娩后,病情复发较重,伴以倦怠乏力,手足不温,少腹寒冷,左侧腰痛,入夜尤甚。除排尿涩痛外,遗溺症状加重。需每日于阴部垫毛巾,并频频更换之,甚感痛苦。

诊之舌赤苔薄,舌边有齿痕,脉细滑,重按无力。王老认为,该患者病之初起本为湿热下注膀胱之证,遗憾的是治疗不彻底,以致余邪未清而反复发作。分娩后耗气伤血,损及肾阳。肾主摄纳,故肾虚则腰痛、遗溺。此乃阴阳两虚,余邪未清之象,宜补肾益气、升清降浊,兼清利湿热之法。

处方:熟地20g、附子20g、黄芪20g、升麻5g、白芍25g、大小蓟各20g、蒲公英20g、黄柏10g、土茯苓20g。每日1剂,水煎早晚分服。

二诊:服上方3剂后,腰痛缓解,余症减轻,但遗溺未减。脉细而滑,舌被薄白苔。乃肾虚下元不固所致。仍用前方加桑螵蛸15g、益智仁15g、女贞子15g、沙苑子15g,去黄柏、土茯苓。

三诊:上方连服20余剂,除遗溺未见好转外,余症悉除。诊其脉,两尺沉弱;望其舌,已转正常。此乃膀胱湿热日久伤肾,邪祛正衰,摄纳失权之故。易用桂附八味丸以补肾,用沙苑子、益智仁各5g,水煎为引,每服1丸,1日3次。

四诊:连服桂附八味丸2个月,遗溺症状仍未明显好转,诊其脉细而沉。此时除遗溺外,几无他症可查。该患者治疗已达3个月,诸症皆除唯遗溺不减者,王老沉思之,此系病久膀胱气虚,关门不固之故。此即《素问·宣明五气篇》所谓:"膀胱不约为遗溺也。"膀胱之募穴为中极,中极又为足三阴经与任脉之会穴,主治小便频数、遗溺等症。故王老加以针刺中极,以疏通足三阴经气血,补其膀胱之虚以固守其门。针刺中极施用补法,并使针下酸麻胀感下达外阴部,留针10呼,每日针1次。并嘱其仍按前法服用桂附八味丸,以补其本。针药并施3日后,遗溺症状明显减轻。之后隔日针1次,继服桂附八味丸,1个月后遗溺症状消除,小便完全恢复正常。

7. 暑热伤气一例

邵×,女,39岁,1989年8月12日初诊。

胸闷气短,乏力神疲10余日。10余日前同家人外出游玩,回家后即感疲乏无力,自以为过累所致,休息一下就会好,故未予理会。但次日不仅未解除疲劳,又增胸闷气短,自觉气少不能接续,时而大口吸气,活动后尤甚,故而卧床不起。如此数日症状未减,乃就医于某院门诊,经相关检查未发现异常,排除心肺疾患,给予支持疗法,效不显。又转诊于中医,服用补气中药后,仍无明显起色。后经他人介绍,求治于王老。

诊见其形体稍胖,倦怠面容,气短懒言,语声低微。询之称胸闷少气,气不能接续,故时而需大口吸气,食纳稍减,二便正常,睡眠尚可。舌略淡红,苔白,脉沉而无力。王老认为,该患者为中年女性,病发于暑热之季,冒暑旅游之后,此乃暑热伤气,气虚而生诸症。前医已用补气之剂,当属正治,但服之而症未减,乃因气积于胸中,无力上下通达之故。治宜补气之际尚需上下通达,故运用针药并施之法,以补气行气。遂疏清暑益气汤3剂,并针刺膻中穴,每日1次。当即施针,进针皮下后沿皮向上刺,行迎随补泻及呼吸补泻之补法,不久留针。出针后,患者当时即感胸中之气宣通,呼吸畅达,胸闷气短、气不足以息之症顿除。针药并施治疗3日而痊愈。

按语 王老指出,该患者之所以针刺膻中,乃因膻中为上气海,膻中穴为八会穴之一的气会。《难经·四十五难》所云"气会三焦外一筋直两乳内也",即指膻中而言。故《针灸大成》曰"气会膻中",强调"气病治此",并指出本穴主治"上气短气……胸中如塞"等。故王老针对该患者之病情,选用膻中而刺之。在具体刺法上,王老很有讲究。进针时应提起穴位处皮肤,针尖向上速刺进入皮下,然后沿皮下向上进针。因膻中为任脉腧穴,向上刺即随任脉循行方向而刺,此为迎随补泻之补法,适用于气虚之证,此即《内经》所谓"随而济之"。行针时运用呼吸补泻之补法的具体操作,嘱患者尽量放松,调匀呼吸,最好采用匀长的腹式呼吸,在吸气时捻转数次,以得气为度,呼气时放松,恢复自然呼吸,如此循环进行4~5次,在呼气末吸气初迅速出针,并按压穴位片刻,以免经气外泄。

王老指出,针刺膻中补气顺气之法,并非只用于此暑热伤气之证。大凡临床见有胸闷气短、气不足以息之气虚证,皆可用之。王老临床用此法治愈许多此类病症,皆奏桴鼓相应之效。但又强调,因心肺等器质性疾病所致者,还应治其本病,以免耽搁病情。

8. 其他

在"医案汇编·精选百例"中,还载有王老许多针刺治疗或针药并施的验案。除本文收载之外,尚有如下:

水气(Ⅲ度心力衰竭)——"医案汇编·精选百例"之十七。
风火头痛(血管性头痛)——"医案汇编·精选百例"之二十四。
眩晕(梅尼埃病)——"医案汇编·精选百例"之二十八。
风颤(震颤麻痹综合征)——"医案汇编·精选百例"之二十九。
实积呃逆——"医案汇编·精选百例"之三十三。
历节风(多发性关节炎)——"医案汇编·精选百例"之五十九。
失眠——"医案汇编·精选百例"之六十八。
鼻塞、头痛(副鼻窦炎)——"医案汇编·精选百例"之七十六。
唇肿——"医案汇编·精选百例"之七十九。
喉痹(慢性咽炎)——"医案汇编·精选百例"之八十。
经期头痛——"医案汇编·精选百例"之八十五。
小儿鼻塞——"医案汇编·精选百例"之九十七。

(王克勤 王孝莹 整理)

(四) 常见病的简易针灸疗法

王老临床治疗,不仅善于用药,也精于用针,尤其对一些常见病,往往针到病除。在20

世纪 60 年代,为贯彻"把医疗卫生工作的重点放到农村去"的"6.26 指示",医院组织下乡巡回医疗队,或直接将医务人员下放到农村。针对这一形势变化,为适应在缺医少药的农村地区开展常见病的防治工作,当时身为牡丹江市中医医院院长的王老,将自己多年积累起来的对这些常见病针灸治疗的临床经验,总结为"简易针灸疗法",向医务人员和中医班学员传授。笔者有幸聆听,兹根据其当年听课笔记整理如下。

1. 头痛

(1) 放血

取穴　太阳、阿是穴(颞浅静脉处)。

方法　用三棱针点刺放血。痛重者可全头放血。

适应证　用于外感头痛、热病头痛。脑膜炎头痛无效,慢性头痛不易放血。

(2) 针刺

取穴　风池、合谷、足临泣、太冲。

方法　①以风池为主穴,采用侧卧位,刺 1 寸半(浅刺无效),留针 15 分钟,每隔 3~4 分钟捻转 1 次,中小度刺激。②一般只针刺风池即可,为巩固疗效,可配以合谷、足临泣;或合谷、太冲。③病程久者隔日针;病程短者每日针,穴位应左右互换,以 7 日为 1 个疗程。

2. 眩晕

取穴　风池、合谷、足临泣、太冲。

方法　不宜放血,宜针刺,刺法同"头痛"。

3. 牙痛

取穴　合谷、颊车、大迎、下关。

方法　①以痛侧合谷为主穴针刺,使酸麻针感放射至肩部,一般均可控制疼痛。②针刺合谷若痛未止,可加刺颊车、大迎(下牙痛),或加刺下关(上牙痛)。③针刺大迎、颊车,应沿着下颌骨水平方向刺入。

4. 三叉神经痛

取穴　主穴:风池、颊车、大迎、太阳。配穴:合谷、足临泣、太冲。并可根据疼痛部位,斜刺阿是穴。

方法　针刺。每日针 1 次,必要时 1 日针 2 次,穴位应左右互换。

5. 面神经麻痹(口眼㖞斜)

取穴　主穴:颊车、地仓、大迎,并可适当选择病侧阿是穴。配穴:曲池、合谷。

方法　①针刺,每日 1 次,大刺激量,留针 20 分钟。②针刺方向:地仓对颊车。

6. 咽喉痛

(1) 放血

取穴　少商。

方法　三棱针点刺放血。
（2）针刺
取穴　合谷。
方法　用毫针刺入,提插捻转,使针感上传。

7. 呕吐

（1）放血
取穴　委中、尺泽。
方法　以委中穴为主,可配尺泽。用三棱针在穴位附近最浅静脉处点刺,再用手指挤压,使出血量稍多些。
适应证　适用于急性呕吐。
（2）针刺
取穴　阴都、足三里、内关、太冲、天突。
方法　①以阴都穴为主,双侧阴都俱刺,深度以针透腹膜为度,不可过深、过重刺激,以针下滞涩为得气,留针10～15分钟。②为增强和巩固疗效,可加刺足三里、内关等。③妊娠呕吐针阴都,加内关、太冲,呕吐不止者加天突。④内关刺激不可过重,以刺入4～5分为度。⑤天突刺法:垂直刺入皮下后,将针立起,沿胸骨柄后壁可刺入7～8分,一般5～6分即可见效,切不可深刺。
适应证　①神经性呕吐。②妊娠呕吐。但有流产史者禁针,妊娠过5个月者腹部禁针。③胃十二指肠球部溃疡及胃癌呕吐效果不佳。

8. 梅核气

取穴　天突。
方法　针刺,垂直刺入皮下后,将针立起,沿胸骨柄后壁刺入,边进针边嘱患者做吞咽动作,一般刺入5～6分即可见效,可刺入7～8分,但不可再深刺。

9. 上腹痛

取穴　阴都、足三里。
方法　针刺阴都（双）,针尖稍向腹中线,针刺深度以刚透腹膜针下滞涩感为佳;针刺足三里以得气为佳。
适应证　①以胃痉挛性疼痛效果最佳,其次为胃炎疼痛、溃疡疼痛,并可暂时缓解胃癌疼痛。②对腹胀也有效,特别是腹部手术后腹胀效果更佳。对腹胀可加刺天枢穴。

10. 下腹痛

取穴　气海、关元。由于胃肠系统病而致下腹痛者,加刺足三里;非胃肠系统病,如妇科疾病、泌尿生殖系统疾病所致者,加刺三阴交。
方法　针刺。①气海、关元宜深刺（妇女尤之）,刺关元应使酸麻胀等针感直达生殖器。②痛经腹痛,应在月经来潮前14～15日针之,每2～3日或4～5日针1次,也可1周针1次,直至月经来潮为1个疗程。③因泌尿生殖系统疾病而致下腹痛,可先刺关元穴,使酸麻感直达生殖器以缓解疼痛,然后再刺三阴交。④若腹痛急而腹部穴位不可针时,可针背部脊柱棘突(任一棘突)两侧,向内斜刺 1 寸左右。

11. 腰背痛

(1) 放血

取穴　委中、阿是。

方法　①先用三棱针点刺痛侧委中穴出血,然后再在痛处对侧用三棱针深刺挤出血。若痛仍未解,再在痛处点刺出血。②或点刺委中出血而针痛处周围多个阿是穴。

适应证　急性腰背痛,如跌打损伤瘀血疼痛等。针刺委中穴必须出血。

(2) 针刺

取穴　委中、肾俞、小肠俞、次髎、阿是。

方法　①第一次针,应两委中出血,然后再针刺腰部腧穴。或先针刺腰部腧穴,后点刺委中出血。②针刺小肠俞、次髎,进针深度最少 2 寸,以碰到骨时为度;针刺肾俞深 1 寸。留针 30 分钟。③痛处较弥散者,可在肾俞穴附近拔罐。④针刺采用俯卧位。⑤腰痛偏上者,针刺肾俞;腰痛偏下者,针刺小肠俞,使针感下行。⑥弥漫性腰痛,可单独针刺后溪、人中。后溪穴应刺深 1 寸,重刺激。

适应证　慢性腰背痛。

12. 上肢痛

取穴　肩髃、曲池、手三里、阿是。

方法　针刺。①肩髃穴宜深刺,深度不可少于 1 寸,可肩髃透极泉。曲池进针 1 寸,手三里进针 8~9 分。②痛重者每日针 1 次,一般隔日 1 针,10 次为 1 个疗程,并可配合拔罐。③可在痛处周围取阿是穴,多针。④上肢内侧面及桡动脉走行方向最好不针。

13. 下肢痛

取穴　环跳、足三里、阳陵泉、阿是。

方法　针刺。环跳穴应深刺 2.5 寸以上,沿髋关节疼痛者可刺深 3~4 寸。

14. 偏瘫

取穴　上肢:肩髃、曲池、手三里、合谷。下肢:环跳、阳陵泉、绝骨。

方法　针刺。①健侧与患侧交替针刺。患侧手法宜轻,针刺时间宜短,取补之意;健侧手法宜重,针刺时间宜长,取泻之意。针 7~8 次为 1 个疗程,休息 5~6 日再针。②头晕者,加刺风池;发音困难者,风池向风府方向斜刺。

15. 癔病性癫痫

(1) 针刺

取穴　人中、大陵。

方法　以人中为主穴,斜向上方猛刺。可再加刺大陵穴,病情轻者可只刺单侧,病情重者双侧均刺。

（2）指压

取穴　气海。

方法　用力指压气海穴,使前腹壁抵于腰椎30～40秒。

适应证　癔病性癫痫发作时间长,但不遗尿、不咬舌者。对于真性癫痫发作无效。

16. 神经衰弱

取穴　阳溪、神门、大陵、手三里、足三里。

方法　针刺。头痛、头晕者,加刺风池。

17. 荨麻疹

取穴　肩髃、曲池、手三里。

方法　针刺双侧腧穴,泻法。针后服用中药汤剂"当归饮子"（当归、川芎、白芍、生地、黄芪、何首乌、白蒺藜、荆芥、防风、甘草）。

18. 尿闭

取穴　脐下二寸半。

方法　指压点穴。患者取仰卧位,医者以左手食指点压于腹中线脐下2.5寸处,再用右手中指压于左手食指之上,用力重压,直至患者尿液流出。

笔者王孝莹自1976年年初至1982年5月间,先后应用此指压点穴法治疗32例产后尿潴留患者。尿潴留天数,最少1天,最多13天,一般2～5天。以初产妇及难产者居多。其中多数是经过反复导尿、局部热敷、水声刺激,或部分配合耻骨联合上"⊥"形封闭,或双侧足三里封闭无效者。32例患者均经一次指压点穴治疗而奏效。其中8例尿潴留时间较长者,指压前曾因反复导尿,因而尿道有涩痛感,施行指压点穴排尿后,当膀胱再次充盈时,由于畏痛而不敢自行排尿。但经解释后,患者消除了恐惧心理,又可自行排尿。因而全部病例均未施行二次指压。

病例一　产妇良×,25岁。足月初产,产后尿潴留11日。曾在当地医院先后使用导尿、热敷、热水熏洗等方法进行治疗无效,最后不得不留置尿管定时开放。于1982年8月6日,由某县医院转诊本院妇产科。入院后,又经几次导尿、热敷、水声刺激,并服用2剂补气养血、温阳通利之剂,仍不能自行排尿。于3月3日下午,当患者膀胱充盈时,施用指压点穴疗法,当即排尿。此后6小时,患者又诉不能自行排尿,要求再次施术。经仔细询问后得知,尿液已能排出少许,但因尿道涩痛,在尿液即将排出之时疼痛尤甚,以致不敢排尿。随即嘱其用热水熏洗外阴,而后鼓励其多饮水自行排尿（10余日来,因惧怕多次导尿之苦,几乎不敢饮水）,未行二次指压。当夜,自行排尿4次,尿量逐渐增多。翌日,尿量正常,尿道涩痛感明显减轻。共住院5天,痊愈出院。

病例二　产妇吴×,27岁。因滞产,入院经胎头吸引分娩。产后尿潴留3日,曾先后进行水声刺激、热敷、导尿、普鲁卡因耻骨联合上"⊥"形封闭,均无效。第3日下午,当该患者膀胱充分充盈时,对其施行指压点穴法,即刻排出尿液。当晚患者即可自行排尿,未再施术。

病例资料摘自于:王孝莹. 指针治疗产后尿潴留. 黑龙江中医药,1984,(4):28。

19. 痛经

取穴　关元、气海、三阴交。
方法　针刺。

20. 女子不孕

取穴　关元、气海、三阴交。
方法　针刺。

21. 产后乳汁不足

取穴　天宗。
方法　针刺。①针刺深度约 1.5 寸,以针尖触碰到肩胛骨为度。重刺激,使酸麻感传至前胸方效,若传至全身效更佳。②为增强刺激,可加刺曲池、足三里,留针 15 分钟,每 2～3 分钟捻转 1 次。

22. 回乳

取穴　足临泣、光明。
方法　针刺。

23. 小儿消化不良

(1) 放血
取穴　少商、商阳、隐白、厉兑。
方法　点刺出血。
(2) 针刺
取穴　合谷、曲池、足三里、上巨虚、中脘、天枢、章门、脾俞、胃俞、肾俞。
方法　点刺不留针。①可两上肢加腹部腧穴与两下肢加腹部腧穴,每日交替点刺,也可同时点刺。②大便失常者必刺曲池,无腹泻者可去天枢。③刺入后稍加捻转,其效更佳。

24. 小儿高热惊厥

(1) 放血
取穴　少商、商阳、隐白、厉兑、大椎及背部夹脊 16 穴(自大椎下 4 椎夹脊,旁开患儿 2 横指及 4 横指左右各 2 条竖线上,每条线上下分布 4 穴,与相应椎体水平)。
方法　用三棱针点刺出血。背部夹脊穴,一般只点刺内 8 穴,病重者应全部点刺出血。
适应证　小儿高热。
(2) 针刺
取穴　风池、曲池、手三里、绝骨、阳陵泉。
方法　针刺或点刺不留针。腹胀者,加刺中脘、章门。
适应证　小儿惊厥。若高热惊厥,应先点刺放血以退热。

(王克勤　王孝莹　整理)

（五）针刺阴都的经验

王老在长期临床实践中，探索并总结出针刺阴都穴可加强中脘穴主治胃痛、腹胀、呕吐等消化系统疾病效果的经验。

王老在临床上对胃脘疼痛、脘腹胀满、呕吐嗳气等胃气不和病证，常选取中脘穴针刺治疗。中脘，位于脐上4寸，此处有腹壁上动、静脉，分布第7肋间神经前支的内侧皮支（当胃幽门部），《针灸学》记载其具有主治胃痛、呕吐、腹胀、吞酸、泄泻、黄疸、癫狂的功能。此穴乃胃的募穴，又是八会穴之一（腑会中脘），还是任脉与手太阳、手少阳、足阳明经交会穴。据有关资料报道，针刺中脘穴可使健康人的胃蠕动增强，表现为幽门立即开放，胃下缘轻度升高；针刺中脘后，空肠黏膜皱襞增深、增密，空肠动力增强，上段尤为明显。因此对胃肠系统具有较好的调节作用，一直是治疗此类病症的首选穴。王老认为，临床对胃脘疼痛、呕吐腹泻较剧烈的患者，针刺中脘虽可缓解症状，但仍未能如鼓应桴，达不到快捷之效。为提高对此等急重症的针刺疗效，及时解决患者的痛苦，王老参阅古籍，临床探索，发现针刺中脘旁开0.5寸的阴都穴，可明显提高疗效。

阴都穴为足少阴肾经之穴，距中脘穴仅5分之遥。王老细读《灵枢·官针》篇，深悟"扬刺者，正内一，傍内四，而浮之，以治寒气之博大者也"之义，认为"扬刺"之法意在增加主穴的刺激量，以增强主穴祛病之功能。故此，王老效仿"扬刺"之意，以中脘穴为"正内一"，两旁之阴都穴为"旁内二"，以加强中脘穴的主治功能。后又思之，阴都距中脘仅5分，若双侧阴都进针都稍斜向中脘，岂不可少刺中脘一穴？故验之临床，使用1.5～2寸毫针分别由双侧阴都穴快速进针，斜向中脘刺到腹膜壁层，使针尖会聚于中脘穴深处，针下得气，留针3～5分钟，确实取得针到病除的效果。如此针刺阴都，不仅加强了中脘穴的功能，又因阴都是足少阴经与冲脉的交会穴，冲为血海，隶于阳明，足阳明胃经多气多血与冲脉关系密切，故阴都又与胃经相关联。王老总结的针刺阴都的经验，多年来运用于临床，都取得了比单刺中脘更好、更快的效果。兹举验案如下。

刘×，男，36岁，1952年2月25日急诊。患者被扶入诊室即刻卧于诊床上，掩住口鼻频频呕吐，呻吟不止，时而手按腹部，下肢蜷缩。家人代诉：患者呕吐、腹泻、腹痛已2日，腹痛难忍，吐泻日达数十次，有时粪水自行从肛门流出，不得已为其在裤内垫些衣物，两日来食水未进。在当地医院诊断为急性胃肠炎，补液并用药（具体药物不详）2天无效，转诊于此。诊见其表情痛苦，蜷缩状，不时呕吐，舌稍红瘦而干，无苔，脉细数。此乃中医之霍乱，如不迅速控制病情恐有生命危险。速针双侧阴都穴，快速捻转进针，透膜时患者大叫，随即全身症状缓解，不再蜷缩。继续用泻法，留针5分钟，患者未再呕吐，腹痛已明显缓解。出针后患者已能坐起并下床轻微活动，只因身体过于虚弱，仍需家人搀扶。自述，病已若失。嘱其继用温开水，加少许食盐、小苏打（碳酸氢钠）、少许白糖频饮，1天后再进少许米汤，渐进少量烂米粥，待胃气逐渐恢复后再进其他饮食，但短期内仅限进易消化之食物，以免胃气再伤。

本例是王老行医几十年来，治疗无数胃脘痛、呕吐、腹泻、腹痛患者中最重的一例。王老常常讲起，并一再强调，针刺阴都穴必须要刺到腹膜壁层，针下沉重得气，患者有透膜感。除本例外，其他病人针刺时并无叫喊，可能因该患病情较重，得气感强所致。王老还强调，针刺时针尖必须斜刺向中脘，透膜后行泻法或平补平泻法，留针5分钟即可。一般用1.5寸针，体胖者可用2寸针。

(王孝莹　王克勤　整理)

(六) 外治法运用经验

外治法是中医治法中的重要组成部分。外治法应用面很广,诸如内、外、妇、儿、骨伤等各科均有应用。外治法种类及用法繁多,目前常用者有药烟吸入、药物熏蒸、药物保留灌肠、各种栓剂、药物涂抹、敷贴等。此外,听音乐、观景物等却病健身法,亦可归于外治法范畴。中医外治法历史悠久,汉代张仲景运用蜜煎导法治疗便秘、矾石散治疗带下等皆属此类。清代外治法专家吴尚先,从理论和实践两方面对前人的经验加以整理和提高,并有许多个人的发挥和创造,从而使外治法更加充实和完善,成为中医的一种独立疗法。

王老在50余年的临床实践中,积累了丰富的外治法经验,可概括为药物外治法和非药物外治法两个方面。药物外治法是用药物进行外治,如熏洗、药熨、敷贴等。非药物外治法(不包括针灸、按摩、气功)是不用药物外治,如指导患者技能训练、体育锻炼、自我按摩等。王老临床运用外治法,有时独立使用,有时配合其他疗法。在与其他疗法配合时,有时以外治为主,有时以外治为辅。对某些疾病,外治法有时是必不可少的,甚至是唯一有效的疗法。王老临床运用外治法,曾治疗头痛、面瘫、痹证、腰痛、小便失禁、脱肛、子宫下垂、消渴、疝气、腹痛、带下、小儿遗尿、哮喘、眩晕等,并取得满意疗效。

1. 药物外治法

(1) 熏洗法:主要用于治疗皮肤疾病,如玫瑰糠疹、痤疮、急慢性荨麻疹等,外科疾病如血栓闭塞性脉管炎、浅表性静脉炎、雷诺综合征、慢性前列腺炎、疝气等。此法具有温经散寒、活血化瘀、通络解毒、祛风止痒等功效。

运用举例一　用内服中药汤剂,前两煎取汁内服,药渣倒入盆中再加适量水,烧开后先熏患处,待温后再洗。必要时在煎药渣时,再加入外用药。王老曾用此法治疗一玫瑰糠疹患者。该患者病已月余,经多处治疗未效而求治于王老。王老诊后认为是血热受风之证,遂投以麻黄、紫草、豨莶草、白鲜皮、浮萍等药为方。每剂前两煎内服,第三煎加水1000ml,并加白矾10g,煎取200ml,熏洗并外擦患处。共用10余剂而愈。

运用举例二　熏洗法中药有只外用而不内服者,此类中药常含有毒之品。熏洗时间一般较长,次数增多,每次可洗20分钟至1小时,每日洗3～4次。1993年8月,外科介绍一位血栓闭塞性脉管炎患者请王老诊治。该患者为浙江来牡丹江打工的民工,手中无钱又取借无门,自知病情沉重求愈甚难而潸然泪下。王老深表同情,让其退掉专家诊费,并劝慰其安心治病,不要焦虑,告诉患者放心,将尽量少花钱治愈此病。王老详细诊查后认为,此为寒凝血瘀之证,于是开一外用药方,方中有川乌、草乌、透骨草、艾叶等药,每剂药费仅1元多。处方后让患者如法熏洗,前后诊治3次,共用洗药6剂,总计药费10元左右病即痊愈。患者对王老的医术和医德医风万分感激。

运用举例三　对慢性前列腺炎、脱肛、子宫脱垂之类病症,治疗以内服为主,外治为辅。此类外治法,在第三次煎药时改用盆煎,加水3000ml,烧开后晾温坐浴,每日2次,每次15分钟至半个小时。王老曾治一位患慢性前列腺炎的25岁卢姓男患者,辨证为肾阳不足、寒凝血瘀,方以补骨脂、芦巴子、莪术、三棱等,前两煎合之早晚分服,第三煎坐浴。坐浴后顿觉症状明显减轻,腰以下轻快。如此内外结合治疗,2个月后痊愈。王老经验,对此类疾病内外结合治疗,比单纯内服药疗效明显提高。

(2) 药熨法:主要用于治疗腹部,尤其是小腹部位疾患,如内科疾病的消化性溃疡、慢性肠炎、胃肠功能紊乱及非溃疡性消化不良等;妇科疾病的急慢性盆腔炎、子宫内膜异位症等。药熨法具有温经散寒、化瘀止痛之功效。具体用法是,将内服药水煎2次后的药渣倒于干净毛巾之上,包裹后拧绞挤压,使毛巾浸透药液后去除药渣,随即乘热敷贴于患处(如腹痛,便敷于腹部疼痛之处),毛巾上加暖水袋以保温,敷0.5~1小时。药熨时注意毛巾及热水袋不可过烫,以免烫伤皮肤;但也不可温度过低,否则不能发挥药效,以45℃左右为宜。如药中有尖锐硬物,药熨前抖动毛巾去除,以免划伤皮肤。此法为内外合用而以内服为主,对于不能内服中药汤剂者,也可单用外敷。1993年3月10日,王老曾治一32岁王姓女患者,慢性盆腔炎半年余,反复发作,曾用很多中西药物治疗,效果不明显。王老诊断为脾肾阳虚、阴寒内盛之证,拟一方,方中有茴香、桂枝、白芍、干姜、延胡索、续断等药。内服外熨,用法如上。如此治疗1周后,诸症皆除。笔者学习王老经验,治疗一胃溃疡患者颇验。该患者胃痛,喜温喜按,用此法内外结合治之,2剂痛止,4剂症除。此法用之简便,节省药物,提高疗效。但属于湿热及呕血、便血者,慎用药熨法。

(3) 药物敷贴法:此法主要治疗一些特殊患者,如哮喘等。笔者亲眼所见,王老用中药穴位敷贴临床治愈一位顽固性哮喘患者。据王老云,以前曾运用此法治疗哮喘患者多人,确有一定疗效。

2. 非药物外治法

王老临床运用非药物外治法主要有自我按摩、体育锻炼、功能训练三个方面。运用此法有两个目的,一是作为辅助治疗,有利于药效发挥,有助于提高疗效和促进康复;二是作为主要治疗方法。此法有时是疾病痊愈的关键,比其他疗法(包括服药)更为重要。

(1) 体育锻炼:王老治疗糖尿病、冠心病、高血压等疾病时,都认真向患者交待注意事项,尤其注重体育锻炼。王老认为,运动疗法可以提高生活质量,可以改变不良生活方式,不仅有益于身心健康,也有利于药效发挥,能逐渐使体质强壮,从而减少用药和停止用药。王老在治疗高血压病患者时,对轻度或中度高血压患者,均鼓励其积极参加体育活动,可在平地骑自行车、走步、慢跑等,但不宜从事剧烈活动,如摔跤、举重等。王老强调,体育锻炼贵在坚持,只要长年坚持,肯定可以收到良好效果。什么疾病采取何等运动方式、多大运动量,王老结合患者具体情况和环境条件等,均有明确安排。这些措施对疾病的治疗和康复,起到了很好的作用。

(2) 自我按摩:对于中风后遗症和神经麻痹等患者,王老均耐心向其传授自我按摩的要领,并常常亲自做示范动作,直到学会为止。并嘱患者必须每天坚持进行,强调自我按摩比服药更为重要。曾有一24岁女患者,面神经麻痹已1个月,王老诊后认为是气虚感受风邪所致,一方面针药并施,另一方面对患者面授对面肌自我按摩的方法。患者按王老指示去做,2周后疾病痊愈。

(3) 功能训练:王老对许多疾病有着各自功能训练的方法。笔者通过长期跟师学习体会到,王老运用此法治疗小儿遗尿症和小便失禁效果尤佳。曾治一男孩,12岁,自出生至现在,几乎天天尿床,呼之不易醒,家长为治此病已花许多钱,但毫无效果。王老诊后认为属肾阳虚,遂开一方,并提出家长必须要做到:①不准在精神上对患儿施加压力,尿床后不准训斥,保护患儿自尊心;②每日上午多喝水(包括稀饭、饮料),进水多可致尿量增加,每当欲排尿时,尽量坚持多憋一会儿,开始3~5分钟,然后逐渐增加至10多分钟,这样做可增加膀胱的尿容量;③下午及晚间尽量少吃稀饭,不能进水,以减少夜间排尿;④摸清小儿每日尿床时间规律,然后在尿床前半小时左右唤醒小儿,使小儿神志彻底清醒,令小儿自己排尿,夜间叫醒需坚持2周;⑤按时服药。这些如能做到,病即可愈。患儿家长如法进行,果然收到预期效果。王老指出,这些注意事项的重点就是夜间尿床前真正唤醒病孩,不可使其处于朦胧状态,一定要彻底清醒,这比服药还重要,如能坚持1~2周,尿床可彻底治愈。

另治一80高龄老妪马佟氏,患小便失禁10余年,终日裆内潮湿,患者很是痛苦。王老诊断为中气不足、气虚下陷之证,在运用补中益气汤治疗的同时,进行骨盆内收缩与放松训练、提肛与松弛训练、憋尿训练等,患者坚持治疗2周,病情明显好转。

小便失禁,尤其是老年人小便失禁是常见症,但门诊以此为主诉就诊者并不多。国外也是如此,欧美国家已注意到这一问题。据美国一份调查资料显示,在60岁以上人群中,小便失禁者约占30%,其中女性居多。可见在美国老年人群中有近1/3患有此病,欧洲情况也大致如此,但就诊者还不足10%,大多数人都不愿因此病而就医。我国尚无统计数据,但讳疾忌医者肯定超过欧美国家。关于本病的发病机制,有人认为是膀胱无抑制性收缩,有人认为是逼尿肌功能亢进,也有人认为是尿道括约肌无节制性迟缓,还有人认为是支持膀胱的肌肉松弛。日本有人将此病分为三型:Ⅰ型为骨盆底肌群力弱;Ⅱ型为逼尿肌不随意收缩;Ⅲ型为前两型并存。此外,心理因素、脊髓良性肿块、隐性脊柱裂以及药物(如哌唑嗪)等,均可引起小便失禁。王老认为,本病主要因骨盆底肌群、膀胱、尿道等肌肉功能失调所致。关于本病的治疗,20世纪60~70年代欧美国家主要是通过尿道注射硬化剂,但效果不佳。近年来又用药物、手术等方法治疗,疗效也不理想。Kegel虽提出功能训练法,但只注重骨盆内肌群训练。相比之下,王老的治疗方案更为全面、合理,因此疗效较好。

以上是王老的外治法经验总结。有一部分经验笔者在临床中实际运用,确实收到了理想的效果。王老这些宝贵的经验,应该认真的学习和总结,在临床中推广应用。

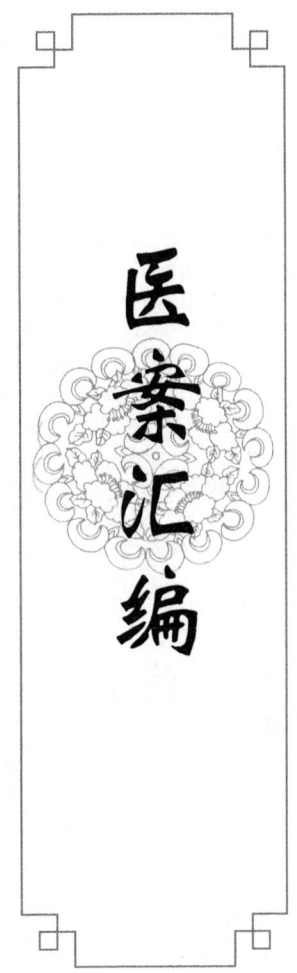

医案汇编

一、精选百例(1951~1989年)

(一) 太阴温病(肺内感染)

李×,男,25岁,1987年4月17日初诊。

持续高热20天。初起因肺内感染,体温高达40℃。住某医院静脉滴注先锋霉素、氨苄西林、氢化可的松等药物,高热曾降至38℃左右,两天后体温又回升至39~40℃。改用其他抗生素又连续静脉滴注2周,高热一直不退,患者体力逐渐不支,故邀王老会诊。

连日来,患者持续高热(39~40℃),伴有咳嗽,晨起咳甚,咳痰色白,量不多,呼吸喘促,口渴不多饮,入眠尚可,饮食减少,二便正常。听诊两肺均可闻及散在湿啰音。舌质微红,苔白中罩黄,脉洪数。血常规:白细胞24 000/mm³(24×10⁹/L),明显核左移;胸片两肺散在较淡的小片状阴影。

辨证:邪入气分,肺热失宣。

立法:清气泻热,宣肺止咳,佐以益气养阴。

方药:石膏200g、红参25g、知母20g、甘草10g、山药30g、白术15g、鱼腥草50g、白花蛇舌草50g、桑白皮15g、前胡15g、枇杷叶15g、麦冬15g、半夏15g、黄芩15g、平贝15g。3剂。每剂水煎600ml,频饮。

4月20日二诊:咳嗽、气促明显减轻,体温降至37℃左右。两肺仍可闻及散在湿啰音,脉数略滑。热势大减,原方生石膏改为50g,加竹叶15g。

4月22日三诊:服上方2剂后,自觉身体舒适,体力已见恢复,偶有轻微咳嗽。听诊两肺啰音明显减少,体温已近正常,舌质微红、舌苔白,脉略数。此肺卫得清,邪热已退。又服原方3剂,诸症告愈。

按语 该患者高热20天,西医诊断为肺内感染,经用多种抗生素及激素治疗无效。王老根据持续高热、咳嗽喘促、舌苔白中罩黄、脉略数等,诊断为太阴温病,热邪渐入气分,邪热壅肺,肺气失宣,故以清气泻热、宣肺止咳为大法。《内经》曰"壮火食气",高热持续,必耗气伤阴,因此在清热的基础上,佐以益气养阴之品。以白虎加人参汤为主方,重用生石膏以清气泻热;用桑白皮、前胡、枇杷叶等宣肺止咳;又以人参、山药、白术、麦冬、知母等益气养阴,以扶正祛邪;鱼腥草、白花蛇舌草,则为辨病用药,清热解毒以邪祛正安。药证相契,3剂后热势大减。后减石膏之量,加用竹叶,以清除余热,诸症告愈。

王老治疗高热,善于重用生石膏,用量常达150~200g,甚至斤许,多获良效。但王老告诫:"石膏终为性寒之品,因阴寒有趋下之势,故重用时需少服频饮,既可免其泄下之弊,又不失其清热之功。"此服药法为王老之经验,并告之"治疗高热一症,即使无需大剂量应用石膏时,也应嘱患者每4~6小时服药1次,使药力相继方能取效"。

(二) 太阴温病（无名高热）

徐×，男，28岁，1986年8月7日初诊。

持续高热40天，午前38℃左右，午后至前半夜可达40℃。患者最初因肺内感染入某医院治疗，当时白细胞18 000/mm³（18×10⁹/L），有明显核左移，咳嗽较重。经用大量氨苄西林及氢化可的松、维生素C等药物治疗，咳喘好转，胸透肺内阴影消散，白细胞降至正常，但高热持续不退。此后改用头孢唑林、庆大霉素加白霉素、氢化可的松、维生素C等，热仍不退。午前随汗出体温稍降，午后仍高达40℃左右，伴恶寒。曾请外院专家会诊，认为是抗生素杂投所引起的药物热，故停药1周，只静脉滴注葡萄糖、维生素C、盐水等支持治疗，但高热依然不退，热型同前。于是寄希望于中医，而邀王老诊治。

王老会诊时值午后，患者高热恶寒，颜面潮红，语音低微，卧床不起，食少纳呆，口不甚渴，大便2~4日1次。舌质绛红，苔微黄而干，脉细数。

辨证：温邪犯肺，内伏太阴，气阴两伤，蕴热不解。

立法：益气养阴，清热除蒸。

方药：党参30g、黄芪40g、麦冬30g、生地20g、柴胡20g、秦艽20g、地骨皮30g、青蒿30g、生石膏200g、白芍35g、甘草15g、黄芩15g、鱼腥草50g、白花蛇舌草50g。3剂。每剂浓煎2次，成600ml，每4小时服100ml。

8月10日二诊：药后体温明显下降，午后至前半夜仅38℃左右。患者自觉乏力，周身仍稍不适，但精神较前好转，大便已正常。舌质微红而润，苔转薄，脉略数。药已效，仍投前方3剂，服法同前。

8月13日三诊：热已退，自觉乏力，纳呆，舌质正常，黄苔已退，脉转弱。治以益气养胃阴，少佐清热之品。处方：太子参50g、山药50g、石斛20g、竹叶15g、生石膏50g、麦冬20g、知母15g、鱼腥草15g、白花蛇舌草15g。连服5剂，痊愈出院。

按语 本例高热与前"太阴温病（肺内感染）"一例高热相似，二者皆因温邪袭肺而致，故同诊为"太阴温病"。但本例经西医治疗后感染控制，炎症已消、肺已肃降、咳喘已平，可是高热不退，虽经西医会诊，但仍未弄清原因，因而治疗无效，而成为无名高热。

王老诊之，认为病初虽为温邪犯肺，经西医治疗炎症虽消，但邪热内伏太阴未解，耗气伤阴，正气无力祛邪于外，而有渐入阴分之虞，故高热不退而见舌绛、脉细数、口不渴等症。因而退此高热，必须用扶正祛邪之法，而治以益气养阴、清热除蒸。所用方药除上例所用之生石膏、鱼腥草、白花蛇舌草、黄芩以清热外，重点突出了益气养阴之品，如党参、黄芪、麦冬、生地、白芍等。温邪内伏，渐恋阴分，故又用秦艽、青蒿、地骨皮等，使伏热之邪疏解透达，肌表之阳气也得以宣发，故热可解而恶寒除。柴胡虽有性燥劫阴之说，但王老认为，此与诸多养阴药与重剂生石膏相伍，共奏内清外解之功，可放胆用之无妨。

(三) 热闭心包（脓毒血症）

季×，女，34岁，1962年6月3日初诊。

发热10天，昏迷、抽搐、肢体瘫痪4天。该患者产后1个月因左乳肿痛，发热恶寒，其母嘱以揉按患部，1日之内肿块消，寒热也随之而止。但3日后，又突然恶寒战栗高热，气喘咳嗽，头痛，体温高达40℃而住院治疗。血常规：白细胞30 000/mm³（30×19⁹/L）。经肺部X

线透视、摄片,诊断为大叶性肺炎。用抗生素治疗3天,热势转为弛张型。神志逐渐不清,手足阵发性抽搐。经检查,脑内也有多数占位性病灶,又诊断为脑脓肿。结合肺部病灶,最后确诊为脓毒血症。又经抢救3天,热势虽稍退(每日下午39℃左右),但气喘、咳嗽未减,神志昏迷,四肢时发抽搐,并有右上及左下肢瘫痪,饮水亦呛出。病至第10日症状仍无改善,故邀王老会诊。

望其面赤而晦暗,两目上窜,昏不识人,左上肢循衣摸床,其他肢体时有抽动,汗出,大便已5日未行。舌红绛而瘦,被黄黑苔,舌面干,脉细弦而数,脉搏120次/分。留置导尿管,尿色混而赤。血常规:白细胞18 000/mm³(18×10⁹/L)、红细胞300万/mm³(3.0×10¹²/L)、血红蛋白9g/dl(90g/L)。肝功能:麝香草酚浊度15U/L、硫酸锌浊度20U/L、谷丙酶150U/L。血糖:100mg/dl(5.55mmol/L)。肾功能:非蛋白氮80mg/dl(28.56mmol/L)、CO_2结合力20mg/dl。胸部X线检查:胸片仍见右上肺有大片状阴影,肋膈角消失。

辨证:邪陷心包,窍闭神昏,热动肝风,风痰阻络。

立法:清热解毒、开窍醒神、息风定痉,佐以化痰通络、益气养阴。

方药:生石膏150g、鱼腥草50g、黄芩20g、石菖蒲20g、郁金20g、生晒参30g、麦冬20g、五味子15g、生半夏30g、桑白皮15g、枇杷叶15g、白芍50g、钩藤20g(后入)、天麻20g、甘草15g。2剂。每剂浓煎400ml,每6小时服100ml。另将蜈蚣(半尺长带头足)6条、全蝎(带毒)10克,焙干,共为细末,与汤剂混合同服;安宫牛黄丸每6小时1丸。以上均鼻饲给药。

6月5日二诊:热退至38℃(下午),神志仍不清,咳喘略平,抽搐大减,循衣摸床之象已止。瘫痪肢体略能活动。唯药后大便1日3次,质稀色黄,此乃生石膏量重,寒凉伤脾趋下之故。原方加生山药50g护脾,3剂。

6月8日三诊:热势继减,下午体温37.5℃,神志转清,呼之能应,瘫痪之肢体已能自由活动,导尿管已拔除,小便仍黄赤,大便正常。原方生石膏改为50g、黄芩10g,3剂。

6月11日四诊:神志已清,虽气短音低,但已能正确回答问话。拔除鼻饲管后饮水已不呛,体温波动于37~37.8℃,咳喘已基本缓解。舌仍红,但黑苔已化净,黄苔转薄,口渴思饮,已能进食少许。此为邪衰大半,正气仍亏,拟益气养阴为主,兼清余邪。处方:生晒参30g、麦冬20g、五味子10g、鱼腥草30g、桑白皮15g、竹叶15g、生石膏20g、生半夏15g、石菖蒲15g、白芍20g、甘草10g,3剂。

6月14日五诊:患者能坐起片刻,低热已退,仍有气短音低,便溏。前方加生山药30g,7剂。

6月21日六诊:血常规、肝功能、肾功能及其他各项生化检查皆恢复正常。肺部X线片阴影已基本吸收,肋膈角清晰。仍口干、思饮,舌稍红,黄苔化尽,脉细略数,体温正常。乃用竹叶石膏汤加减以清余热。处方:竹叶15g、生石膏20g、生山药20g、半夏15g、白芍20g、生晒参15g、白花蛇舌草20g。

服前方7剂后,除体弱气少懒言外,未留任何后遗症而基本治愈。

按语 本例为温病重危症,乃因产后乳痈失治,热毒之邪未得外解,内陷心包,热动肝风所致。病势延至10余日,热毒耗气伤阴,已呈邪盛正衰之象,又灼津生痰,上蒙清窍,横窜经络,故热势虽减而神仍未清,反增肢体不用。病已逾旬,日渐沉重,虽经西医抢救,但未见转机,实属危笃之候,预后凶险。

王老发挥中医抢救危重症的特长,按温病辨证,认为本病热毒已由气转营,内闭心包,虽已耗气伤阴、化痰动风,但热毒不解,则窍不能开,风不能息,气阴不能护,故重用生石膏至150g,伍鱼腥草、黄芩、安宫牛黄丸等,清热解毒、开窍醒神,以救其急。另外,又用天麻、钩藤、菖蒲、郁金、半夏、蜈蚣、全蝎等治风痰,辅以息风定痉、醒神通络。方中人参、麦冬、五味子,乃生脉散之义,以益气养阴而扶其正;桑皮、杷叶乃针对肺气喘逆而用。辨证准确,药证相符,故投之即效。以后随病之转机呈邪衰正虚之势,而治也随之变为扶正祛邪。历经20余日中医药治疗,终使该患者转危为安,基本治愈。

据王老回忆,本例温病重危症初入院时,经静脉滴注及肌内注射抗生素与其他支持疗法并少量输血,病势有增无减。至王老会诊,病程已达10日,经中药治疗后2天,病势显著改善,因而家属不同意再用西药治疗。该院不得已与王老商讨,可否仅以输液等支持疗法,停用抗生素而专用中药治疗,王老根据病势转机,同意家属及院方要求,但仍留院监护,以免发生意外。故本例至第二诊开始,除兼用吸氧、输液等支持疗法外,已纯属中医药治疗。

[编者按:本案例曾以"王德光辨治脓毒血症验案1则"为题,发表于《上海中医药杂志》,2009,43(2):11~12。]

(四) 阳脱证(感染中毒性休克)

卜×,男,62岁,1966年9月5日初诊。

高热2日,大汗后体温骤降,四肢厥冷1小时。8天前,后头部生一疔肿,约蚕豆大,无全身不适,自行揉按2天,未用任何药物,疔肿消散。5天前,略感身体违和,未予注意。至9月3日症状加重,发热、头痛身痛,当地农村医生用青霉素链霉素肌内注射,未能控制。入夜,壮热恶寒,头痛如劈,体温高达40℃,伴有谵语、烦躁、口渴。至9月5日晨6时许,高热汗出之后体温骤降,四肢冷过肘膝,血压30/0mmHg。当时王老随下乡巡回医疗队恰至该村,故应邀会诊。

患者神志恍惚,似睡非睡,呼之能应,面色苍白,口鼻气冷,腋温不及35℃,六脉举按皆无,舌赤苔黄而干,并已10余小时无尿。

辨证:汗出亡阳,元气暴脱。

立法:回阳救逆,益气固脱。

方药:当地所产五披叶鲜人参200g,切碎浓煎。

自晨起7时许,将药徐徐灌入,2小时后患者神志清醒,肢体转温,血压回升至70/50mmHg。

上午10时,血压达100/80mmHg,脉细数有力,体温升至37℃,患者精神转佳。继而又取鲜人参200g,浓煎饮之。

至中午12时许,血压达120/80mmHg,10余小时之尿闭至此通下,排尿约200ml,脉象转洪数,体温38℃,已能进流质饮食。至此阳气回,厥逆除,危象已过,继则再用清瘟败毒饮配合抗生素清热解毒。调治4日,共用鲜人参达600g,血压始终稳定,热退身安而愈。

按语 本例为单用一味鲜人参抢救阳脱重症之成功案例。该患者热毒炽盛,伤津耗气,大汗亡阳,元气暴脱,况年逾花甲,肾气已衰,故预后凶险。本应以参附汤更为对证,但因农村条件所限且情况紧急,王老当机立断,急取当地所产鲜人参以救危疾。王老认为,人参大补元气,此气由"三焦"通道敷布全身,推动五脏六腑、四肢百骸的功能活动,为生命之源泉。

元气得充,则脉绝不见者能使之复,肾气将绝者能使之起,且血压回升之后,能保持稳定,而无忽上忽下之弊。此例很好地证明了人参确为回阳救逆之良药。

(编者按:本案例收载于董建华主编《中国现代名中医医案精华三·王德光医案》,北京出版社,1990。)

(五) 痨瘵发热(肺结核)

李×,女,43岁,1972年5月10日初诊。

低热2年,高热20天。患肺结核病史10余年,外院诊断为慢性纤维空洞型肺结核。痰抗酸菌(+),低热2年,体温波动于37.2～37.8℃。曾到省外某结核病院治疗8个月,低热始终持续不退,身体日渐羸瘦。20天前突然发热恶寒,午后体温高达40℃,伴有汗出,故入院治疗。住院期间,除继续应用抗结核药物链霉素加异烟肼外,并联合使用青霉素、红霉素、四环素等静脉滴注,但体温仍波动于38.5～40℃。因病势日渐沉重,故邀王老会诊。

望其蜷卧在床,大骨枯槁,大肉陷下,颧红唇焦,频频咳嗽,以致昼夜不能寐。咳痰量少,痰咳于口中却无力吐出,声微气喘,转侧需人搬动,微有虚汗,口干渴,每次能饮1～2匙凉开水,日进少许稀粥。溲黄便秘,舌瘦而红绛,苔薄黄而干,六脉沉细无力,数极而疾(140次/分),体温达39.5℃。

辨证:痨瘵日久,气阴两亏,阴虚火旺,元气欲脱。

立法:益气养阴,清热除蒸,佐以润肺化痰。

方药:秦艽20g、鳖甲40g、地骨皮40g、柴胡20g、青蒿20g、当归15g、黄芪35g、红参15g、川贝15g、甘草10g、石斛20g、丹皮10g、紫菀15g、麦冬20g、黄芩15g、芦根35g、玄参30g。2剂。每日1剂,浓煎,一昼夜分6次温服。

5月12日二诊:前方连服2剂,咳嗽转轻,热势亦减,午后体温38.5℃,夜已能寐。语言略有力,食量稍增,精神好转。舌苔、脉象无变化。原方加竹叶15g,再服2剂,以清虚热。

5月14日三诊:服药4剂后,咳嗽已明显减轻,饮食日增,午后体温降至37.5℃,午前37℃以下,虚汗已止,尿量增多,便下燥屎数枚。脉细数(130次/分),舌润,苔薄而黄。此乃气转津回,邪热渐清之象。为巩固了疗效,原方再服3剂。每日1剂,分3次温服。

5月17日四诊:面色恢复正常,口不渴,言语较前有力,气喘大减,日间能坐起2～3小时,2年来之低热已退清,晨间体温仅35.5℃,脉细弱而数(120次/分),苔薄微黄。邪热已除,正气尚虚,法宜更为益气健脾、清肺保津。处方:生地30g、麦冬15g、玄参30g、川贝15g、紫菀15g、红参10g、黄芪35g、芦根20g、白术15g、陈皮15g、甘草10g、石斛15g。服药10余剂,潮热未见反复,体温正常,仅有轻微咳嗽,二便通顺,并能下床行走片刻。舌苔薄白,脉象较前有力,但仍见数象(120次/分)。停用中药,继服西药抗结核药。半年后随访,已能做轻微家务劳动,始终未再发热,但脉仍细数(120次/分)。

按语 王老认为,本病乃痨瘵日久,阴虚火旺,进而气阴两虚,阳极阴竭,元气将脱。幸而尚能进食少量稀粥,证明胃气未绝,尚有一线生机,故急以益气养阴,清热除蒸,佐以润肺化痰,标本兼顾。

该患者低热2年,元阴耗伤,又高热20余日,致阴愈虚而火愈旺,火热伤及肺肾及其他诸脏。肺主一身之气,久患痨瘵,肺气虚损,故气喘音低;脾司中气,主肌肉、四肢,脾气大伤,故咳痰无力,在床上翻身也需人搬动。本例在标有火热燎原之势,在本有阴阳决绝之虞,故治宜标本兼顾,乃重用秦艽鳖甲散加减,以清热养阴除蒸,加人参大补元气固脱。

张介宾指出:"凡患虚损者,脉无不数,脉数之病,唯损最多……其皆热病乎。"(《景岳全书·脉神章》)本例患肺痨10载,自肺以下五脏之气皆受损。故当发热时,其数脉不但属热,尚属"愈虚则愈数,愈数则愈危"(《景岳全书·神脉章》)之候。热退气充后,脉至数虽减,但仍达120次/分,且于半年后复查,仍无变化,足证其人元气大亏,短时间不易复原,或成终身痼疾,而不能恢复。由此可见,数脉在虚损的诊断及预后方面,其重要意义不容忽视。

此外,本例在服药方面也有特点。王老认为,久虚之人,药宜量小而频服,以免脾胃虚弱不能受纳,或因寒凉而再戕脾阳,故三诊前汤剂浓煎,日分6次温服之。

(编者按:本病例收载于董建华主编《中国现代名中医医案精华三·王德光医案》,北京出版社,1990。)

(六)感冒(病毒感染)

陈×,男,45岁,1978年5月3日初诊。

周身不适,发热咽痛2月余。患者身体虚弱,2个月前偶感风寒,即觉周身不适,继而发热、咽痛、头项强痛。经用西药解热镇痛剂及抗生素治疗,热虽退但余症如故。1个月前周围血象化验检查,发现异型淋巴细胞高达50%。除继续服用解热镇痛剂以控制症状外,并注射丙种球蛋白、ATP、辅酶A、细胞色素C等药物。1个月来,使用丙种球蛋白总量已达24ml,症状时进时退,异型淋巴细胞仍在40%~50%。该患者本身为医务工作者,对此十分惶恐,因西药治疗无效,故求诊于王老。

患者面容憔悴,神疲倦怠,头痛,咽痛但咽部无红肿,周身酸软困乏不能支持工作,微恶寒但不发热,时有咳嗽,痰白量不多,食少纳呆,二便正常,舌淡,苔薄白,脉沉弱,体温正常。

辨证:气虚外感,肺卫失和。

立法:益气解表,宣肺和卫。

方药:人参15g、苏叶15g、陈皮10g、枳壳10g、前胡10g、半夏10g、葛根5g、木香5g、甘草5g、桔梗15g、茯苓10g、生姜5g、大枣5枚。3剂。每日1剂,水煎早晚分服,停用一切西药。

5月6日:上方连服3剂后,精神转佳,咳嗽减轻,仅偶有轻咳。周围血象检查,异型淋巴细胞已减至10%。脉仍沉弱。继用前方,党参加至30g。

5月9日:又服3剂后,周身乏力、咽痛、头痛等不适症状完全消失,咳止,胃纳转佳,血象完全恢复正常。迁延2个月之感冒,至此痊愈。

按语 本例感冒迁延2月余未愈,虽有微恶寒、不发热、脉沉弱等里虚的表现,但王老根据患者体质、病史及治疗经过等,仍诊断为外邪在表未除。因该患者为气虚体质,虚人外感,正气无力与邪相搏以驱邪外出,故脉沉而发热不甚,尤其该患者一直服用西药解热剂,故可见不发热。周身不适、咽痛头痛、恶寒时咳等表证仍在,说明邪尚未内传,故未囿于病延日久,仍用参苏饮益气解表而愈。参苏饮本为治疗外感兼内伤的方剂,王老经验:凡脑力劳动,经常赶写材料以致夜以继日工作者,若患外感,无论其外表如何健壮,皆应按外感兼内伤治疗。对身无大热,仅周身酸痛不适、纳呆、微咳或不咳者,皆投参苏饮,无不应手而效。

本例患者周围血象出现异型淋巴细胞,为病毒感染之征象,但高达50%,持续2个月之久者,临床尚不多见。抗生素类对病毒无效,为人所共知,但丙种球蛋白大量应用亦不奏效,而仅服参苏饮 6 剂,就使异型淋巴细胞消失,可见中药抗病毒感染的疗效。现代药理学研究表明,人参可调节机体的免疫功能,可能因此对病毒起到了抑制作用。王老认为,就本治验例而言,恐不是人参一味的作用,而是整个方剂所发挥的协同作用。中医临床辨证论治,虽未针对其病毒,但却收到西药所不及的作用,这正是中医的优势所在。

(七) 肺痈(肺化脓症)

庞×,男,45 岁,1957 年 5 月 20 日初诊。

咳吐脓痰,低热,自汗 9 月余。9 个月前已确诊为右肺下叶脓肿,因西药治疗 2 个月未愈,拟手术切除病灶,但患者拒绝手术而未进行。又经"支持疗法"治疗 7 个月,病情时轻时重,身体日渐不支,乃求王老诊治。

患者形体消瘦,气短懒言,倦怠乏力,面色无华,肌肤甲错,身有微热(37.9℃),口不渴,自汗,咳吐脓痰、味腥臭。舌赤苔黄,脉细数,重按无力。

辨证:病久伤正,气阴两耗,邪盛正衰,脓毒未消。

立法:益气养阴,化瘀排脓,扶正祛邪,标本兼治。

方药:人参 15g、麦冬 15g、黄芪 20g、鱼腥草 50g、黄芩 10g、黄连 10g、川贝 15g、陈皮 15g、葶苈子 20g(包煎)、芦根 40g、花粉 20g、薏苡仁 40g、桔梗 20g、甘草 15g。水煎服。

6 月 15 日二诊:前方服用 20 剂后,咳痰减轻,腥臭味也略减,但午后仍有低热,自汗、气短如故。前方加冬瓜仁 30g、丹参 30g、桃仁 10g,以增强化瘀排脓之功,并将参、芪量加倍。

7 月 17 日三诊:上方连服 1 个月,咳痰明显减轻,仅有少许腥臭味,气力增,精神振,已能散步片刻,体重略有增加。仍按原方服用半个月。

8 月 5 日四诊:饮食日增,体力转佳,语音较前洪亮,但午后仍有微热(37.5℃),自汗未止,咳痰未继续减轻。因患者不能坚持服用汤剂,不得已改用丸剂口服,乃单用犀黄丸,每服 1 丸(3.5g),1 日 3 次。

11 月 11 日五诊:连服犀黄丸 3 个月,诸症明显减轻,咳痰已无腥臭味,痰量减少,热已退,食欲大增,体重已恢复至病前水平,X 线片右肺下叶病灶已见消散。仍按前法服用犀黄丸。

连服 4 个月后,诸症悉退,X 线片见病灶已基本消散。为巩固疗效,又连服 2 个月,X 线片完全恢复正常。

按语 该患者患肺痈 9 个月未愈,痈毒耗伤气阴,正气大亏,已成邪盛正衰之势,当属失治坏证范畴,因此给中医治疗也增加困难。王老谨查病机,认为本例患者因病致虚,又因虚无力祛邪而使痈毒不消,病情恶化。标本转化,虚实错杂,当前已属本虚标实,因此治疗时必须扶正祛邪、标本兼顾,方能阻止病势发展而转危为安。王老治疗该患者前后共 1 年余,服汤剂 70 余剂,犀黄丸 800 余丸,方收全功。此等坏证,为医若无信心,则不能治之以恒,或"欲速则不达"。

芩、连苦寒,有久服伤胃之说,因此治虚人多惧之。该患者正气虽虚,但随汤剂连服芩、连达 70 日之久,胃纳反佳,王老认为"有病病受之",此即《内经》"有故无殒"也,故可不必忌寒伤胃,放胆用之。犀黄丸乃《外科全集》方,主要成分为犀牛黄、麝香、没药、乳香、黄米饭等,功能清热解毒、化痰散结、活血祛瘀,主治痰核、瘰疬、脓肿、痈疽等。该患者经治疗正气大瘥后,但痾毒未散,又不能坚持服用汤剂,故王老选此药嘱其长期服之,果见其效。但其药价昂贵、药源不足,影响广泛使用,因此王老认为有必要研究其代用品。

(八) 肺热咳嗽(肺内感染)

张×,女,38岁,1987年12月4日初诊。

发热咳嗽30余日。病初体温在38~39.2℃,当地按感冒治疗,未见好转,咳嗽加剧,伴喘促。又先后去数家大医院诊治,诊断为肺内感染,先后使用数种抗生素连续静脉滴注至今,病情仍无明显好转,故延诊于王老。

咳嗽,喘促,发热不恶寒,咯痰稍黄,纳差、脘闷、口干、便燥,舌质红,苔微黄稍干,脉数略弦。体温39.1℃,听诊两肺均可闻及干啰音及痰鸣音。

辨证:邪热壅肺,肺气失宣。

立法:清热解毒,宣肺止咳。

方药:鱼腥草50g、白花蛇舌草50g、桑白皮15g、前胡15g、半夏15g、麦冬15g、杏仁15g、桔梗15g、杷叶10g、黄芩15g、平贝15g、生地榆50g、紫菀15g、冬花15g、太子参20g、麻黄5g、莱菔子15g。3剂。每日1剂,水煎早晚分服。

12月7日:咳喘明显好转,体温已降至37℃,食欲改善,脘闷已除。舌苔转白而润,脉稍弦数。仍按前方加减,去太子参、麻黄。

继服3剂后,热退,咳喘除,诸症悉愈。

按语 本例患者以咳为主症,并兼热象,故诊断为肺热咳嗽。因邪热壅肺,肺气失于宣降,故肺热咳嗽也多兼喘。西医按肺内感染用抗生素治疗月余未效,王老采用自拟经验方"鱼白桑止咳汤"加减,3剂而效,6剂而瘥。鱼白桑止咳汤是王老在几十年临床实践中总结出来的通治咳嗽的有效方剂。该方的临床运用是以辨病与辨证相结合为其特点,重用鱼腥草、白花蛇舌草、生地榆等,所以对因呼吸系统感染而致咳嗽者疗效尤佳,特别是经用多种抗生素治疗无效者,本法更能显出其独特的疗效。因本方重用清热解毒之品,故肺热壅盛者用之,正符"热者寒之"之用药法度。该患者咳而伴喘,故加用麻黄以宣肺平喘;又因"肺与大肠相表里",故加莱菔子以通腑降气。

(九) 风寒咳嗽(上呼吸道感染)

于×,女,6岁,1989年11月10日初诊。

咳嗽已8日。8天前因着凉而致头痛身痛、咳嗽、倦怠,服维C银翘片2天,头痛身痛止而咳嗽转剧。又注射青霉素、链霉素、口服磺胺剂、麦迪霉素及止咳成药治疗,6天来咳嗽未见好转,入夜咳甚而不能安睡,故家长携之求王老诊治。

患儿咳嗽频频,昼夜不止,痰白质清稀,咳之易出。胸闷、纳呆、口不渴,二便正常。查体:面色㿠白微浮,咽部正常,两肺叩诊正常,可闻及散在湿啰音;心律整,心率80次/分;肝脾未触及,腹平坦,无压痛。苔薄白而润,脉滑无力。体温36.5℃。血常规检查:白细胞6800/mm³(6.8×10⁹/L),中性粒细胞0.70,淋巴细胞0.30。

辨证:风寒束肺,肺失宣降。

立法:宣肺解毒,止咳化痰。

方药:鱼腥草25g、白花蛇舌草25g、桑白皮10g、前胡10g、桔梗10g、半夏10g、麦冬10g、杏仁 10g、生地榆 25g、枇杷叶 10g、冬花 10g、紫菀 10g、黄芩 10g、平贝 10g。2 剂。每日 1 剂，浓煎成 250ml，分 8 次温服下。

11 月 12 日二诊：药后咳嗽明显减轻，夜已能寐，胸闷消失，痰量减少呈白泡沫状，舌脉如故。前方加党参 15g，3 剂。煎法及服法同前。

11 月 15 日三诊：咳嗽已愈，但胃纳尚差，予六君子汤 2 剂，以善其后。

按语 本例咳嗽，王老仍用自拟"鱼白桑止咳汤"加减而愈。鱼白桑止咳汤重用鱼腥草、白花蛇舌草、生地榆等清热解毒之品，用于肺热咳嗽符合"热者寒之"之用药法度。但本例为风寒咳嗽，毫无肺热之象，使用本方仍能获速效，可见该方是治咳的通用验方。王老经验，本方的临床运用应该辨证与辨病相结合。本例辨证虽属风寒，但咳嗽乃因上呼吸道感染所致，故投以本方既可解毒消炎，又能宣肺止咳，尤适于经用多种抗生素治疗无效者。中药解毒之品性多寒凉，寒证应忌用。但查阅中药文献，也有记载鱼腥草、白花蛇舌草、生地榆性平甚或微温者。本例之验也说明了该方性较平和，用于风寒咳嗽无妨。

（十）肺痨咳嗽（肺门淋巴结结核）

孙×，男，8 岁，1988 年 12 月 6 日初诊。

咳嗽、盗汗 3 月余。某院 X 线检查诊断为肺门淋巴结结核，已服抗结核药月余。近日咳嗽加重，干咳无痰，咳甚则呕，夜间咳嗽尤甚而不能入睡，痛苦难忍，故邀王老诊治。查之舌质红，脉见细数略滑。

辨证：燥热伤肺，肺失清肃。

立法：养阴润燥，清肺化痰。

方药：鱼腥草 35g、白花蛇舌草 35g、桑白皮 10g、前胡 10g、半夏 10g、冬花 5g、紫菀 5g、麦冬 10g、平贝 10g、杏仁 10g、黄芩 10g、枇杷叶 5g、桔梗 10g、生地榆 35g。3 剂。每日 1 剂，水煎，分 8 次服完。

12 月 10 日二诊：咳嗽明显减轻，已能入睡，仍有盗汗，故于上方加入黄芪 20g、白芍 15g、五味子 5g，以益气固表敛汗。先后共服 9 剂，汗止咳清。嘱其继续服抗结核药。2 个月后家人来告，前症未再复发，近日 X 线检查，结核病灶已愈。

按语 干咳无痰，当属燥咳；舌红脉数，又兼热象，燥热伤肺，肺失清肃，故见是证。该患者肺门结核，属肺痨范畴，痨虫伤肺，肺阴被耗，燥热由是而生，因此治宜养阴润燥、清肺止咳。王老仍用自拟止咳通方"鱼白桑止咳汤"治之而效。该方主药鱼腥草、白花蛇舌草非大苦大寒之品，故有清肺解毒之功，而无伤阴化燥之弊；配伍麦冬、贝母、杏仁则养阴润燥，以助宣肺止咳之效。从辨病治疗的角度，用鱼白桑止咳汤治疗肺结核咳嗽，一般无明显效果，但本例用之却获显效，王老认为并不是由于本方具有抗结核作用，而是因为本例患者之肺痨，肺卫失固，近日可能复感外邪，入里化热，故致咳剧，因此服之乃效，此乃"异病同治"也。

（十一）咳血（结节病）

张×，女，6 岁，1981 年 4 月 17 日初诊。

咳嗽伴少量咳血 8 月余。经用抗生素及抗结核药等治疗半年无效，后在北京某医院确诊为结节病。住院用激素治疗 2 个月，咳嗽、咳血虽稍有缓解，但因出现明显之不良反应（肥胖）而中止治疗。出院返回原地，转诊于王老处求治。

患儿面色红赤,呈明显之满月脸,频频咳嗽,日轻夜重,痰少色白、不易咯出,痰中偶见血丝或血块,色鲜红或黯红,倦怠乏力,口不渴,饮食二便正常。舌质红润,苔薄黄,脉滑数有力。以养阴益气、凉血止血之法治之不效。再诊,结合服激素2个月的治疗经过,排除激素所致之假象。

辨证:肺气不足,脾失统摄。

立法:健脾益气,培土生金;降逆止咳,摄血止血。

方药:党参10g、黄芪15g、白术10g、甘草5g、当归5g、陈皮5g、半夏5g、枇杷叶5g、桂枝5g、白及3g、阿胶3g(烊化)、三七粉3g(单包冲服)。水煎服。

5月7日二诊:前方连服15剂,咳嗽明显减轻,咳血止。因患儿不耐久服汤剂,故前方改为丸剂,连续服用。

7月13日三诊:丸剂连服2月余,满月脸已基本恢复正常,舌淡苔薄白,脉沉而细,饮食二便如常,X线胸片无异常所见。嘱其再服原方丸剂1个月,以善其后。

按语 本例患儿在王老诊治前,已经由西医使用泼尼松治疗2月余。王老认为,激素能升高血压及血糖等,久服常可助阳伤阴,产生假热之象而掩盖了疾病的本质,因此在中药治疗时,既要考虑激素造成的助阳伤阴的不良反应,更要注意由此产生的假象对中医辨证的干扰。患儿初诊时,王老曾试投养阴清热止血方(百合5g、生地10g、平贝10g、茜草5g、茅根15g、小蓟10g、麦冬10g、沙参10g、藕节15g、白芍10g、甘草5g、半夏5g)5剂未效,便透过此假象,抓住小便色淡、大便正常、口不干渴等特点,断定患儿体内本无虚热,本病原由肺脾两虚而致。脾气虚,土不生金,肺气不足,无力肃降便上逆而咳;脾主统血,脾气虚衰,无力摄血,血溢肺络则痰中带血。故以健脾益气、培土生金之法治之而愈。

王老总结经验时指出,当今中西医并存,由于种种原因使得中医临床所诊治的疾病大多是经西医治疗无效或产生不良反应的病例。这类已使用过西药治疗的病例,应当用中医的观点去认识患者所用过的西药,以便了解其对机体的影响及所产生的各种假象,辨证时才不会为假象所惑,以免南辕北辙之误。

(十二) 痰热哮喘(支气管哮喘)

李×,男,38岁,1989年3月13日初诊。

哮喘反复发作已5年。每至冬末春初发病,入秋则缓解,曾经治疗数年而未能控制。今春发作重于往年,因服西药不良反应太大,该患者已难以忍受,故求治于王老。

其人平素胸闷不畅,乏力,胃纳欠佳,二便正常。每日喘息发作1~2次,每发则呼吸困难,哮吼有声,汗出,不能卧,常需3~4小时始能缓解,无寒热及咳嗽。面目微浮,面色苍白,舌淡,苔白而厚,脉沉滑。

辨证:顽痰挟热,肺失宣降。

立法:化痰清热,宣肺定喘。

方药:干姜20g、桂枝20g、麻黄15g、白芍25g、甘草15g、细辛8g(后下)、生半夏35g、五味子15g、厚朴15g、杏仁15g、白花蛇舌草50g、桑白皮15g、前胡15g、白果10g。3剂。水煎早晚分服。

3月16日二诊:服上方后,哮喘未发,但胸闷如故,舌、脉无变化。前方加莱菔子20g、葶苈子20g(包煎),3剂。

3月19日三诊:哮喘未发,胸闷、气短、纳呆如故,但白厚苔已化,脉滑略数(105次/分)。前方减莱菔子、葶苈子,加白术、太子参、丹参各20g,3剂。

3月22日四诊:胸闷大减,胃纳转佳,仍有汗出,脉仍滑略数。前方减麻黄,加龙骨、牡蛎各30g,3剂。

3月25日五诊:汗止,气力倍增,饮食、睡眠正常。自诉周身如隆冬季节之轻快。乃以补益脾肾、培土生金法善后。处方:太子参20g、白术15g、茯苓20g、甘草10g、陈皮15g、生半夏20g、熟地20g、丹参20g、龙骨20g、牡蛎20g。随访数年未见复发。

按语 哮喘有寒热之分。本病临床多见遇寒而发,因此秋冬天气转冷则为本病之发作期,至春气候转暖则缓解。但本案例患者之发作规律与此相反,转暖则发,逢冷则止,其喜寒恶热,虽未见便秘溲赤、舌红、苔黄、脉数,也当属热喘无疑。哮喘亦有虚实之分,虚为肺肾两虚,实多见痰阻气道,而临床又虚实夹杂者多,尤其发作期以标实为急。本例患者临床虽无咳痰及喉中痰鸣之象,但胸闷纳呆、脉滑苔厚等,皆为宿痰之象。王老仿《金匮要略》小青龙加石膏汤之义,将仲景治寒饮喘息之小青龙汤,加数味清热药,以治痰热哮喘。但王老根据多年临床经验,认为痰热哮喘中用石膏不如用鱼腥草、白花蛇舌草、桑白皮等清热解毒疗效更佳,何况本例患者肺热之象不显,故未用石膏。

本案例为一顽痰,王老五诊而愈。二诊因胸闷如故,曾用莱菔子、葶苈子等下气之品,但胸闷未除反增短气。可知此乃本虚之故,所以三诊后易用益气敛气之品,胸闷反除。至于气虚汗出,王老仿张锡纯制"从龙汤"之义,在小青龙中复加龙骨、牡蛎,收正气而不敛邪气。本例患者基本是以小青龙汤加减而愈,《金匮要略》服小青龙汤后出现的变证中所用方剂皆不再用麻黄,但王老认为,只要正气不是严重虚衰,可减少麻黄用量,不必停用,以免影响宣肺平喘之力。此外王老还认为,痰阻与血瘀在病理发展过程中往往互为因果,本例用丹参即活血化瘀,以助祛其阻滞之顽痰。"急则治标,缓则治本",故喘平症愈后,王老予四君子汤合金水六君煎加减,培土生金、补益肺肾而善后。

(十三) 寒痰哮喘(支气管喘息)

梁×,男,9岁,1983年7月8日初诊。

发作性喘息2年余。2年前于入夏时不慎着凉患咳嗽、气喘,经治疗后(用药不详)咳止而喘未愈,并呈发作性加剧。每次发作,呼吸都极度困难,面色苍白,辗转不安,需起坐或伏卧方稍舒,2~3小时后自然缓解,缓解后游玩嬉戏如常儿,如此迁延至10月份以后气喘自止。次年复发较重,喘息伴有汗出,常一夜数次发作,以致不能入睡,但喘无哮声,无咳嗽痰涎。本年发作期提前至4月末,夜发昼止,病势与去年相同,经他医多方调治无效,后慕名求王老诊治。

患儿来诊时为上午10时许,气息正常,但精神委靡,纳差,倦怠,脉沉无力、略有滑象,舌淡苔薄白。患儿体质较弱,但自发病以来并不常患感冒。查心肺,叩诊正常,无喘鸣音。X线胸片无异常所见。

血常规:白细胞6000/mm³(6.0×10⁹/L),中性粒细胞0.68、淋巴细胞0.32、嗜酸粒细胞0;红细胞400万/mm³(4.0×10¹²/L),血红蛋白12g/dl(120g/L)。

辨证:脾肾素虚,寒痰内伏,壅塞肺气,气逆而喘。

立法:急则治标以温化痰浊,宣肺平喘;缓则治本以健脾化痰,温阳纳气。

方药:干姜15g、桂枝15g、麻黄10g、白芍20g、甘草10g、细辛5g(后入)、生半夏25g、五味子10g、厚朴15g、杏仁15g。3剂。每日1剂,水煎早晚分服。

7月11日二诊:前方服2剂后,喘息即减轻汗出止,服3剂后夜能安睡,诸症未作。仍服前方加党参20克,以扶正益气,巩固疗效。

7月14日三诊:喘息止,面色转微红,食纳大增,精神振作。未防其复发,仍服二诊原方3剂。

7月17日四诊:共服药9剂,病瘥。乃用六君子汤加肉桂,健脾化痰、温阳纳气以善其后。处方:党参15g、白术15g、茯苓10g、甘草5g、半夏15g、陈皮10g、肉桂5g(后入)、生姜3片、大枣3枚,7剂,水煎服。

该患儿愈后追访至1989年年初,哮喘一直未发。

按语 尝云:"有声为哮,无声为喘;哮以声言,喘以势论。"但哮、喘二者病机则一,实难严格区分。本例虽无哮吼之声,王老认为乃病势未至如此而已,故仍以哮喘论治。

王老认为该患儿素禀脾肾两虚,为易生痰体质。首次感寒之后,余邪未尽,痰因寒结,寒因痰滞,寒痰伏于膈上,阻塞气机,肺失宣降。观其后2年夏日发病皆无外感,可知非外邪引发,乃伏痰胶固难除。又,病虽发于夏季,却毫无热象可查,故王老仍按寒痰治之。首用小青龙加厚朴杏仁汤,重其剂治其标以顿挫病势;后用六君子加味,扶正固本以善其后。王老强调,本例哮喘治疗关键在于小青龙汤用量宜大,必要时可日服2剂,否则难以荡尽膈上"胶固之痰"。本例数剂而愈,愈后未再复发,足证疗效之迅速、可靠。

本例梁姓患儿与上例李某,均为支气管喘息,治疗方药也皆由小青龙加厚朴杏仁汤化裁。但上例王老辨为痰热哮喘,故加白花蛇舌草、桑白皮等清热之品;而本例辨为寒痰哮喘,故守小青龙加厚朴杏仁汤原方。二者皆为春夏阳时发病,又无明显寒、热之象,何以辨寒、热之证?前者王老主要根据其发病的季节特点,而后者则主要依据其感寒之因,"谨察病机,各司其属",故顽痰得除、肺气得调而喘平。可见临床辨证需于精细处下功夫,不能只限于满足眼前的可见症。

(十四) 支饮(慢性支气管炎合并肺内感染)

刘×,女,34岁,1989年9月12日初诊。

咳喘、气短10余日。慢性咳喘史8年余,本月初感冒后咳嗽复发,昼轻夜重,数日后喘息发作。经抗生素、氨茶碱等治疗,病情一度好转,继又复发,再用上药无效,故延请王老诊治。

患者面色苍白虚浮,虽身无寒热,但目睛微赤。心悸,气短,咳逆倚息不得卧,痰多而稠,口干不欲饮,胸脘满闷,纳差,便秘尿黄。舌质胖嫩,苔白而厚腻,脉滑数有力。

肺部听诊,可闻双肺喘鸣音夹杂少许湿啰音,呼气音略延长;心脏未闻及杂音,心率80次/分,律整,$A_2>P_2$;肝脾未触及,腹平坦无压痛。X线胸片,见轻度肺气肿征象,心影无明显变化。

血常规:白细胞6800/mm^3(6.8×10^9/L),中性粒细胞0.68、淋巴细胞0.28、中性杆状核粒细胞0.04;红细胞400万/mm^3(4.0×10^{12}/L),血红蛋白12g/dl(120g/L)。尿常规(-)。

辨证:伏饮内蓄,外邪引动,支于胸膈,肺失宣降。

立法:宣肺化饮,止咳平喘。

方药:干姜15g、桂枝20g、麻黄15g、白芍25g、甘草15g、细辛8g(后入)、生半夏25g、五味子15g、厚朴15g、杏仁15g。2剂。每日1剂,水煎早晚分服。

9月14日二诊:服上方2剂后咳喘如故,脉证无变化。辨证与辨病相结合,前方酌加清热解毒之品。处方:鱼腥草40g、白花蛇舌草40g、桑白皮15g、前胡15g、生地榆40g、黄芩15g、干姜15g、桂枝20g、麻黄15g、白芍30g、甘草15g、细辛8g(后入)、生半夏25g、五味子15g、杏仁15g、党参29g、枇杷叶15g,煎汁约500ml,1日分10次频频温服下,以不发生心悸及腹泻为度。

9月17日三诊:上方3剂后,咳喘明显减轻,颜面浮肿消失,可平卧入睡,夜已能寐,小便转清,大便通下,白厚腻苔已化大半,舌质及脉象仍无变化,两肺喘鸣音基本消失。守方再服3剂,以巩固疗效。

9月20日四诊:咳止喘平,稍感体弱乏力,苔薄白,舌质正常,脉沉弱。用六君子汤3剂以健脾益气,俾土旺金肃,痰饮自除。

11月22日,停药近2个月,喘咳未发。近日该患者因感冒恐其宿疾复发,故急来求治。其症仅见体弱恶寒,身痛微咳,脉浮苔薄,乃处以参苏饮原方3剂,其病霍然。

按语 《金匮要略》云:"咳逆倚息,短气不得卧,其形如肿,谓之支饮。"支饮乃因痰饮之邪支妨于胸膈之间,壅阻肺气,使肺失肃降而致。本例为久病宿疾,肺、脾、肾三脏功能失调,三焦不利而痰饮内伏,外感实邪引动,则发为支饮。仲景云:"病痰饮者,当以温药和之。"初诊选用小青龙加厚朴杏仁汤,以温肺化饮,止咳平喘。但药后不效,此乃因饮邪化热之故,故加味清热解毒之剂即效。何以知饮邪已化热?王老除根据便秘、尿黄、痰稠、脉数之症状外,更主要是从辨病角度考虑。本例慢性支气管炎此次发作合并有肺内感染,故王老选加清热解毒之品。《金匮要略》虽有小青龙加石膏汤为外寒内饮、郁而生热之咳喘而设,但王老经验,对此等病情复杂之宿疾,加石膏仍感药力不济,而鱼腥草及白花蛇舌草清热之力不亚于石膏,但解毒祛邪之功大大过之。王老治本例之效验方,实为小青龙汤合自拟鱼白桑止咳汤化裁。

(十五) 支饮(慢性支气管炎急性发作、肺心病)

张×,男,70岁,1988年11月4日初诊。

咳嗽,痰多而喘。患慢性支气管炎30余年,每年入冬则发。近6年来,每冬发作后均合并心力衰竭而住院治疗。今年入冬后再次复发,咳喘气急,痰多而稠,黄白相间,不能平卧,彻夜不寐,胸脘痞闷,纳差,自汗,尿少,大便3~5日一行。患者身体消瘦,肌肤甲错,面色黧黑,头晕目眩,腰膝酸软,下肢浮肿,舌紫苔黄而干,脉细数。心电检查:肺型P波,并提示右心室肥厚。

辨证:肾气虚衰于下,饮邪内犯于肺,复感风寒于表,痰饮化热于里。

立法:急则治其标,宜清肺化瘀,止咳平喘。

方药:鱼腥草50g、白花蛇舌草50g、桑白皮15g、前胡15g、半夏15g、麦冬15g、杏仁15g、黄芪30g、麻黄5g、白芍30g、五味子10g、桔梗15g、枇杷叶15g、款冬花15g、紫菀15g、平贝15g、黄芩15g、生地榆40g、海浮石20g、莱菔子20g、枳壳15g。3剂。每日1剂,水煎早晚分服。同时服用氨苯喋啶、氢氯噻嗪各1片。

11月7日二诊:咳喘减轻,可平卧片刻,夜间首枕位(跪卧)可入睡3~4小时。自述近3

年来,冬季发病后从未如此轻松过。浮肿减轻,大便日行1次,舌质紫,黄苔消退。热象已减,仍服原方。

11月10日三诊:咳喘明显减轻,夜间已能平卧3~4小时,尿量增多,浮肿明显见消,胸脘较前舒畅,自汗减少,饮食稍增,舌质转红,苔薄黄而润,脉弦略数。邪热渐退,标急已缓,辅以温肾益气以兼顾其本。上方去麻黄、白芍、五味子,加附子20g、党参30g,6剂。停服利尿药。

12月12日四诊:服上方后全身症状明显缓解,食纳转佳,夜间已能平卧入眠,故未再服药。近几日因外感咳喘又发,但较上次发作程度轻,首枕位可入眠片刻,不欲食,下肢无浮肿,舌暗红,苔白稍厚,脉数而浮。此因余邪未尽复受外感,故治以清热解表,化痰降气为主。处方:鱼腥草50g、白花蛇舌草50g、桑白皮15g、前胡15g、半夏15g、麦冬15g、杏仁15g、桔梗15g、枇杷叶15g、冬花15g、紫菀15g、平贝15g、黄芩15g、生地榆40g、莱菔子20g、枳壳15g、麻黄5g、连翘15g、薄荷15g,3剂。水煎服。

12月15日五诊:咳喘明显减轻,已能入眠,可平卧,饮食转佳,色暗红,苔白转薄,脉沉弱略数。仍服上方。1周后家人来告,咳喘基本已止,能下床活动,并可做些轻微家务。嘱其避免着凉,防止感冒后病情反复。是冬未再发。

按语 痰饮咳喘多为宿痰,以肾气虚衰为本。阳不化气,水饮内停则小便不利,泛于肌肤则浮肿,饮邪犯肺则咳喘,故其本在肾,其标在肺,本虚标实,虚实错杂,为临床难治之证。该患者年迈久病,入冬复感外邪,引动内饮,内外合邪,故急性发作。痰稠而黄、苔黄脉数等,说明邪已化热。痰热壅肺,为标急之证,当宗"急则治其标"的原则,予以清热解毒、化痰宣肺,以缓标急,故投以自拟"鱼白桑止咳汤"加减而效。标急缓解后,又酌加温肾益气之品,标本兼治。西药中用是本例治疗的另外一个特点。因病情复杂,为使组方药物不致杂乱,故在中医理论指导下,适当配合西药利尿剂,以通利水道,排除水饮,有助于缓其标急。

(十六) 支饮(肺心病、Ⅲ度心力衰竭)

顾×,女,56岁,1987年12月7日初诊。

咳喘,痰多,浮肿。慢性支气管炎长达25年,入冬则发,6年前病情加重,每次发病后都出现轻度心力衰竭。近3年来,每冬病情复发均需住院纠正心力衰竭,控制肺内感染,直至第2年春末方能出院。今年入冬以来又开始喘咳,彻夜不寐,不能平卧,全身浮肿。经某院诊断为肺心病、Ⅲ度心力衰竭,住院治疗月余,先后用过多种抗生素及抗心力衰竭药物,均无明显效果。抗心力衰竭药用后倍感不适,用利尿剂后又出现电解质紊乱,故停药邀王老会诊。

家人代述:患者咳喘昼夜不休,不能平卧,无法入眠,痰多、色白、质稍稠,口干不欲饮,心悸,自汗,纳差,便秘。当时患者咳喘,呻吟不止,面色晦暗,口唇青紫,两眼球稍突出,全身高度浮肿,舌质红而紫,苔厚腻,中心黄褐色,脉滑数无力。

体温正常,心率148次/分。血常规检查:白细胞14 000/mm³(14×10⁹/L),中性粒细胞0.70,淋巴细胞0.30。

辨证:肾阳虚衰,水气上泛,化热夹瘀。

立法:急宜清热解毒,宣肺化痰,佐以行水、益气、祛瘀。

方药:鱼腥草50g、白花蛇舌草50g、桑白皮15g、前胡15g、半夏15g、麦冬15g、桔梗15g、杏仁15g、枇杷叶15g、款冬花15g、紫菀15g、黄芩15g、平贝15g、生地榆40g、附子20g、丹参20g、蚤休20g、莱菔子20g、麻黄10g。5剂。每日1剂,水煎,分6次服。

12月12日二诊:咳喘好转,呻吟止,已能平卧片刻,可跪卧入眠2~3小时。全身浮肿开始消退,尤以腰部消退明显,痰多易咳,仍纳差,周身乏力。舌质紫,黄苔见退,仍稍腻。患者邪气渐退,虚象丛生,故仿苏子降气汤之义,于上方去生地榆,加红参40g、冬瓜仁25g、葶苈子15g(包煎)、白术20g,5剂。服法同前。

12月18日三诊:诸症悉减,已能平卧,并可下床轻微活动,全身浮肿明显消退,只有两足微肿,舌质稍紫,苔微黄,脉弱而数,略滑。于上方去冬瓜仁、葶苈子、莱菔子,5剂。仍如前法服用。

12月23日四诊:咳喘明显好转,全身浮肿已消退,饮食稍增,舌质稍紫,苔白中罩黄,脉虚稍数。为巩固疗效又服前方10剂,后5剂减半量,仍按前法服用以善后。

按语 《金匮要略》云:"病痰饮者,当以温药和之。"这是治疗饮证之常法。本例患者饮邪虽也因肾阳虚衰,水气不化所生,本当温阳化气以行水逐饮,但内饮久蓄,已有化热之征,若不速清热解毒,则痰热相搏,更加阻塞肺气通调,以致加重咳嗽、水肿诸症。故王老治以清热解毒、宣肺化痰为主,佐以温肾行水、益气祛瘀,仍以自拟鱼白桑止咳汤加减,加附子以标本兼治,清肺而不伤肾阳,温阳而不助痰热,寒热并用,相得益彰。

又本例与上例支饮(慢性支气管炎急性发作)案相似,故方药相近。但本例水肿严重,而彼则热象较重,故加减又有所异,此为同中之异也,本例与下例水气(Ⅲ度心力衰竭)案病证相似,西医诊断也相同,但彼以水气凌心、心下痞坚、中气阻滞为关键,本例则以饮邪化热为重点,故治之迥异,此为同病异治也。这些异同临证不可不察,此正是中医临床辨证论治之特色,提高疗效之关键。

(十七) 水气(Ⅲ度心力衰竭)

刘×,女,68岁1981年2月1日初诊。

水肿,喘息不得卧,心下痞塞。肺心病及可疑冠心病史多年。入冬以来咳喘交作,面浮,目胞肿,两下肢浮肿,不能平卧。住某医院经抗感染、改善通气功能治疗后,咳嗽减轻,但气短、浮肿如故,仍不能平卧,并兼腹胀、脘痛,又予以洋地黄剂及利尿剂等治疗,因不能耐受,故邀王老会诊。

患者面浮,气短,喘息不能卧,下肢高度水肿,按之窅而不起,腹胀痛,拒按,大便已7~8日未行。自诉心下痞鞕如石,使气不得顺、食不得下,若能使阻塞稍事缓解,病可去一半矣。舌红而绛,无苔、舌面干,脉细数而促。初投大剂真武汤3剂未效,于2月4日再诊。

辨证:心肾阳虚为本,中气阻滞为标。

立法:标急宜先快气醒脾,通利三焦;后以温肾助阳以扶其本。

方药:先针左右双阴都穴(半卧位),留针10呼;继用木香流气饮加减:党参15g、白术15g、茯苓30g、半夏15g、陈皮15g、木香10g、桂枝20g、白芷15g、香附15g、草果15g、青皮15g、川军10g、枳壳25g、川朴20g、椰片15g、莪术15g、麦冬10g、木通10g。3剂。水煎早晚分服。

2月7日二诊:多日未行之大便,药后得以通下,心下痞急缓解,已能进食,尿量增多,浮肿已消大半。仍用原法针药并施,方中党参改为人参15g,再投3剂。

2月10日三诊:肿消,短气喘息缓解,夜间已能平卧2小时(其余时间为首枕位),并能入睡,精神明显转佳。继用清热解毒、活血化瘀、益气化痰之法加减治疗月余,诸症平复,再用温肾助阳之剂以善其后。

按语 本例水肿、喘息,系肾阳虚衰,心阳不振,水气不化,饮邪凌心而致,以阳虚为本,故王老初诊后曾投大剂真武汤以温肾助阳。附子虽用至50g(先煎1小时),但服3剂仍未奏效。复诊时王老抓住中焦阻塞之标急症,宗《内经》"先病而后生中满者治其标……大小不利治其标"(《素问·标本病传论》)之训,本着急则治其标之原则,使用快气醒脾、通利三焦之法,使中焦得通,三焦得利,则气机升降得调,故水得行、气得降而诸症悉减。王老认为,此证不急治其标,则决渎失司而水气终不能行,甚可浸灭心肾之虚阳,故急则当通利三焦。

本例乃针药并施之案例。王老精于针灸,临床对某些重症、危症常针药并施而奏奇效。阴都穴挟中脘而旁开5分,王老刺之针尖朝向中脘穴。阴都虽系足少阴肾经之穴,但如此刺之实则加强了中脘开启脾胃气机之功,故针后患者即感心下松快,继之再服木香流气饮加减,则中焦气通,三焦气调,标急得缓,诸症悉减。

(十八)胸痹(冠心病心绞痛)

唐×,男,58岁,1976年2月18日初诊。

胸痛,胸闷气短10余日。该患者高血压史20年,10余日前因胸闷头痛,血压增高而入院。入院时血压200/150mmHg,伴气短、呕逆。心电图检查,除左心室肥厚、劳损外,余无著变。经治疗6天后,头痛缓解,血压降至170/100mmHg,于入院第7天起,胸闷痛呈阵发性加剧,并有心悸、汗出,心电图示下壁供血不足,频发室性期前收缩。经多种中西药治疗无效,乃邀王老会诊。

患者体态丰腴。询其胸痛彻背,背痛彻心,痛无定处,心悸怔忡,夜间发作较甚,痛止则一如常人。舌淡苔薄,脉弦有力而结代。

辨证:痰气交阻,胸阳不宣。

立法:化痰行气,通阳宣痹。

方药:大瓜蒌1枚(捣碎)、薤白30g、生半夏30g、桂枝25g、木香20g(后入)。1剂。水酒(黄酒)各半煎服,1日3次,温服。

2月19日二诊:药后心绞痛停止,并一昼夜未发,心律也恢复正常。续服前方1剂。

2月20日三诊:心绞痛虽时有发作,但疼痛程度明显减轻,仍自觉气短不足以息。脉已无结代,血压为150/100mmHg。前方生半夏用量增至50g,加黄芪80g。水酒各半煎服(1日分3次服),2剂。

2月22日四诊:心绞痛已控制发作,但仍有短气,偶有腹泻。减前方剂量,瓜蒌20g、薤白15g、生半夏15g、桂枝10g、木香5g、生地20g、生山药20g、黄芪35g。水酒各半煎服,5剂。

2月27日五诊:药后短气之症已除,心绞痛未发作,心电图也基本恢复正常。用六君子汤以善其后。

按语 《金匮要略》曰:"阳微阴弦,即胸痹而痛。"此言胸痹病机之总纲,乃因阴邪上乘阳位而致。本例患者胸痹,由痰浊之气上乘,阻滞胸阳而致,且痛无定处,可知病仍在气分而尚未入血。该患者在王老会诊之前,虽已用过冠心苏合丸、救心丸等成药,但毫无效果,王老仿《金匮要略》瓜蒌薤白半夏汤而获速效,因此十分感慨仲景制方之妙。但王老认为,必须加重剂量方能奏效,量轻则无功,此亦曹颖甫之主张。

至于此痰浊之气何因而生?王老认为,该患者20余年高血压史,下焦肝肾久亏,阴阳两虚,阴虚化火,灼津生痰;阳虚不运,痰湿内蕴,故该病本虚标实。但发作之时宜急则治标,故以化痰行气、通阳宣痹为治;而缓解期则不应忽视治本,培补肝肾、健脾化痰乃控制病情之根本。

关于在治疗中又加用大量黄芪,乃为气短不足以息而投。此因胸阳不振,大气下陷之故,故重用黄芪升补胸中阳气。因有桂枝相佐,则补而不滞。桂枝能"生大气、降逆气、散邪气。仲景于苓桂术甘汤用之则治短气,是取其能升也"。(《医学衷中参西录》)此外王老还指出,瓜蒌薤白半夏汤之类终为温燥之剂,久用则易伤阴,故常佐以生地养阴,以济诸药之燥。

(十九) 心悸(心房纤颤)

赵×,女,54岁,1988年6月9日初诊。

频发心悸1个月。该患者冠心病心绞痛病史已2年,经中西医治疗,心绞痛已3个月未发作,心电图检查亦无著变。近1个月来频发心悸,心电图诊断为阵发性心房纤颤,每逢发作,口服胺碘酮可缓解。但昨日因怒而致心悸又发,且持续不断,服前药无效,故求王老诊治。

该患者胸闷气短,惶恐不安,夜不能寐,头晕目眩,食少纳呆,舌红口干,苔薄而白,脉三五不调而有涩象。

辨证:气阴两虚,心神失养,肝失条达,郁阻心脉。

立法:补益气阴,养血安神,疏肝解郁,活血通脉。

方药:黄芪20g、党参20g、生地20g、麦冬15g、石菖蒲15g、酸枣仁10g、远志10g、枳壳15g、柴胡10g、白芍20g、丹参20g、郁金15g。3剂。每日1剂,水煎早晚分服。

6月11日二诊:药后胸闷、气短、心悸等症好转,心电图转为窦性心律,唯稍劳累仍有心悸欲发之感觉。前方加炙甘草20克,3剂。

6月15日三诊:胸闷时轻时重,失眠多梦,脉细而稍数(100次/分)。前方加夜交藤30g、陈皮15g、半夏15g、海藻15g,6剂。

6月21日四诊:服前药后诸症缓解。守前方1个月后复查,脉细而沉,80次/分,苔薄白。家务操劳后稍有胸闷,胃纳差。前方减炙甘草,加桂枝15g,继服7剂而愈,未再反复。

按语 该患者心悸气短、舌红口干,气阴两虚为本病之本可知。此次发作乃因郁怒而致,郁怒伤肝,疏泄失权,气滞血瘀,心脉不畅,故心悸加重,持续不断,口服胺碘酮已不能控制。王老标本兼治,方中运用参芪、炙草、麦冬、生地等益心气、养心阴以培其本,辅以菖蒲、远志、枣仁等加强养心安神之效;以柴胡、白芍、郁金、枳壳、丹参等解肝郁、行气血以治其标,复诊加陈皮、半夏、海藻、桂枝等以温化痰饮。王老认为,气虚气郁者多兼痰饮,痰不得化则气不得疏、悸不得宁。该患者初诊时曾忽略此点,以致症状时有反复,三诊后加减为用,乃致病情趋于平稳。

"本草十八反"虽明言"藻戟芫遂俱战草",但王老在处方中经常使用海藻与甘草相伍,以化痰软坚,并未见有毒性反应。因此王老主张,处方用药必须在临床中积累自己的经验,虽应以古人为训,却不可拘泥于古人。

（二十）中风（脑梗死）

韩×,女,41岁,1983年5月4日初诊。

右侧半身瘫痪1月余。既往有风湿性心脏病、心房纤颤史。1个月前因郁怒突然昏倒,不省人事,急诊入某院,诊断为"脑梗死"。经抢救后神志清醒,但右侧半身不遂,治疗月余无效,遂出院邀王老诊治。

查该患者右侧上下肢呈完全性弛缓性瘫痪,语言謇涩,口角流涎,饮水即呛,二便失禁。两颧黯红,舌质暗红,苔白略厚,脉沉细涩、三五不调。

辨证:心阳不振,痰瘀阻络。

立法:温阳益气,祛瘀化痰通络。

方药:人参15g、黄芪35g、炒白术15g、炮附子15g、三棱15g、莪术15g、桂枝15g、红花10g、丹参20g、土鳖虫15g、生半夏20g、牛膝20g。5剂。每日1剂,水煎早晚分服。

5月9日二诊:服上方后,口角流涎及饮水呛咳症状改善,其余诸症如故。继用前方加地龙20g。

5月20日三诊:服上方10剂后,诸症明显好转,患肢大关节已能活动,二便已能控制,语言已转清晰,唯患肢畏寒较重。继用前方,附子量加至20g。

6月10日四诊:服上方20剂后,患肢活动基本恢复正常,已能于院内散步,手能持物,但步行稍感乏力。仍服原方。

7月2日五诊:继服前方20剂后,步态正常,行走时乏力感也明显减轻,手指已能做细微动作(如拈针穿线等),其余诸症皆愈,但脉象仍沉细结代。

按语　该患者既往有风湿性心脏病、心房纤颤病史,宿有胸阳不振、痰瘀交阻、心脉不畅。盖心主血脉,心阳不足则血运无力,瘀血自生;阳虚气衰则水津不布,停蓄为痰,故本病阳虚为本而痰瘀为标。又逢暴怒引动肝风,风痰挟瘀,上闭清窍,横窜经络,故突发中风。虽经抢救,窍开神清,但阻滞脉络之痰瘀却不得化,故王老标本兼治以温阳益气、祛瘀化痰。王老认为,阳虚血瘀所致之半身不遂,应以温阳化瘀为主,否则瘀血不除则新血不生,血为气母,气虚也不得复。温阳化瘀并重,可使经脉通畅,筋得血养则瘫痪自复。但该患者心阳不振已成痼疾,故结代之脉不易根除。

（二十一）中风（高血压脑病）

谭×,男,58岁,1989年8月15日下午急诊。

突然昏迷、抽搐3小时。该患者有高血压病史20余年,3小时前因大怒突感头晕目眩,恶心呕吐,随即意识不清并抽搐,但呼之能应,喂水尚能下咽。查之,左侧上下肢瘫痪,双侧膝反射亢进,左侧巴宾斯基征(+),瞳孔等大等圆。颜面红赤,舌淡苔白,脉沉弦搏指。血压270/160mmHg。

辨证:肝阳暴张,肝风内动。

立法:平肝潜阳,降火息风。

方药:水牛角30g、白芍30g、黄芩15g、夏枯草50g、生石膏50g、桑寄生50g、龙骨25g、牡蛎25g、钩藤30g(后入)、桑枝20g、僵蚕15g。1剂。立即浓煎2次,频频喂服。

8月16日晨二诊:意识已清,左侧半身不遂已恢复正常。自述头痛、眩晕。面色仍红,苔脉如前,血压 200/120mmHg。继服原方,加川芎 30g。

8月17日三诊:自述昨日服药1剂后,大便1次,头痛止,眩晕轻,但自觉周身乏力。面色转白,脉亦沉缓,血压 180/100mmHg。再服前方加太子参 30g,以善后。

按语 《内经》曰:"大怒则形气绝,而血菀于上,使人薄厥。"又曰:"血之与气并走于上,则为大厥,厥则暴死,气复反则生,不复反则死。"该患者素为阴虚阳亢之体,卒然动怒,肝阳暴张,化火生风,气血上逆而发是症,其发病恰合经旨。本病例为一急重症,急宜潜镇肝阳,以使气血复平而得生。但该患者平素服西药降压药已产生较重的不良反应,故只能依靠中医药抢救。王老发挥中医药抢救急症之优势,胆大心细,智平方圆,用平肝潜阳、降火息风之法,1剂知,2剂已。王老方中所用水牛角,清热凉血息风,功近犀角,配夏枯草、黄芩共清肝胆之热;寄生伍白芍,补肝肾不足以图本;生石膏、龙牡、钩藤、僵蚕,平肝潜阳、降火息风以治标;加减桑枝、川芎等以活血通络。王老指出,寄生与夏枯草、钩藤合用,具有扩张小动脉而降压的作用,故治疗高血压时,常与辨证用药结合使用,取得较好疗效。

(二十二) 中风(脑出血)

刘×,女,48 岁,1989 年 1 月 10 日初诊。

右半身麻木,口眼歪斜,流涎,10 小时余。该患者既往有高血压病史,血压波动于(170~150)/(110~100)mmHg。昨晚因恼怒,突然发生右半身麻木,口眼歪斜,流涎,伴有呕吐。经某院颅脑 CT 检查,诊断为脑出血。因用西药治疗 10 多小时,除呕吐好转外别无变化,故家属急请王老诊治。

患者言謇语涩,神志尚清,其右半身完全瘫痪,小便失禁,大便未行,手足不温,饮水尚能下咽。舌质淡,舌体胖,被有黄苔,脉沉而弱略有弦象。血压 150/100mmHg。

辨证:肾元亏损,阴阳俱虚,风火扰动,挟痰阻络。

立法:补肾益精,引火归源,养阴息风,化痰通络。

方药:熟地 30g、山萸肉 50g、石斛 20g、麦冬 15g、五味子 15g、石菖蒲 20g、远志 15g、肉苁蓉 20g、桂枝 20g、附子 15g、巴戟 20g。3 剂。每日 1 剂,水煎早晚分服。

1月13日二诊:小便已能控制,右侧手足稍能转动,但仍言语不清,大便已5日未行。舌淡苔黄,脉仍沉弦而弱。原方加当归 35g、黄芪 35g,3 剂。

1月16日三诊:药后大便通下,胃纳转佳,肢体活动进一步恢复。原方减当归为15g,7 剂。

1月23日四诊:肢体活动基本正常,已能扶杖下床行走,舌由淡转淡红,黄苔已净。前方减麦冬、五味子、石斛,加黄芪 50g,10 剂。

2月3日五诊:除言语尚不够流利外,诸症皆愈。血压降至 140/90mmHg。

按语 本例已由 CT 检查确诊断为脑出血,经中医药治疗 23 天竟能恢复如此迅速,实属罕见。

该患者病之本为肾中阴阳两虚,故虚火易动,肝风易起。偶因恼怒引动肝风,风火上窜,挟痰阻络,心窍不宣而致是症。王老应用地黄饮子加减为治,此方既能滋补肾阴,有涵木息风之功;又能温补肾阳,有引火归源之效。此外尚能宣窍化痰、交通心肾。该患者舌被黄苔为火热之象,但王老结合脉证,断其非为实热,乃阴虚火上窜之故,故始终未用芩、连、山栀等苦寒之品,保护正气以防再伤。经用阴阳双补之剂后,虚火降,黄苔净,足见王老认证之准确。此外,王老认为中风大便不通,乃气虚阴亏、胃津不足而无力下行之故,故不用大黄荡涤,以免伤正,而用当归养血润燥,复加黄芪益气,以增推动之力,大便得以通下。王老还认为,中风后期皆有气虚,故宜加入重剂黄芪以益气。《本经》谓黄芪主大风,故王清任制补阳还五汤以治中风虚证多效。

本例疗效之显著,关键在于王老临床治疗中时时注意护持正气。

(二十三) 头风痛(蛛网膜下隙出血)

卞×,女,12岁,1972年5月10日初诊。

剧烈头痛5天。患者5天前突然剧烈头痛,恶心,项强,急诊入某院,经腰穿诊断为蛛网膜下隙出血。住院治疗5天,头痛一直未见好转,故要求出院,由家人抬来求王老诊治。

患者双手抱头,表情痛苦,呻吟不止,自言头痛如劈。纳差,失眠,舌质红,苔薄黄不干,脉弦有力。

辨证:肝胆郁气不宣,挟痰逆而冲巅。

立法:行气血,疏肝胆,降逆豁痰。

方药:白芍40g、白芷15g、白芥子5g、柴胡15g、川芎40g、香附10g、甘草5g、郁李仁15g、石决明20g、生半夏15g。3剂。每日1剂,水煎早晚分服。

5月13日二诊:药后头痛明显好转,舌质稍红,苔微黄,脉略弦。继服上方4剂。

5月17日三诊:头痛基本消失,已能行走,饮食转佳,入眠较好,舌淡红,苔薄白,脉沉缓。于上方中减川芎、白芍至半量,加党参10g、麦冬10g,连服2周,随访至今未发。

按语 蛛网膜下隙出血所致之头痛剧烈,并伴有眩晕、呕吐等,患者痛苦异常,常常痛不欲生。王老治疗这类头痛患者,经常使用散偏汤而获效。王老认为本病发病急,头痛如劈,兼项强、眩晕等,正符合《内经》"诸暴强直,皆属于风"、"诸风掉眩,皆属于肝"之病机。盖肝与胆相表里,肝脉上巅,胆经循头侧,肝胆之气郁而不疏,逆而上冲,清窍壅塞,血气不行,故头胀痛如劈。并且此时肝气常挟胃气上逆及挟痰上逆,使诸症更加严重。故治宜行气血,疏肝胆,佐以降逆豁痰。

散偏汤方出《辨证录》,为清·陈士铎所著。原方为白芍、川芎、郁李仁、柴胡、甘草、白芥子、香附、白芷,治郁气不宣,风袭少阳而致半边头风痛者。

王老取原方,重用川芎、白芍至40g,伍柴胡、香附等柔肝疏肝以行上窍之血气,且无耗气之虑;白芥子豁痰、郁李仁降逆,加石决明、生半夏,乃增降逆化痰之功;白芷为治头痛之引经药,其不仅独入阳明,为阳明之主药,《本草经解》也记载"入足厥阴肝经"。郁李仁一般都作为润燥、润肠药使用,但《本草新编》谓:"郁李仁入肝、胆二经,去头风之痛",又曰:"郁李仁善入肝,以调逆气,故能达上下",这是本例应用郁李仁奥妙之所在。

该患者只是王老应用散偏汤加减,治疗蛛网膜下隙出血所致头痛案例之一。王老曾治数例,均获显效。如1967年8月曾治疗康某(男,58岁)因蛛网膜下隙出血而致剧烈头痛,以往屡治不愈已1月余,王老投散偏汤加减6剂而瘥。

(二十四) 风火头痛(血管性头痛)

孙×,男,40岁,1988年12月4日初诊。

头痛、呕逆半个月。半个月前患感冒,当时头痛如劈,伴呕吐,周身痛、乏力,曾中西药杂投,头痛转轻,身痛缓解。此后常出现阵发性头痛,痛时自觉颞侧血管跳动,并随血管跳动而痛剧,伴有呕吐,缓解后仍遗有头晕、恶心。口不渴,饮食尚可,大便干燥,小便正常。目稍赤,舌质红,苔薄白,脉略浮。

辨证:风邪内伏,郁而化火,风火上攻,清空被扰。

立法:清热泄火,行血祛风。

方药:川芎30g、白芍30g、白芷15g、白芥子5g、香附15g、柴胡15g、连翘15g、甘草10g、菊花15g、黄芩15g、鱼腥草20g。2剂。每日1剂,水煎早晚分服。同时针刺双侧风池,泻法,留针10分钟。

12月8日二诊:服药后症状明显缓解,第3天症状又有所反复,察其舌、脉同前。仍服原方加荆芥10g、防风10g、薄荷10g、生地10g,3剂。

12月14日三诊:药后症状缓解,大便已通。但来诊时前症又复发。察其脉已不浮,舌同前,唯两目仍稍赤。此乃外邪内伏,郁火未得清解之故。尽管大便已通,仍需表里双解,用防风通圣散加减。处方:大黄15g、芒硝10g(冲)、防风10g、荆芥10g、麻黄5g、山栀子10g、赤芍20g、连翘15g、甘草10g、桔梗15g、川芎15g、当归15g、石膏80g、薄荷15g、黄芩15g。1剂。

12月15日四诊:服药后大便2次,头痛、眩晕若失,自觉半个月来头部从未如此清爽。按原方又投2剂,大便日行1次,诸症皆愈,未再复发。

按语 本例患者头痛,因外感风邪内伏化热,风火上攻清空所致,故目赤、舌红、脉浮、便秘。经用散偏汤合川芎茶调散方加减,清热泄火祛风,尤其重用川芎,以取"血行风自灭"之义,故药后症状缓解。但因内外之邪未得清解,故仍时有发作。后用防风通圣散加减,使内郁之火得以彻底清解,遂致头痛痊愈。

防风通圣散是表里双解之名方,临床若用之得当,确实疗效显著。王老临床常使用本方治疗郁火头痛。王老认为,尽管临床表证不显,但"只要有一分头痛未尽,便有一分表证未除",可据此应用本方。不必拘泥于表里证俱见。使用本方时常见大便泄泻,此乃郁火从下清降之征,郁火除则泻自止,故可不必以此为虑。相反若药后大便不通,则郁火不得通降,头痛则不能愈,故还应加重硝、黄之量。

本例之效,亦乃针药并施而得。针风池,转少阳枢机,清头明目,也可奏表里双解之效。此也为王老之经验。

(二十五)肝郁头痛(紧张性头痛)

吴×,女,18岁,1978年3月20日初诊。

头痛3个月。每日发作时间长短不等,数10分钟至2小时,无明显规律。头痛紧束如箍,稍感眩晕,口不渴,入眠较好,时有郁怒,饮食、二便正常。患者精神郁闷,舌质稍红,苔薄白,脉细略弦。

辨证:肝气不舒,气郁化火。

立法:疏肝理气,清热解郁。

方药:丹皮15g、栀子10g、当归15g、白芍20g、柴胡10g、茯苓15g、白术15g、甘草10g、薄荷5g、川芎25g、白芷10g、生地30g。3剂。每日1剂,水煎早晚分服。

3月24日二诊:头痛无明显好转。鉴于患者性格内向,郁闷善怒,头痛不解,舌质偏红,此已有肝郁化火之兆,故按张子和通降之法,速除内郁之火。处方:大黄15g、防风15g、荆芥

10g、栀子15g、白芍15g、连翘15g、甘草10g、桔梗10g、川芎20g、当归15g、石膏30g、滑石30g、薄荷10g、黄芩15g。2剂。翌日,其母来诉,患者头已不痛,但腹泻5~6次/日,要求换方。因郁火始清,嘱其仍服原方。

3月26日三诊:大便次数明显减少,头痛未发,舌质转淡,脉沉细。仍服前方减半量,2剂。后又服舒肝养血之品10余剂以善其后,至今未发。

按语 本例患者头痛与上例风火头痛病机同中有异。上例患者为外邪内伏而致之郁火上扰清空,而本例则为肝郁化火而致之郁火上扰清空,故治以疏肝理气、清热解郁。选用丹栀逍遥散加减,本合此治法,但3剂之后,头痛无明显好转,此乃病重药轻、杯水车薪之故。王老此时又异中求同,仍用上例治风火头痛所用之防风通圣散,以清降郁火,使之从大便而解,果然头痛得止。标急得缓,则应治本,故又用养血柔肝舒肝之剂,以善其后。

(二十六)风痰头痛(三叉神经痛)

孙×,男,82岁,1982年10月6日初诊。

头痛1年余。初起因感风寒,未予介意,以后表证虽愈,但头痛反而日益严重。其痛始于右颞部,但迅即扩散至右半侧头及面部,日发作5~6次,每次10余分钟。五官科用封闭疗法未效,欲手术治疗,又恐年迈不能耐受。经多方治疗无效,故荐王老诊治。

该患者虽年逾八旬,但神清体健。头痛发作时疼痛难忍,必须以手扶腮于院内来回行走,直至发作终止,始能谈话或饮食。饮食及二便正常,舌淡红、边有瘀点,脉滑。

辨证:风痰阻络,兼挟瘀血。

立法:祛风痰,行气血,祛瘀止痛。

方药:川芎50g、白芍50g、白芷20g、钩藤20g(后入)、半夏20g、香附20g、陈皮15g、地龙15g。3剂。每日1剂,水煎早晚分服。

10月10日二诊:药后疼痛立止,但停药1日则前症复发。细询尚有夜间口干、少寐、便秘等症,此乃年高病久阴虚之故。于前方中加生地35g、夜交藤30g,减地龙,10剂。每日1剂,水煎早晚分服。每剂并加蜈蚣粉1g,分2次随汤剂吞服。

10月20日三诊:夜眠转佳,头痛虽1日偶发1~2次,但痛势大减。脉滑、舌淡、苔薄白,瘀点已基本消退。前方继服15剂。

11月22日四诊:服前药后痛止,精神转佳。停药半个月后,因郁怒前症又发作数次(2~3天发作1次),仍用原方减蜈蚣、加柴胡5g。

12月25日五诊:痛已止。前后共服药近60剂,此后未再复发。

按语 《内经》曰:"诸暴强直,皆属于风。"本例患者头痛发作急暴,痛由右颞侧迅即扩散,食顷即消,又有风邪外感病史,故病当属风,乃因风挟痰邪阻滞头部经络,不通而痛,其脉滑即为之征。因病已年余,久痛入络而挟瘀血,故见舌边瘀点。痰瘀交阻,故疼痛剧烈,久治不愈。王老视此老翁,年逾古稀,但身体犹健,故重用散偏汤合二陈汤加减,直攻其邪。川芎虽耗气伤阴,年迈之人应慎之,但该患者老当益壮,又佐白芍以敛之,故共用川芎3000g而无虞。因此王老认为只要佐使相宜,用之得当,虽耄耋之年也可放胆用之。

(二十七)少阴头痛(血管性头痛)

时×,男,54岁,1980年9月16日初诊。

头痛时作,近1周复发。患头痛病已8年,每遇天气转冷则发作,经常服用解热镇痛药。此次发病初期,用止痛片尚能控制,近3日来头痛较重,服药无效,昼夜疼痛不止。经外院静脉滴注西药治疗(药名不详),只能止痛片刻,故转诊王老处求治。

视其面色苍白,双手抱头辗转不安。自述头痛始于单侧颞部,呈波动性,继而扩散至全头。略有呕逆,不思饮食,手足不温,小便清,大便3日未行。舌淡,苔黄,脉沉细。

辨证:少阴外感,经脉阻滞。

立法:温阳发表,通经止痛。

方药:麻黄10g、炮附子15g、细辛5g、白芍10g、川芎15g。2剂。每日1剂,水煎早晚分服。

9月18日二诊:头痛略减,余无变化,乃病重药轻之故。增大原方剂量,并加黄芪。处方:麻黄15g、附子30g、细辛10g、白芍30g、川芎30g、黄芪30g。2剂。

9月20日三诊:服本方1剂后,头痛立即消失,服至第2剂,大便得通,饮食正常,乃停药观察。随访至1987年,头痛始终未发。

按语 该患者素体阳虚,太阳中寒,内入少阴,头部经脉因寒阻滞,不通则痛,故每遇天气转冷则头痛发作,病情迁延8年未愈。王老辨之为少阴头痛,并非仅指少阴经之头痛,乃《伤寒论》之"少阴伤寒"之谓,故用麻黄附子细辛汤加味治之。《伤寒论》虽未载该方治头痛,但《医贯》明载:"有头痛连脑者,此系少阴伤寒,宜本方,不可不知。"《证治准绳》亦载:"麻黄附子细辛汤……又治寒邪犯脑齿,致脑齿痛。"加白芍者,既防附子燥热以伤阴,又佐麻黄发散太过以伤阴。川芎为治头痛之要药、伍之以加强通经活血止痛之效。

王老临床屡用本方治疗少阴头痛而获效。但王老认为,本方剂量小时疗效不显著,只要辨证无误,应放胆加大剂量。该患者二诊时附子用至30g,细辛用量也未囿于"不过钱"之说,又加黄芪益气行血,因而温阳通经、活血止痛之力大增,才达如鼓应桴之效。另外,关于本例之苔黄、便秘二症,王老认为此乃标象,并非真热,未成标急,故可不必虑之,从本论治,诸症自然得除。

(二十八) 眩晕(梅尼埃病)

刘×,女,42岁,1960年3月3日初诊。

眩晕时轻时重,反复发作2年,近2日发作剧烈。该患者平日即感头晕,晕车船,每月发作性加剧2~3次,每次3~5天,甚则逾1周以上。发作时自觉周围景物旋转,目不能开,伴恶心呕吐,右侧耳鸣,听力减退。曾求治于京沪知名医院,均诊断为梅尼埃病,但经治疗效果不显,认为必须患侧完全耳聋后方能"自愈"。此次发作剧烈难忍,故慕名求王老诊治。

该患者就诊时正值眩晕发作期,视其面色㿠白,两侧眼球呈水平性颤动。眩晕呕恶,口干不渴,舌淡苔白腻,脉弦。

辨证:脾虚痰阻,升降失常。

立法:健脾化痰,升清降浊;急则治标,息风定眩。

方药:生半夏20g、天麻15g、白术15g、泽泻15g、黄芪20g、陈皮10g、黄柏10g、干姜10g、生麦芽20g、神曲10g、苍术15g、生姜10g。2剂。每日1剂,水煎早晚分服。

3月5日二诊:发作转剧,侧卧于床,尚需手握床栏,只觉天旋地转,惴惴唯恐坠床,舌脉如前。仍服原方,并针刺右侧风池穴,使其酸麻感扩散至半侧头部。

针后诸症立即减轻。此后又连续服前方月余,并坚持隔日针风池穴1次,头晕明显缓解,虽有时症状稍有反复,但程度轻,不必卧床,微感头晕而已。听力较前明显恢复,但未完全复聪。后因工作繁忙,无暇就诊而停止治疗。

8月7日三诊:近日因过劳前症复发,眩晕大作。视其面赤,口渴不欲饮,已2日未进食。舌红苔白而干,脉弦数有力。此乃肝肾阴虚、肝阳上亢之象,宜用滋水涵木、平肝潜阳之法,予以天麻钩藤汤加右归饮加减:天麻15g、钩藤15g(后下)、石决明30g、牛膝15g、益母草20g、寄生20g、丹皮10g、生地20g、知母15g、山芋肉15g、龟板30g。2剂。

8月9日四诊:药后未见显效。仍加针刺风池,再服前方5剂。

8月14日五诊:眩晕渐减,舌苔转润,脉见缓和,仍有弦象。又服原方5剂,仍针刺风池穴。

8月19日六诊:病情未见继续减轻。仍宜用健脾化痰、升清降浊法,复用初诊之方5剂。

8月24日七诊:药后病去大半,又治半月余,发作控制,虽仍略有眩晕,但已能恢复正常工作。

此后8个月间虽有轻度复发,但仍用本法加刺风池穴治之,而得以控制。至1962年年初,患者右耳听力完全恢复,过劳时虽稍有头晕,但时间短而程度轻,未再服药,仅隔3~5日针风池1次,以巩固疗效。至夏,轻度眩晕亦愈,未再复发。

按语 先贤有云"无风不作眩","无痰不作眩","无虚不作眩"。本例属于脾虚痰阻,清阳不升则清空失养而眩;浊阴不降则胃气失和而呕,其虚为本而痰为标,故王老在整个治疗过程中,总以健脾化痰为主。虽然在病程中,有时出现阴虚阳亢之象,也只是诱因一时引动肝风上旋,仍是标象。本着急则治标,中病即止,阴虚阳亢之象除,则仍以治脾为主,否则药证不符而徒劳无功。本例五诊之失即在于此。《内经》曰"诸风掉眩,皆属于肝",华岫云亦指出眩晕为"肝胆之风阳上冒"。王老认为,眩晕之象为风,病因虽异,但总属肝胆风木之病象,故其本不同,其标则一。因此,王老在治疗眩晕时,惯以配合针刺风池以治其标,尤其严重眩晕标急之时,更以此法缓其标急。《伤寒论》曰:"太阳病,初服桂枝汤反烦不解者,先刺风池、风府,却与桂枝汤则愈。"这是仲景针药并施,针刺风池以祛风之先例。盖风池为足少阳胆经之搜风要穴,具有祛风解表、清头明目之功效,主治一切风邪上扰清空之患,故仲景祛风将其排在风府之前。临床中王老常刺此穴治疗头痛、眩晕等症,其效胜似西药镇痛、抗晕动药。

该患者因工作繁忙,病情缓和后即中断治疗,故疗程断断续续达2年之久。通过治疗,患者最后听力完全恢复正常,可作为本病治愈的有力佐证。

(二十九) 风颤(震颤麻痹综合征)

齐×,男,68岁,1989年3月15日初诊。

右上肢震颤8个月。宿患眩晕,1988年7月因住房分配不遂心愿而郁怒,致使眩晕加重,并出现右上肢震颤,拟诊断为震颤麻痹综合征。治疗半年,眩晕时轻时重,震颤反而增剧,故求治于王老。

该患者身体肥胖,面色苍白,右上肢呈粗大震颤,手指如搓丸状,两下肢乏力,行路不能持久,头晕目眩,气短神疲,失眠多梦,眩晕重时伴有呕逆,饮食、二便正常。舌淡,舌体胖嫩,舌苔薄白,脉沉细。血压120/70mmHg。

辨证:肝肾不足,虚风内动,痰瘀阻络,筋脉失养。

立法:益肝肾,补气血,息风定眩;祛痰浊,化瘀血,通络养筋。

方药:熟地20g、山芋肉15g、补骨脂15g、枸杞子15g、女贞子15g、黄芪20g、党参20g、当归15g、钩藤15g(后入)、龙骨20g、牡蛎20g。3剂。每日1剂,水煎早晚分服。

3月18日二诊:药后震颤转重,并发展至左上肢亦见轻度震颤,其余诸症无变化。此乃病重药轻,未能控制病情进展之故。原方加量:熟地30g、山芋肉20g、补骨脂20g、枸杞子20g、女贞子35g、黄芪35g、党参35g、当归15g、钩藤30g(后入)、龙骨35g、牡蛎35g。7剂。

3月25日三诊:病情时有好转,但旋即反复如初。此乃因病久挟痰瘀所致,故于前方中加入祛痰化瘀之品。处方:熟地25g、山芋肉20g、女贞子35g、黄芪25g、党参20g、当归15g、钩藤15g(后入)、龙骨20g、牡蛎20g、生半夏30g、枳壳20g、陈皮20g、白芥子10g、丹参30g、红花10g、刘寄奴20g。7剂。

4月2日四诊:药后眩晕大减,已无呕逆之象,右上肢震颤稍有减轻。仍宗前方加海藻20g、泽泻30g。10剂。

4月12日五诊:9个月之震颤完全停止,仅稍有眩晕感。嘱继服前方10剂,并配合针刺风池及下5分处,隔2日1次。

针药并施10日后,头清目爽,眩晕消失,睡眠好转,震颤未发。

按语 该患者病属本虚标实。其虚,肝肾不足,气血两虚,水不涵木,脑髓失养,故素有眩晕动风之象,偶因暴怒,引动肝风,风窜经络,故发震颤。王老初诊用益肝肾、补气血、平肝息风之剂,原本无误,但症未减反有加重之势,何也?此乃因病已近9个月,气虚不运,血少行涩,久则痰、瘀内生,阻滞经脉,经脉不利,筋失血养之故。因此痰瘀不除,经脉不和,筋不得荣,则风不能息。王老详察病症,虽未见肢麻,但眩晕呕逆、舌淡体胖乃痰湿之象,痰浊内阻,脉道不利,血行不畅,瘀必内生。故王老据此病机,在治本同时,又兼以祛痰化瘀以治标,标本同治而收效。

本例之眩晕一症,王老亦以针药并施之法治之。风池不仅是王老针头痛之要穴,眩晕取之亦效。王老取风池及下5分处,双侧共4针,目的是为了加大刺激量,以振奋少阳枢机,祛头部之风痰。

(三十) 胃脘痛(肺心病)

柳×,女,68岁,1989年1月13日初诊。

胃脘痛反复发作3年。既往有慢性支气管炎病史20余年,入冬则咳喘复发伴有心悸。近3年来又增胃脘疼痛,每遇阴雨天或气候突变时加重,疼痛多发于食后,伴腹胀连及腰胁,有饥饿感,但因进食即痛作,故而畏食。就诊时因咳喘已用抗生素及镇咳平喘药数日,咳喘虽明显好转,但胃痛分毫未效。近来夜间因气短不能卧,常需代以首枕位,每夜仅能入睡3~4小时。口干不欲饮,小便黄浊,大便2日一行。该患生颧部、颈部青筋暴露,目有血丝,指甲暗红,唇色紫暗,舌质紫,苔薄白,脉弦细而数,脉搏116次/分。

查体,剑突下可见心脏搏动,听诊三尖瓣区有3级收缩期吹风样杂音,心电图见肺型P波。

辨证:心肺两虚,累及肝脾;气滞血瘀,肺胃失和。

立法：补中益气，培土生金；行气化瘀，祛痰降逆。

方药：黄芪20g、白术15g、陈皮15g、升麻5g、柴胡10g、党参15g、甘草10g、当归10g、白芍20g、红花10g、枳壳10g、莪术10g、延胡索15g、五灵脂15g、莱菔子10g、苏子5g、半夏10g。5剂。每日1剂，水煎早晚分服。

1月18日二诊：药后胃脘痛大减，唯食后仍有腹胀。前方加良姜10g，5剂。

1月24日三诊：腹胀减轻，但自昨日起胃脘痛复发，痛无休止。来诊时见喉中痰鸣，脉象浮数，乃知其又感外邪，引动伏痰，肺气壅塞，升降失司所致。原方改半夏为生半夏30g，加鱼腥草、白花蛇舌草各20g，苏子改为苏叶10g。

2月12日四诊：药后痛止。上方共服15剂，胃脘痛未发，咳喘缓解，纳食转佳。前方减鱼腥草、白花蛇舌草、苏叶。继服5剂。

2月17日五诊：昨日又因感寒致咳喘加重，胃脘痛复发，但较前发作程度轻。仍服三诊方。

2月27日六诊：共服上方10剂，胃脘痛缓解，食纳佳，脉仍弦数（100次/分）。舌色转红，舌苔已化，小便清，夜间已能平卧。停药观察，胃脘痛未再复发。

按语 肺心病患者常兼胃脘痛，甚至呕血。本例患者因胃脘痛加剧，故以其为主诉就诊。该患者病久，五脏功能失调，气机逆乱，血瘀痰阻，证属虚实夹杂。虚以心、肺、脾虚为主；实为气滞、血瘀、痰阻，故治应攻补兼施，标本兼顾，较一般胃脘痛病机复杂，治疗亦难。

王老认为，本病乃因肺脏久失宣降之职，不能朝百脉而损及心阳，心阳不振，血运不畅，故青筋暴露、唇舌爪甲紫暗、心悸气喘；脾乃肺心两脏之母，子母病及子，子盗母气，心肺两虚久必累脾，脾虚中气升降失调，摄纳运化失权，痰浊内生，胃气壅滞，瘀血阻络，不通则痛；土壅侮木，肝失调达，气失疏泄，郁滞成瘀，故使肺胃进一步失于和降。尤其肺主皮毛，肺虚卫气不固，时感外邪，邪气外束，不仅内引伏痰，更使气机失宣，故随咳喘加重而胃脘痛加剧。王老详察病候，洞悉病机，执本病之肯綮，以行气化痰祛瘀、和降肺胃治其标，补益肺脾之气以治其本，仿补中益气、三子养亲、血府逐瘀三方加减为治而效。

（三十一）胃脘痛（消化性溃疡、完全性幽门梗阻）

汪×，男，42岁，1976年11月9日初诊。

胃脘痛、反复呕吐已3日。该患者有消化性溃疡病史8年，每逢遇冷、过劳、饮食不调则发胃脘痛。10日前又因劳累感寒，胃脘痛发作，初起尚轻，得食遇热则痛减，痛处喜按，并有泛酸、嗳气，便潜血（+），用药物控制尚能坚持工作。3日前参加宴会后，胃脘痛加重，频频呕吐大量清水，服药无效而急诊入院。经钡餐X线检查，见胃内有大量积液，钡剂不能通过幽门，诊断为完全性幽门梗阻。外科予以输液、胃管减压，准备进行手术。但因家属拒不同意手术治疗，乃邀王老会诊。

诊见患者形体消瘦，面色苍白，神疲气短，四肢不温，脘腹硬满，腹中雷鸣。询其上腹胀满，痛如刀割，并阵阵加剧，痛处固定不移，得温则舒，脘痛攻逐右侧胁肋及腰背部，口干不能饮，水入口即吐。大便4日未行，小便量少而黄。舌淡，舌面布满白色厚腻苔，六脉沉而弦细无力。

辨证：脾胃虚寒，饮停胃脘；气血瘀阻，胃失和降。

立法：温中健脾、蠲饮降逆；行气活血、和胃止痛。

方药:黄芪35g、白芍40g、桂枝20g、生姜20g、甘草20g、柴胡15g、陈皮15g、五灵脂15g、郁金15g、生半夏20g、延胡索15g、良姜15g。2剂。每日1剂,浓煎,分多次少量频频饮之。服药前先用胃管排尽胃内积液。

11月11日二诊:服药2剂后,饮水不吐,腹痛大减,但仍感脘闷,不思饮食,舌苔、脉象无明显变化。原方加白蔻仁10g,以醒脾快气。2剂。

11月13日三诊:腹痛完全缓解,虽仍有脘闷,但已能饮少量牛乳,舌苔转薄。原方去生姜,减柴胡、半夏量各为10g,以防耗阴。停止输液。

11月15日四诊:腹胀明显减轻,10余日之便秘今日始通,胃纳转佳,唯感全身乏力,舌苔薄白,脉象较前有力,仍有弦象。原方加党参30g、莱菔子10g,以加强扶正益气、消食导滞之功。

11月22日五诊:上方连服1周,饮食正常,二便通畅,胃脘已无所不适。停药观察。

按语 张介宾认为,胃脘痛"因寒者十居八九,因热者十唯一二"。(《景岳全书·心腹痛》)王老积临床之经验,亦认为此证以寒为多,在慢性胃脘痛中,外寒多属诱因,内寒乃为其本。本例属于脾胃阳虚,寒由内生,更因天气转寒,饮食不节,以致宿疾大发。脾土失运,胃失和降,土壅侮木,气滞血瘀、痰饮中阻等证纷至沓来,已成为虚实错杂、标本俱急之证。王老急用黄芪建中汤、柴胡疏肝饮、小半夏汤三方合之加减救治而效。其中用黄芪建中汤温补中焦,以振脾阳治其本;伍用疏肝、理气、化瘀之品,使木郁得疏,气机流畅,自无乘土之患;用小半夏汤温化痰饮、降逆止呕,用之以治其标。王老认为,于此等急证,生半夏之功优于制半夏,半夏生用虽然有毒,但伍于汤剂中煎煮,毒性破坏,但服无妨。此外王老还认为,用胃管排尽胃中积液亦为治疗停饮方法之一,可使饮邪速消,缓其呕吐及攻撑之势,以免重伤脾胃。此急则治标之法乃"西为中用"之妙,并可避免停饮稀释药液,影响疗效,俾药物能迅速发挥其功能。

(编者按:本案例收载于董建华主编《中国现代名中医医案精华三·王德光医案》,北京出版社,1990年版。)

(三十二) 阴虚呃逆

刘×,女,28岁,1980年10月5日初诊。

呃逆2个月。患痢疾1周,治愈后渐发呃逆,2个月来,多方治疗不愈。故求治于王老。其呃声沉闷,时轻时重,每日发作数次,每次10～60分钟,脘闷纳呆,失眠,口渴思饮,大便2～3日1行,小便正常。舌红苔白而厚,脉滑而沉。

辨证:湿热未尽,暗耗胃阴,胃失和降,气逆而呃。

立法:滋阴清热,化湿和胃,降逆止呃。

方药:知母15g、麦冬15g、生地30g、牛膝15g、竹叶15g、藿香10g、半夏10g。5剂。每日1剂,水煎,分3次服用。另用丁香2g,柿蒂5g研末,随汤剂1日3次,分服。

10月10日二诊:药后呃逆减轻,大便1日1行,先硬后溏。原方加生山药30g,10剂。

10月20日三诊:呃逆已止5日,大便正常,舌苔薄白,胃纳转佳,夜能入睡。继续服用原方5剂,以巩固疗效。

按语 本例患者之呃逆发于痢疾之后,因湿热未清,胃阴暗耗,胃失和降,气逆而呃。方用玉女煎合丁香柿蒂散加减,养胃阴而清热和胃,化湿而降逆止呃。此方润燥合用,寒热并投,对以阴虚为主的呃逆疗效甚佳。

(三十三) 实积呃逆

杜×,男,8岁,1989年4月10日初诊。

呃逆1年余。患儿1988年初罹患"感冒"后,发生呃逆。初起呈偶发性,每次1~2小时自止,每周发作2~3次。至1988年6月再次"感冒"后,呃逆每日发作,每分钟1~6次,午后重于午前,遇怒或气压变化时,呃逆连声不止。其父母带领患儿奔波,历访中西医治疗,曾用西药安定剂、中药理气降逆之品,毫无效果。

该患儿呃声频频,声音响亮,自觉逆气始于中庭穴处,经膻中穴沿冲任脉而上冲为呃,入睡则止,注意力集中时亦止。舌淡苔白,脉滑有力。

辨证:邪扰气机,气逆于胃;逆气不平,呃逆不止。

立法:理气和胃,降逆止呃。

治疗:针刺膻中、中庭、鸠尾,毫针向下沿皮刺,留针10分钟。配合心理治疗:恐吓与诱导相结合,反复郑重告知患儿,入针后即强忍之不许再呃,否则针尖将刺入心脏,立死。经患儿配合,针后呃止大半。

4月11日二诊:昨日午后呃逆又起,并因强忍以致腹痛。经询问得之,患儿平素胃纳不佳,时有腹痛,因程度轻被主症掩盖而忽略。仍取以上3穴,较前深刺之,并加强心理暗示,处以保和丸方加公丁香、木香、槟片、良姜、桂枝、白术,连服3剂。

4月14日三诊:针药并施后,呃逆明显减轻,每小时仅呃逆声许,呃声已弱。自述有呃已能自制,腹已不痛。仍针前穴,加强暗示,停用中药。嘱其隔2日再针1次。

4月17日四诊:自三诊后,每日仅呃逆数声。仍针前穴,暗示同上。

4月20日五诊:已不需自制,呃逆全止,患儿自感轻松舒适。仍然针刺以上3穴1次,以巩固疗效。

按语 《灵枢·杂病》曰:"哕……大惊之,亦可已"。此处之"哕",即指呃逆而言,这是运用心理疗法治疗呃逆的最早记载。本例即是王老在《内经》的启发下,运用针刺配合心理治疗的1个案例。本例患儿呃逆乃因外邪扰乱气机,逆气内生,扰及于胃而致。外邪虽除,但逆气未平,故呃逆不止。《灵枢·五乱》即有"气乱于肠胃"的记载,虽未言及此症,但却已寓其理,故治疗应理气和胃,变乱为治。王老因该患儿久服药物未效,故不蹈覆辙而重辟蹊径,运用针刺加心理疗法调其逆乱之气,使之复归于平。膻中、中庭、鸠尾3穴,均位任脉而有理气降逆之功。针尖向下乃迎其任脉之气而泻之,因本例之呃声洪亮、脉滑有力为实也。王老认为,本例呃逆症,乃是逐渐形成之顽固习惯及胃有食积夹杂而成,故用心理暗示改变其不良习惯实属必要。配合针刺降逆,再兼以消导之剂,终于使1年之久的顽疾,仅10余日而愈。

(三十四) 腹痛(慢性胰腺炎)

金×,女,52岁,1983年11月14日初诊。

左上腹痛3年,近1个月加剧。病初经上消化道钡透及胃镜检查,诊断为浅表性胃炎,当地医院曾按胃炎治疗年余,症状反而加重。又先后到哈尔滨、北京等地做血、尿淀粉酶、B

超等各项检查,诊断为慢性胰腺炎,但仍不能除外胰腺癌。1个月前从外地返回,腹痛加剧,牵及腰背,并伴呕吐,每至夜间痛不能卧,需下地行走。经几处投医治疗,疼痛无缓解,故求诊于王老。

该患者左上腹痛,痛点固定,有时向剑突及左胸放散,并牵及腰背酸痛。腹痛严重时伴左侧头痛及左侧肢体不适。心悸不宁,泛恶作呕,不欲饮食,口不干渴,大便已3日未行。舌质红,苔黄而厚,舌边有瘀点,脉弦略数,重按无力。

辨证:心脾两虚为本,土壅侮木为标。

立法:急则治标,以舒肝解郁,行气活血;缓则治本,以益气健脾,养心安神。

方药:柴胡15g、郁金15g、枳壳20g、青皮15g、白芍40g、甘草15g、灵脂15g、半夏20g、川楝子20g、麦冬15g、生地20g、黄芪25g、大黄10g、延胡索15g。3剂。每日1剂,水煎早晚分服。

11月17日二诊:药后症状明显缓解,夜间已能入眠,自述3年来从未有过。已能少量进食,大便亦通,日行2次。腰背仍酸痛,黄苔略减。仍按原方加木香5g理气、丹皮10g去血中浮火。3剂。

11月21日三诊:药后身体舒适、轻快,其腹痛、呕吐等症状明显好转,大便日1次,但入眠不实。鉴于标证已缓,易以益气健脾、养心安神为主,佐以行气化瘀。处方:党参25g、白术15g、茯神10g、甘草10g、半夏15g、陈皮15g、麦冬15g、柏子仁10g、远志15g、枣仁10g、柴胡15g、青皮15g、枳壳15g、三棱10g、莪术10g、延胡索15g、白芍15g、灵脂15g。5剂。

11月30日四诊:近日因天气骤冷,气压变低,又因工作过累而病情反复。大便已3日未行,舌质红,黄苔满布。仍以治标为主,投初诊方加鱼腥草、白花蛇舌草各20g。5剂。

12月7日五诊:药后症状稍有改善,疼痛减轻,但夜间有时仍需下地行走才能缓解。于上方去半夏,加良姜15g、川乌7g、木瓜5g。5剂。

12月14日六诊:药后痛缓呕止,夜间已不需下地行走。守上方连服1个月。

1984年1月27日七诊:自述药后症状完全缓解,腹痛消失,入眠及饮食皆佳,只是夜间偶尔腰痛。但近日因郁怒前症又稍有反复,舌淡红,苔黄不厚,脉沉略弦。仍以疏肝解郁、行气活血为主,佐以补益心脾。处方:柴胡15g、郁金15g、枳壳20g、青皮15g、白芍40g、甘草15g、灵脂15g、半夏20g、川楝子20g、麦冬15g、生地20g、黄芪25g、川军10g、延胡索15g、良姜15g、川乌7g、木瓜5g、香附15g、白术15g。连服15剂。

2月17日八诊:左上腹部痛消,余症也明显好转。舌淡红,黄苔已退尽,脉沉弱。于上方去香附、川乌、木瓜,加三棱10g、莪术10g。连服2个月后,因公赴京,顺便复查,已排除胰腺癌。

6月4日九诊:因去北京开会,月余未曾服药,返回后症状又稍有反复,但腹痛较轻,稍觉恶心,未呕,舌质稍红,苔白中罩黄,脉稍有弦象。仍按前法治之,处方:柴胡15g、枳壳20g、郁金15g、青皮10g、川楝子15g、丹皮10g、半夏15g、白芍40g、甘草10g、灵脂15g、延胡索15g、麦冬15g、生地20g、黄芪20g。7剂。

6月13日十诊:药后疼痛明显减轻,诸症均好转。仍守上方,连服月余。

7月20日十一诊:近来除有时稍觉腰痛外,无其他不适。舌淡,苔薄白,脉沉弱。为巩固疗效,嘱再服上方2个月。

1985年1月6日十二诊:近半年来病情平稳,但后因公去海南月余,饮食失调,操劳过度,病情又出现反复。左上腹较前二次病情反复时稍重,但夜间尚未需下地行走。恶心,有时呕吐,入眠欠佳,不欲饮食。舌质红,苔稍黄,脉沉略弦。仍按前法治之,连服上方月余。

2月11日十三诊:药后疼痛逐渐减轻,至目前腹痛已基本消失,只是饮食过饱、过硬时,腹部稍感不适,自觉有时头晕、心悸、气短、乏力,舌淡红,苔白稍黄,脉沉弱。此属心脾两虚之象,法当养心安神,舒肝健脾,以固本为主,佐以行气化瘀。处方:黄芪20g、白术15g、陈皮10g、升麻5g、柴胡5g、党参15g、甘草5g、当归10g、柏子仁10g、生地15g、半夏10g、炒枣仁10g、远志10g、石斛10g、麦冬10g、石菖蒲15g、川楝子15g、灵脂10g、延胡索10g、白芍20g。连服2个月后,舌苔转为薄白,腹痛消失,睡眠转佳,饮食及二便正常。停药观察。

10月26日十四诊:近几日偶因劳累、郁怒,左上腹又稍觉疼痛,恐病情复发故来诊。舌淡红,苔薄微黄,脉沉弱。仍以固本为主,兼以治标。处方:黄芪20g、白术15g、陈皮15g、柴胡10g、党参20g、当归15g、生地20g、柏子仁10g、远志10g、枳壳15g、郁金20g、白芍30g、甘草10g、川楝子15g。10剂。

11月7日十五诊:左上腹已无不适感。饮食、睡眠皆正常。为巩固疗效,又嘱服上方2月。2个月后去北京复查,各项检查均正常,随访至今未发。

按语 本例前后15诊,共历2年余。在2年多的治疗时间内,病情虽比以往好转,但时轻时重,时有反复。究其因,除因饮食劳倦、寒暖失调、情志内伤等诱因外,王老认为,标本治则用之不当也应引以为训。该患者为一老年女科技人员,长期从事农业科研,奔波于南北之间,饮食劳倦内伤脾气,思虑过度暗耗心血,心脾两虚乃为此病之本。脾虚失运、土壅侮木,气滞血瘀,其病乃成。急则治标,缓则治本,乃为治之大法,但具体运用,标本何主何从,却不甚易。该患者初诊治标即效,三诊易以治本为主而复发,后又以治标为主而控制,除过劳、停药等原因稍有反复外,病情基本稳定,直至十三诊才改以治本为主,而使诸症皆愈,未再复发。王老总结教训为"欲速则不达",在标急方缓之时,即弃标实而急于固本,以致木郁未舒、瘀血未化,偶逢诱因而前症复发。故言医易而行医难也。

(三十五)腹痛(腹肌痉挛)

李×,男,41岁,1979年8月1日初诊。

腹痛反复发作13年。1967年腹痛始作,隔2~3日发作1次,每次发作,疼痛5~10天,发作期间或轻或重而腹痛不止,服西药无效,迭进中药散寒、清热、补虚、疏肝、活血化瘀之剂亦无效。如此迁延13年,因久治不愈,故请王老诊治。

该患者腹痛位于下腹及两胁,痛浅呈拘挛性,扪其腹部拘急拒按,侧腹尤甚。胃脘部无所苦,饮食二便尚正常。舌赤,苔薄白,脉弦而细。X线钡透,未见明显变化。

辨证:经脉不利,腹筋拘急。

立法:解肌生津,缓急止痛。

方药:葛根40g、麻黄5g、桂枝20g、白芍50g、炙甘草10g、生姜10g、大枣10g、生地30g、山药20g。3剂。每日1剂,水煎早晚分服。

8月4日二诊:药后腹痛大减。自谓10余年来,腹部从未如此舒畅。仍用原方,剂量减半,又服7剂而愈。

按语 本例患者腹痛特点是痛位表浅,拘急拒按,毫无全身症状及脏腑兼证,故病不在内脏而在肌表。但病延13年之久,又无一般表证可查,仅腹肌拘急而痛,所以此乃一罕见之奇症。《灵枢·经筋》曰:"足阳明之筋……上腹而布……其病……腹筋急",又曰"足太阴之筋……上腹,结于脐,循腹里……其病……引脐两胁痛"。腹部肌肉主要为足阳明、太阴经筋之所布,经脉不利,阴津不布,经筋失养,故拘急而痛。王老妙用葛根汤加味,以解肌生津、养筋缓急而获奇效。

葛根汤本是仲景为治"太阳病项背强几几",或"欲作刚痉"而设。其"强几几"、"痉",都是肌肉拘急紧张,与此腹痛部位虽异,但皆为经筋之病。《灵枢·卫气失常》曰:"筋部无阴无阳,无左无右","见筋之病,索之于筋",故王老易用葛根汤而治之。本例之病,又无太阳表证,但腹筋拘急,疼痛难忍,其势实较项背强几几为重,故重用葛根以解肌生津;加生地、山药补脾肾以助生津之力;重用白芍酸柔和营以加强缓急止痛之功。诸药相伍,解肌和营,生津养筋,津血得布,腹筋得濡而筋缓痛止。

(编者按:本案例收载于董建华主编《中国现代名中医医案精华三·王德光医案》,北京出版社,1990年版。)

(三十六)阳黄(急性黄疸型肝炎)

李×,男,50岁,1973年3月14日初诊。

倦怠、呕逆3日,黄疸2日。诊断为急性黄疸型肝炎。自觉脘腹胀满,口干漱水而不欲咽,下肢轻度浮肿,小便黄浊,大便秘结。舌体胖,质淡,苔白而腻,脉弦滑。肝于肋下10cm可触及,有触痛、叩痛。肝功能检查:谷丙转氨酶800U/L,总胆红素5mg/dl(85.5μmol/L)。

辨证:湿热内蕴,肝郁脾壅。

立法:清热利湿,理气醒脾。

方药:茵陈50g、栀子15g、大黄15g、白术15g、木香5g、泽泻20g、大腹皮15g。3剂。每日1剂,水煎早晚分服。

3月17日二诊:大便通下,日行1~2次,但黄疸加重,总胆红素高达8mg/dl(136.8μmol/L),谷丙酶900U/L,其余诸症同前。此乃病重药轻,故加重清热解毒、行气利湿之力,并佐以益气活血之品。处方:茵陈70g、败酱草50g、大青叶50g、陈皮15g、柴胡20g、木香10g、桂枝20g、白蔻仁15g、藿香15g、厚朴15g、茯苓皮50g、大腹皮30g、郁金20g、当归15g、赤芍20g、黄芪20g、白术15g、土虫10g、大黄10g。3剂。

3月20日三诊:尿量增多,食欲转佳,腹胀转轻,大便通畅,舌腻苔已化,转为薄白。乃于前方加党参25g、太子参25g。3剂。

3月23日四诊:腹胀明显好转,饮食已增至每日0.5斤,巩膜黄染减退,肝功能好转,大便日下2次,略溏。前方减大黄。3剂。

3月26日五诊:总胆红素降至2mg/dl(34.2μmol/L),谷丙酶100U/L,肝回缩至肋下7cm,仍有压痛触痛,脾未触及,大便正常,小溲仍有黄浊。前方加薏苡仁30g、半夏10g。5剂。

3月31日六诊:总胆红素降至1mg/dl(17.1μmol/L),谷丙酶30U/L,肝于肋下2cm。继用原方5剂后,诸症悉除。

按语 本案例属于重证阳黄范畴,但初诊予以治疗湿热黄疸的传统方剂茵陈蒿汤而不效,后加用清热解毒、行气活血之品而迅速治愈。王老于此深有体会,仲景所立茵陈蒿汤治阳黄,乃为其法度准则,临证贵在师其法而灵活变通,不可拘泥于其方,此乃得仲景之旨。因此王老认为初诊不效,其责不在仲景而在用者不得其旨。对此急性黄疸型肝炎,王老复诊时辨证与辨病相结合,对于肝功能损害严重,认为是因湿热蕴结成毒而致,故重用大青叶、败酱草等清热解毒之品,以降酶降絮;又因湿热弥漫三焦,气化失常,故用厚朴、白蔻仁、大腹皮等通达三焦气机,以助清热利湿;肝郁脾壅,气机郁滞,肝大肋下达7~10cm已属血瘀见证,故用柴胡、郁金、当归、赤芍、土虫等行气活血之品,以疏肝散瘀。诸药与茵陈蒿汤相伍,毒解则热清,气畅则湿除,瘀散则肿消,其黄疸自然消退,肝功能自然好转。方中所用桂枝,既可温阳化气以助利湿,又可通利经脉以助活血,在大队清热药中不必虑其温燥之弊。至于黄芪、白术,既可健运脾气以助化湿,又可益气活血以助散瘀,在本方中与大队行气药相伍,不仅无滞气之偏,还可奏扶正祛邪之效。

(三十七) 阴黄、臌胀(胆汁性肝硬化)

高×,女,31岁,1970年4月5日初诊。

双目及皮肤黄染,腹胀大,胁痛,下肢浮肿3个月。该患者于年初曾因巩膜及皮肤黄染、腹胀、两肋痛、下肢浮肿就诊于某院,诊断为肝硬化失代偿期。治疗2个月无效,腹水明显增加,黄疸日渐加重,每况愈下,病势恶化,乃转上级医院。经会诊,确诊为继发性胆汁性肝硬化,告之预后绝对不良。因治疗无效,除静脉滴注葡萄糖及维生素C外,停用一切药物,乃出院返家休养。其夫接患者出院,抱一线希望延请王老诊治。

诊见患者身体虚弱已卧塌不起,语声低微,但神志清晰。全身黯黄如烟熏,腹部胀大如蛙腹,足跗浮肿按之没指,口干渴欲漱水而难咽,尿量甚少,色黄而浊,大便已7~8日未行。两胁疼痛,心悸气短,头晕呕恶,不欲饮食,昼夜不能入睡。舌质紫,苔白厚腻、中心罩黄,脉弦滑而细。

腹部冲击触诊,脾在肋下10cm,肝于肋下5cm,质硬,肝脾区均有触痛。

实验室检查:血胆红素8mg/dl(136.8μmol/L),麝香草酚浊度12U/L(正常0~6U/L),硫酸锌浊度20U/L(正常2~12U/L),谷丙转氨酶300U/L,总蛋白4.0g/dl(40g/L),白蛋白1.5g/dl(15g/L),球蛋白2.5g/dl(25g/L)。尿素氮80mg/dl(28.6mmol/L)。

辨证:脾肾阳虚,寒湿阻遏,瘀结水停,毒热内蕴。

立法:温肾健脾,行气利湿,软坚化瘀,清热解毒。

方药:茵陈30g、附子15g、干姜15g、白术15g、茯苓15g、土虫10g、鳖甲35g、半夏15g、泽泻20g、桂枝15g、红参15g、生姜15g。2剂。每日1剂,水煎早晚分服。

4月7日二诊:药后诸症无明显改善。因呕逆,药液难以下咽。前方改半夏为生半夏30g,生姜加至25g。2剂。

4月9日三诊:呕逆稍缓,药液已能下咽,但余无明显改善。寒湿久遏,瘀血久积,可蕴结热毒,故寒热并投,攻补兼施。处方:黄芪20g、太子参20g、白术20g、败酱草30g、茵陈30g、黄柏15g、郁金30g、泽泻20g、鳖甲50g、木香15g、茯苓25g、车前子25g(包煎)、大枣7枚、生姜20g、白芍40g、延胡索20g、生半夏40g,用大腹皮100g煎汤,代水煎诸药。1剂2煎,共煎300ml,于1日内分多次温服下。

4月11日四诊:药后大便通下,尿量增多,腹胀胁痛减轻,口干已能饮水,饮后呕逆不甚、腹部不胀,下肢浮肿如故,舌苔稍化,脉象同前,仍服原方。

4月14日五诊:服上方3剂后诸症明显好转,尿量一昼夜可达2000ml,全身皮肤由暗褐色转为淡黄而明亮,此乃阴黄转为阳黄之趋势。但大便溏,一日2~3次,量不多,此乃寒凉伤脾之故。前方加附子20g、山药40g,仍用大腹皮100g煎汤代水,共煎药500ml,少量频服,每日1剂。

4月20日六诊:5剂后腹泻止,腹水明显消退,下肢肿消,黄疸已退大半,食量增加,已能坐起。效不更方,原方再服5剂。

4月26日七诊:黄疸尽消,巩膜已无黄染。腹部松软,臌胀已除。触诊肝在肋下1.5cm、脾在肋下3.5cm,压痛消失,胁痛缓解,舌质已由紫转红,苔尚未退尽。再服原方7剂。

5月5日八诊:患者精神转佳,已能下床行走,头晕明显减轻,夜已能寐,但胃纳仍差。邪已衰其大半,当以扶正为主,兼祛余邪。处方:黄芪35g、太子参20g、白术20g、山药20g、附子15g、败酱草30g、茵陈20g、板蓝根20g、郁金20g、鳖甲30g、白蔻仁25g、薏苡仁30g、莱菔子15g、白芍35g、延胡索15g、生半夏20g、茯苓20g。

5月20日九诊:上方连服14剂,复诊除肝脾大同前诊外,余症皆除。前方生半夏改为清半夏,制成丸剂,连服2个月以巩固疗效。

该患者服丸剂后,疗效巩固,月经亦在闭经半年之后复潮,身体状态转佳。于1978年接受脾脏切除术。追访18载之久,健康状况一直很好。

按语 本案为一正虚邪盛之难治危症治验例。患者正气衰竭,实邪内结,标本转化,寒热相掩,故给辨证论治带来一定困难。王老初诊时用茵陈术附汤合附子理中汤加减,以健脾温肾、散寒化湿,兼以活血化瘀,但历二诊而效不显。王老重新细审此证,详察病机,寒湿阻遏,瘀血内积,日久可有化热之势。临床虽无明显热象,但结合实验室检查等辨病可知,内已热毒蕴结。热毒不解,气机不转,则诸邪难除,故王老三诊后寒热并投,攻补兼施。王老认为,扶正可提高机体免疫力,清解热毒、软坚化瘀、温阳利水并重以顿挫病势。服药4剂即出现明显转机,大便通,小便利,黄疸由阴转阳。此后遵此法随症加减,依标本缓急、邪正虚实之变化,扶正祛邪时有侧重,终于转危疾而起沉疴。

[编者按:本案例曾以"辨治胆汁性肝硬化验案1则"为题,发表于《上海中医药杂志》,2008,42(11):6~7。]

(三十八) 女痨疸(肝硬化)

刘×,男,45岁,1983年6月21日初诊。

面黑,目黄,腹胀1周。该患者于1周前,由外地公出返家未及休息,当夜房事后翌日清晨即感周身不适,全腹胀满,不欲饮食,尿少而黄。近2日诸症加重。询知近3年来时有齿衄、鼻衄,视其面色黧黑,目黄,腹胀大,有少量腹水征(膝胸卧位测得),肝未触及,脾在肋下2cm。舌质紫,苔白腻,脉弦细。

实验室检查:黄疸指数增高,但肝功能无明显异常;血红蛋白9g/dl(90g/L)、红细胞350万/mm³(3.5×10¹²/L)、血小板10万/mm³(100×10⁹/L)。B超探查:提示肝硬化腹水。

辨证:劳倦内伤,脾虚挟瘀。

立法:益气健脾,行气化瘀,佐以利湿。

方药:黄芪35g、党参30g、炒白术20g、茯苓20g、泽泻20g、当归15g、三棱15g、莪术15g、王不留行20g、鳖甲30g、陈皮15g、郁金15g、大腹皮20g。3剂。每日1剂,水煎早晚分服。另用硝石矾石散每日6g,3次分服。

6月24日二诊:腹胀略轻,目黄如故。仍用前方,5剂。硝石矾石散加至每日9g。

6月29日三诊:目黄明显减轻,周身舒适,但仍感腹胀。继用原方加减:黄芪35g、党参30g、白术25g、泽泻20g、枳壳20g、郁金20g、土虫20g、三棱15g、莪术15g、鳖甲40g、大腹皮30g、硝石矾石散9g。5剂。

7月4日四诊:腹胀大减,巩膜已无黄染,小溲清长,大便微溏。前方减硝石矾石散,加生山药35g。7剂。

7月11日五诊:腹部已无不适,胃纳正常,白腻苔已退,舌仍稍紫,面色未见明显改善。B超探测腹水(-),脾仍肋下2cm,脉细而沉。仍服原方7剂,以巩固疗效。

按语 本例患者发病特点,与《金匮要略》所载"女劳疸"相似。王老认为,细审该患者发病经过,虽无肝炎既往史,但其有原因不明之衄血史已3年,面色黧黑也不能记清始于何时,故认为其病发虽与劳倦入房有关,但所谓"女劳"实乃诱因耳。"女劳疸"多因房劳伤肾而致肾虚夹瘀,但本例并无肾虚见证,而见脾虚失运之象,故王老未囿其说,而辨为脾虚夹瘀。长期衄血,此乃统血失权,已证脾伤日久;脾虚湿困,气阻血瘀,症见面黯、舌紫;脾大,乃夹瘀之象。故王老以健脾益气治其本,利湿化瘀治其标,扶正祛邪,标本兼治。诸症虽消,但面色黧黑始终未能恢复。王老认为,肝硬化之面黑,系肝功能减退之结果,此乃痼疾,非短期所能效。

硝石矾石散,为《金匮要略》治"女劳疸"之方。据张锡纯考证,此方即由火硝与皂矾组成,每次服1钱,1日服3次,谓"能治内伤之黄疸"。(《医学衷中参西录》)但王老临床经验,本方即使用于急性肝炎之黄疸,亦有迅速退黄之效。一般服3~4日即可消退,肝功能及肝大则恢复较缓。但本药对胃的刺激较大,常引起呕吐等不良反应,因而部分患者不能接受。本例患者治疗中,目黄已退即停用此药,正是王老防其损伤脾胃之故。

(三十九) 臌胀(慢性肝炎、肝硬化)

孙×,男,45岁,1976年5月4日初诊。

腹胀大,右胁痛,近2个月加重。乙型肝炎病史15年,肝硬化8年。近2个月来,肝区发作性隐痛,腹胀,夜不成寐。身体瘦弱,面色黧黑,面颈部蛛纹丝缕,肝掌,腹部胀大,脾在肋下2cm,肝未触及,腹水征(+)。舌质略紫,脉弦。

辨证:肝郁日久,瘀血成积;脾虚失运,水饮内蓄。

立法:养血活血,化瘀软坚;益气健脾,行气利水。

方药:黄芪50g、党参35g、白术15g、当归15g、白芍30g、延胡索15g、鳖甲30g、牡蛎30g、夏枯草20g、土鳖虫20g、青皮15g、陈皮15g、桂枝20g、柴胡15g、半夏15g、三棱15g、莪术15g、王不留行15g、泽泻20g、大腹皮40g。7剂。每日1剂,水煎早晚分服服。

5月12日二诊:腹水明显减退,夜已成寐,纳谷香,精神转佳,右胁痛减轻。仍服前方,10剂。

5月22日三诊:除超声波提示尚有微量腹水外,已无任何不适。前方减延胡索、白芍。10剂。

6月1日四诊:腹水消失,诸症皆愈,肝掌及肝星也有所减退,停药观察。

按语 本例患者乙肝病史长达15年,久病必虚,故虽有血瘀成积标实之象,但气血虚损却不能忽视,腹胀、积水即为虚实夹杂之候。脾气虚衰为本,脾失健运,水湿不化;气滞血瘀为标,气血阻滞,水饮内停。故治宜辨清标本,扶正祛邪。王老临床辨病与辨证相结合,除根据病机运用健脾益气养血、行气化瘀利水法外,还针对肝硬化而予以软坚之品鳖甲、牡蛎、夏枯草等。重用黄芪,既可扶正以助祛邪,也可防攻逐之剂耗伤正气。

本例臌胀,腹内积水尚未成标急之势,故未用峻下逐水之品,仅将泽泻、大腹皮伍入方中,以使药证相当。但王老指出,肝硬化腹水严重者,必要时需要峻下逐水以缓标急,具体可用甘遂末1~1.5g,装胶囊中,于晨起空腹时顿服,连服2~3日,可使二便通利,腹水及下肢浮肿全消。但强调,此等峻下逐水法,只能取效于一时,不久则腹水又起,再投甘遂,其效大减,反徒伤正气。故治腹水需治其本,不可只图轻快于一时。

(四十) 霍乱(急性胃肠炎)

刘×,男,39岁,1970年8月20日初诊。

呕吐、腹泻交作6小时。该患者因食物不洁,暴饮暴食,于6小时前开始出现恶心、呕吐、腹泻。初起呕吐为所食之物,大便臭秽而稀,继而吐出胆汁,大便呈水样。脘腹胀满而痛,腹部至心下痞硬,少腹急结,肠中雷鸣,滴水不能下咽,身痛微热,体温37.5℃,神志清,舌质红绛,苔白厚腻,脉沉弦而细。

辨证:饮食伤脾,气乱肠胃,清浊不分,表里不和。

立法:理气醒脾,温阳化湿,解表和里,降逆止呕。

方药:藿香15g、大腹皮10g、苏叶15g、甘草10g、黄芩15g、茯苓15g、白术20g、厚朴15g、半夏曲15g、良姜10g、白芷10g、干姜10g、生姜15g、大枣5枚。1剂。即刻水煎,沸后再煎5分钟倒出,共煎300ml,频频温饮下,每次约20ml。服药前,急以针刺中脘、上脘2穴,以缓急止呕。

药后未再呕吐,2小时后腹泻亦止。只感口中大渴,乃予以薄稀粥及米汤饮下,喝粥时兼吃咸菜少许。4小时后汗出,热退身凉而愈。又予前方1剂,频频饮之以善其后。

按语 《伤寒论》曰:"呕吐而利,此名霍乱。"故本例急性胃肠炎属中医学"霍乱"范畴,其临床表现亦恰与《伤寒论》所载"发热头痛,身痛恶寒,吐利"的霍乱证候相符。此例患者虽非重症,但剧烈吐泻不止,极易造成脱水及电解质紊乱而生他变,故宜急救之。当前处理此急症,一般多应用输液、抗生素、解痉剂等。王老认为,中医机构若将此法作为治疗之常规,势必将中医抢救急症的优势丢弃,以致使中医专长不得发挥而日渐衰亡。中医不是"慢郎中",在急症的治疗中也是有所作为的,因此呼吁遇有此等急症,中医机构应发挥中医之优势进行抢救治疗。王老在本例患者的治疗中,即突现了中医治疗急症针药并施的特点。《灵枢·五乱》曰:"清气在阴,浊气在阳……清浊相干……乱于肠胃,则为霍乱。"故王老先用针刺中脘、上脘,以调理脾胃"乱气之相逆",针后果然呕吐顿止,腹中雷鸣亦减轻,其效实较任何药物疗法更为迅速。继用藿香正气散加味,1剂而愈。王老用临床实践,破除了中医不能抢救急症之偏见。

藿香正气散原为煮散剂,其气清轻,不宜久煎。王老临证使用本方,强调叮嘱煎煮方法,并亲自查看藿香、苏叶等芳香药物是否陈旧,以免久存之品使药性挥发而影响疗效。

（四十一）痢疾（细菌性痢疾）

刘×，男，58岁，1989年5月18日初诊。

腹痛，里急后重，脓血便半月余。患者半月前突发寒战高热，继而大便滞下，脓血夹杂，一昼夜达数十次，经传染病院诊为细菌性痢疾，予以抗生素、输液及对症治疗，3日后症状虽明显缓解，但此后时有反复。近5日加剧，且体力不支，故请王老会诊。

患者身重乏力，面色无华，无寒热，气短懒言，口干不思饮，纳呆，恶心欲呕，腹痛拒按，里急后重，大便日下5~6次，量少夹脓液，味恶臭，小溲短赤。舌红绛而干，苔黄，脉细而数，重按无力。

辨证：湿热壅滞大肠，正虚气阴两伤。

立法：清利湿热，行气导滞；益气养阴，缓急止痛。

方药：杭白芍70g、甘草15g、葛根15g、当归15g、黄柏15g、槟片15g、大黄10g、木香5g、生地15g、麦冬15g、枳壳15g、生半夏20g、生姜15g、丹皮10g、太子参25g。1剂。加水浓煎300ml，每服少许，频频饮之，24小时服尽1剂。此外，黄连15g、黄芩15g，研细末装入胶囊内，1日分3次吞服。停用一切西药。

5月19日二诊：药后大便减为2次，仅有少许脓液，腹痛大减，胃纳转佳，精神始振，滞下已除。原方白芍改为50g，继服2剂。

5月21日三诊：前后共服药3剂，大便正常，黄苔化尽，舌质仍红。脉已无数象，气力转佳。化验检查便常规（-）。嘱以停药，糜粥自养，将息1周而愈。

按语 本例患者曾用抗生素、磺胺类、诺氟沙星等药物治疗半月，但始终反复未愈。王老认为该患者禀赋素虚，加之年过半百，气阴已衰，复感湿热之邪壅滞大肠，虽经治疗病情缓解，但因正虚不足以驱邪尽出，余邪滞留，与正相搏，故病症时起时伏，而正气却日渐亏耗。其身重者，虽为湿邪未除之故，亦为正虚之征象。所幸病程尚未迁延过久，正气尚未大亏而未致虚损，故还应急则治标，以清利湿热、行气导滞为主，佐以扶正。

王老重用芍药达70g，一是仿仲景芍药甘草汤义，与甘草相伍以缓急解痉止痛；二是借鉴张锡纯所谓"芍药与甘草甘苦化合，味近人参"，以补益正气。况芍药敛阴和血，与当归、生地配合，能养阴生血。故于本例中大量用之，果见收功之速。

此外王老还指出，该患者痢疾愈后舌质仍红，说明阴虚尚未完全恢复，但湿热积滞已清、主证已除，糜粥自养，阴虚可自然恢复，故不必专为养阴再设一方。此乃遵《内经》"必养必和，待其来复"之旨。《内经》曰："大毒治病，十去其六；常毒治病，十去其七；小毒治病，十去其八；无毒治病，十去其九，谷肉果菜，食尽养之，无使过之，伤其正也"，此之谓也。

（四十二）寒泻（慢性结肠炎）

周×，男，40岁，1981年9月3日初诊。

腹泻3个月。3个月前因冷饮冷食过量而至腹痛泄泻，日下稀便2~3次。外院诊断为慢性结肠炎，经中西药内服及灌肠（药物不详）治疗半月，腹痛稍减，但泄泻如故，故转诊至王老处。

诊见该患者周身乏力，自觉腹部不适，喜暖畏寒，脐周围有触痛。舌淡苔薄白，脉沉而弦。

辨证：寒积伤脾，脾阳不振。

立法：温振脾阳，化积导滞。

方药：苍术 15g、厚朴 15g、枳壳 15g、干姜 15g、半夏 15g、白芍 20g、茯苓 15g、陈皮 15g、白芷 10g、泽泻 20g、桂枝 15g、白术 15g、榔片 10g。3 剂。每日 1 剂，水煎早晚分服。

9 月 6 日二诊：药后腹泻次数减少，虽便溏但仅日下 1 次，仍有轻微腹痛。前方加附子 15g、焦三仙各 15g、莱菔子 15g。5 剂。

9 月 11 日三诊：泻止，腹痛缓解，胃纳正常。为巩固疗效，用附子理中汤间断服用半个月而愈，至今未发。

按语 慢性腹泻一般多属虚证，因此临床治疗多以补法为主。本例患者腹泻，病程虽历 3 个月，西医诊断为慢性结肠炎，但其病因为过食寒凉而致。脾阳被伤，寒积内生，升降失司，故久泄不止，腹痛喜暖。王老审证求因，此乃寒积泄泻，寒积不化，脾阳不振，故泄泻腹痛不能愈。治宜"通因通用"，运用五积散合五苓散加减而愈。

（四十三）久泻（溃疡性结肠炎）

张×，男，50 岁，1982 年 6 月 10 日初诊。

腹泻 12 年。大便每日 5～8 次，便溏，量少，混有黏液，偶有污血，大便时腹痛，伴里急后重，西医诊断为溃疡性结肠炎。历经中西医多方治疗无效后，求治于王老。

诊见其人消瘦，面白无华，平时脘腹胀满，食后尤甚，气短乏力，畏寒肢冷，腰膝酸软。苔白腻，脉沉弦。

辨证：脾肾阳虚为本；湿浊化热、气滞血瘀为标。

立法：温补脾肾，行气祛瘀，清化湿浊，固涩止泻。

方药：诃子 15g、罂粟壳 10g、肉豆蔻 10g、当归 10g、桂枝 20g、木香 10g、白术 15g、白芍 40g、党参 25g、甘草 10g、柴胡 15g、附子 10g、椿皮 25g。5 剂。每日 1 剂，水煎早晚分服。另用苦参 20g，煎汤 150ml，兑入儿茶末 2g，先清洁灌肠，然后用导尿管从肛门缓缓插入达结肠脾曲，将药液注入，保留灌肠，1 日 1 次。

6 月 15 日二诊：泄泻次数减少，每日 3～4 次，便中仍夹杂黏液，腹胀未减。前方减木香、当归，加补骨脂 10g、枳壳 20g。10 剂。因灌肠药液量较多，灌入后不久即排出，无法保留，故将灌肠药浓煎至 50ml，仍兑入儿茶末 2g，隔日 1 次，缓慢灌入。

6 月 25 日三诊：泄泻减至 1 日 2 次，便虽溏，但已不夹黏液及污血。2 天前排便时便出薄膜样管状物 1 条，长约 20cm，有多处残缺，便后腹部舒畅。仍用前法治疗。

7 月 25 日四诊：大便日行 2 次，稍成形，排便前腹部已无不适。前方减诃子、罂粟壳、肉豆蔻，加熟地 20g。仍按前法灌肠。继续治疗半月余。

10 月 3 日五诊：泄泻止，腹部无任何不适，胃纳正常，体重增加。

按语 久泻病情复杂，多因数脏同病，寒热夹杂，虚实并存，因而缠绵难愈。本例患者病程长达 12 年，脾虚及肾，中阳下陷，肾虚不固，久泄不止，其本为虚。脾虚不运，湿浊内生，土壅侮木，以致气滞血瘀，湿、郁、瘀交阻，日久化热，伤及血络，故腹胀痛，便中混有赤白黏冻等物。治宜标本兼顾，融温、清、消、补、涩于一方，以顿挫其病势。苦参、儿茶灌肠，使药液直达病所，以清热除湿、活血祛瘀。

在治疗中便出之管状膜样物，系因大肠血瘀气阻日久，寒凝热壅而生，与肠痈之机制相似,只是病程过长而已。此物之排出,乃去腐生新之佳兆,为五脏调和、气血旺盛之象,是服药、灌肠兼施之疗效。

久泻多伴脘腹胀满,此因脾虚不运,土壅侮木之故。故临床治愈标准,除泻止外,胀满也应得除,全腹无不适之感。否则泻虽止而极易反复,此乃因脾阳未复,木郁未疏之故。

方中所用椿皮,能入气分、血分,收涩凉血、清热燥湿,用于湿浊化热之久泻,甚为相宜。只要配伍得当,久服亦无不良反应。

本例随访2年,病情未见复发。

(四十四) 蛔虫病

刘×,女,26岁,1966年10月11日初诊。

发作性腹痛,吐蛔、便蛔已半年余。曾服用驱虫药治疗(药名、用量不详),排出蛔虫数条,但阵发性腹痛仍未愈。昨晚进食后腹痛大作,呕吐蛔虫数条,彻夜未眠,拟今日进城诊治。适逢王老下乡巡回医疗至此,故求诊。

诊见患者形体羸瘦,面容憔悴,发枯皮槁,畏寒肢冷,不思饮食,脐周有明显压痛。舌淡苔黄腻,脉弦细。

辨证:饮食不洁,湿热生虫,脾胃虚寒,蛔虫扰动。

立法:寒热并投,安蛔驱虫。

方药:百部15g、槟榔20g、雷丸20g、乌梅5g、川椒15g、干姜15g、大黄10g。1剂。煎汤,送服炒香使君子肉25粒(细嚼咽下)。

10月12日二诊:服药后腹痛加剧,但随后缓解,2小时后便出蛔虫250余条,虫体较一般成虫略小,几无粪便排出,腹痛明显减轻,但胃纳仍差,舌脉无明显变化。继服原方1剂,以尽驱其虫。

10月13日三诊:服药后又排出蛔虫150余条,腹痛完全缓解,食欲稍振,但仍倦怠乏力,头晕目眩,心悸气短,畏寒肢冷。拟补气健脾、温阳益肾,处方:黄芪20g、党参15g、白术15g、山药15g、干姜15g、附子10g、白芍15g、良姜10g、熟地20g、槟榔15g。5剂。煎汤,送服使君子肉20粒,以驱其残余之虫。

10月18日四诊:服药期间,仍有蛔虫数条随粪便排出,食纳转佳,精神大振,诸症好转或消失。停药,饮食调养,并晓以卫生知识及有关注意事项,以防止复发。

2个月后,又与该患者相逢,见其容颜润泽、精神健旺,与初诊时判若两人。

按语 本例蛔虫病患者,为一深居偏僻山村之妇女,卫生条件极差,经常食用采摘后未经洗涤的生冷瓜果蔬菜,故发此病。该患者病发,虽未至关格、蛔厥,但腹痛剧烈难忍,也应以急症救治。

王老认为,蛔虫感染虽自不洁饮食而来,但却由体内湿热而生。胃肠湿热郁遏,是蛔虫生长繁殖的良好条件。寄生于人体肠道之蛔虫,虽暗耗水谷之精,却不一定都能致使腹痛,只有当蛔虫扰动不安其位时,才发作腹痛。王老认为,若机体脾胃虚弱,气血不足,则蛔虫四处觅食,因虚而动;蛔虫畏寒怕热,故胃肠寒热失调,则虫体不安也可窜扰致痛。此外,扰动之蛔虫还具有"闻酸即止,闻苦即定,闻辛则伏首向下"的特点。王老寒热并投、酸苦辛并用,以安蛔驱虫,服药2剂,共排出蛔虫400余条,腹痛也完全缓解。因蛔虫数量过多,大量吮吸水谷精微,耗伤气血,故致形体羸瘦、面容憔悴、发枯皮槁。所以驱虫后,王老又以温补脾肾之法以益气养血，后又饮食调养而愈。王老又根据"治未病"的原则，耐心晓以卫生知识，以防复发。

（四十五）绦虫病

刘×，女，30岁，1967年11月1日初诊。

腹痛，腹泻，消瘦8月余。腹痛部位不定，喜按，并有呕逆，大便不正常，时有腹泻，身体日渐消瘦。近半年来发现，大便时经常有白色扁片状物排出。既往有食用"豆猪"（即患有囊虫病的猪）肉的生活史，并有嗜食泥土癖。

症见颜面苍白，心悸气短，倦怠乏力。腹部触诊无明显压痛，无包块。舌淡苔薄白，脉弦细。王老诊断为绦虫病。

辨证：虫居肠中，吸食精微，脾胃失运，气血两虚。

立法：杀虫驱虫，祛邪安正。

方药：①净倭瓜子仁（炒香去皮）50g，晨起细嚼服下；②槟榔100g，加水500ml，文火煎2小时，煎成50%的槟榔煎剂200ml，于上药服后2小时一次顿服，服后吃早餐；③芒硝30g，溶于150ml水中，成20%水溶液，于早餐后半小时顿服。

服芒硝水溶液后2小时：排出虫体丈余长，经查有头节存在。此后腹痛渐愈，亦再未排出节片，经饮食调养后，身体恢复健康。

按语 该患者因虫致虚，王老治以杀虫驱虫，绦虫除则正气自复，故驱虫后未用药补，经饮食调养后，身体恢复健康。

南瓜子是公认的驱绦虫的有效中药，但本例患者为王老下乡巡回医疗时所遇，因地处偏远，又无南瓜子可用，故用自产倭瓜子代替，加用槟榔、芒硝，也于2小时内驱出全虫。

王老经验，驱除绦虫除服药外，其排虫方法也至关重要，正确的排虫方法是驱虫成功的关键。对本例患者，王老就嘱其服芒硝后排便时要排于温水便盆内。注意水温应相当于体温，并将臀部及便盆用布包裹，以免处于麻痹状态的虫体排出时，因寒冷刺激"复苏"而重新缩入体内，或虫体痉挛而离断，致使头节不能排出而驱虫失败。本例患者排出虫体丈余长，经检查有头节存在，故可认为是一次性驱虫成功。

（四十六）虚劳（血小板减少症）

肖×，女，52岁，1986年6月15日初诊。

倦怠乏力，心悸气短3年。3年前曾以此为主诉就诊于某医院，查血常规，白细胞、红细胞皆正常，但血小板减少，仅3.2万/mm³（32×10⁹/L）。无紫癜，偶见齿衄且血量少，骨髓象除巨核细胞减少外无其他明显变化，当时诊断为血小板减少症。经西医治疗半年（用药不详），血小板总数一直波动于2.5万～5.3万/mm³（25×10⁹～53×10⁹/L）。后又转请中医诊治半年余，血小板总数始终在6万/mm³（60×10⁹/L）以下，临床症状无明显改善，故求治于王老。

诊见该患者倦怠乏力，心悸气短，伴有失眠、纳呆、肢冷、自汗。诸症时轻时重，因久治不愈，故惶恐不安，忧心忡忡。2年前已闭经。面色稍显苍白，舌质淡，苔薄白，脉沉细。

辨证：脾肾两虚，化源不足，气血两亏，心神失养。

立法：温补肾阳，健运脾土；益气养血，养心安神。

方药:黄芪20g、白术15g、党参20g、当归15g、炙甘草10g、茯神15g、远志5g、炒枣仁10g、木香5g、元肉15g、淫羊藿15g、补骨脂15、枸杞20g、熟地20g、山萸肉15g、附子10g。7剂。每日剂,水煎早晚分服。

6月23日二诊:药后心悸、气短转轻,夜眠转佳,唯肢冷畏寒如故。前方加桂枝20g、附子增至15g,以加强温肾助阳之力。

7月15日三诊:上方连服3周后,自觉症状明显好转,已能操持家务。血小板6.8万/mm³(68×10⁹/L),虽增加不多,但亦为3年来所未有。仍按原方,嘱其连服1个月。

8月20日四诊:血小板继续上升,已至8万/mm³(80×10⁹/L),但白细胞却降至3200/mm³(3.2×10⁹/L)。原方加党参至50g、白术20g,继服2个月。

10月20日五诊:前后4个月共服药100余剂,复查血常规:血红蛋白11g/dl(110g/L),红细胞370万/mm³(3.7×10¹²/L),白细胞5000/mm³(5.0×10⁹/L),血小板14万/mm³(140×10⁹/L)。嘱再服前方以巩固疗效。

该患者继续服药4月余,临床诸症皆除。多次复查血常规,血小板变动于11万~16万/mm³(110×10⁹~160×10⁹/L)。停药观察,疗效巩固。

按语 血小板为血液中重要成分之一,因此血小板减少症应属血液病范畴。当今中医药治疗血液病,多按中西医结合的"精髓化血"之说从肾论治。王老认为,此说实属辨病治疗,虽不失为有效之法,但却不能一概论之,临床必须与辨证相结合。本例血小板减少症患者,临床并无明显出血症状,而以全身虚弱为主症,故不属于中医"血证"范畴,当属虚劳之证,王老辨之为气血两虚。盖因脾虚失于健运,气血化源不足之故,故治之以健脾为主。因兼肢冷、自汗等阳虚之证,又佐以温补肾阳。此亦可命火生土,健运中阳,以助气血之化生。王老温补肾阳,仍宗"阴中求阳"之法,勿忘"益火之源",故伍用熟地、山萸肉、枸杞等。方中又用枣仁、远志、茯神、元肉等,乃伍益气养血之品以增养心安神之效。方中诸药合用,实乃归脾汤与右归饮之合方加减。《灵枢·决气》曰:"中焦受气取汁,变化而赤是谓血。"故王老认为,培补脾土以健气血生化之源,仍不失为治疗血液病的常用方法。王老曾用此法治愈再生障碍性贫血数例,本例患者的血小板减少症,亦是以此法为主而治愈的。

(四十七)髓劳(再生障碍性贫血)

林×,男,22岁,1954年3月20日初诊。

鼻衄、齿衄时作,伴发热半年。半年前出现齿龈及鼻出血,且反复发作,量时多时少,并伴有发热。后经骨髓穿刺骨髓象检查,确诊为再生障碍性贫血,每周需输血200~500ml。因西药治疗一直不见好转,故转请王老诊治。

诊见该患者鼻、齿衄血,发热,体温高达39℃,心悸,气短,乏力,面色苍白,两下肢及胸腹部有分布不匀的紫癜及瘀斑。舌淡,脉细而数,重按如无。

实验室检查周围血象:血红蛋白4.0g/dl(40g/L),红细胞150万/mm³(1.5×10¹²/L),白细胞2000/mm³(2.0×10⁹/L),血小板3万/mm³(30×10⁹/L),网织红细胞百分比0.1%(0.001)。

辨证:气阴两虚,脾失统摄;阴虚火旺,迫血妄行。

立法:急则治标,以滋阴凉血止血;缓则治本,以健脾益气养血。

方药:犀牛角(研磨冲服)3.5g、生地50g、白芍40g、丹皮30g、阿胶20g(烊化)。3剂。

每日1剂,水煎早晚分服。

3月23日二诊:衄血已止,热退身凉,下肢及全身紫癜稍减退,但仍心悸气短,面色苍白,舌淡少津,口干不思饮。标急已缓,宜健脾益气,少佐滋养心肾之品,处方:党参20g、白术20g、黄芪30g、当归15g、炙甘草10g、茯苓10g、远志5g、木香5g、元肉20g、生地20g、麦冬15g、大枣10枚、生姜5g。3剂。

3月26日三诊:药后未见衄血复发,心悸气短好转。继服前方。

4月15日四诊:继服前方7剂,衄血未作,心悸气短减轻。但近日发热、衄血复作。仍服用初诊方,3剂。

4月18日五诊:3剂后,热退血止。改用二诊方,以红参易党参,减生地、麦冬。

6月20日六诊:前方连服2个月,虽偶尔衄血,但量不多,此间仅输血400ml。近日又稍觉五心烦热,衄血次数稍增,遂又改予初诊方加旱莲草25g、槐花20g。3剂。

6月23日七诊:3剂后,烦热退,衄血止。继服二诊方。

8月25日八诊:又连服2月余,衄血未作,紫癜消尽,未再行输血。周围血象明显好转,血红蛋白6.0g/dl(60g/L),红细胞260万/mm³(2.6×10¹²/L),白细胞3800/mm³(3.8×10⁹/L),血小板7万/mm³(70×10⁹/L),网织红细胞百分比0.3%(0.003)。

此后按本方连服1.5年,诸症悉愈。衄血及紫癜均未发生,胃纳佳,气力增。复查周围血象:血红蛋白7.2g/dl(72g/L),红细胞305万/mm³(3.05×10¹²/L),白细胞5000/mm³(5.0×10⁹/L),血小板8万/mm³(80×10⁹/L),网织红细胞百分比0.3%(0.003)。停止服药,随访30余年,体健神爽,子孙满堂。

按语 本例为较严重之再生障碍性贫血,临床不仅见有较重之衄血、紫癜,还伴有虚衰、高热等,因此已不单纯为中医"衄血",当属"髓劳"范畴。肾主骨生髓,肾阴耗伤则髓枯成劳,故治之多以滋肾之法。但王老查该患者诸症以气虚为主,脾气虚衰、失于统摄,故衄血不止;气不化血,血生无源,加之失血,故阴血亏耗而致阴虚火动、热迫血行,所以本例诸症有标本缓急之别。衄血、发热标症急时,暂投犀角地黄汤加阿胶等,以滋阴凉血止血;热退血止,则投归脾汤加减,以健脾益气、养血摄血。标本既明,规矩亦定。王老治疗该患者,始终宗李东垣"内伤脾胃,百病由生"之论,坚持以健脾益气为主,守此法度而不惑,前后治疗约2年,终于使如此重症之"再障"患者获得重生。

(四十八) 虚劳短气(支气管胸膜瘘、自发性气胸)

李×,男,30岁,1957年4月9日初诊。

短气,心烦半年余。患者于2年前曾咳血、发热、盗汗,西医诊为"右肺Ⅵ型结核",住院经抗结核治疗后病灶稳定,症状完全缓解而出院。半年前因支气管胸膜瘘,导致自发性气胸再度住院。经西药治疗半年无效,故邀王老会诊。

诊见患者体质日渐羸瘦,形销骨立,气短声微,心烦不寐,食少纳呆。除自觉短气外,胸部并无其他不适。体温正常。面色苍白,舌淡,苔薄,脉细略数。X线胸片见右侧气胸,肺组织完全被压缩至肺门部,纵隔左移,右肋膈角消失。

辨证:久病痨瘵,气血大亏。

立法:峻补气血,佐以养阴。

方药:人参15g、白术15g、茯苓10g、炙甘草5g、桂枝15g、麦冬10g、当归10g、白芍15g、熟地25g、黄芪25g、五味子5g、陈皮10g。每日1剂,水煎早晚分服。

连服1个月后,自觉气短症状减轻,唯仍心烦不寐、食少纳呆。乃于前方加入炒枣仁15g、远志10g,以养心安神;莱菔子15g、生麦芽15g,以醒脾升清,快气开胃。

又服1个月,精神大振,入眠及饮食转佳。胸部X线片见气胸面积明显缩小,被压缩半年的肺组织已大部分张开,肋膈角变钝。

又守方治疗1个月后,气胸吸收,右胸完全张开,饮食正常,体重增加而出院。在住院治疗期间,除常规使用西药抗结核药异烟肼、链霉素外,未用其他任何西药。

按语 肺结核支气管胸膜瘘,引起自发性气胸,肺组织萎缩,已达半年之久,西医已认为是难治之症。但经王老运用十全大补汤峻补气血之后,竟能在3个月内完全恢复,未留任何后遗症,西医甚为惊讶,叹之为奇迹。

本案例从中医辨证看,并无明显阴虚痨热之象。王老根据脉证辨为久病痨瘵,气血大亏,用十全大补汤加减以气血双补,去川芎以防耗气,少佐养阴之品以防化燥伤肺。《太平惠民和剂局方》十全大补汤,临床除用于气血两虚之外,也用于治疗因气血虚弱而久不收口的痈疽症。王老认为,支气管胸膜瘘瘘口不易愈合,应属于中医"内疽"一类。服十全大补汤,扶正气而收瘘口,足证古方之不我欺也。临床用中药治疗支气管胸膜瘘的报道罕见,本例患者用《太平惠民和剂局方》十全大补汤治愈,实属古方治今病之案例。此例之效,全在医者明其理而识其证,师其法而广其用也。另外,王老临床重视对后天脾胃之调理,尤其对虚劳患者,更注意开启脾胃气机,以助化生气血。对食少纳呆者,擅长使用生麦芽、莱菔子,以醒脾升清、快气开胃。但今之药店所售麦芽,多为不能生芽之陈麦,已毫无生升之用,故不堪入药。该患者所用之麦芽,乃嘱其由啤酒厂自购,故用之效显。因此王老感慨曰:"良方无良药,病勿能祛也。"

(四十九) 虚热尿血(局灶性肾炎)

车×,男,13岁,1987年5月13日初诊。

血尿2年。肉眼血尿与镜下血尿交替出现。1986年曾因肉眼血尿以急性肾炎入某医院住院治疗。尿常规检查,蛋白(++)、红细胞满视野;肾功能检验正常。无浮肿。使用青霉素及其他止血、利尿药治疗,并卧床休息达半年之久,病情仍未能控制而时轻时重。病情轻时,尿中红细胞(+)~(++)、蛋白(-);病情重时,尿蛋白(+),并可见肉眼血尿。转诊上级医院,经肾脏穿刺检查后确诊为局灶性肾炎。又用中药、西药连续治疗半年,肉眼血尿消失,但显微镜下检查,尿中红细胞一直是(+)~(++)。返回原地后,又经当地中医用中药治疗1年,遍服养阴益气、凉血止血、化瘀、补肾之剂,无明显效果。患者及家属对治疗几乎失去信心,后慕名求王老诊治。

诊见该患者一般状态良好,饮食、二便正常,自述无明显不适感。舌稍红、苔薄白,脉略有滑象。

辨证:久病伤肾,余热未清,虚火扰动,损伤阴络。

立法:滋阴清热,凉血止血。

方药:大蓟20g、小蓟20g、白花蛇舌草20g、黄柏10g、茅根20g、藕节15g、旱莲草15g、枸杞子15g、生地15g、白芍15g。10剂。每日1剂,水煎早晚分服。

5月24日二诊:服上方后无明显变化,镜检尿中红细胞仍(++)。于上方加三七末5g

(单包冲服)。5剂。

5月30日三诊:镜检结果仍同前。前方再加健脾升提、固涩止血之剂。处方:黄芪20g、白术10g、生地15g、枸杞子15g、槐花25g、茜草10g、海蛸15g、大小蓟各20g、白花蛇舌草20g、黄柏10g、茅根20g、藕节15g、旱莲草15g、白芍15g、升麻5g。7剂。

6月8日四诊:药后镜检红细胞已降至(+),脉仍略有滑象。效不更方,仍服原方15剂。

6月24日五诊:镜检红细胞仍(+),前方减白花蛇舌草、茅根、藕节,加胆草10g、生地榆20g。5剂。

6月29日六诊:镜检红细胞3~4个。于上方又加入女贞子20g。5剂。

7月5日七诊:镜下血尿消失,尿常规完全恢复正常。再服原方10剂,以巩固疗效。追访年余未发。

按语 本例患者局灶性肾炎所致之难治性血尿,临床几乎无证可辨。王老本着《内经》审察病机"有者求之,无者求之"之旨,于"无"中求之。尿血病机多责之热,而久病又多虚,肾为水脏又司二便。该患者舌略红、脉稍滑,其虚寒可排除,故王老初诊试以肾阴不足,虚火伤络,挟有余热未清,扰及血络为治。药后未效,但王老章法未乱,又于"有"中求之。镜下血尿不消,乃微量出血不止,不仅因虚火伤络,更与气失摄纳有关。盖脾主统血,故又伍芪、术、升麻、海蛸等健脾益气、升提摄纳之品,以助统摄而止血。后又易用地榆者,盖因地榆苦寒沉涩,"既能清降,又能收涩,则清不虑其过泄,涩亦不虑其滞,实为解热止血药也"。(《本草求真》)此外,王老治疗血尿的经验认为,槐花配旱莲草、茜草伍海螵蛸,其止血之功胜于三七。

(五十) 虚寒尿血(急性肾炎)

李×,男,20岁,1989年2月27日初诊。

尿血3个月。1988年11月,因肉眼血尿、蛋白尿入住某院,诊断为急性肾炎。治疗1个月后,尿中蛋白消失,但红细胞持续(+)~(++)。后转诊哈尔滨市某院,拟诊断为局灶性肾炎,欲进行肾脏穿刺检查确诊,因家属不同意而返回原地中医治疗。虽治疗1个月,但休息时尿中红细胞仍然在(+)以上,过劳则增至(++)~(+++),故于春节后求治于王老。

诊见该患者精神状态良好,身体状态一般,除镜下血尿外,身体无其他不适。舌、脉正常。

辨证:脾肺两虚,统摄失权;肾气不足,封藏不固。

立法:温补脾肾,培土生金,佐以化瘀止血。

方药:黄芪50g、党参20g、枳壳15g、桂枝10g、熟地20g、山萸肉20g、续断15g、女贞子20g、茜草15g、仙鹤草15g、槐花25g、地榆炭20g、三七末5g(单包分3次吞服)。7剂。每日1剂,水煎早晚分服。

3月6日二诊:药后血尿明显减轻,镜检红细胞仅5~10个。继服原方7剂。

3月13日三诊:昨日因感寒,尿中红细胞又增至(++)。前方加附子10g。3剂。

3月16日四诊:尿中红细胞消失。继服上方,7剂。

3月23日五诊:病情稳定,未复发。仍服前方7剂,以善其后。

此后随访3个月,镜检始终未见红细胞,已恢复正常工作。

按语 本例患者除镜下血尿外,无任何其他不适,中医四诊几乎无证可辨。王老则根据化验单的变化及遇劳则重的特点,诊断为脾、肺、肾虚。肾主封藏,肾虚则封藏失固,除可见蛋白尿外，亦可见血尿。但该患者单纯镜下血尿，未见尿蛋白，则肾虽虚但非主因，乃为脾、肺气虚统摄失权之故。"劳则气耗"(《素问·举痛论》)，所以遇劳则血尿加重，故王老治以温补为主。又因血证久则多夹瘀，瘀不除则新血不宁，故又佐以化瘀止血之品。三诊时，因感寒病情加重，王老又认为此血尿与寒有关，当属虚寒证，故加用附子温阳散寒。历代医家虽多认为血尿属热者多，但《三因方·尿血证治》中也有"得之虚寒"之说。本例据此病机，用益气补肾、散寒化瘀，兼以止血法，果见卓效。

附子性大热，其用走而不守，故用于血证，本非相宜。但王老认为，因虚寒所致诸血证，非此不易收功，故应审证确切。况本方中附子加于大队补益药中，其走窜之力已锐减，温阳散寒之功则有所增加。另外槐花、茜草性皆微寒，得附子也可兼制其寒。

(五十一) 关格(慢性肾炎、尿毒症)

岳×，男，54岁，1989年7月20日初诊。

呕逆、腹痛腹泻5日。慢性肾小球肾炎病史已10年，伴有高血压，血压平时波动于(150~200)/(100~120)mmHg。2年前又曾因脑梗死住院治疗半年，所幸未留有偏瘫等后遗症。此次于感冒2日之后出现恶心呕吐，并兼脘腹胀满，每日呕吐2~3次，吐出少许黏液，口苦，纳呆，大便日下1~2次，便溏不爽，便前后皆感腹痛。近日症状逐渐加重，故延请王老诊治。

该患者呕逆、痛泻，尚无头痛眩晕、尿闭。诊见其面目虚浮，舌苔白腻而厚、中心罩黄，脉滑而有力。血压:250/150mmHg。

实验室检查:血、尿常规无明显异常；尿素氮60mg/dl(21.4mmol/L)，肌酐50mg/dl(4420μmol/L)。

辨证:脾肾久伤，湿浊内生，湿热内阻，升降失司。

立法:急则治标，清热化浊，辅以益气养阴。

方药:生半夏40g、黄芩15g、藿香15g、干姜10g、太子参15g、生姜20g、苏叶15g、泽泻20g、苍术15g、厚朴15g、白芷10g、夏枯草30g、寄生30g。3剂。每日1剂，水煎早晚分服。

7月23日二诊:服前方后，呕泻俱减，血压降至220/130mmHg，舌质红。此乃湿浊未清，转而伤阴之象。前方酌加养阴清热之品，处方:藿香15g、苏叶15g、木香5g、生半夏30g、生姜15g、黄芩15g、枳壳15g、竹茹15g、干姜10g、生地20g、白芍20g、夏枯草30g、寄生20g。3剂。

7月26日三诊:药后呕泻俱止，但觉乏力倦怠，气短懒言。舌苔转薄，中心仍黄，脉滑而无力，血压降至180/110mmHg。此乃湿浊兼气阴两虚之象。仍拟化浊利湿、养阴益气，处方:生半夏30g、生姜15g、藿香15g、白芍20g、生地20g、太子参20g、麦冬15g、夏枯草30g、寄生30g、黄芩15g、枳壳15g、竹茹15g。3剂。

7月29日四诊:药后脘闷明显减轻，胃纳转佳，大便正常，血压180/90mmHg。复查尿素氮30mg/dl(10.7mmol/L)、肌酐20mg/dl(1768μmol/L)。仍守前方。

8月13日五诊:守前方连服15剂后，诸症缓解。脉象仍滑，舌苔白而略厚，血压波动于(200~180)/(110~90)mmHg，尿素氮降至24mg/dl(8.6mmol/L)、肌酐2mg/dl(176.8μmol/L)。

按语　《伤寒论·平脉法》曰:"关则不得小便，格则吐逆。"而尿毒症临床常见之典型症状即为尿少、呕恶，故属于中医所称之"关格"范畴。但本例患者主要表现为呕恶、纳呆，所以亦名为"关格"者，乃因仲景又云:"趺阳脉伏而涩，伏则吐逆，水谷不化，涩则食不得入，名曰关格。"章虚谷注曰："中焦病则上下之气不通,故亦名关格,然以温中调气,犹可治之,不比前条之阴阳偏亢而偏绝也。"本例之病机及预后恰似章氏所论。由于脾肾久伤,湿浊内生,阻滞气机升降而致是证,故以化湿调气为主治之而愈。只不过因湿浊化热,下注大肠,气阴两伤,所以在不同阶段佐以清热、益气、养阴而已。

王老在处方中重用生半夏,以化浊降逆。生半夏有毒,一般不用做内服药。但王老临床经验,治湿浊逆气盛者,半夏非生用而不效。王老认为,有病则病受之,故不会中毒,临床可用至常用量的数倍乃至十余倍,佐以半量之生姜。王老临床据证用之,始终未见发生不良反应者。

该患者临床虽未见明显之眩晕、头痛等阳亢之证,但血压显著增高。王老针对血压,又辨病配伍了桑寄生、夏枯草。王老经验,寄生、夏枯草并用,能清热益肝肾而降压,合黄芩则清热降压之功尤著。

本例患者前后共治疗20余日,服药20余剂,症状消失,尿素氮、肌酐值明显降低已近于正常,故可认为已临床缓解。为巩固疗效,王老认为还应继续坚持治本。

(五十二) 大气下陷(慢性泌尿系统感染)

孙×,女,50岁,1989年3月10日初诊。

尿频、尿失禁2个月。该患者于1988年春"尿路感染",虽经抗生素治疗后症状缓解,但1年来复发多次。近2个月,有排尿不净之感,每次排尿后0.5小时内尚需入厕2~3次,夜尿4~5次,时有遗尿发生。除尿频、尿失禁外,无涩痛、淋漓不畅之感。经中西医治疗多日,开始症状稍有减轻,但旋即反复。因治之不效,故慕名求王老诊治。

诊见主症同前,但询之发病初期即有胸闷、气短、心悸、头晕等兼症,于近日加重,并有纳谷不香,排尿前小腹有明显下坠感。舌淡苔薄,脉象沉弱。尿常规检查(-),未做尿培养。

辨证:胸中大气下陷,膀胱固摄失权。

立法:补益胸中大气,稍佐收敛固摄。

方药:黄芪50g、柴胡15g、桔梗15g、升麻15g、桂枝20g、山萸肉20g、益智仁5g。3剂。每日1剂,水煎早晚分服。同时配合针刺中极穴,入针后使其酸麻感直达阴中,得气出针,不留针。

3月14日二诊:针药并施后诸症减轻,小便次数减少,但仍有轻度尿失禁。继服原方10剂,并隔日针刺中极或大赫穴(双),俱不留针。

3月24日三诊:尿频已缓解,夜尿仅1次,但遇过劳或情绪波动时仍有尿失禁。脉较前有力,数象消失。乃于原方中加入青皮5g,以佐柴胡疏肝;加白芍20g,助山萸肉以防疏肝药耗气。停止针刺。

4月25日四诊:连服前方30剂,诸症痊愈。嘱其停药观察,并晓以养生、保持情绪舒畅等注意事项。观察半年未见复发。

按语 本例为大气下陷所致尿频、遗溺案。王老抓住患者虽尿频、遗溺,但无涩痛、淋漓不畅之感,且有气短、心悸、头晕、胸闷、小腹明显下坠感等兼症,而辨为此证,故用张锡纯之升陷汤加味治之。张氏所指之大气下陷证,尚未提及有兼尿频、遗尿者,故王老在治疗时佐以萸肉、益智仁等酸收固摄之品。张氏描述的大气下陷证,脉象为沉迟微弱,而此例则有数象(100次/分)。对此王老认为,数脉并非皆为热证,正与迟脉并非皆寒证一样,因此只要证候俱备,则不必过于拘泥脉象。

升陷汤重用黄芪。张氏认为黄芪微温,需佐以知母,以防化热。而王老根据多年临床经验指出,如无明显热象,知母亦非必用之物。该患者连服升陷汤方加减40余剂,黄芪用量达2000g,并未产生热象,可说明这点。但王老强调指出:"唯张氏谆谆告诫后人,勿用耗气之剂,以妨碍胸中大气上升,此点实不可忽视。"该患者病情随情绪波动而有变化,乃兼肝郁之故,用少许青皮稍佐疏肝,实乃不得已而为之。又加用白芍以敛阴和血,防止青皮耗气。况白芍酸柔,与青皮合用则刚柔相济,肝气得调,又无耗气之弊。

针药并施,是王老的临床治疗特点。中极为膀胱募穴,大赫穴与之功效相仿,故针此两穴,能顿挫病势,与升陷汤治本,有相得益彰之妙。

(五十三) 劳淋(慢性泌尿系统感染)

李×,女,34岁,1966年9月1日初诊。

小便频数涩痛,遗溺半年余。半年前第5胎正常分娩后,小腹坠胀,尿频,常不及登厕而溺出,后来又兼小便涩痛,淋漓不畅。治疗后疼痛有所减轻,但尿频、失禁转剧,每日需多次更换垫于阴部之毛巾,稍咳嗽或腹部用力则有尿排出,一昼夜小便10余次,但尿量甚少。正值王老赴农村巡回医疗至此,故求诊治。

该患面部虚浮,头晕目眩,气短乏力,腰膝酸软,食欲不振,小腹胀满,尿色微黄。舌质红,苔白而腻,脉沉细无力而滑。

辨证:脾肾两虚,中气下陷,膀胱失约,固涩失权,兼有湿热阻滞。

立法:培补脾肾,清热利湿。

方药:黄芪20g、党参20g、升麻10g、柴胡10g、当归15g、川芎10g、熟地20g、山萸肉15g、枸杞15g、菟丝子15g、牛膝15g、白花蛇舌草30g。5剂。每日1剂,水煎早晚分服。

9月6日二诊:小便涩痛减轻,腻苔已化,唯遗溺如故。仍用前方,并针刺中极穴,入针得气后行补法,使其酸麻感直抵阴中,留针5呼,深吸气出针。针后,遗溺立时减轻。隔日针1次。

9月21日三诊:小便恢复正常,已无失禁现象,其余诸症皆明显减轻。

按语 该患者为中年女性,因产多乳众以至气血两亏,脾肾虚损。脾虚不能升提,亦不能制水;肾虚则封藏不固,膀胱失阖。加之感受湿热之邪,阻滞下焦,正虚邪恋,故尿频、遗溺、涩痛迁延日久不愈,终成劳淋。王老用补中益气汤合左归丸加减,健脾益气以升其清阳而制水;补肾养阴以助其气化而封藏。又因久病多瘀,故用活血、补血之品,以化瘀生新;佐白花蛇舌草,以清利湿热之余邪。标本兼顾,攻补兼施,药证相合,药后则效。

该患者二诊时尿失禁仍未愈,王老认为,虽系病久体虚短期不易收功之故,但经络之气受阻,亦为不能速效之根蒂,故针刺中极以行其气。中极穴乃膀胱之募穴,募为脏腑之气结聚所在,本穴又为足三阴经与任脉之会,故王老针此穴用补法以调整膀胱之气化功能,并使肝、脾、肾三脏之经气得以流畅通调。王老之经验,本穴不必久留针,只要得气,针感能达阴部即可,尤其与汤剂合用时,更宜如此。此即《灵枢·九针十二原》"刺之而气不至,无问其数,刺之而气至,乃去之,勿复针"之义。王老认为,只此一穴即能振奋三脏一腑之气机,加之扶正祛邪之剂,针药并用,故而收效迅速。

(编者按:本案例收载于董建华主编《中国现代名中医医案精华三·王德光医案》,北京出版社,1990年版。)

(五十四)石淋(肾结石)

孙×,女,25岁,1981年6月7日初诊。

尿频、尿涩痛、腰痛,伴发热恶寒2日。尿常规检验:蛋白(±)、红细胞(++)。腹部X线平片,可见右肾盂内有1.5cm×2cm之结石阴影。经抗生素及解痉剂治疗,热势虽减,但其他症状未见好转,故请王老诊治。

诊见该患者右侧腰痛,甚则牵及少腹,发热恶寒,排尿不畅,尿后余沥,尿道涩痛。面赤舌红,苔黄,脉滑数。右侧肾区明显叩击痛。

辨证:湿热下注,蕴结成石,热伤血络,表里不和。

立法:清热利湿,凉血止血,化石通淋,和解表里。

方药:白花蛇舌草50g、大蓟35g、小蓟35g、瞿麦30g、黄柏15g、郁金20g、连翘15g、白芍30g、甘草10g、延胡索15g、海金沙20g、车前子20g、山栀子10g。2剂。每日1剂,水煎早晚分服。

6月9日二诊:诸症明显缓解,唯大便已3日未行,舌脉如故。前方加大黄10g。2剂。

6月11日三诊:大便已行,小溲通利,舌赤,黄苔已化。寒热虽除,但腰仍酸痛。尿常规:蛋白(-)、红细胞3~5个、白细胞(+)。脉沉滑。按初诊原方加生地30g。3剂。

6月14日四诊:昨夜排出0.3cm×0.3cm×0.6cm结石1块,腰痛止。X线腹部平片:结石阴影已消失。停药观察。

该患者于1983年8月5日,因前症复发又再次来诊。尿频涩痛,但身无寒热,右侧腰痛延及少腹。经B超检查,发现右侧肾盂又有一2.5cm×2.5cm之强回声光团伴声影。尿常规:蛋白(-),红细胞3~5个,白细胞(+)。诊之面色㿠白,自觉心悸不宁,气短,懒言,食少纳呆。舌淡,苔白薄,脉沉细。

辨证:中阳不振,心火下移,下焦湿热,蕴结成石。

立法:温振中阳,益气活血,清热利湿,化瘀排石。

方药:黄芪30g、升麻10g、白花蛇舌草30g、大蓟25g、小蓟25g、黄柏15g、白芍25g、甘草15g、川乌5g、草乌5g、鹿角15g、桂枝20g、三棱10g、莪术10g、王不留行20g、萹蓄20g、车前子15g、海金沙15g。7剂。每日1剂,加水浓煎成350ml,1日内分7~8次温饮下。

8月12日二诊:前方连服7剂,腰痛消失,尿痛减轻。仍胃纳差,气短心悸,未见结石排出。继服原方。

8月19日三诊:连服上方7剂,诸症皆愈,唯右肾区仍有轻度叩击痛。尿常规(-),但B超检查所见如前。舌淡,苔薄白,脉沉细。拟益气养血、补肾壮阳,兼化瘀排石。处方:黄芪35g、升麻15g、当归15g、生地15g、三棱15g、莪术15g、鹿角20g、郁金30g、黄柏15g、王不留行20g、桂枝15g、附子10g、白花蛇舌草20g、海金沙10g(包煎)。每日1剂,水煎早晚分服。

10月20日四诊:上方连服2个月,虽未见结石排出,但B超复查,右肾之强回声光团已消失,无异常所见。舌脉同前,肾区叩击痛(-)。乃停药观察。

1个月后复查,B超检查右肾仍无异常发现。随访至1989年6月末,未见复发。

按语 本例肾结石,时隔2年余前后2次发作,均由王老用中药治愈。前者使用清热利湿、化石通淋之法以通泻为主,排出结石1块,此为显性排石;后者则用益气温阳、化瘀排石之法,以温补为长,虽未见结石排出,但阳性体征及B超转阴,此为隐性排石。在同一患者身上运用不同治法,治疗同一疾病,充分表明了中医"同病异治"的辨证论治特点。

首次发病所出现的发热恶寒表证,王老认为并非外感所致,而是由于湿热内蕴以致表里不和所生。这也是机体正气未虚的表现之一,因此治疗时未予解表,湿热内清,里和则表自解。

当前,中医药治疗结石症一般都使用金钱草,但因品种不一、产地有异,其排石效果很不一致。王老临床经验,使用白花蛇舌草配合其他清热利湿药,同样能达到金钱草之良好的排石效果,故本病两次发作,处方中均未用金钱草。另外,王老还将郁金、鹿角配伍使用以化石、排石,屡试屡效。王老认为,郁金、鹿角皆能活血化瘀,前者偏凉,后者偏温,二者同用则性平气和,瘀化而石祛。

该患者在第二次发病时,王老虽以温补为主,但始终使用三棱、莪术等破气之品。张锡纯认为三棱、莪术与黄芪同用,其补破相当。王老在实践中体会到,三棱、莪术二药虽能攻破,但并非有夺关斩将之力,若二者合用之,其剂量与黄芪相等时,仍以补力为优。另外,方中所用之排石之品多寒凉,因此采用了少量多次温服法,每次只服50ml左右,这对本已脾虚的患者来说,无疑可免寒凉伤脾以致腹泻,同时还可使每次饮入之乌头的剂量得到控制,以免中毒。该患者在第2次发病的最后两次诊治时,诸症悉退,几乎无证可辨,但因B超仍有阳性所见,患者忧心忡忡,唯恐结石不能排出而损伤肾脏。王老根据始发见症及病程经过,依寒热虚实夹杂证立法治之,终于使右肾盂强回声光团消失而痊愈。

(五十五) 腰痛(肾结石)

刘×,女,50岁,1989年3月15日初诊。

腰痛,突然加重,剧痛难忍12小时。12小时前以此为主诉急诊入院,经处置仍疼痛不止,急请王老会诊。

询之该患者平素即有腰痛,夜尿多,两下肢畏寒。此次腰痛剧烈,伴有尿频,但排尿无明显淋漓涩痛。诊见舌淡,苔薄白,脉细弦而沉。

超声显示,右肾区有1.5cm×1.0cm之强回声光团伴有声影,并有右肾盂积水。尿常规检查:蛋白(±),红细胞(++),白细胞(++)。

辨证:肾阳虚衰,湿浊不化,蕴热结石,瘀阻肾府。

立法:温补肾阳,化气行湿,清热化石,活血止痛。

方药:附子20g、白芍35g、延胡索20g、川乌5g、熟地20g、白花蛇舌草40g、黄柏15g、车前子15g(包煎)、大蓟20g、小蓟20g、郁金20g、山萸肉20g、泽泻15g。3剂。每日1剂,水煎早晚分服。

3月18日二诊:腰痛大减,尿频缓解,夜尿1~2次,仍有腰酸及下肢畏寒。原方加鹿角霜30g。7剂。

3月25日三诊:症状虽偶有反复,但很轻微。尿常规已转为正常,B超检查,肾结石及肾盂积水未见明显变化。仍用原方,连续服40剂。

5月7日四诊:症状完全消失,未再复发。B超检查,肾结石影像及肾盂积水均已消失。

按语 本例肾结石患者,临床以腰痛为主要特征,而"淋"之表现不明显,故无据辨之为"石淋"。王老将现代医学和中医学相结合,"西为中用",通过B超等检查,确定了结石的存在,因而仍本"石淋"的治疗原则,以排石化瘀、通淋止痛,充分说明了王老临床辨病与辨证相结合的特点。

该患者之腰痛平素即有之,实为肾虚腰痛。由于肾阳虚衰,阳不化气,湿浊不行,内蕴化热成石。腰为肾之府,石阻肾府之脉络,故腰痛加剧。因此本例乃本虚标实、寒热夹杂之证,治亦寒热并投、攻补兼施,但以附子、川乌、鹿角霜等温补肾阳为根本。王老临床善用乌头以止痛,并认为鹿角霜除能温补肾阳之外,还有化石之功,故本例用之还能加强排石止痛之力。先贤云:"善补阳,须于阴中求阳。"王老配伍熟地、山萸肉、白芍等,即为"阴中求阳"之义,况白芍又有缓急止痛之功,用之甚妙。

该患者最终虽未见结石从尿中排出,但B超显示肾区结石影消失,由此而致之肾盂积水也消失。因此本例属隐性排石,其疗效是确切的。

(五十六) 腰痛(腰椎骨质增生)

李×,女,71岁,1988年12月1日初诊。

腰痛2年,近7日痛甚。平时腰痛绵绵,每遇阴雨天或劳累时加剧,久治不愈。近7日来,腰痛剧烈,以致卧床不起。腰部呈持续性痛,自腰骶部向臀部、下肢及两侧背部扩散,动则尤甚。经药物封闭(药品不详)治疗后曾一度减轻,后又转重,再行封闭已几乎无效,故转诊于王老。

诊见该患者腰痛畏寒,四肢不温,至昨日又出现腹部胀满,不思饮食。舌淡,苔白腻,脉沉滑。

腰椎X线片可见,第3~5腰椎呈唇样变,第5腰椎横突明显增生,与骶骨形成假关节,腰椎有明显脱钙现象。

辨证:寒湿痹阻,久痹入脏,脾肾阳虚,气机不利。

立法:温阳益气,散寒祛湿,通经和血,行气导滞。

方药:川乌5g、草乌5g、黄芪35g、防己15g、牛膝15g、木瓜15g、白芍35g、甘草10g、桂枝20g、苍术20g、大黄10g。3剂。每日1剂,水煎早晚分服。

12月4日二诊:上方1剂后大便通利,腹胀顿减,腰痛明显好转,夜间已能入睡。又服此方2剂,大便日下2~3次,腹胀全消,食欲大振,腰部仅于夜卧翻身时感觉疼痛。于前方减大黄、苍术,加续断15g、狗脊15g、白术15g、木香10g,以加强益肾健脾、行气导滞的作用。5剂。

12月15日三诊:腰痛基本痊愈,已能从事家务劳动,除阴雨天及过劳时腰痛仍有轻度发作外,别无所苦。予以金匮肾气丸加理中丸,健脾益肾以善其后。

按语 本例腰痛,王老诊为寒湿痹证。因"久痹入脏",又伤及脾肾之阳,脾肾阳虚,阳气不布,健运无力,以致畏寒肢冷、腹胀纳呆,故以温阳散寒、化湿通利之法,标本兼顾治之而愈。

该患者X线片诊断明确,第3、4、5腰椎有明显骨质改变,其腰痛显系由此而致。经王老治疗后,腰痛基本痊愈。但因治疗时间较短,尚未来得及X线片复查。王老认为仅几剂中药,此老妇的腰椎病理变化不会有明显改变,但能够解除痛苦,不仅生活自理,还能进行家务劳动,却是西药疗效所不及的,也是患者和家属所期望的。

（五十七）胸痛（肋软骨炎）

白×，女，31岁，1989年7月10日初诊。

胸痛7月余，每值劳累、郁怒或天气骤变时则痛重。右第3肋软骨明显压痛，胸部X线片正常，心电图正常，外科诊断为肋软骨炎。经中西医药治疗数月未效，故求治于王老。

诊见该患者胸部隐痛，以上部为甚，伴沉闷、压抑感，气短，心悸。面色㿠白，舌淡苔白，脉沉弦。

辨证：气虚肝郁，脉络阻滞。

立法：益气疏肝，通经活络。

方药：①黄芪30g、党参30g、寄生30g、柴胡15g、红花10g、郁金20g、丹参30g、延胡索15g、甲珠15g、桂枝15g、白芍35g、甘草10g。3剂。每日1剂，水煎早晚分服。②另用独活10g、羌活10g、防风10g、赤芍10g、白胡椒10g，共研极细末，用食醋少许调匀，装入纱布袋内，置于病灶处，上加热水袋热敷，使局部有温热感（以勿烫伤皮肤为度），水温减低时换热水再敷，每次敷1小时许，每日1次。

7月13日二诊：前法治疗3日后，痛势大减。效不更方，嘱按前法再治疗3日。

7月16日三诊：自觉症状全消，右第3肋软骨只有轻微压痛，仍按原方服3剂以善后。

按语　肋软骨炎虽预后良好，但所致之胸胁痛可给患者带来较大的痛苦。因其局部血液循环较差，药力不易渗入，故较难治愈。王老认为，对此西医难治之症，发挥中医辨证论治的特长，只要辨证确切，用药得法，便可愈此疾于数日之内。

《内经》曰："宗气积于胸中，以贯心脉而行血气。"王老据症分析，认为该患者宗气不足，血运无力，加之肝气郁滞，气机不畅，故而胸胁脉络阻滞，不通则痛，因此治以益气舒肝、通经活络而愈。所配合之局部药熨法，也为中医的传统治法，《灵枢·寿夭刚柔篇》即载有此法。诸药皆为辛散温热之品，借热熨之而使局部血运改善，脉络通利，与内服药同用，有相辅相成之功。食醋调之者，不仅酸收以佐其辛散太过，更能酸柔以缓其痛急。此外，内服药所用寄生者，王老认为除补肾外，还具有良好的通经作用，故临床常用之通经活血止痛。

（五十八）痹证（骨关节炎）

董×，男，50岁，1951年6月22日初诊。

双侧膝关节疼痛2年，已半年不能行走。该患者于1949年春始觉双侧膝关节疼痛，每行路过多时疼痛加重，休息时缓解。经某院诊断为骨关节炎，中西医治疗年余无效。也曾自服驱风活血散寒之剂，并自制风湿虎骨酒服用，均未见效果。半年来已不能行走，每日只能静坐屋中，入厕时亦觉疼痛难忍。因病情日趋严重，故延请王老诊治。

查该患者膝关节处无红、肿、畸形等变化，因疼痛而屈伸不利，可闻及轻度骨擦音，饮食二便正常。舌淡，苔白，脉沉弱。

辨证：久痛入络，瘀血阻滞。

立法：益气活血，祛瘀通络。

方药：①当归15g、丹参15g、生明乳香15g、生明没药15g、黄芪20g。每日1剂，水煎早晚分服。②另用全蜈蚣（半尺长者）4条、清水全蝎5g，焙干轧细末，每日分2次黄酒冲服。

7月7日二诊：服上方15剂，效尚未显。但该患者素慕王老之名，信仰至深，仍坚持服用原方。

10月10日三诊：患者自己步行来诊，精神大振，步履正常。自述二诊后又服药半个月，腿痛略减，于是信心倍增，又连服至90剂，疼痛大减，已能散步3~4里路。嘱守方治疗。

该患者前后治疗4月余，服药120余例，痹痛全失。于1971年以70岁高龄而殁。20年来，膝关节疼痛始终未发。

按语 本例久痹重症，王老久守活络效灵丹加味治之而愈。活络效灵丹方载于《医学衷中参西录》，是张锡纯用以治疗气血凝滞、癥瘕积聚的常用方，虽然也可治疗"腿疼臂疼"，但临床报道者鲜。该患者痛痹已不可步，虽逾二载但尚无虚象，其邪实正不虚可知。《内经》曰："风寒湿三者杂合而为痹。"该患者遍服驱风散寒除湿之剂不效，王老思之此乃久痛入络，瘀血阻滞之故，虽舌、脉未见血瘀之象，但据病程、治疗经过等可断之，诸症不必悉具。王老自此治验例后，曾用本方治疗久治不愈的顽痹多例，皆获良效。但病情之顽固、服药时间之长以及愈后观察时间之久，皆无超出本例者，故精选于此。

王老认为该患者之效，很重要的一个因素就是患者对医者的高度信任，正因如此才能坚持服药百剂以上。有云"效不更方"，但在迟效、缓效的情况下"不更方"，对患者和医者都是个考验，确实不易。故王老感慨曰："治病难，择医亦难，不乱更医坚持治疗则尤难也。"

张氏原方中，乳香、没药为"生明乳香"、"生明没药"。王老指出，生明乳香即指滴乳香，生明没药则非所见之狗皮没药，二者皆为佳品。故用此方者必须注意明辨此二药，以免药后恶心、呕吐，且药效亦大相径庭。

（五十九）历节风（多发性关节炎）

季×，男，35岁，1954年8月12日初诊。

周身关节反复发作性疼痛3年，近5日发病严重。该患者3年来，多发性关节痛曾发作4次，每次都经中西医治疗3~4个月才逐渐缓解。此次于5天前发作，初起恶寒、发热、头痛，继则周身关节疼痛，每日6~7次，呈发作性加剧，发则周身拘挛而痛，服西药解热镇痛剂虽可暂时缓解，但旋即复发，并因胃府宿疾，不堪耐受此类药物。该患者因关节稍屈伸即感剧痛，被迫昼夜坐于椅上不能活动，饮食二便皆需人服侍，故家人延请王老往诊。

王老诊之，查关节无明显红肿，但有压痛，被动运动因剧痛难忍而呻吟不止，尤以肩、肘、髋、膝等大关节症状为著。仍发热，体温38.5℃，口干不渴，食少纳呆。面色微红，舌赤苔黄，脉滑数（110次/分），重按无力。

辨证：外邪内袭，留于八虚，风寒湿热，杂合为痹。

立法：去宛陈莝，通经活络。

治疗：宜以针刺。取穴：大椎、风池、合谷、三阴交、阴陵泉、血海、肩髃、膈俞、曲池、手三里、犊鼻、梁丘、阳陵泉、绝骨，及肘、膝、肩、髋"八虚"关节周围之阿是穴。泻法，留针30分钟。针后疼痛减轻，肢体略能舒展。

5小时后二诊：疼痛复作，呻吟不已。仍针上述穴位，泻法，留针30分钟。针后疼痛明显减轻，可以仰卧床上休息片刻。

8月12日夜半三诊：疼痛又发，强迫体位仰卧于床上不能活动，体温高达39℃。王老先点刺大椎、大杼、风门、膈俞、肾俞、肝俞出血，曲泽、委中刺络出血，共约10ml。刺血后仍针首诊各穴，先泻后补。

8月13日午前四诊:体温降至37℃,脉滑略数(90次/分),黄苔已退,口渴喜饮,肢体虽仍呈发作性疼痛,但程度较前已减。仍针前穴,并根据各大关节处压痛点加针阿是穴20余处,左右约50穴,同时委中、曲泽、大椎、膈俞放血。针后疼痛大减。午后体温复升至38℃,疼痛再发,又依前法针1次,但未予放血。

8月14日五诊:疼痛缓解。依前法每日针刺1次,连续2日,体温逐渐降至正常。

8月16日六诊:因疼痛基本缓解,阿是穴停针。余穴仍每日针刺1次。

8月18日七诊:疼痛消失,各关节屈伸活动恢复正常,身体已成自由体位,无其他不适感。为巩固疗效,复针2日,至第10日痊愈。随访观察10余年,未见复发。

按语 本案例为王老早年行医时之治验例。本例患者发病急骤,病势较重。王老对该患者自始至终未用任何药物,完全运用针刺治疗而获佳效。与以往发病治疗时相比,不仅见效快、疗程短,而且疗效巩固。该患者治愈后,直至1965年死于肺癌前未再复发。王老幼承家学,精于针术,悬壶伊始善以针祛疾,积累了丰富的针灸经验,为以后形成的针药并施的治疗思想奠定了扎实的基础。本例之效,足见王老针术之精。

王老临床针灸选穴提倡少而精,多则3～4穴,少则仅1穴。但本例针刺全身多达百余穴(左右两侧加阿是穴),实属罕见。此乃因本病之特而用针亦特。"历节风"一病,顾名思义病邪遍历百节,而本例尤其以肩、肘、髋、膝八大关节为甚。《灵枢·邪客》云:"人有八虚……以候五脏……肺心有邪,其气留于两肘;肝有邪,其气流于两腋;脾有邪,其气留于两髀;肾有邪,其气留于两腘。凡此八虚者,皆机关之室,真气之所过,血络之所游,邪气恶血,固不得住留,住留则伤筋络骨节,机关不得屈伸,故拘挛也。"本例病机恰如此论,故遍取诸经之穴、诸脏之俞,以祛邪气恶血。取膈俞者,乃因血会膈俞,能通畅血脉之故。诸穴泻血者,乃遵"宛陈则除之"之旨(《灵枢·九针十二原》),《灵枢·小针解》曰:"宛陈则除之者,去血脉也",即此之谓。故恶血除,邪气祛,机关之室真气得过,血络得游,骨节得以屈伸而痛缓。尤其针后真气运行,邪气不得住留,故愈后未发。

本例所用阿是穴较多,此乃因邪气住留骨节伤及筋络,王老本《灵枢·经筋》刺经筋"以痛为腧"之义而刺之。关于取穴多,王老又认为,古人所用之针皆较现用26号针粗2～3倍以上,故取穴过少则对此等重症不能达到预想之疗效。王老还认为,针刺治疗急症必须打破1日1刺或间日刺的常规,往往1日刺数次才能收功,故而本例治疗第1日即针3次。

(六十) 脉痹(脉管炎)

朱×,男,19岁,1974年6月5日初诊。

右足蹈趾麻木疼痛10月余。10个月前,无明显原因右足蹈趾渐感麻木刺痛,治疗无效,病势与日俱增,患足畏寒,伴有小腿抽搐性疼痛。3个月前,已发展至行路痛剧,需休息片刻方能继续行走。近日因痛剧已不能步行,夜间常因疼痛而影响入眠,痛苦难忍,故求王老诊治。

该患者体质较弱,无烟酒嗜好。查患足冰冷,蹈趾呈暗红色,趾甲增厚,足背动脉及胫后动脉皆不能触及。舌淡质胖,舌苔薄白,脉沉而弦细。

辨证:肝肾不足,筋脉失养;阳虚寒凝,脉络瘀阻。

立法:温经散寒,祛瘀通脉以治标;温补肝肾,益气和血以治本。

方药:附子15g、干姜20g、川牛膝15g、肉桂10g、黄芪30g、党参30g、白术15g、蛇床子

15g、当归15g、三棱15g、莪术15g、甲珠15g、土虫10g、红花10g、熟地20g。7剂。每日1剂,水煎早晚分服。

6月12日二诊:药后症状无明显改善。此乃病重药轻之故,于前方干姜加至35g、附子20g、当归25g。

6月26日三诊:服用上方14剂后,疼痛稍减,足冷略转温,但仍不能步行。复于方中加鹿角霜20g,以血肉有情之品助干姜、附子温补肾阳而散寒。

上方连服6个月,干姜加量至40g,三棱、莪术各加至20g,患足疼痛始逐渐缓解,足背动脉及胫后动脉亦渐能触及但较弱,足趾由暗红渐转苍白,温度仍较健侧为低。守方继服2个月,诸症悉愈,步履如常。

按语 脉管炎临床虽多发于吸烟者,但本例患者为青年学生,从无烟酒嗜好,故其病乃因禀赋不足,以肝肾两虚为本。肝肾不足,筋脉失养,若阳气不得宣通,则寒凝阻滞脉络;或因正气不足之体易感外邪,阴寒湿浊常于不知不觉中从下而入脉络之中。气血不荣则麻木,阳气不运则足寒,脉络不通则疼痛。故王老治以标本兼顾,并重用姜附温阳。

本例处方干姜、附子用量颇大,尤其干姜用至40g,但患者既无热势上冲头面之感,亦无其他伤阴之象,且服后不觉辛辣。平人干姜用至15g左右即有辛辣刺喉感,而该患者再倍其量却无不适,可见有病则病受之,此亦"有故无殒"之谓也。徐灵胎云:"干姜散而能守……旋转于经络脏腑之间,驱寒除湿,和血通气。"王老认为,干姜其温化寒凝气血之力,非他药所能比。

(六十一) 脉痹(闭塞性动脉硬化)

刘×,女,58岁,1985年10月12日初诊。

两足发凉,静息痛已3年。1980年患冠心病心绞痛,1981年发现心房纤颤,1982年则出现足凉、足痛,以致影响睡眠及行路。近2个月来疼痛加剧,常彻夜不眠,虽经中西医药、针灸、气功等多法治疗,未见显效,故慕名求治于王老。

诊见患者体态丰腴,面色苍白,两小腿及双足肌肤甲错,皮色苍白,左侧足背动脉及胫后动脉不能触及,右侧细弱如蛛丝,双足触之冰冷,两股动脉搏动正常。饮食及二便基本正常。舌淡苔白,脉沉细而涩,约50次/分,伴有结代。血压130/80mmHg。

实验室检查:血糖110mg/dl(6.16mmol/L)、胆固醇380mg/dl(9.88mmol/L)、三酰甘油100mg/dl(1.1mmol/L)。

辨证:肾阳虚衰,气血两亏,阳气不振,脉络瘀阻。

立法:温阳益肾,补气养血,祛瘀通络。

方药:党参20g、黄芪20g、当归15g、甘草10g、补骨脂15g、三棱10g、莪术10g、芦巴子15g、女贞子15g、丹参15g、土虫10g、川芎10g。每日1剂,水煎早晚分服。嘱连服2旬。

11月5日二诊:上方连服20余剂,未效。审其痛兼凉、麻,此乃久瘀夹痰、痰瘀交阻之故,酌加化痰通络之品。处方:党参20g、黄芪20g、白术15g、茯苓15g、半夏15g、陈皮15g、当归15g、桃仁15g、红花10g、川芎10g、牛膝15g、蛇床子20g,水煎服;另用全蝎、蜈蚣各等分,焙干轧细末,每服2克,1日3次。

1986年2月8日三诊:服前方60余剂,足冷明显减轻,麻木症状消失,静息痛好转,已能步行半小时许。左侧足背动脉及胫后动脉搏动略有力,右侧虽细微无力,但仔细寻按尚能触及。于前方中加鹿角霜粉,每服3g,1日3次。

5月6日四诊:共服上方70余剂(服药时有间断),症状较前大有好转,唯右足动脉搏动尚微。于原方更加化痰通络之品,海藻10g,甲珠15g。

9月3日五诊:再服前方80余剂后,诸症基本消失,夜能安睡,并能早起至公园晨练。左下肢完全恢复正常,右侧于过劳时仍有不适,右足背动脉及胫后动脉可触及,但搏动强度仍不如左侧。复查血胆固醇240mg/dl(6.24mmol/L)、三酰甘油105mg/dl(1.16mmol/L)、血糖120mg/dl(6.72mmol/L)。脉仍细代,舌淡,苔薄。

按语 本例患者脉痹,疗程将近1年,前后服药230余剂,虽右足背动脉、胫后动脉搏动仍未恢复正常,但病情已基本缓解,双足痛、麻、冰冷感消失,临床取得较为满意的疗效。其疗程所以如此之长,王老认为此乃因久痛入络,痰瘀交阻,胶固难除之故。本例脉痹痰、瘀同源,皆因阳气不振,气血津液运行无力而致。痰瘀交阻于双足脉络之内,气血不荣,阳气失煦,故除疼痛外,还见双足麻木、冰冷。初诊时王老标本兼顾,但治标仅以活血祛瘀,故效不显,后加用化痰通络之品,果然病情好转。

气血两虚,脉络瘀阻,固然为本例之病机,但肾阳不足实乃病机之关键。王老初诊时处方曾用芦巴子、补骨脂、女贞子等补肾阳药未效,后改用鹿角霜粉剂口服后,病情大为改善。王老认为,鹿角为血肉有情之品,其补肾之力非金石草木可比,鹿角霜药力虽较鹿角为低,但温阳补肾而不滞腻,用于本例不致影响其温化痰瘀、行气活血之力。用散剂者,因此药不易煎煮之故。

(六十二) 痹厥(雷诺病)

刘×,女,30岁,1985年12月2日初诊。

手指冷痛,遇寒则发3年。患者3年前开始,每至冬季则十指发凉、刺痛,得热则缓,经多方治疗,未见明显效果。进入10月以后,由于气候转冷,指痛提前发作,近1个月加重,痛甚于往年,故来王老处求治。

诊见该患者指端疼痛发凉,痛时颜色青紫,得热虽痛稍减,但无止时,入夜则指尖色红,仍有疼痛。伴全身畏寒,腰膝酸痛,饮食、二便正常。面色苍白,舌淡,边有齿痕及瘀点,苔薄白,脉细而沉。

辨证:阳虚寒盛,寒凝血瘀,经脉不通,不通则痛。

立法:补肾壮阳,温经散寒,活血化瘀,通经止痛。

方药:①熟地20g、当归15g、仙灵脾15g、鸡血藤20g、乌梢蛇15g、蜂房15g、土鳖虫10g、僵蚕10g、川乌5g、草乌5g。3剂。每日1剂,水煎早晚分服。②另用蜈蚣5条,焙黄轧细,分2次用药汁送下。

12月5日二诊:药后效果不明显。十指遇冷则迅速发白,转紫,疼痛难忍。考虑其病程已达3年,难图速效,仍守原方。

12月23日三诊:患者前后服药共18剂,症状稍有好转,但不稳定。此沉寒痼疾,又逢天寒之时,宜加重乌头剂量,以温经散寒。乃于原方中加川乌、草乌各20g(不先煎),麻黄15g。3剂。嘱其将药带在身边,每饮少许,每半小时至1小时服1次。如有口唇麻木、心悸、头晕等不良反应时,则将两次服药间隔时间拉长,至不良反应消失后再减量服用。1日如不能尽剂,延长至1.5日亦可,夜间停服。

12月28日四诊:患者遵嘱将以上煎剂每日分6次服完,无明显不适感,手指疼痛明显减轻,但停药则症状反复。继续将川乌、草乌各加至30g,与群药同煎,仍如前法服用,5剂。

1986年1月3日五诊:四诊后时值元旦,但坚持服药。药后指端疼痛大减,由紫褐色转为红色。效不更方,仍用上方30余剂,至2月初,手指疼痛完全缓解,颜色恢复正常。停药观察。

12月4日六诊:又逢寒冬,病情虽稍有反复,但指痛比往年明显减轻。仍疏原方,服20剂后症状消失。此后追访至1988年1月,疗效稳定,一直未再复发。

按语 雷诺病一般病程较长,反复难愈,多为阳虚寒凝、瘀血阻络之证,故温经散寒、活血通络为治之大法。王老仿益肾蠲痹丸合乌头汤加减,重用乌头治之而愈。本例患者初用化瘀血、散寒邪、补肝肾之法,加以虫类搜剔,标本兼顾,攻补并施,仍无疗效者,王老认为此乃因本病阴寒之邪太盛,方中温经散寒之力较弱之故,故逐渐增加川乌、草乌用量至各30g。王老又认为,乌头类药物之散寒止痛作用完全在于乌头碱,久煎则乌头碱受到破坏,乌头之强心作用虽无变化,但散寒止痛之力大减,故本方用之未久煎。

本例患者的乌头用量已大大超过《中华人民共和国药典》的规定,因此用之应审慎,以防中毒。王老经验,乌头碱中毒症状,如口唇舌麻木、头晕、心悸、恶心等,多于服药后数分钟至10余分钟即出现,发现后应立即停止后服。但因王老采用少量频服法,每次服用量甚小,不必予以处理则毒性可自行消失。王老还告诫,夜间入睡,恐对麻木等中毒症状不易觉察,并且一旦中毒,抢救不便,故夜间停服。乌头类药物的耐受性因人而异,故开始必须小量。王老多从5g开始,并频频饮之,有麻木等感觉则迅速中止,故几十年来,从未发生中毒需抢救者。

(六十三) 肢厥(无脉症)

池×,女,21岁,1980年12月2日初诊。

畏寒肢冷,头晕目眩,气短懒言年余。入冬以来上述症状加剧,畏寒肢冷,上肢尤甚,视物昏花,时有晕厥。因双侧桡动脉搏动消失,某院诊断为多发性大动脉炎。经使用激素、血管扩张剂、脉通等药物静脉滴注,治疗多日未效,故转请王老诊治。

诊见该患者面色苍白,虽居温室而两手冰冷过肘。入眠尚可,时有烦躁,饮食、二便正常。舌淡苔薄,寸口脉双侧皆无。血压测不出。

辨证:元阳不振,寒瘀阻脉。

立法:温肾散寒,祛瘀通脉。

方药:熟地20g、枸杞20g、杜仲15g、附子15g、桂枝20g、山萸肉15g、黄芪30g、柴胡15g、桔梗10g、升麻5g、细辛5g(后下)、麻黄5g。7剂。每日1剂,水煎早晚分服。

12月10日二诊:药后畏寒稍见好转,但寸口脉仍触不到。守服原方7剂。

12月17日三诊:诸症如故。此肾阳素虚,又逢寒盛之际,寒则收引,致脉络闭阻,故仍用前法,加重温阳散寒、祛瘀通经之力。处方:川乌5g、草乌5g(不先煎)、补骨脂15g、仙茅15g、芦巴子15g、黄芪40g、桂枝20g、白芍30g、甲珠20g、生水蛭15g、王不留行30g、莪术20g、甘草15g。

1981年1月3日四诊:患者服前方15剂,遵医嘱逐渐将川乌、草乌用量各增至15g,与他药同煎,1日分3次服,未发生任何不良反应。药后畏寒减,肢体转温,两寸口脉已能触及,血压:左50/40mmHg、右40/?mmHg。仍守服前方1个月。

2月2日五诊:遵医嘱川乌、草乌量渐加至各20g,肢温,已不畏寒,其余诸症悉除,脉搏恢复,六脉皆弦而弱。血压:左106/74mmHg、右90/70mmHg。嘱再服原方1个月,以巩固疗效。

按语 本例无脉证患者,除肢厥畏寒外,尚时有昏厥发生,因此有发展至厥逆重证之势。王老认为,此因肾中元阳虚衰,失其温煦而生寒,寒主收引凝聚,故血瘀脉阻而致;元阳不振、元气虚衰,清空失养,故头晕目眩、气短乏力;阳虚烦躁,《伤寒论》即有所载,本例患者也兼有之。

初诊时,王老用右归饮合升陷汤加减,温补肾阳于阴中求之,并使之升提振奋。药后效虽不显,但为以后治疗打下基础,以至三诊后可以专主温阳散寒、祛瘀通络而收功。王老认为,此例之效在于重用乌头。乌头性大热而有毒,专主沉寒痼疾,但量小则功小,量大毒大而人又不可耐受,王老认为对乌头的耐受性人人有别,因而不能拘泥于同一耐受量。为安全有效地使用乌头,王老的经验是初服之宜量小,根据其常见毒性反应(唇舌麻木、心悸、头晕等)的有无及程度,逐渐使剂量增加。《金匮要略·腹满寒疝宿食病脉证治》云:"寒疝腹中痛,逆冷,手足不仁,若身疼痛,灸刺诸药不能治,抵当乌头桂枝汤主之。"王老本例之治,即仿仲景之意,除温经散寒之外,还配伍祛瘀通经之品。王老认为,山甲珠、王不留行、水蛭、莪术的应用,对本例的疗效也起着重要的作用。

(六十四) 肢软

蔡×,男,40岁,1988年10月9日初诊。

四肢无力,尤以上肢为甚1年。每日晨起症状尚轻,1小时后上肢酸困无力逐渐加重,伴有畏寒,下肢亦感轻度乏力。饮食、二便皆正常。面色㿠白,舌淡苔白薄,脉沉细无力。四肢肌张力正常,无萎缩,神经科检查无阳性体征。

辨证:阳气不振,气血失营。

立法:温阳通经,益气和血。

方药:当归15g、桂枝15g、白芍20g、细辛10g(后下)、甘草10g、木通10g、大枣10枚、黄芪50g。5剂。每日1剂,水煎早晚分服。

10月14日二诊:服前方后,上肢无力感减轻,但仍有畏寒。前方加吴茱萸5g、生姜15g。5剂。

10月19日三诊:上肢无力感已完全消失,畏寒已除,唯下肢仍有无力感。又服前方5剂而愈。

按语 《明医杂著》有"足软"一证,谓"足软弱无力者",而此例患者以上肢无力为特点,并兼见下肢无力,故可名之"肢软"。该患者四肢疲软乏力,但经详细检查,肌肉、神经均无改变,非痿非瘫可知。盖脾主四肢,一般四肢乏力多责之于脾虚或脾为湿困,但该患者饮食、二便正常,脾无证可辨。王老指出,脾主四肢之理,乃因气血营运四末之故。阳虚之体,虚寒内生,经脉不畅,气血不营,四肢失养则酸困乏力。故王老用当归四逆汤加黄芪,温经通阳、益气和血,治之而愈。

当归四逆汤,方出自《伤寒论·厥阴病篇》,仲景原为四肢逆冷、肢体酸痛而设,加黄芪益气健脾后,竟能治四肢无力症,且收效甚速,王老认为此乃因四肢逆冷、酸痛无力之病机,皆为阳气不达四末、气血失荣之故。该患者愈后,又于1989年8月1日,因偶感寒邪前症复发而再诊,仍疏以原方6剂而愈,可见此方之效。

(六十五) 肢麻

张×,男,45岁,1989年3月2日初诊。

两上肢麻木1年。尤以右手食指、中指及无名指麻木为甚,夜间加重,常因双手麻木而必须起床甩手,约10分钟麻木始能减轻。1年来,西医曾诊断为脑动脉硬化、颈椎病等,经多方治疗,症状时轻时重。近1个月来麻木症状加重,每夜皆需下床甩手2~3次而影响睡眠,故求王老诊治。

诊见该患者除肢麻畏冷外,别无所苦,饮食、二便正常。舌淡苔薄,脉沉无力。

辨证:阳虚气弱,经脉不畅,血行无力,上肢失养。

立法:温阳通络,益气和血。

方药:当归15g、桂枝20g、白芍25g、细辛10g(后入)、甘草10g、木通10g、黄芪30g、寄生30g、葛根10g、大枣8枚。3剂。每日1剂,水煎早晚分服。

3月5日二诊:药后麻木症状明显减轻,夜间只需起床甩手1次,脉见沉细。前方加吴茱萸10g、附子15g。3剂。

3月8日三诊:麻木症状全除,夜寐佳。为巩固疗效,再服二诊方3剂。观察3个月未复发。

按语 本例肢麻患者,无风寒入络的病史及症状,显系气血失荣所致。阳气虚衰,气不运血,寒自内生,经脉收引,故血行不畅、上肢失养而麻;阴血不足,血虚行涩,瘀血自成,阻滞经脉,故阳气不布、上肢失煦而凉。气血阴阳不调,经脉不利乃为本病之病机,故王老运用黄芪桂枝五物汤合当归四逆汤加减,益气调血脉,通经和阴阳,使上肢得养而肢麻除。王老认为,该患者夜间麻木较重,乃阳虚阴盛之故。阴证得阴时,故寒气胜,气血不畅为甚而麻木加重,因而二诊又加用吴茱萸、附子,以增温阳散寒之力。王老又指出,本例方中寄生助当归以养血通络;葛根升中阳而布达四末。诸药相伍,药证相合,故1年沉疴,10剂而愈。

又,本例肢麻与上例肢软所用方药基本一致,乃因病机相同之故。此即所谓"异病同治"也。

(六十六) 柔痉(低血钙性手足搐搦症)

邹×,女,54岁,1984年11月5日初诊。

周身拘急,上肢搐搦近3个月。3个月前曾患泄泻,治疗5日而愈,但愈后2日突然周身拘急,不能步行,两上肢痉挛,肘、腕及掌指关节屈曲,指间关节伸直,拇指内收,与其他四指紧捏一起不能分开。每次发作约半小时至半日,每日发作1次,发作后周身酸困。某院诊断为低钙性手足搐搦症,曾用钙剂及维生素D口服,因效果不明显,又改用钙剂静脉滴注,初时尚能控制发作,但疗效随时日推移而递减,1个月后因无效而停用。此后又经其他中西药物治疗,皆未能控制发作,故求王老诊治。

诊见其人面色苍白、气短懒言、乏力自汗。询知除周身拘急、上肢痉挛外,自觉内脏亦有挛急、压迫感。兼见头晕目眩,脘闷纳呆。舌淡,苔薄白,脉虚细而弦。

辨证:气血亏虚,筋脉失养。

立法:补益气血,柔筋止痉。

方药:党参15g、白术15g、茯苓10g、炙甘草10g、熟地20g、当归15g、白芍20g、川芎5g、黄芪30g、桂枝15g、山萸肉20g、生龙骨30g(先煎)、生牡蛎35g(先煎)。2剂。每日1剂,水煎早晚分服。

11月7日二诊:服前方后,发作未能得以控制。仍守前方,将生龙骨、生牡蛎改为各15g,轧成细末,1日3次用药汁冲服。

11月9日三诊:前方服用1剂后,痉挛就得以控制未发,自汗亦止。唯感全身酸软乏力。继服原方加鸡血藤30g。

该患者连服10剂而愈,随访1年,未见复发。

按语 慢性腹泻是低血钙性手足搐搦症的临床常见病因之一。本例患者病起于泄泻之后,但使用钙剂等无效,已迁延近3个月。王老根据泄泻耗气伤津的病理机转,并参考患者平素体弱,认为本例乃气血亏虚,以致筋脉失养而挛急之痉证。因有自汗,故属柔痉。初诊用十全大补汤补益气血柔筋以止痉,加萸肉、龙牡以敛汗。且萸肉酸柔,滋肾养肝以解痉;龙牡收涩,又有开通之性以通经。诸药伍用,使气血得补,经脉通畅,筋得濡养。服后无效者,乃因龙骨、牡蛎不易溶于水之故,故轧为细末冲服,虽然其量减少一半以上,但其效如鼓应桴。后又加用鸡血藤者,乃增强其养血活血、舒筋通络之功。

(六十七) 顽痰怪病

单×,男,40岁,1970年1月15日初诊。

背部冷如掌大半年余,近2个月加重。1969年夏因郁怒日久,常觉脘闷胁痛,纳呆泛酸,头晕耳鸣、失眠乏力,曾请王老诊治。当时其脉弦而沉,舌赤苔薄黄,予以疏肝理气、健脾和胃之剂,调之月余诸症渐愈。唯觉左背部相当于肺俞、心俞穴处,约6cm×7cm范围有寒冷感。初起尚不介意,2个月后,局部寒冷感加重,经他医治疗数月无效,故再次求治于王老。

该患者身躯略肥胖,自云左背部如掌大一块寒冷如冰敷,虽重裘围裹,丝毫不解其寒,余无其他不适。舌淡,苔薄白,脉沉滑而细。

辨证:气结痰凝,阻遏阳气。

立法:涤痰通阳。

方药:煨甘遂末2g。装胶囊内,晨起空腹时1次顿服。投3日量,嘱其"中病即止,不必尽服"。

1月18日二诊:服药1剂后,当日泻下10余次,背部寒冷感顿减。服第2、3剂后,泻下已不似第1日之频繁,而患部之冰冷感则完全消失。

按语 此为一疑难怪症治验例。《医述》载王隐君云:"痰之为物,随气升降,无处不到……或背心常作一点冰凉。"本例恰与王隐君所言之症相符。王老认为,此症与前病有因果关系。郁怒伤肝,肝失调达,气机不利,以致津液不行,气结痰凝于局部,阻遏阳气之温煦而致是症。经治疗肝郁虽解,但顽痰未除,故阳气不通而背冷不愈。此等胶固之顽痰,原非一般理气化痰、通经活络之品所能奏效,故王老曾用疏肝解郁、化痰通络之剂治之月余未效,后易用甘遂峻剂以荡涤攻逐而愈。甄权谓甘遂能"去痰水"。王老认为,此药除快利通下外,尚能搜剔顽痰巢穴,无论其潜伏于皮里膜外,或胶着于经络之中,只要正气尚充,多能一鼓而下,痼疾亦随之而愈。

本《内经》"大毒治病,十去其六,常毒治病,十去其七"之训,该患者服第1剂症状明显缓解后,本应停后服,以免伤及正气。但据王老临床经验,患者初服甘遂,多反应强烈,而连续再服、三服,则效果递减,反应轻微,不致过于伤正。邪祛后,只要患者素体不虚,亦无需再用补剂。正如张子和所云:"陈莝去而胃肠洁,癥瘕尽而荣卫昌,不补之中,有其补存焉。"(《儒门事亲》)故糜粥自养,自能恢复。

(编者按:本案例收载于董建华主编《中国现代名中医医案精华三·王德光医案》,北京出版社,1990年版。)

(六十八) 失眠

王×,女,36岁,1988年12月27日初诊。

失眠2个月。10月中旬因所愿不遂,郁怒不解而夜不成眠。2个月来虽昼夜不寐,但毫无倦意,每日仍能照常工作。曾先后去几家医院诊治,分别服用地西泮、司可巴比妥等西药镇静安眠药无效,又加大剂量并联合应用也不能入睡。后改用氯丙嗪100mg肌内注射,不但未见效果,反而引起矛盾反应,出现烦躁不安,更加不能入睡。无奈转诊中医,求王老诊治。

诊见患者夜不能寐,烦躁不安,饮食、二便尚可,无明显神疲乏力感。舌质绛,苔微黄,脉滑而有力。

辨证:肝郁化火,火扰心神。

立法:疏肝清热,养心安神。

治疗:宜用针刺治疗。取穴:风池(双)、阴都(双)、三阴交(双)。毫针泻之。

12月30日二诊:针后当日夜晚未服西药安眠药即可入眠,但睡眠不沉。第2夜又加服西药,药后反不能入睡,且白日自觉周身乏力,精神不振,有时身痛。嘱停用一切西药,改服中药。处方:鱼腥草25g、白花蛇舌草25g、板蓝根25g、败酱草20g、柴胡15g、玄参20g、生地25g、麦冬15g、连翘15g、陈皮15g、栀子10g。3剂。每日1剂,水煎早晚分服。仍针风池、阴都、三阴交,泻法。

1989年1月7日三诊:针药并施后,每夜可入眠3~4小时,精神转佳,但仍乏力,有时自汗,舌质转淡红,苔白,中心微罩黄,脉沉弱。法当益气养阴,并佐以清上焦虚火。处方:白花蛇舌草25g、鱼腥草25g、茅根25g、白芍15g、太子参15g、麦冬15g、生地15g、连翘15g、栀子5g、陈皮10g。3剂水煎服。仍针双侧风池、阴都、三阴交,并加复溜(双)。

1月10日四诊:每晚可入眠6小时左右,自汗已止,体力转佳,舌淡红,苔薄白,脉较和缓。停针,继服前方3剂,以善其后。追访3个月,诸症未发。

按语 此例重症失眠患者,西药镇静安眠药常规量服之无效,加量联合使用也未效,后又产生较明显之不良反应,故为一顽固性的难治病例。王老诊之,知其因情志而发。郁怒伤肝,肝郁化火,火扰心神,故昼夜不眠,因此急用针刺风池、三阴交,泻其肝胆之火以安心神;加刺足少阴肾经之阴都、复溜,乃为滋水涵木、交通心肾。针刺配合服用中药疏肝清热、养心安神剂后,睡眠明显转佳,但气阴两虚症状却明显暴露出来。王老认为,这可能是长期服用西药安眠剂的不良反应所致,但更主要是病之标象得缓后,其本则得以显露之故。该患者2个月来昼夜不眠,仍照常工作而不觉疲惫,此乃因肝火、心火所支。《内经》曰:"少火生气,壮火食气。"久之气阴内耗,其虚必生。故实火得清后,虚象得见,王老则易之益气养阴,并继续清除上焦之余热,以杜其后。如是治之,则气阴得复,虚热得清,肝郁得解,心肾交通,诸症皆愈。

(六十九) 多寐

苗×,男,54岁,1989年5月10日初诊。

多寐3月余。日夜昏沉嗜睡,工作中或与他人谈话时,常于不知不觉中进入梦乡。有饮酒嗜好30余年,白酒每日约100ml,但自发病以来基本戒除。西医诊断为脑动脉硬化症,服用降脂、通脉一类西药未效,转诊王老处。

该患者体型一般,诊见面色红润,口干不欲饮,饮食、二便正常。舌质红,苔白薄,脉弦滑。血压140/90mmHg。

辨证:肝肾阴虚,痰湿困蒙。

立法:滋补肝肾,化痰宣窍。

方药:生地20g、钩藤20g、杜仲15g、寄生40g、葛根15g、麦冬15g、石决明30g、丹皮15g、泽泻30g、砂仁10g、木香5g、白术15g、陈皮15g、生半夏30g、生姜10g。5剂。每日1剂,水煎早晚分服。

5月15日二诊:服药后嗜睡明显减轻,但仍头目昏眩。前方加天麻10g。3剂。

5月18日三诊:嗜睡未继续好转,夜间沉睡9小时(有梦)仍觉困乏。细询之,其人因工作性质关系,时常参加宴会,虽平素戒酒,但每次宴会仍饮酒100~150ml。乃力劝其彻底戒酒,并予醒脾利湿之剂先治其标。处方:葛花5g、木香5g、砂仁10g、猪苓15g、茯苓20g、白术15g、青皮15g、陈皮15g、神曲15g、生姜15g、泽泻40g、寄生40g。5剂。

5月23日四诊:服前方后精神振作,已不嗜睡,但仍有头昏。以滋补肝肾、养阴熄风为主,佐以清肝化痰。处方:天麻10g、钩藤15g(后入)、石决明20g、牛膝15g、丹皮15g、寄生40g、泽泻30g、水牛角20g、生地30g、陈皮10g、半夏15g。

6月15日五诊:上方连服20剂,嗜睡头晕症状全消。血压130/70mmHg。仍予前方10剂,并劝其坚持戒酒,以免复发。

按语 多寐临床常兼眩晕,治需审证求因,辨清标本。该患者嗜酒30余年,酒性湿热,易耗阴劫液,助湿生痰,故早已为本病的发生潜伏了内因。王老认为该患者为肝肾阴虚之体,复伤于酒之湿热而化火生痰,以致清空受蒙而发为多寐昏沉,故肝肾阴虚为本,痰湿蒙困为标。王老始用标本兼治之法初效,后又投予葛花解酲汤加减,突出醒脾利湿治标而大效,最后以养阴熄风之天麻钩藤饮加减,连续服用月余以固本而收全功。在治疗及愈后调养中,王老皆强调彻底戒酒,以除其因。重视治疗和调养的结合,这是非常重要的。

本例多寐,从辨病的角度认识,是由于脑动脉硬化引起的。王老辨病与辨证相结合,重用补肾利湿的寄生、泽泻。王老经验,寄生补肝肾而能降血脂;泽泻利湿而不伤阴,且能止眩晕。此二药于脑动脉硬化症中大量用之,对改善多种症状具有很好的效果。

(七十) 失眠、多寐交替发作

时×,男,40岁,1960年4月17日初诊。

失眠、多寐交替发作7年。病初起时,连续睡眠几天或连续失眠几天后,均可好转一段时间。后来病情渐重,发展为失眠、多寐各半月,交替发作,没有间歇,以致不能工作。曾先后去过京、沪等地各大医院,做过多项检查,始终未能确诊。因遍服多种中西药无效,慕名请王老诊治。

该患者失眠时,白天可正常活动,因每晚毫无睡意而经常去车站等公共场所义务劳动,清扫垃圾;多寐时呼之能醒,可进少量饮食,但随即又熟睡。智力正常,失眠期饮食正常,无其他不适。舌淡红,苔薄白而润,脉略有弦象。

王老初诊时值失眠期,以柏子养心、天王补心丹等养心安神之品不验,仍如期而睡。后于多寐期又以补中益气、醒脑开窍等药也不效,仍如期而醒。于5月17日再诊,询知其既往有头部经常受震动并致昏迷史。

辨证:瘀血阻络,阴阳不交。

立法:活血祛瘀,交通阴阳。

方药:当归15g、熟地20g、桃仁15g、红花15g、赤芍20g、甘草10g、枳壳15g、柴胡10g、牛膝20g、土鳖虫20g、甲珠15g、苍术15g、白术15g、升麻10g、桔梗15g、泽泻20g。10剂。每日1剂,水煎早晚分服。

5月27日三诊:时值失眠期,自述服药后每夜朦胧2~3小时。舌脉同前,仍用前方10剂。

6月8日四诊:近日来多寐、失眠交替时间缩短为1周左右。且多寐期每日清醒5小时左右;不寐期每夜朦胧3~4小时、入睡约2小时,继服原方。

6月25日五诊:近1周来,寤寐已基本恢复正常,可参加日常工作。瘀血已除,阴阳出入之道已通,改用补气养血之法调之,以善其后。

随访10余年,此症未发。

按语 本症例为临床罕见之寤寐失常的疑难怪病,因临床无其他不适,故除主症外几乎无证可辨。昼夜寤寐节律,是人身最基本的生物钟节律,是由卫阳之气昼行于阳夜行于阴的规律所决定的,而阴跷、阳跷则是卫气由阳入阴、由阴出阳之通道。《灵枢·大惑论》曰:"卫气不得入于阴,常留于阳,留于阳则阳气满,阳气满则阳跷盛,不得入于阴则阴气虚,故目不瞑矣。"又曰:"卫气留于阴,不得行于阳,留于阴则阴气盛,阴气盛则阴跷满,不得入于阳则阳气虚,故目闭也。"故《内经》制"半夏汤"以"决渎壅塞","使经络大通,阴阳和得"而治失眠。王老受此启发,在初诊使用通治法不效的情况下,详察阴阳不得交通之机,根据其早年即参加革命,长年驰骋沙场,头部经常受到震动,并曾昏迷的既往史,辨为瘀血内阻,使阴、阳跷脉通行不利,故而卫气由阳入阴迟,由阴出阳也迟,以致时寤时寐。王老仿《内经》"决渎壅塞"之法,运用血府逐瘀汤加减,以活血祛瘀,使"经络大通,阴阳和得",果然药之立效。连服月余,终于使7年沉疴怪症得愈。

王老还认为,瘀阻气机影响水气之化,容易生湿化痰,痰湿可进一步壅塞阴阳之道。故方中加苍术、白术、泽泻等以祛湿,此谓"治未病"也。加用升麻、桔梗等升提之品,与方中牛膝、泽泻通降之剂相伍,升清降浊条达气机,以利阴阳相得。

(七十一) 盗汗

刘×,男,32岁,1971年3月11日初诊。

严重盗汗1年余。3年前患浸润型肺结核,经抗结核药连续治疗2年后病灶稳定,除稍有盗汗外,其他症状消失,遂停药恢复正常工作。但停药后盗汗转重,入寝则衾褥皆湿,除盗汗外身无其他见症,经结核病院复查,未发现结核活动迹象。曾服用阿托品、维生素等自主神经调节剂,汗虽能稍停片刻,但口干咽燥、心悸、面赤,停药则盗汗复发,并甚于未服此药之前。半年来更医数人,养阴敛汗等中药杂投,迄无寸效而求诊于王老。

诊见患者体倦乏力,口干不欲饮,食欲尚可,二便正常。舌尖红赤,苔白薄而润,脉细弦而弱。

辨证:气阴两伤,虚火内扰,表虚不固,津液外泄。

立法:滋阴降火,益气固表。

方药:黄芪25g、生地20g、熟地20g、黄芩10g、黄柏10g、黄连10g、当归15g、党参20g、白芍30g、五味子15g、牡蛎35g。3剂。每日1剂,水煎早晚分服。

3月14日二诊:汗出明显减少,已不觉口干,舌尖仍稍红,脉细略弦。仍服原方3剂。

3月18日三诊:夜间仍有少许汗出。细察患者面色虽正常,但两目微赤,心中时觉烦躁。于上方加胆草10g、柴胡10g。

该患者三诊后服药1剂,汗顿止。又连服原方3剂以善其后,盗汗愈,至今未发。

按语 盗汗是结核病常见症状之一,但本例在结核未治愈前仅稍有盗汗,而结核得到有效控制后却出现严重盗汗,因此与结核病本身无直接关系。王老据舌、脉所见,并结合病史认为,该患者肺结核虽愈,但瘵伤正气,已成气阴两虚之体。阴虚火旺,虚火内扰津液,加之入睡阳气入阴,本为气虚不固之体,此时更加腠理失密,故而汗出衾褥皆湿。王老用当归六黄汤合玉屏风散加减,滋阴降火、益气固表治之而愈。至于三诊时处方又加胆草、柴胡者,此因药后虽效,但汗未全止,王老细察其症,详审其因,乃兼肝郁化火之故,故佐以疏肝清热之品。

(七十二) 遗尿

赵×,女,15岁,1989年3月7日初诊。

遗尿10年。初起"外感"发热,经治疗2周始愈,此后即有夜间遗尿,2～3日1发,遇劳累或月经期则夜夜遗尿,久治不愈。因痛经较重求治于王老,经问诊方知有此症。

查该患者除遗尿、痛经外,别无所苦。舌红,苔薄白,脉沉弦、重按无力。

辨证:肾虚肝郁,膀胱气化失司,固摄失权。

立法:调补肝肾,益气固摄,行气解郁,佐以活血。

方药:黄芪30g、补骨脂15g、桑螵蛸10g、龙骨20g、牡蛎20g、白芍20g、柴胡10g、生地15g、红花10g、枳壳5g、川芎10g。5剂。每日1剂,水煎早晚分服。

3月13日二诊:服上方后,夜间未曾遗尿。因以届经期,前方加重疏肝化瘀之剂。处方:黄芪30g、补骨脂15g、桑螵蛸10g、龙骨20g、牡蛎20g、赤芍15g、柴胡15g、郁金10g、生地15g、红花10g、川芎10g、当归15g、青皮10g。5剂。

3月18日三诊:经行3日,而既往经期之腰腹痛未发,但又遗尿1次。原方加减,加强补肾固摄之品。处方:补骨脂15g、桑螵蛸10g、菟丝子20g、芡实30g、龙骨20g、牡蛎20g、黄芪30g、白芍20g、柴胡10g、生地15g、红花10g、枳壳5g、川芎10g、麻黄5g。5剂。

3月25日四诊:遗尿已1周未发,为患病以来所从未有过。仍服前方5剂,之后停药观察疗效。

4月15日五诊:已停药半月,遗尿未发,因又届经期,故复诊。自述无所苦,舌淡,苔白薄,脉沉细。仍服二诊方,5剂。

药后痛经及遗尿皆愈,又观察3个月未见复发。

按语 本例患者遗尿迁延10年,其病始发于年幼肾气未充之时,因膀胱气化不足,固摄失权而致。及二七天癸至,月事下,因肾不养肝,肝肾失调,气滞血瘀而致痛经;行经之时,肝郁不解,气机不畅,膀胱气化更加失调,故遗尿加重。王老掌握此病之肯綮,以调补肝肾、益气固摄为主,佐以行气活血,遗尿、痛经皆愈。王老认为,龙骨、牡蛎等虽性主收涩,但伍于疏肝行气剂中,摄正气而不敛邪,故无碍于活血祛瘀。方中所用麻黄者,则因有利小便之功,故与诸固涩药配伍,有收有利,以收相反相成之效。

(七十三) 阳痿(慢性前列腺炎)

张×,男,35岁,1981年6月15日初诊。

阳痿、遗精近10年。10年前患慢性前列腺炎后出现阳痿、遗精,一般每月遗精4~5次,伴有畏寒肢冷,久治不效,痛苦异常。除用西药抗生素及坐浴外,还先后应用温补脾肾、养心安神、理气疏肝等中药治疗达4年之久,服药至数百剂,亦未见效。因屡次更医皆罔效,致使患者终日惴惴不安,深恐患不治之症。后经他人介绍,前来求王老诊治。

该患者自觉头晕目眩,腰膝酸软,乏力倦怠,食少纳呆,失眠多梦,畏寒肢冷,以阴部及下肢尤甚,二便正常。舌淡,苔薄白而润,脉弦,两尺沉弱。

前列腺液检查:白细胞一直在10~15个/HP。

辨证:肾阳虚衰,久病夹瘀,兼夹湿热。

立法:温肾壮阳,活血化瘀,清利湿热,解毒消炎。

方药:①桂枝15g、附子15g、山萸肉10g、杜仲10g、熟地20g、炙甘草10g、枸杞子10g、淫羊藿15g、芦巴子15g、补骨脂15g、仙茅10g、三棱15g、莪术15g、王不留行20g、黄芪30g、鱼腥草20g、白花蛇舌草20g、大蓟15g、小蓟15g。7剂。每日1剂,水煎分3次服。②另用蛇床子20g、艾叶25g、川椒15g、透骨草25g、赤芍30g、公英25g、地丁25g,水煎,沸后再煮10分钟,用药汤乘热坐浴。每日2次,每剂药坐浴2天。

6月23日二诊:内服兼坐浴1周后,阴部及下肢畏寒已明显减轻,睡眠及饮食俱转佳,唯阳痿仍如故。配合心理治疗,向患者讲述此病的有关常识,并耐心开导,消除其恐惧心理,坚定其治疗信心。继续使用前方治疗。

7月25日三诊:用前方治疗1个月后,饮食、睡眠已正常,精神大振。但遇阴冷、雨天或劳累及情绪波动时,仍有轻度反复。阳痿虽未好转,但1个月来未有遗精。效不更方,于原内服药中加韭菜子10g,以增壮元阳之功。

8月11日四诊:继用前方半个月后,阴茎已能勃起,但举而不坚或坚而不久。继续守方治疗。

11月20日五诊:除因时有公出,服药间断2~3日外,坚持守方治疗3个月,阳痿症状消失,腰酸肢冷现象已除。前列腺液检查,白细胞消失。仍嘱其用原方再治疗1个月,以巩固疗效。

至1982年6月复查,患者红光满面,诸症皆愈。

按语 慢性前列腺炎为临床难治病种之一,而阳痿、遗精,又是本病常见的并发症。王老认为,慢性前列腺炎患者的阳痿、遗精,虽与本病有关,但心理因素的影响尤其重要。因此在治疗时,王老运用辨证与辨病相结合、内治与外治相结合、药物治疗与心理治疗相结合的方法。

本例临床可见一派肾阳虚之象,因此辨证论治以温肾壮阳为主,虽无明显瘀血见证,但从病机分析,久虚多瘀、寒凝致瘀,故"无者求之"而佐祛瘀之品。关于清热解毒利湿剂的使用,王老却完全是根据辨病。王老认为本病既属炎症范畴,况前列腺液又有较多白细胞,故还应当加用具有解毒消炎作用的清热利湿之剂,其用量应参考前列腺液之白细胞之多少而加减。但因前列腺液标本采集时患者不舒服,故患者在治疗过程中拒绝多次检查,所以王老只于方中使用中等剂量。本例患者所使用的是白花蛇舌草、鱼腥草、大小蓟等,但王老主张,必要时可以败酱草、大青叶、蚤休、土茯苓等置换之,以免产生类似西药之抗药性而影响疗效。

外用药物煎汤乘热坐浴,融理疗药熨于一炉,可改善局部血液循环,以加强消炎解毒作用。此外在治疗中王老耐心向患者讲述有关本病的常识,解除顾虑,坚定信心,消除不良的心理因素,调动患者的主观能动性,这对本病的治愈具有重要意义。此实乃本着《内经》"告之以其败,语之以其善,导之以其所便,开之以其所苦"之旨而进行的中医心理治疗。

(七十四) 颓疝(附睾炎)

谢×,男,46岁,1989年7月15日初诊。

阴囊重坠,牵及少腹酸楚疼痛3月余。左侧附睾可触及硬结并有轻度压痛,外科诊断为慢性附睾炎,内服诺氟沙星及静脉滴注氨苄西林40余日无效,拟手术切除附睾。患者因惧怕手术,故求王老诊治。

询之该患者自觉小腹发凉,酸坠疼痛,得热则稍缓解,饮食及二便正常。舌淡,苔薄黄,脉沉弦。

辨证:寒凝痰瘀,阻滞肝脉。

立法:温经散寒,化痰散结,活血祛瘀,佐以清热。

方药:①皂刺35g、花粉20g、浙贝20g、附子20g、干姜15g、小茴香15g、橘核15g、白花蛇舌草35g、大蓟40g、小蓟40g、黄芪20g。4剂,水煎早晚分服。②另用川椒30g、艾叶30g、蛇床子50g、苦参30g、赤芍30g、草乌20g,煎汤坐浴,将水浸及毛际。每次10分钟,每日2次。

按上方治疗4日后,附睾结节消无芥蒂,其他诸症皆愈。

按语 慢性附睾炎为难治病种,现代医学尚无有效措旋,临床上往往长期治疗不愈,故在必要时需行手术切除。本例患者即因为惧怕手术,而求治于中医。

王老临证辨之为寒滞肝脉,由此而导致痰凝、血瘀,痰瘀交阻于厥阴经绕阴器所循之脉,故聚而成结,上牵少腹。治虽以散寒、祛瘀、消痰为主,但痰瘀交阻日久,又有化热之机,故又佐以清热解毒之品;寒滞肝脉日久,阳气日渐损伤,故又佐以黄芪益气行血,此又为"无者求之"。王老治之寒热并投、消补兼施而标本主次分明,内治、外治相结合,竟将西医难治之顽疾,消于数日之内。

王老在该患者的处方中,又运用了配伍禁忌"十八反"之药对。"十八反"明言乌、附反贝母,但王老在临床治疗沉寒顽痰时常用之,不仅未见任何不良反应,而且还取得很好的疗效。这可以说明古人之"十八反"并非绝对配伍禁忌,也可能是由于"有故无殒"之故。王老对"十八反"药对运用的观点是,既应慎重,又应大胆,以便总结经验,有所发展。

(七十五) 皮肤瘙痒

宋×,男,58岁,1989年4月10日初诊。

皮肤瘙痒5年余。既往无糖尿病史,周身皮肤瘙痒每于春季转重,入夏减轻,久治不愈。今春发病重于往年,全身皮肤瘙痒难忍,夜间不能入睡。其人面色正常,皮肤无斑疹、脱屑等现象。舌淡,苔白薄,脉沉而细。

辨证:气血两虚,浮络失荣;风邪外扰,引动内风。

立法:补气养血,散风活络。

方药:黄芪20g、党参20g、白术10g、当归15g、熟地15g、白芍15g、川芎10g、防风10g、丝瓜络5g、白鲜皮15g。每日1剂,水煎早晚分服。

该患者连服上方20剂而愈。

按语 王老认为,皮肤瘙痒有风、湿、热、虚之分,虚症尤为多见。其中血虚又与气虚密切相关,年老气血虚衰者尤然。本例患者即为气血两虚,气虚无力运血,血虚不能荣络,以致体表之浮络血气营运不畅,故而瘙痒如虫蚁行。此即"血虚生风"之谓。春季风木当令,风邪外扰则引动内风,故症状较重。因而王老治疗以补益气血为主,佐以疏风活络之品。王老指出,若更兼湿者,宜佐以化之;兼寒者佐以温之;兼热者佐以清之;阳不足者补之,多可应手奏效。

(七十六) 风疹块(慢性荨麻疹)

刘×,男,34岁,1989年4月1日初诊。

荨麻疹反复发作10余年,近月余又复发,奇痒难忍。该患者荨麻疹每逢春初及秋末发作,直至天气完全由寒转暖或由暖转寒时方能缓解。此次发病自3月初至今已月余,每日早晚两次,奇痒难忍。历访中西医多方治疗无效,而转诊王老处求治。

诊见该患者全身皮肤团块状皮疹,分布甚密。饮食正常,大便秘结。舌红,苔白,脉浮而有力。

辨证:气血虚弱,卫气不固,风邪客表,郁而化热。

立法:疏风清热活络,以治其标;益气养血固卫,以治其本。

方药:①麻黄10g、浮萍15g、白鲜皮20g、白蔹15g、白蒺藜15g、豨莶草20g、紫草15g、蝉蜕15g、赤芍15g、大黄10g、当归15g、黄芪20g、白术15g。3剂。每剂先煎汤2次,早晚分服;②再将药渣煎第3次,趁热倒入放有连须葱白20克(切碎)之盆内,用药液熏洗皮肤。

4月4日二诊:药后大便通下,诸症大减。仍服前方减大黄,如法内服外洗3剂。

4月7日三诊:团块疹完全消除,痒止。自谓10多年来,春季从未如此舒适。

按语 本例患者病程达10余年之久,春季反复发作。王老认为,此乃因久病气血两虚,卫外能力不足,以致气候乍寒乍暖时节,风邪客表郁而化热,风热游窜阻滞浮络血行,故发风疹团块奇痒而影响休息。王老强调,本例之辨证论治应着眼于脾胃,因脾胃为气血生化之源,故脾胃健则气血充、卫气足、御邪能力强,便不会因气候之寒暖变迁而发病。并且气血得补,气行血则行,血行风自灭,亦有助于疏风清热、解表活络之剂的止痒作用。王老方中所用大黄者,乃因患者每次发病皆有不同程度之大便秘结。此为表热导致里热之故,故伍以大黄,以收表里同治之功。

(七十七) 鼻塞、头痛(副鼻窦炎)

张×,男,35岁,1988年10月10日初诊。

鼻塞、头痛5年余。头痛自印堂、前额部开始,并向顶部及后头部放散,左侧经常鼻塞不通,尤以夜间为重,某院五官科诊断为副鼻窦(额窦)炎、鼻中隔弯曲,曾经手术及用抗生素等西药治疗,效果不显。近1周来,头痛发作频繁,左侧鼻塞持续不通,经西医治疗及气功、针灸治疗无效,转诊于王老处求治。

诊见该患者身体健壮,饮食二便正常,除头痛、鼻塞外,别无他苦。舌淡红,苔薄白,脉滑实。

辨证:风热上壅,清窍受阻。

立法:疏散风热,解毒宣壅,佐以养阴通窍。

方药:苍耳子15g、薄荷15g、辛夷10g、白芷10g、鱼腥草30g、白花蛇舌草30g、黄芩10g、桔梗10g、连翘15g、生地15g、柴胡15g、白芍15g、甘草10g、蒲公英20g、菊花10g、细辛5g(后入)。3剂。每日1剂,水煎早晚分服。同时针刺左迎香穴,泻法,不留针。针后鼻塞立通。

10月13日二诊:针药并施后鼻塞得通,头痛明显减轻。舌象同前,脉见缓象。再次针左迎香、印堂,仍服前方3剂。

该患前后共服药6剂,针2次,头痛、鼻塞症状消失。随访数年未见复发。

按语 副鼻窦炎是临床常见头痛原因之一。盖肺开窍于鼻,足阳明胃经起于鼻旁迎香,上循鼻颊,旁纳足太阳经脉,所以肺、胃之风热上壅,不仅肺窍不通,鼻部阳明、太阳经络受阻,不通则痛,故痛自印堂、前额而循太阳经脉放散至顶部、后头部。王老治以苍耳散加味,佐以养阴,乃因病已迁延5年,恐已有伤阴之虞。本例之效,与配合针刺密切相关。《玉龙歌》载:"不闻香臭从何治,迎香两穴可堪攻,先补后泄分明效,一针未出气先通。"王老根据多年临床体会,治疗鼻塞针刺迎香,可取立竿见影之效,若配印堂则通窍效果更佳,且能止由此而致之头痛。

(七十八) 鼻衄(鼻出血)

张×,男,8岁,1988年7月25日初诊。

鼻衄(鼻出血)反复发作2年。多于晨起后发生,每周至少3~5次,有时甚至天天发作,出血时间为10分钟至1小时不等。五官科诊断为局部血管性疾患,经西药治疗无效。又转诊中医按肺、胃之热予桑菊饮、玉女煎之类加减,迄无寸效。后求诊于王老。

诊见该患儿除鼻衄外,别无明显所苦,饮食二便正常。舌赤,脉弦。

辨证:肝经火旺,耗阴伤络。

立法:清肝泻火,养阴止血。

方药:山栀子5g、黄芩5g、柴胡5g、生地10g、车前子5g、泽泻5g、当归5g、木通3g、甘草5g、麦冬5g、玄参10g、知母10g。3剂。每日1剂,水煎早晚分服。同时配合针刺印堂穴,针尖斜向鼻骨,略加捻转,留针5分钟。

8月1日二诊:前方服3剂并针刺印堂后,已6天未见鼻衄,此为2年来所未有之现象。仍服原方3剂,并针刺印堂如前法,嘱其3~5日后复诊。

该患儿由于鼻衄已止,惧怕再针故后未复诊。但其母于4个月后因病来诊时,告知患儿经2次治疗后鼻衄愈,至今未再复发。

按语 肺开窍于鼻,足阳明胃经起于鼻旁,故肺胃之热易灼伤鼻络而至鼻衄。但该患儿经他医用清肺、胃之剂未效,王老认为此热已不在肺胃而移至于肝,其舌赤、脉弦,即为明证。盖足厥阴肝经"上入颃颡",连及鼻后腔,肝火上循伤络,血溢鼻外而衄。故王老用龙胆泻肝汤佐以养阴之品,清肝泻火、养阴止血。

本案例之效,还在于配合针刺印堂。印堂位于两眉连线之中点,为经外奇穴,具有清热散风、镇静安神之功。王老经验,针此穴治鼻衄甚效。曾单独针刺印堂治疗1例鼻出血昼夜不止,经鼻前后腔填塞血仍不止而从目内眦外溢的重症鼻衄患者,针后立效。此法之效为其他诸法所不及。

(七十九) 唇肿

李×,男,49岁,1988年12月28日初诊。

上唇肿痛8月余。患者于8个月前无任何诱因发生上唇肿痛,并伴有麻木感,影响饮食,言语不便。曾先后去过多家医院,经中西医治疗半年无效。此次转至王老处诊治。

诊见该患者上唇明显肿大,比下唇增厚二倍之多,色泽较下唇稍暗。舌淡,脉沉弦。

辨证:肺胃热毒,上壅唇络。

立法:清泻肺胃,解毒和络。

方药:鱼腥草35g、白花蛇舌草35g、板蓝根30g、升麻10g、柴胡10g、连翘15g、牛蒡子15g、黄芩10g、陈皮15g、甘草10g、桔梗10g、玄参20g、白僵蚕2g(研末冲服)。7剂。每日1剂,水煎早晚分服。同时三棱针挑刺背俞穴放血。自脾俞始依次向上,每次挑刺3穴,隔1~2日1次。

1989年1月4日二诊:上唇麻木及疼痛稍好转,但肿胀如故,舌脉同前。仍服原方7剂,配合背俞穴放血。

1月11日三诊:症状未见有继续好转。细询之,时有腰膝酸软,下肢畏冷,小便清长。诊其脉虽寸关较盛,但两尺细弱。前方宜加温肾壮阳之品。处方:鱼腥草35g、白花蛇舌草35g、板蓝根30g、升麻10g、柴胡10g、桔梗10g、牛蒡子15g、桂枝20g、附子15g、干姜10g、女贞子10g、菟丝子10g、仙茅10g。7剂。仍背俞穴放血。

1月18日四诊:上唇疼痛及麻木明显好转,肿胀稍消,舌脉同前。仍用前方去女贞子、牛蒡子,继续背俞穴放血。

2月2日五诊:上方连服半月,加背俞放血,上唇肿痛全消,下肢畏冷、腰酸也明显好转。至此前后共服药35剂,背俞穴放血13次,病8个多月之唇肿至此痊愈。

按语 针对此例患者的上唇肿痛,王老仿李东垣治大头瘟毒之意,用普济消毒饮变通加减,并配合背俞穴放血,泻热解毒治之而愈。王老认为本例患者虽未至头面皆肿,但上唇肿胀疼痛,仍属内脏邪热上客而致。此即《内经》所谓"诸病胕肿,疼痛惊骇,皆属于火"。盖肺与大肠相表里,脾与胃相表里,其华在唇,手阳明大肠经与足阳明胃经皆环唇绕口,故肺胃热盛,上循经络,壅滞于唇而肿痛麻木。因此王老治以清泻肺胃、解毒和络。但在治疗过程中,初用此方奏效,再服则效反不显。王老细辨此症,乃因尚兼肾阳不足之故。本例患者实乃上热下寒、虚实夹杂之证,过用清热解毒则伤阳气,阳气不振、气血不行则肿不易消。故三诊时加用附子、干姜、桂枝、仙茅、菟丝子等温肾壮阳之品,以振元阳、行血气。寒热并投、虚实兼顾而效大显。

背俞穴虽位于足太阳膀胱经上,但其穴与内脏相通,故五脏有邪,可取而泻之。王老临床经验,凡口唇疾病,诸如口腔溃疡、唇肿等,皆可挑刺脾俞放血。盖因脾开窍于口、其华在唇之故。但本例患者需多次挑刺,不能拘于一处,故自脾俞以上依次挑之。因五脏相通,也可奏挑脾俞之效。

(八十) 喉痹(慢性咽炎)

林×,女,34岁,1989年7月10日初诊。

咽部疼痛,并伴有紧束感半年。咽干不渴,有少许稠痰,不易咳出,颈部有明显压轧感,自觉痛苦异常。五官科诊断为慢性颗粒性咽炎,经西药治疗,初起时有缓解,但后来则分毫无效。近1个月来诸症加重,故转诊王老处求治。

该患者咽痛、紧束感,遇天气变化时尤为突出,但无瘖哑。查其咽部红赤,有颗粒状物。舌红,少苔,脉沉。

辨证:肺阴不足,风热侵袭,灼津生痰,痰热痹阻。

立法:养阴清热,化痰宣痹。

方药:沙参15g、麦冬15g、枇杷叶15g、甘草10g、生石膏35g、杏仁15g、黑芝麻15g、桑叶15g、牛蒡子15g、鱼腥草30g、玄参15g、桔梗15g、升麻10g、连翘10g。3剂。每日1剂,水煎早晚分服。同时用毫针针刺人迎、水突穴。针尖斜向喉结节,使患者有"扎刺"感,轻度捻转,平补平泻,留针10分钟。

7月13日二诊:针刺后,颈部紧束、压轧感立即消失,局部顿觉轻松。服药后咽部疼痛、干燥等症状好转,但痰仍不易咯出。原方加平贝10g,以化燥痰。仍针人迎、水突穴,手法如前,隔日1次。

7月21日四诊:服上方8剂、针刺4次后,咽痛咽干皆愈。唯稍感气短,仍有稠痰,咯之不易出。上方又加陈皮15g、半夏15g、黄芪20g。5剂。

7月26日五诊:诸症皆除。查咽部仍有轻度发红,颗粒如故。已属临床治愈,遂停药观察。

按语 慢性咽炎虽预后较好,但难以治愈。对本例患者,王老运用清燥救肺汤加减,养阴润肺、清热化痰以治其本;针刺人迎、水突,则有宣痹之功,故使颈部紧束感顿失,实为治标之法。如此标本兼治、针药并施,使临床症状消失,自我感觉完全恢复正常,可谓临床治愈。

咽炎常伴有喉旁紧束感。王老经验,用毫针针刺人迎、水突两穴,多能顿挫其症状,缩短疗程,加强疗效。

(八十一) 闭经

尚×,女,38岁,1988年10月15日初诊。

闭经8月余。周身无任何不适,饮食、二便正常,因恐成"痨症",曾用中药断续治4月余。前后服药达百余剂,攻、补、温、清皆罔效,后转诊于王老。

望其鼻旁及目眶色黯,舌质淡,苔薄白,舌边可见一小瘀点,脉沉而细。

辨证:脾肾不足,虚中夹瘀。

立法:补益脾肾,祛瘀通经。

方药:熟地20g、山药20g、枸杞20g、元肉20g、白术15g、丹参15g、刘寄奴15g、山楂40g、土虫10g。3剂。每日1剂,水煎早晚分服。

10月18日二诊:药后经血来潮。经行时稍觉乳胀、腹痛,面、舌、脉同前。仍用原方加生麦芽10g、柴胡10g,以解肝郁。

1989年8月10日三诊:据该患者称,自1988年二诊后,经血按月来潮,但今年4月末行经后,至今又闭经3月余。诊其脉、舌、面部皆如初诊,仍投初诊原方。

8月16日四诊:服前方6剂,经血来潮,唯伴腰腹痛较明显。乃于前方中加香附15g、柴胡10g、生麦芽10g。3剂。

四诊后,该患者症状消失,停药观察3个月,经血如期而行。

按语 闭经一证,有虚有实。虚者以肝肾不足、气血虚弱为多;实者以气滞血瘀、寒湿凝滞常见。但王老认为,闭经在临床上纯虚纯实者少,往往虚实夹杂。故在治疗上王老强调,只要有一分瘀血迹象,则应勿忘化瘀。据本例患者脉象所见,属虚无疑,但王老通过面、舌之望诊,从细微之处查得瘀血征象,故治之以补益与化瘀并施而迅速奏效。

王老方中重用山楂,乃取张锡纯用山楂之义。张锡纯称山楂为"化瘀血之要药"、"若以甘药佐之,化瘀血而不伤新血"。张氏治闭经,常用"山楂两许,煎汤冲化红蔗糖七八钱服之"(《医学衷中参西录》)。王老将张氏之说验之于临床,总结出自己的经验。重用山楂于40g以上,实际已超过张氏所云之"两许",且用元肉代红糖,更兼有酸甘化阴、通冲任健脾益肾之功,故收效甚捷。王老又指出,方中所用生麦芽,取其具有生发之性,以助肝气之疏达,气血之运行。但今之药房所售,多为不生芽者,已无生升之功,故不堪入药,如能索得啤酒厂所用之鲜麦芽,效更佳。

(八十二) 崩漏(功能性子宫出血)

任×,女,21岁,未婚,1989年3月20日初诊。

反复阴道流血4个月。该患者于1988年年末因经血量多,20余日未止,经某医院诊断为功能性子宫出血而入院治疗。当时输血800ml,又经西药治疗后血止出院。半月后又大出血不止而再次入院,经妇科用前法治疗止血后出院。1周后前症复发,又住院经妇科治疗,血量虽减少,但始终未止,住院月余未愈而出院。出院后由家长陪同,寻诊于王老处。住院期间先后共输血2400ml,出院时血常规:血红蛋白5g/dl(50g/L)、红细胞150万/mm³(1.5×10¹²/L)、白细胞6000/mm³(6.0×10⁹/L)、血小板18万/mm³(180×10⁹/L),出凝血时间正常。

诊见患者面色苍白,神疲乏力,少气懒言,心悸气短,头晕自汗。经血淋漓不断,血色鲜红,无血块,腰腹无明显不适。舌淡,脉细数无力,重按则无。

辨证:冲任不固,气血双亏。

立法:益肾固冲,补气摄血。

方药:黄芪15g、白芍15g、白术15g、山药15g、女贞子10g、熟地15g、槐米10g、旱莲草10g、生地榆10g、小蓟5g。7剂,每日1剂,加水煎至150ml,日分3次服。

3月27日二诊:前方服至第3剂时血止,带下量多;服至第7剂时,带下量亦减少。前方加半夏,以助白术化湿止带。3剂。

4月3日三诊:前方药后带下已转正常。停药3日后经血复行,因有前几次大失血之教训,故急来求诊。面色较前稍红润,舌微红,脉仍有数象,但较前有力。仍投一诊原方,嘱连服7剂。

4月10日四诊:药后血止,行经量较每次明显减少,唯白带量仍多于平时,仍于原方中加入半夏15g。

4月27日五诊:服前方5剂后自动停药,停药后10日经血又行,现已行经2日,量不多。为防其再发,仍疏初诊原方7剂。

5月4日六诊:此次行经5日即止,白带略多。仍于原方中加半夏15g,7剂。

5月11日七诊:自觉仍有气短、心悸感。乃于原方中加太子参20g,以益气生血。7剂。

此后经血约28日一行,行经5日,无明显不适。至11月末复查血常规:血红蛋白12g/mm³(120g/L)、红细胞380万/mm³($3.8×10^{12}$/L)、白细胞6500/mm³($6.5×10^9$/L)、血小板17万/mm³($170×10^9$/L)。

按语 本例患者乃大虚之证,亟宜重剂峻补气血、益肾固冲。但因患者对中医治疗缺乏信心,故不得已由家长陪同而来诊,且畏服大剂中药。王老无奈初诊先以小剂试投,因药证相符,虽用小剂也获药后血止之良效,故而使患者增强了信心,得以连续服药乃至病愈。王老认为,临床用药剂量大小固然重要,但药证是否相投尤为关键。祛邪虽有病重药轻不效之例,但扶正却不需一概峻补,只要药中肯綮,轻剂也可奏效,若坚持调治,必达康复之目的。此亦《内经》所谓"无代化,无违时,必养必和"也。

关于本例患者血止后之带下,王老认为乃崩漏日久,气血两亏,脾虚不运所致。故于原方中加入半夏,以助白术健脾化湿止带之力。此也王老治脾虚带下之常法。

(八十三) 癥瘕崩漏(子宫肌瘤)

于×,女,49岁,1986年3月4日初诊。

经血量多,月余未止。该患者3年前开始经期错后,经量增多,近年来加重,经血40~60日一行,每次行经20~30日仍不净,需用药方止。1年前经西医妇产科检查,子宫体近鹅卵大,表面凸凹不平,诊断为子宫肌瘤。本次行经仍量多不止,已迁延月余,虽用西药但未效,故转诊于王老。

来诊时患者已行经30余日,血量多,色紫有块,经行腹痛,按之不舒。诊见面色㿠白,口唇及指甲淡白。自觉腰膝酸软,气短乏力,心悸,倦怠懒言,入眠欠佳,小腹凉,手足冷。舌淡紫,边有瘀斑,脉沉略弦,重按无力。

辨证:肾阳不足,寒凝血瘀;脾失统摄,冲任不固。

立法:急以温肾健脾,固冲止崩,缓则益气活血,祛瘀消癥。

方药:桂枝20g、附子10g、炮姜5g、菟丝子20g、故纸10g、熟地25g、女贞子20g、山药20g、白芍15g、杜仲15g、黄芪20g、白术15g、续断20g、生地榆20g、槐花50g、海蛸20g。6剂。每日1剂,水煎早晚分服。

3月10日二诊:血量明显减少,已无血块,小腹转暖,腹痛明显好转。仍服前方2剂,槐花减为25g。

3月12日三诊:血已止,腹痛已除,余症均较前减轻。标急已缓,则以补益脾肾、活血祛瘀之法以消癥。处方:黄芪20g、党参20g、白术15g、熟地20g、白芍20g、女贞子20g、三棱20g、莪术20g、土鳖虫15g、甲珠15g、桂枝20g、刘寄奴20g、丹参20g、蜈蚣粉1g(装胶囊服)。

20剂。

4月25日四诊：昨日经血来潮，今日血量又开始增多，晨起开始腹痛，但较上次为轻。手足凉，但小腹尚无冷感，腰酸，入眠欠佳。舌仍淡紫，但舌边瘀斑减小，苔薄白。仍投一诊原方5剂，防其再致崩漏。

5月3日五诊：药后血量未再增多，腹痛好转，行经6天经净。仍改以活血祛瘀消癥为主，再投三诊原方，三棱、莪术各增为30g，甲珠改为5g，研末装胶囊中服，加鹿角霜20g，以助温阳化瘀消癥之力。

此后，平素服上方，经期改服一诊方，二方交替服用。连服4个月，月经周期基本恢复正常，血量减少。经妇科检查，肌瘤明显缩小，子宫体鸭卵大，表面稍有凸凹不平。后又继续服药2个月，经期正常，血量不多。遂嘱其停药观察2个月，经期仍正常，血量不多。又经妇科检查，子宫已正常大小，表面无凸凹不平。此后未再服药，于半年后绝经。

按语 本例患者崩漏，西医妇科确诊为子宫肌瘤，故当属癥瘕崩漏之例。由于该患者素体肾阳不足，易致胞宫虚寒，寒凝血瘀成癥，新血不得归经，故致崩致漏；加之该患者年已七七，为天癸将竭之年，阴阳不调，冲任不固，更易导致崩漏。因而本案例病机较为复杂，治疗也应视病之标本先后缓急。崩漏不止则气血大亏，正气虚衰则无力除癥，故王老先急以温肾健脾、固冲止崩，血止后乃益气活血、祛瘀消癥。

王老经验，临床治疗这类患者不要惧其崩漏所致之一派虚象，可大胆运用化瘀消癥之品。指出若瘀不除、癥不消，则新血不得归经而崩漏不止，反徒加重其虚。故应以化瘀消癥为根本，此乃治之关键。考虑本例患者正值天癸将竭之年，肾气已衰，因此王老兼补后天以助先天摄纳，使脾肾之气得充，冲任得以固守而崩漏暂止；继而再以益气活血、化瘀消癥为主。王老虽用大量化瘀消癥之品，因用之适时，配伍得当，故而正气未伤，终使瘀血化，癥瘕消而崩漏愈。

（八十四）癥瘕腹痛（盆腔炎）

仲×，女，19岁，1989年5月12日初诊。

右少腹痛2月余。2个月前曾因发热恶寒、右少腹剧痛而住院治疗。查血常规：白细胞总数25 000/mm³（25×10⁹/L），中性粒细胞0.80，淋巴细胞0.20。B超发现右侧附件炎性包块约4cm×5cm，诊断为急性盆腔炎。经静脉滴注抗生素月余，白细胞降为6800/mm³（6.8×10⁹/L），腹痛减轻而出院。出院前B超复查，包块大小仍同前。出院后经中西药又治疗月余，少腹包块及少腹隐痛未见减轻，后求诊于王老。

查体见右少腹痛，按之不舒，痛点位于右侧归来穴处，并向腰骶部放散。天气骤变及遇怒、过劳时疼痛较重，少腹凉，得热腹痛稍减，饮食、二便正常。舌淡，苔白，脉沉弦。

辨证：邪注胞脉，瘀血内生，阳气不运，寒凝成癥。

立法：温阳散寒，活血祛瘀，佐以清热解毒。

方药：附子10g、香附15g、黄芪20g、白芍20g、甘草10g、延胡索10g、皂刺20g、甲珠20g、三棱15g、莪术15g、蜈蚣3条（焙干研末冲服）、鱼腥草20g、白花蛇舌草20g、大蓟10g、小蓟10g。7剂。每日1剂，水煎早晚分服。

5月19日二诊：腹痛明显减轻，夜能安寝，唯归来穴处仍有轻微压痛，偶有便溏。舌淡，苔白，脉沉细。乃瘀血渐化，阳气来复之象，仍宗前方加减。处方：黄芪20g、白术15g、白芍

15g、甘草10g、香附15g、附子10g、鱼腥草10g、白花蛇舌草10g、延胡索10g、皂刺20g、三棱15g、莪术15g、甲珠5g(研细末装胶囊服)、蜈蚣3条(研细末冲服)。15剂。

6月7日三诊:腹痛愈,B超显示右侧附件之炎性包块已消失,脉仍沉弱。予以十全大补汤补气血以善后。

按语 本例患者少腹痛,乃因盆腔炎而致,故属妇科病范畴。经抗感染治疗后,白细胞虽降至正常,但炎性包块未消,故使腹痛缠绵。王老临床辨证与辨病相结合,根据腹痛拒按有包块,少腹凉得热则舒,以及舌、脉所见,按脾肾阳气不足、寒凝血瘀之证治之;又据病史及炎性包块,从辨病之角度佐以鱼腥草、白花蛇舌草等解毒消炎之品,以消痈毒。

张锡纯言山甲能"宣通脏腑,贯彻经络,透达关窍,乃血凝血聚为病者皆能开之"。(《医学衷中参西录》)故王老方中重用山甲以祛瘀消癥,伍以蜈蚣、皂刺等其效更佳,再配伍以附子、香附、延胡索、白芍、甘草等以散寒、缓急止痛,故药后即效。王老临床使用山甲、蜈蚣之类药时,由于药源缺乏、价格昂贵,故嘱焙干研末装入胶囊中吞服,这样既可节约药材,又不降低药效,且不致因其异味而影响患者服用。

(八十五) 经期头痛

张×,女,22岁,未婚,1981年5月6日初诊。

经期头痛8年,近2年加重。14岁月经初潮时,即患经期头痛。初起在经前1周左右发病,月经过后即止,疼痛程度较轻。自20岁后,头痛发作提前至经前2周,疼痛较前加剧。如此反复发作,1个月之内,仅有5~6天缓解期。发病时始自左侧,迅即扩散至整个头部,伴有头晕目眩、项强、心烦易怒、呕逆、乳胀等症。但经期、血量、血色等正常。舌尖红,苔薄白,脉沉细而弦。询知其母年轻时,亦曾罹患是疾。

辨证:肝郁气滞,痰瘀阻络。

立法:柔肝行气血,化痰通经活络。

方药:川芎35g、白芷10g、白芍20g、柴胡10g、茯苓10g、白术20g、香附15g、生姜10g、熟地20g。3剂。每日1剂,水煎早晚分服。同时针刺左侧风池穴,每日1次,左右轮换。

5月9日二诊:头痛明显减轻,唯仍有头晕、呕逆感,胃纳欠佳。原方加生半夏20克,3剂。停止针刺。

5月12日三诊:头痛大减,呕逆未发。继服原方3剂。

5月27日四诊:本日正值经期前7天,头痛复发,脉症如前,仅疼痛程度较轻。仍按前法,针药并施以治之。3日后,头痛止,继服原方至月经期过。

此后,嘱其每届经前10天即来院治疗,至月经过后为1个疗程。5个疗程后,头痛完全缓解,随访多年未发。

按语 此例患者经期头痛,乃因素禀阴血不足,每值经前,阴血骤下,肝失所养,疏泄失权,气滞血瘀,头部脉络滞涩,不通则痛。久痛夹痰,痰瘀交阻,故疼痛加剧,时间延长。因就诊时正值头痛发作,患者痛楚不堪,故王老急则治标,急用针刺以通经止痛。深刺左侧风池,使其酸麻感直达指端,头痛顿减。后再服用散偏汤合逍遥散加减,针药并施而愈。

治头痛,王老常用针药并施。王老认为,风池穴为治头痛之要穴,仲景亦尝用之以治太阳中风之头项痛。此穴乃手足少阳、阳维之会。少阳与厥阴相表里,故用之此例有针到痛止之效。王老治头痛也常用川芎,认为川芎乃血中之气药,功能行气开郁,配柴胡、香附,尤能加强疏肝行气活血之力。因肝郁而致头痛严重者,川芎用量宜重。

(编者按:本案例收载于董建华主编《中国现代名中医医案精华三·王德光医案》,北京出版社,1990年版。)

(八十六)痛经不孕

韩×,女,34岁,1979年3月6日初诊。

痛经14年,婚后10年未孕。自20岁即患痛经,每至月经前2天即感腰腹不适,至经行前数小时少腹绞痛,伴轻度呕逆,甚则呕吐。月经来潮伊始,症状最为剧烈,1天后痛减,3天后疼痛缓解。经血色红,夹有血块。婚后痛经如故,且婚后10年一直未孕。10余年来经多方治疗,痛经症状时重时轻,迄今未能治愈,故慕名求王老诊治。

询之该患者平素无明显不适,饮食、二便正常。诊见舌质稍红,苔薄白,脉沉弦。

辨证:肝郁气滞,兼有血瘀。

立法:疏肝理气,活血化瘀。

方药:当归15g、生地20g、桃仁10g、红花10g、甘草7g、枳壳15g、赤芍20g、柴胡10g、川芎15g、桔梗10g、牛膝15g、莪术15g、香附15g、半夏15g。于经前7日开始服用,每日1剂,水煎早晚分服,服至经行痛止,若月经过期亦停服。

3月26日二诊:按医嘱服药7日后,经行腹痛减轻,未引起呕逆,血块明显减少。但经后白带量多,脉见沉细而弦。前方中加白术20g、茯苓15g,以健脾渗湿,仍如前法服用。

9月24日三诊:4个月来痛经症状大减,经行仅轻微不适。本次月经已50余日未至,并伴有恶心呕逆,乏力头晕,脉见沉滑,苔白薄。此乃早孕征象,未予服药。

该患者此后足月正常分娩1女,至今已9岁,痛经未再复发。

按语 本例患者痛经兼有婚后不孕。据云,其夫妻双方皆进行过检查,其爱人精液验查正常,故此为女性不孕症。王老强调,临床治疗女性不孕,关键在于调经。况且该患者是以痛经为主诉就诊者,故王老针对气滞血瘀所致之痛经,而投以血府逐瘀汤加味。本案例治疗用药虽然平平,但因药证相符,服法合理,不仅10余年之痛经顽疾得愈,更可喜的是竟于6个月后受孕成胎。这是患者始料所不及者,真可谓喜出望外。由此可见,临床若能正确辨证论治,确能收功于平淡之中。

(八十七)不孕症(输卵管阻塞)

刘×,女,28岁,1989年2月28日初诊。

人工流产术后5年未孕。23岁时曾妊娠50余日,因妊娠反应严重不能耐受而行人工流产术。术后未避孕,至今已5年一直未孕。于1989年1月经妇科检查,发现双侧输卵管均阻塞,建议中医治疗,遂求王老诊治。

询之该患者经期正常,经前稍有烦躁、乳房胀痛等症,经期无明显不适。舌淡,苔薄白,脉见两尺沉略弱。

辨证:肾虚肝郁,冲任受损,痰瘀阻滞胞脉。

立法:补肾舒肝,化痰祛瘀,通调冲任。

方药:熟地20g、淫羊藿15g、补骨脂15g、女贞子15g、柴胡5g、白术15g、半夏15g、丹参

15g、路路通15g、甲珠15g、王不留行15g、桂枝10g。每日1剂,水煎早晚分服。

3月14日二诊:上方连服15剂,经前已无任何不适。乃治以化痰祛瘀、通调冲任为主。处方:黄芪15g、白术10g、半夏15g、路路通15g、王不留行15g、泽泻15g、甲珠粉5g、蜈蚣粉2g(装入胶囊,1日分3次吞服)。

4月20日三诊:上方连服30剂,因经期已过停止服药。后经妇科检查诊断为早孕。于1989年年末足月正常分娩1女婴。

按语 本例患者不孕,乃因双侧输卵管阻塞而致。王老临床善于"西为中用",用现代医学诊断扩充中医辨证的视野,将现代医学知识为中医辨证论治服务。该患者体质较好,临床无明显不适,但王老据妇科检查双侧输卵管均阻塞之所见,辨为奇经之病,因痰瘀阻滞胞脉而致,故重点使用化痰祛瘀、通调冲任之法而获愈。王老认为,甲珠配蜈蚣能破血散结、透达关窍,用王不留、路路通、半夏、泽泻等佐之,则兼能通经化痰,加之患者体质较好,无月经不调之患,故其效较速。

(八十八)痰湿恶阻(妊娠呕吐)

刘×,女,30岁,1989年2月20日初诊。

妊娠2个月,恶心呕吐,不能进食1周余。2年前妊娠时曾因严重恶阻,住院治疗无效,不得已终止妊娠。此次已怀孕2个月,妊娠恶阻程度仍较严重,饮水少许即感恶心,即使食糜粥少许亦立即吐出,1周来基本米水未进。拟入院治疗,又恐治疗无效被再次终止妊娠,况已年逾30岁未育,故而踌躇不决。后经他人介绍,求治于王老。

诊见其面色无华,双目深陷,口唇干燥,气短音微,水入即吐,呕吐物夹杂痰涎,大便8日未行。舌赤,微有黄苔,六脉滑利,略有数象。

辨证:痰湿中阻,冲气上逆。

立法:化痰利湿,降逆止呕。

方药:生半夏20g、生姜15g、茯苓20g、麦冬15g、陈皮15g、赭石50g。2剂。每日1剂,加水煎至300ml,每服少许,1日多次频频饮之。

2月22日二诊:服上方2剂后诸症未减,患者愈觉疲惫不堪,面色及舌脉无变化。考虑为病重药轻兼气阴两虚之故,故加重赭石、生半夏用量,佐以益气养阴之品。处方:生半夏50g(捣碎)、生姜25g、茯苓20g、麦冬15g、太子参30g、生赭石200g(捣细)、陈皮20g。仍煎汤300ml,服法同前。

2月25日三诊:如法服用上方3剂,呕恶明显减轻,已能进流食,半月来未通之大便得以通下,便褐色燥屎数枚。守原方再进3剂。

2月28日四诊:呕吐基本停止,饮食亦基本恢复正常,大便隔日一行,面部恢复光泽,黄苔已退,舌质正常。乃停药观察。

3月5日五诊:停药5天后前症复发,呕吐不能进食,恶心,饮水亦复吐出,患者惶惶不可终日。舌苔白,脉浮滑。询之有畏寒、微咳、头痛等症,此乃又外感风寒,肺失宣降,再次引动胃气上逆而致前症复发。法宜解表散寒、宣肺降逆。处方:葛根15g、桂枝20g、连翘10g、桑白皮15g、杷叶15g、前胡15g、生半夏40g、赭石100g、生姜25g、大枣10枚。

3剂后诸症悉除。

按语 妊娠恶阻是妇女孕后早期常出现的症状。此乃因孕后体内阴阳气血重新调整,在气机未调之际,常易发生逆气上冲之故。盖冲为血海,孕后阴血聚下养胎,冲脉气盛有上冲之势,此时若为内外诸因引动,便可挟胃气逆而上冲,发为恶阻。

本例恶阻呕吐痰涎,王老辨为痰湿中阻。但王老认为,该患者并非素有顽痰宿饮,因冲脉隶属阳明,冲脉之气未调,影响中焦脾胃之水湿运化,故化湿生痰。痰湿中阻,气失和降,越发不能遏制跃跃上逆之冲气,终至挟胃气而上冲,发为恶阻重症。王老用小半夏加茯苓汤加味,重用赭石、生半夏。方中赭石用量多至200g,而生半夏也用至50g,大大超过常规用量,况此二药皆为妊娠禁忌,但王老认为,对此重症不用重剂,则不足以降冲逆之气,因"有故无殒,亦无殒也",故可不必担心坠胎之不良反应。《大明本草》也曾载赭石能"安胎健脾,止反胃",王老重剂连用1周之久,终使胃气得降、冲气得复,病愈胎安。王老重用赭石、生半夏治疗恶阻案例甚多,未见有坠胎之弊,可见《内经》所云"有故无殒亦无殒",未虚言也。此外,妊娠恶阻严重者,常兼大便秘结。王老认为,此乃因剧烈呕吐,阴津耗伤之故。加之胃气上逆,腑气不降,故大便甚艰。此等便秘,若呕吐止、逆气降,则阴津复、腑气行而大便自通。张锡纯氏常用代赭石以降逆通便,王老治恶阻善用赭石,亦寓此意。

本例治疗的另一个特点是,证未变守法,证变则易法。初诊投方虽未效,但王老确认是证,只因病重药轻之故,故仍守其法而加大剂量;而五诊时前症复发,因舌、脉、证异,故弃其已效之方而易新法,此非有辨证论治之丰富经验,则不能如此胸有成竹,运筹帷幄。

(八十九) 阳虚恶阻(妊娠呕吐)

尚×,女,24岁,1985年5月5日初诊。

妊娠4个月,恶心、呕吐月余,近1周加重。1年前妊娠2个月时胎死腹中,至4个月因过期流产行刮宫术。现又妊娠4个月,恶心呕吐,不能进食。因频繁呕吐已疲惫不堪,诚恐再次胎死腹中,故求王老诊治。

诊见该患者神疲乏力,面色无华,腰膝酸软,畏寒肢冷,呕吐清水,大便已5日未行。舌红口苦,脉见两尺沉滑而细。

B超检查显示,胎儿发育正常,胎心正常。

辨证:脾肾两虚,气机失调,冲气上逆,胃失和降。

立法:温补脾肾,和胃降逆,佐以养血安胎。

方药:黄芪20g、党参10g、白术10g、陈皮15g、生半夏20g、生姜10g、当归10g、熟地10g、白芍20g、淫羊藿15g、枸杞20g、女贞子15g、菟丝子15g、续断15g、桂枝10g。3剂。每日1剂,水煎多次分服。

5月8日二诊:服前方后呕吐及畏寒、肢冷症状略有好转,大便通下1次,状如羊矢,便之甚艰。仍属肾阳不足,冲脉之气上攻,胃气不降之象。前方加附子15g、赭石30g(捣碎),3剂。

5月11日三诊:食欲转佳,呕吐完全缓解,仅略有恶心,但不妨碍饮食,大便基本通畅。继服前方6剂。

该患前后共服药12剂,诸症悉愈。至期足月分娩1女,母女皆无恙。

按语 本案例为妊娠恶阻又一类型。王老认为,不但脾胃虚弱、肝胃不和、痰湿阻滞等可致恶阻,肾虚也可导致恶阻的发生或加剧恶阻病势。盖冲、任、督三脉皆起于胞中,隶属于肾,肾虚失于摄纳,亦可使冲脉之气逆而上冲,引起胃失和降。此外该患者既往有死胎病史,畏寒肢冷,说明其素体阳虚,所见之舌红口苦,乃为假象。此因孕后阴血聚下养胎,机体常处于一种阴聚于下、阳亢于上的阴阳不调状态,若阳虚之体,此时易虚阳外越而生假热之象。王老抓住主症,认定其属脾肾两虚、阳气不足、冲气上逆、胃失和降之证。并认为阳气不足,胞胎失于温煦,仍有胎死之虞,加之冲脉之气挟胃气上逆,不能进食,气血无以化源,胎无所养,故在治疗时以治本为主,投以温补脾肾之剂,使胞胎得以温煦,冲脉之气得以调顺。并重用赭石、生半夏以降逆止冲,使胃气和降,呕止胎安而病愈。

中药妊娠禁忌,将赭石、附子、生半夏等都列入其内,且附子、半夏又为"十八反"之一,但王老治疗本病时用之,不仅未产生不良反应,反增降逆止呕之效,此亦《内经》所谓"有故无殒亦无殒也"。

(九十) 子淋(妊娠尿路感染)

唐×,女,26岁,1976年3月15日初诊。

妊娠3个月,尿频、尿急、尿痛。既往有尿路感染病史,此次复发,症见小便频数,窘迫涩痛,淋沥不畅,少腹胀满不适,右侧腰背酸痛,得热则减,口不渴,食纳不佳,尿色黄。舌淡,苔白中心罩黄,脉滑数,两尺无力。

尿常规:蛋白(±),红细胞(+),白细胞(+),脓细胞(++)。

辨证:肾气不足,膀胱湿热。

立法:清热解毒,利水通淋治其标;温补肾气治其本。宜先急则治标,继则标本兼治。

方药:蒲公英50g、小蓟50g、黄柏15g、萹蓄20g、乌药15g、白蔻15g、滑石20g、甘草5g。3剂。每日1剂,水煎早晚分服。

3月18日二诊:尿频已减,但仍感涩痛不畅,右侧腰部冷痛,入夜痛甚。脉象、舌苔无明显变化。前方加熟地30g、桂枝20g、附子15g,阴中求阳,温补肾气以治其本。

3月23日三诊:上方5剂后,腰痛止,淋症除。尿常规检查,除白细胞(+)外,余皆转阴,乃停药观察。

该患者停药后病情未再复发,至期正常分娩1女。

按语 本例子淋患者,乃孕前迁延而致。久淋伤肾,肾虚则湿热更易下注膀胱,以致膀胱气化不利,妊后复发。腰痛喜暖、入夜痛甚,此乃肾府失其温煦之故,肾阳虚则明矣。肾阳虚衰则膀胱气化不利,故可见尿频、窘迫。但尿道涩痛,尿黄,苔黄,脉滑数,此又为膀胱湿热标急之象。故王老急则治标,初诊始效,继则标本兼治,寒热并投而大效收功。王老认为此证为标本虚实、寒热夹杂之证,故治亦应标本兼治、寒热并投。

王老治疗本例妊娠期患者,附子用至15g。《金匮要略》虽载附子汤治疗妊娠少腹冷痛,开创妊娠用附子的先例,但自《明医别录》提出妊娠忌用附子之后,清·张路玉更进一步强调"附子坠胎为百药之长",以致后人多不敢把附子用于胎前诸证,使良药不能发挥应有作用,王老深为痛惜。王老经验,只要辨证无误,有是证用是药,附子完全可以用于妊娠期患者,绝无坠胎之弊。但又强调,若辨证有误,即使不是妊妇,也不能滥用附子,以免耗阴生热。

(九十一) 滑胎(习惯性流产)

王×,女,38岁,1976年8月5日初诊。

已婚15年,先后流产5次,此次又妊娠2个月。1962年首次妊娠4个月,因"过劳"流产,此后又受孕4次,分别自妊娠3~6个月流产。西医妇科检查正常。自第1次流产以来,曾多次经中西医保胎治疗无效,现已第6次妊娠,惧怕再次流产,故请王老诊治。

诊见该患者体质健壮,面色红润,胃纳、入眠、二便正常,无腰腹酸痛等症,但精神比较紧张。舌质淡,苔薄白,脉沉。

辨证:脾肾两虚,冲任不固。

立法:补肾健脾固冲任,养血安胎。

方药:菟丝子200g、川断80g、寄生100g、阿胶100g、熟地130g、当归50g、白术80g、杜仲80g、巴戟天80g、鹿角胶80g、大枣肉50枚、覆盆子50g、砂仁20g、枸杞80g。制成丸剂,每服10g,1日3次。嘱其服至妊娠7个月时为止。

患者遵嘱,如法服用本方所制丸剂,从未间断。足月分娩1胎2女,母女健康。1985年,二女皆入小学2年级,发育、智力皆正常。

按语 张介宾云:"安胎之法不可执,但当随证随经,因其病而药之,乃为至善。"(《景岳全书·妇人规》)本例患者身体健康,精力充沛,并无其他寒热虚实之见证,似乎无证可辨,但滑胎之本,即为虚证,法当重补其虚。因冲为血海,任主胞胎,二脉为胎儿发育之根基,冲任不伤,不致胎滑。冲任起于胞中,根之于肾,又得后天水谷精气之充养,故与脾肾相关。本例滑胎实为脾肾两虚,冲任不固,故王老将泰山盘石散、所以载丸、寿胎丸等数方合之,制成丸剂,嘱其久服,以益肾健脾固冲任、养血安胎。方中重用菟丝子、熟地、鹿角胶、枸杞等补肾之品,以安血之室而固冲任;以白术、枣肉等,健脾肾,以补血之源而养胎;用砂仁、续断者,乃遵经旨"虚者引而行之",以收通补之功。

(编者按:本案例收载于董建华主编《中国现代名中医医案精华三·王德光医案》,北京出版社,1990年版。)

(九十二) 产后身痛

隋×,女,23岁,1989年5月13日初诊。

产后身痛20日。该产妇足月正常分娩,产后3日始觉腰酸腿痛,第5日又增两肩、肘及腕、掌指等关节痛。乳汁充足,但夜间因腰痛不能转侧而影响哺乳。

诊见其面目虚浮,患肢及腰部无压痛。舌质淡红,苔薄白,脉沉细。

实验室检查:周围血象正常,抗溶血性链球菌素O在500U以下,类风湿因子(-)。

辨证:产后血虚,风寒内袭,痹阻经脉,不通则痛。

立法:益气养血,祛风散寒,温经通络,活血止痛。

方药:当归15g、黄芪50g、白术20g、牛膝15g、甘草10g、独活15g、桂枝20g、薤白10g、续断15g、附子15g、杜仲15g。5剂。每日1剂,水煎早晚分服。

5月18日二诊:药后四肢疼痛减轻,但腰痛仍无变化。仍服原方加寄生30g、防风10g、秦艽15g、川芎10g,以活血通络止痛。

6月5日三诊:服前方15剂,四肢痛明显减轻,腰痛亦较前改善,但遇天气骤变时,仍有疼痛加重趋势。治仍守前法,处方:当归15g、黄芪50g、白术20g、续断15g、寄生30g、桂枝15g、桑枝20g、附子20g、杜仲15g、独活5g、防风5g、秦艽10g。

6月20日四诊:前方服15剂后,疼痛痊愈,天气突变时亦无反应,唯仍感周身乏力,乃服原方加党参20g,以善其后。

按语 妊产耗伤气血,故产后胞脉空虚营血不足,百节开张,腠理疏松,调摄不慎极易感受风寒,使经脉痹阻而致产后身痛。黑龙江省地处北方之地,故本病是妇女产后临床常见病。中医在本病的治疗上,虽有祛风散寒、通经活络、活血祛瘀等法,但王老认为此皆为治标之法。因其病本为营血空虚,以致风寒外邪乘虚而入,故治疗应以补气养血为主,佐以适量祛风散寒之剂,共奏扶正以祛邪、祛邪而不伤正之效。本例患者所伴之腰痛,虽可因风寒阻络所致,但产后胞脉空虚,而胞脉系于肾,肾虚腰府失养,也可使腰酸重乏力。故王老又佐以益肾之品,如此,方可使营血得充,肾气得复,风寒得除,经脉得通而收功。

王老临床治疗产后身痛,常用趁痛散加减。趁痛散方出《校注妇人良方》,主治产后骨节疼痛。但王老运用时黄芪剂量加大至50g以上,这样与当归相伍,寓有当归补血汤之意,以速复空虚之荣血而复其本。此外又随证酌加杜仲、续断、寄生、附子、防风、秦艽、桑枝等,以加强益肾、温经、祛风、通络之功。王老还指出,治疗本病宜在月内,因此时气血方虚、邪气方入,正邪尚未搏结,故易于剔除之故。此即《素问·真邪离合论》所谓:"邪之新客来也,未有定处,推之则前,引之则止,逢而泻之,其病立已。"

(九十三)产后发热

于×,女,28岁,1985年1月15日初诊。

产后49日高热不退。该患者于49日前,在某院足月第1胎会阴侧切分娩,产后3日开始发热,体温为37.4~37.8℃。该院按"外感"治疗3日,病情无好转,体温升至39℃,血常规正常。又静脉滴注青霉素1000万U/日,并肌内注射庆大霉素,治疗半个月仍无效。经内科会诊,怀疑药物热所致,遂停用抗生素,每天静脉滴注维生素C、葡萄糖、盐水等,1周后体温反升至40℃。妇科又按盆腔炎治疗,改用先锋霉素静脉滴注1周,每天午前体温降至正常,午后仍升至40℃。又连续静脉滴注10日,病情无明显好转,遂停药观察6日。因病情如故毫无起色,故邀王老会诊。

询之该患者午前体温正常,自未时开始发热至40℃左右,持续到次晨卯时。身不恶寒,热退时汗出较多,口渴,口苦而干,纳差,乏力,小便黄,大便数日1次。诊见患者语声低微,不能坐起,面色淡白,消瘦,恶露已无,左下腹稍有压痛,会阴侧切口愈合良好。舌质红,苔黄而干,脉弱而数。

辨证:热恋气阴,气阴两亏。

立法:益气养阴,清热解毒。

方药:生地30g、白芍35g、黄芪40g、太子参30g、秦艽20g、鳖甲35g、地骨皮35g、柴胡20g、青蒿40g、当归15g、黄芩15g、鱼腥草40g、白花蛇舌草40g、生石膏50g、甘草10g、水牛角15g。1剂。水煎,1日分7~8次服完。

1月17日二诊:服药1剂后热退身凉,汗止。再服原方2剂。

1月21日三诊:精神转佳,体力有所恢复,胃纳较好,二便正常,苔薄而润,脉象较前有力。于前方酌减清热解毒之品。处方:生地30g、白芍35g、黄芪40g、太子参30g、秦艽20g、地骨皮35g、柴胡20g、青蒿40g、当归15g、黄芩15g、甘草10g。3剂以善,未再复热。

按语 产后之体,不仅气虚,阴血更亏,故外邪乘虚而入,除易恋于气分而外,还极易伏于阴分,以致发热缠绵难愈。此等发热,不扶气阴则无力驱邪,邪恋日久则气阴更伤,故当治以养阴益气、清热解毒。王老以秦艽鳖甲汤为主方,进行加减为用。秦艽鳖甲汤原为治风劳骨蒸潮热汗出而设,本例产后气阴两亏,久热不退,邪恋阴分,而夜热早凉、多汗体虚,已近乎劳,故以之为主方,加益气养阴之品,鼓舞正气,搜阴分之邪向外透达。加生石膏与柴胡相伍,以清透气分之热;鱼腥草、白花蛇舌草与黄芩相伍,以清解热毒。诸药相伍,水煎频服,以使之充分吸收并保持体内药效浓度。三诊后,处方不再用鳖甲,乃王老之经验。王老认为,用鳖甲退热,热退后有乏力感,故应适可而止。

(九十四)阳虚发热(人工流产术后发热)

刘×,女,37岁,1975年8月10日初诊。

人工流产术后反复发热10月余。1974年10月初,妊娠2个月行人工流产术。术后阴道流血3日自止,血量不多,无其他不适。自术后5日起发热,体温波动于37.5~38.5℃,偶有39℃时。月经于发热严重时来潮,血量及血色无异常,亦无腰腹疼痛等自觉症状。经妇科进行全面检查,无阳性体征。用激素及抗生素治疗20余日热退,8日后热势复发。自此每月发热20余日,其经过与第1次发热相同。1975年2月起,经中医治疗,用养阴清热、活血化瘀、益气健脾等法,服药百余剂,效果不显。据云,妇科医师曾考虑做子宫全切除以根治发热。因惧怕手术,特求治于王老。

该患者此次步行来诊,又已发热10余日,每日下午体温高达39℃,但身体状况及精神状态尚可。口干渴,但饮水不多,胃纳欠佳,二便正常,白带略多,但无臭味,质稀。面色正常,目赤、舌润、苔白、舌质淡,脉数(110次/分),重按无力。

辨证:冲任受伤,累及肾脾,阳气不足,虚阳外浮。

立法:补冲任,温肾阳,佐以健脾。

方药:淫羊藿20g、仙茅15g、芦巴子15g、熟地25g、枸杞20g、鹿角霜20g、附子10g、桂枝15g、菟丝子15g、续断20g、白术15g、茯苓10g。5剂。每日1剂,水煎早晚分服。

8月15日二诊:药后发热明显减轻,仅午后体温略高(37.5℃)。原方附子改为15g。10剂。

8月25日三诊:热退身安,停药观察。

9月1日四诊:停药1周后,又开始发热,体温达38℃,白带已明显减少。原方减茯苓,加党参20g。5剂。

9月6日五诊:热退。为巩固疗效,又继续服此方30剂。

本例患者前后共治疗2个月,服药50余剂,体温完全恢复正常,月经通调。观察年余,未见复发。

按语 该患者如此长期发热,尚能步行来院就诊,望之体态尚轻盈,亦无明显疲惫不堪之象。细询之,于体温升高之时,亦只感倦怠乏力,并无恶寒发热感。结合连服养阴清热剂百余服无效的治疗经过,王老认为,其病本非阴虚,元气亦未大伤,其热亦非真热。盖因冲为血海、任主胞胎,起于胞中而皆根之于肾,人工流产极易损伤冲任,继则可累及肾,阳气受损,虚阳浮越于外而生假热之象。目赤脉数虽可见于阴虚内热证中,但本例患者舌淡苔薄白、二便正常,口虽渴而不思饮,皆证其并无真热。故王老本着"热因热用"之旨,用补冲任、益肾阳之法,仿张景岳右归丸加二仙汤加减为方,治之而效。佐以健脾,乃因肾阳不足则有脾运失健之虞,加之连服养阴清热剂百余剂,更需扶其脾气以资先天。

(九十五) 小儿咳喘(小儿肺炎并药物疹)

郑×,女,2岁,1988年12月21日初诊。

咳喘发热14日,全身红色皮疹3日。患儿12日前因咳喘发热2日住某院治疗,诊断为小儿肺炎,连续静脉滴注头孢唑林10日无明显效果,遂转另一家医院治疗。该院又给静脉滴注先锋霉素(与前药批号不同),1日后全身泛起红色疹块,因怀疑麻疹而继续用药。次日全身疹块增多,融合成片。请传染病院会诊,排除麻疹后考虑药物疹。家属遂要求出院而转诊于王老。

来诊时患儿仍咳嗽,喘息,呼吸困难,两肺均可闻散在性湿啰音,体温37.8℃。颜面及周身皮肤均可见大片融合的疹块。舌质淡红,苔薄白。

辨证:外邪袭肺,风毒内发,肺失清肃。

立法:清热解毒,宣肺止咳,佐以活血祛风。

方药:鱼腥草30g、白花蛇舌草30g、桑白皮10g、前胡10g、半夏10g、麦冬10g、杏仁10g、冬花10g、紫菀10g、生地榆30g、桔梗10g、黄芩10g、枇杷叶5g、平贝10g、紫草5g、赤芍10g、蝉蜕5g、苡仁10g、防风10g。1剂。水煎2次,共煎300ml,2日量,分多次服完,以大便不稀为度。

12月24日二诊:咳喘明显好转,热已退,全身疹块开始消散,颜面开始脱屑。于上方加入丹皮5g,荆芥5g,以祛血中浮游风火。1剂,2日量,服法同前。

12月27日三诊:全身及面部疹块消散,颜面微红,咳喘已除。为巩固疗效,仍嘱服上方减半量,去紫草、蝉蜕、赤芍以善后。1剂,2日量,服法同前。

按语 该患儿病初为外邪袭肺,肺气失宣而致咳喘、发热。外邪入里化热,加之用药不当而引起风热毒邪外窜皮腠,内闭肺气,故发药物疹而咳喘益甚。本病之辨证关键在于舌未红绛、神无昏妄,故邪尚未入营血,仍在肺之气分。所以王老用经验方"鱼白桑止咳汤",清热解毒、宣肺止咳;酌加活血祛风之剂,血行风自灭,风行毒亦散。对2岁患儿,本方剂量虽有过大之嫌,但王老经验,非此等药量不能顿挫病势。只要分数次频服,掌握好每次用量,便不会产生泻下等不良反应,因此可放心服用。

(九十六) 小儿顿咳(百日咳)

孙×,女,4岁,1989年4月15日初诊。

阵发性咳嗽已30余日。患儿咳时连声不已,伴鸡鸣样吼声,痰少黏稠,咳嗽日轻夜重,面赤,流泪,面目虚浮。苔薄白,脉滑。

辨证:时邪犯肺,肺气失宣,痰气交阻,气逆而咳。

立法:宣肺祛邪,降逆止咳。

方药:鱼腥草30g、桑白皮10g、前胡10g、半夏10g、麦冬10g、五味子5g、杏仁10g、白芍15g、甘草10g、干姜10g、紫菀10g、厚朴10g、麻黄5g、桂枝10g、生地榆30g、莱菔子10g。3剂。每日1剂,水煎频服。

4月18日二诊:药后顿咳明显减轻,咯痰易出。唯久咳纳减,有时咳后伴呕吐,此乃胃失和降。前方加枳壳10g,3剂。

4月21日三诊:咳嗽基本缓解,胃纳好转。又服上方3剂,诸症痊愈。

按语 对本例顿咳患儿,王老运用小青龙加厚朴杏子汤加味治之而愈。小青龙加厚朴杏子汤为《伤寒论》治咳逆之方,具有宣肺降逆之功。但王老认为,顿咳多为时邪外感,因此治疗时应首当祛邪,故将鱼腥草、生地榆等清热解毒之品加入本方之中。王老临床经验,治疗咳嗽将鱼腥草、生地榆伍入宣肺降逆止咳药中疗效甚佳,是其自拟止咳经验方——鱼白桑止咳汤的主要成分,故本病例处方中重用之。此外,又加前胡、桑白皮、紫菀等清肃肺气,莱菔子化痰降气,诸药相伍,共奏宣肺祛邪、降逆止咳之效。王老临床运用本方治疗顿咳,多应手而效。

(九十七) 小儿鼻塞

张×,女,2个月,1988年12月10日初诊。

鼻塞半个月。患儿半个月前曾患感冒,经治疗后热退咳止,但鼻塞不通,以致哺乳困难,入眠常因鼻塞、呼吸不畅憋醒而哭闹,治疗10余日无效。

诊见其患儿指纹正常,除鼻塞、张口呼吸外,别无他症。

辨证:肺气壅塞,肺窍不畅。

立法:宣肺通窍。

治疗:①点刺迎香、印堂。②另用葱白,连须洗净捣烂成葱泥,加温(相当于皮温)后摊于布上,夜间睡前敷于囟门部,外用小儿帽子戴上,至第2天早晨取下。

患儿点刺迎香、印堂后,当即鼻通。连针2日,敷葱泥4日后痊愈。

按语 婴儿服药难,王老临床常以针代药,以外治代内治来治疗患儿,且多应手而效。本例鼻塞为出生2个月之乳儿,因感受外邪,致使肺气失宣,虽外邪已解,但肺气壅塞、肺窍未通,故鼻塞。迎香、印堂为王老临床治疗鼻病的常用穴,疗效颇佳,故当即刺之,鼻塞立通。葱白辛温,解表散寒、宣肺通窍,捣之外敷囟门,则药性循太阳、阳明经而致鼻,使肺窍得宣,故与点刺配合,治之而愈。

(九十八) 小儿偏食

肖×,女,6岁,1989年3月3日初诊。

自幼偏食。患儿几年来一直拒食肉食,家人称其为"胎里素",凡有肉馅之食品亦一律拒食,强迫食之虽不致呕吐,但影响食欲,以致厌食一切饭菜。喜食冷饮、冰点、水果之类食品。

诊见患儿营养、发育正常,除偏食外无其他症状。舌、脉正常。

辨证:脾胃失健,偏嗜成习。

立法:健运脾胃,心理纠偏。

治疗:针刺中脘、足三里(双),留针五呼。并于捻转时给予强烈暗示,使其晓之肉食之味美,并强调如不能纠正偏食必须频频针刺。

3月6日二诊:其母告之,患儿已能勉强吃包子之类肉馅食品,但不甚喜爱。又按前法针刺1次,并向患儿强调,必须能品尝出肉类之香味才能算治愈,否则还需连续针刺。

如此隔日针刺至第4次,患儿已能食菜中之肉食,并感到味美,食欲大增,遂停针。

按语 小儿偏食,为当前儿科临床常见的棘手证候,因为多由一种不良的饮食习惯所致,故非药物所能治愈。对此,家长甚为苦恼,医生亦多束手无策,虽不算严重疾患,但久之势必影响儿童的健康发育。王老运用中医传统的心理疗法,"告之以其败,语之以其善"。根据儿童惧怕针刺的心理特点,采用针刺手段作为负性刺激,配合正向语言诱导,再由家长协助加强这种暗示,使患儿由最初的强迫性进食,逐渐发展到食知其味、喜其味的自觉进食,终于纠正了患儿的不良饮食习惯。王老还强调指出,这类儿童往往因家长过于宠爱,以致零食不离口,这种不良饮食习惯,也影响儿童正常进食。治疗后嘱其家长控制儿童乱吃零食,以巩固疗效。

其次,针刺中脘、足三里,具有健运脾胃之功。中脘乃胃之募穴,为六腑之会,《针灸大成》记载能治疗"饮食不进"、"翻胃"、"气心痛"、"心膨胀"、"食饮不化"等,配以足阳明胃经之合穴足三里,助中脘以增强疗效。脾胃为后天之本,足三里健运脾胃,故古人常取此穴灸之以防病健身,因而治疗偏食症取之,有益无害。

本例患儿为单纯偏食而无他症者,临床还见同时兼有腹痛、纳呆,面色萎黄、消瘦者。王老指出,此时尚需同时服用健脾化积、消食导滞的药物,如启脾丸、保和丸之类。王老用此法配合药物曾治疗一例拒食蔬菜,即使食入一片菜叶也必呕出,并兼脐周围痛的李姓5岁男孩,连续治疗3次获愈。

(九十九)小儿尿频(小儿神经性尿频)

李×,男,4岁,1988年12月7日初诊。

尿频10日。患儿10日前曾患感冒,之后小便频数而涩痛,每10~30分钟排尿1次,但量少甚至无尿。因彻夜频繁排尿而不能入眠,曾入某医院治疗。入院时检查,尿常规无明显变化。经静脉滴注氨苄西林及口服吉他霉素治疗7日,尿痛消失,但尿频无好转。最后诊断为小儿神经性尿频,因无有效治疗方法而出院,转诊于王老处求治。

诊见患儿体温正常,食欲尚好,就诊时频频排尿并无所苦。舌淡,脉细略数。查尿常规正常。

辨证:邪扰气机,升降失调,中气下陷,膀胱失约。

立法:调理脾肾,升提固摄。

方药:黄芪10g、白术10g、升麻5g、柴胡5g、党参10g、甘草5g、当归5g、覆盆子10g、金樱子10g、桂枝10g。3剂。每日1剂,水煎少量频服。同时针刺中极穴,入针1寸,配穴太溪、照海,稍事捻转,摆动约30°,留针5呼后出针,每日1次。

患儿针毕当即排尿次数即大减,连针3日,服上方3剂后,痊愈。

按语 小儿神经性尿频,虽非大症,但由于严重干扰母子的正常休息和睡眠,因而影响母子的身心健康。本例患儿父母,已为其多日不能睡眠而疲惫不堪。该患儿病起于外感之后,因外邪干扰,气机失调,脾不能升陷而尿意频频,肾不能化气而膀胱不固,故治宜调理脾肾气机,以升提固摄。王老针药并施,运用补中益气汤减陈皮以升提中气,加覆盆子、金樱子以固摄小便,桂枝乃为温阳化气而投。王老指出,本例患儿获效的关键在于配合针刺,主穴中极乃膀胱之募,配以太溪、照海益肾以助膀胱气化。所以针药并施,气机得调,中气得升,膀胱得固,尿频则止。王老临床经常使用这种针药并施之法,治疗小儿神经性尿频。其严重的有2~3分钟即排尿1次者,经王老连续治疗7日而愈。王老尤其强调针刺中极穴的重要作用,对这类尿频,有时仅针刺此1穴就可使膀胱气机得调而愈。

（一百）小儿血瘤（海绵状血管瘤）

时×，女，3个月，1989年1月5日初诊。

头部明显肿物2个月。患儿于3个月前足月正常分娩，无产伤。近2个月其母发现患儿头皮下有一肿物，软如海绵，位于顶骨及部分枕骨、颞骨之上，形似帽状扣于头顶。就诊于某院，诊断为海绵状血管瘤，拟注入硬化剂治疗。家属恐对其女头部外形发育有影响，故未接受此疗法而转诊于王老。

诊见患儿饮乳、睡眠均正常，不哭闹，似无所苦。指纹隐约，无异常。

辨证：痰阻气血，瘀而成瘤。

立法：化痰通络，益气活血。

方药：当归3g、桃仁3g、红花2g、枳壳3g、桂枝3g、川芎2g、甲珠2g、土鳖虫2g、大贝2g、半夏2g、蜈蚣半条、全蝎1个、黄芪3g、党参2g。3剂。每日1剂，可3剂合煎成100ml，分3日服用。每剂日服10余次，并加入少许白糖，以矫其味。

家属共取药15次，每次3剂，共服药45剂。药后其头顶之帽状物日渐缩小，头皮日渐下陷，终至全消而愈。

按语 海绵状血管瘤好发于新生儿。本例患儿除头部肿物外，无其他症状，辨证之依据仅为血管瘤，因此对本例来说，辨证即辨病，辨病即辨证。王老根据肿多因血瘀气滞、痰阻之病机，治以活血祛瘀、化痰通络。因新生儿元气未充，又佐以益气之品以助祛瘀化痰之力。由于患儿家长爱子心切，能坚持给患儿服药，终于40余日将此肿物吸收、消散，免遭注入硬化剂或手术之苦。

本例系新生儿，处方中药物用量很少，甚至无法计量，且单剂煎煮不便，不得已而每3剂为一服，煎汤后3日服完。好在当时为隆冬季节，药液易保存而不腐。每日采用频服法，每次仅服3ml左右，又加糖矫味，故解决了婴儿服药难的问题，以保证坚持治疗而获效。

（王克勤　王孝莹　整理）

二、证治验案(1990~1999年)

本部分收载的是王老20世纪90年代离休之后的医案,医案的搜集和整理主要来自于王老学术继承人高鸿翼、杨桂森、崔振儒的跟师学习心得。因大部分医案已在本书"临床经验·内科杂病"中收载,此处不再重复,仅将杨桂森整理的泄泻证治验案和臌胀证治验案记载如下。

(一) 泄泻证治验案

病例一 阳虚泄泻。

吴×,女,30岁。1993年5月13日于门诊就诊。

黎明前肠鸣腹痛,随即入厕泄泻,泻后则安。腹冷喜暖,腰膝酸软,头晕乏力,食少纳呆,面色萎黄。舌淡苔白,脉沉细。

西医诊断:慢性结肠炎。

中医诊断:泄泻。

中医辨证:脾肾阳虚。

治法:温补脾肾,固肠止泻。

方药:真人养脏汤加减。诃子15g、罂粟壳15g、肉蔻10g、当归10g、肉桂20g、木香10g、白术20g、白芍50g、党参40g、黄芪35g、柴胡15g,7剂。每日1剂,水煎早晚分服。

5月20日二诊:药后肠鸣腹痛减轻,入厕急迫感改善,但仍便不成形,舌脉同前。继服前方7剂,黎明前泄泻止。

按语 本病或为饮食所伤,或未时邪所犯,总因生冷寒滞损伤脾阳,脾失健运则湿盛于内,"湿盛则濡泄",此乃"泄泻之本,无不由于脾胃也"。但脾阳根于肾阳,脾阳久虚,进而损及肾阳,以致久泻不愈。《景岳全书·泄泻》曰:"肾为胃关,开窍于二阴,所以二便之开闭,皆肾脏之所主。今肾中阳气不足,则命门火衰……阴之极盛之时,即令人洞泄不止也。"可见脾肾阳虚均能令人泄泻。王老据此以真人养脏汤为基本方,加黄芪、柴胡治之而获效。真人养脏汤方出《太平惠民和剂局方》,具有温补脾肾、涩肠固脱之功效。加柴胡、黄芪,取其调理肝脾、建中缓急之意。王老认为,本病为顽固性肠道疾病,除用药治疗外,尚需要在日常生活中注意调理,情绪要稳定,避免过劳,饮食清淡,少食高纤维素食物,切忌进食生冷等。

病例二 肝郁泄泻。

刘×,女,39岁。1992年6月9日于门诊就诊。

腹泻便溏,情绪焦虑则作。胸胁满闷,小腹胀痛,多发于左下腹部,时而上窜于全腹,偶发头痛。舌淡红苔白,脉弦细。结肠镜检查,提示结肠炎。

西医诊断:慢性结肠炎。

中医诊断:泄泻。

中医辨证:肝气乘脾,肝郁脾虚。

治法：抑肝扶脾。

方药：逍遥散合痛泻要方加味。当归15g、白芍40g、柴胡15g、茯苓15g、白术20g、甘草15g、枳壳20g、防风10g、陈皮15g、黄芪35g、川芎15g、丹皮15g，10剂。每日1剂，水煎早晚分服。

6月30日二诊：药后腹痛减轻，大便每日一行，便微溏，舌脉同前。继以前方加减：当归10g、白芍40g、柴胡15g、茯苓15g、白术20g、甘草15g、枳壳20g、防风10g、陈皮15g、黄芪35g、川芎15g、丹皮10g，7剂。服法同前。

7月7日三诊：已无明显临床症状，舌淡红苔白，脉弦细。继以补中益气汤加减善后。处方：黄芪35g、白术20g、陈皮20g、升麻10g、党参20g、柴胡15g、当归20g、茯苓15g、桂枝20g、白芍30g、甘草10g。

按语　《景岳全书·泄泻》曰："凡遇怒气便作泄泻者，必先怒时挟食，致伤脾胃，故但有所犯，即随触而发，此肝脾二脏之病也。盖以肝木克土，脾气受伤而然。"据此论述不难看出，本例为情志所伤之泄泻。因情志不遂，肝失条达，气机不畅而横逆乘脾，以致脾失健运而腹痛、泄泻。据此病机，王老选用逍遥散以疏肝行气，调理气机；配以痛泻要方以泻肝补脾，终于使其肝气条达、脾气健运而痛泻自止。三诊时痛泻虽止，但脉仍细，脾虚未复可知。此时虽然肝脾已调，但因久泻脾虚难复，故王老继以运用补中益气汤升举中阳之气，使脾气得复而疗效得以巩固。

（编者按：本文系牡丹江市中医医院主任医师、王老学术继承人杨桂森于1994年结业时提交的论文之一，编者对文字稍加修改。）

（二）臌胀证治验案

王老临床善于运用木香流气饮加减化裁治疗臌胀证，并取得比较好的疗效。兹列举典型病例二则如下。

病例一　谭×，男，65岁。1992年5月23日初诊。

腹部胀大，脘闷纳呆，神倦乏力，面黄肌瘦，小便不利。舌质紫暗而胖大，舌苔白，脉沉弦无力。血浆蛋白测定正常；B超提示肝硬化，少量腹水；心电图提示陈旧性心肌梗死。

西医诊断：肝硬化失代偿期。

中医诊断：臌胀。

中医辨证：肝郁脾虚。

治法：疏肝健脾。

方药：木香流气饮加减。党参20g、白术35g、半夏15g、陈皮15g、木香5g、桂枝25g、白芷10g、香附15g、草果10g、青皮15g、枳壳15g、莪术15g、木瓜15g、藿香15g、大腹皮15g，7剂。每日1剂，水煎早晚分服。

5月30日二诊：药后腹胀减轻，纳食渐增，余症如故。舌质紫暗苔白，脉沉弦无力。继用前方7剂，腹胀已除。

按语　臌胀一证，病因多端，证型复杂。《景岳全书·肿胀》云："此惟不善调摄，而凡七情、劳倦、饮食、房闱，一有过伤，皆能戕贼脏器，以致脾土受损，转输失职，卫气不利，清浊相混，乃成此证。"说明本病多由肝失疏泄而致脾虚，脾失健运，水湿内停。此即《内经》所云："诸湿肿满,皆属于脾。"关于对臌胀的治疗,《格致余论》告诫说:"病人苦于胀急,喜行利药,以求一时之快,不知宽得一日半日,其肿愈甚,病邪甚矣。"王老深得其旨,临床治疗臌胀选用具有疏肝理脾、调理气机、通利三焦功能的木香流气饮治之。从二诊可知,药后气机通畅,诸症缓解。

病例二 袁×,男性,65岁。1993年8月24日初诊。

腹胀按之不坚,胁下胀满而痛,纳呆嗳气,食后作胀,大便正常,小便自利。舌质淡苔白,脉弦。B超提示肝硬化,腹水(-)。

西医诊断:肝硬化代偿期。

中医诊断:臌胀。

中医辨证:肝郁气滞。

治法:疏肝理气,行气泄满。

方药:木香流气饮加减。党参20g、白术20g、半夏15g、陈皮15g、木香10g、桂枝30g、白芷20g、香附20g、草蔻20g、青皮15g、枳壳20g、厚朴15g、榔片15g、麦冬15g、木瓜15g、莪术20g、大腹皮20g,7剂。每日1剂,水煎早晚分服。

8月31日二诊:药后腹胀大减,矢气则舒,尿量增多。舌质淡苔白,脉沉弦。处方:党参20g、白术20g、半夏15g、陈皮15g、草蔻20g、白芷20g、香附20g、桂枝30g、木香10g、青皮15g、枳壳20g、厚朴15g、麦冬15g、木瓜15g、莪术20g、大腹皮20g,7剂。服法同前。药后腹胀全除。

按语 本病是由肝郁气滞,肝失疏泄,脾运不建,中焦湿阻,浊气充塞,或肝失条达,气机不畅,络气痹阻所致。《格致余论》有云:"今也七情内伤,六淫外侵,饮食不节……脾土之阴受伤,转输之官失职,胃虽受谷不能运化,故阳自升阴自降,而成天地不交之否。于斯时也,清浊相混,隧道壅塞,气化浊血瘀郁而为热。"然而B超虽未提示腹水,但脾失健运,内湿固存可知。故王老仍用木香流气饮治之。

将前后两个病例进行比较,前者为肝郁脾虚,以脾虚为主;后者为肝郁气滞,以气滞为主。二者辨之不尽相同,但均用木香流气饮治之,何也?王老勤求古训,深得其旨,认为臌胀一病,有虚有实,虚实夹杂,累及脏腑主要是肝、脾,证虽不同,但病机均为肝气郁结之后,致脾失健运,清浊相混而致。本着"见肝之病,知肝传脾,当先实其脾"的宗旨,选用木香流气饮治之,皆收到良好的疗效。

木香流气饮方出《太平惠民和剂局方》,具有调顺营卫、流通血脉、快利三焦、安和五脏之功效,因此多用于久滞痞满不通、胸膈膨胀等症。王老认为本方具有疏肝理气、益气健脾、行气活血、滋阴化湿等多种功效,凡气机不畅、肝脾不和之虚证、实证或虚实夹杂等诸证,皆可以此为基础方加减化裁用之。此二则病例,虽证不尽相同,但病因病机则一,故用一方而治之。此外,大凡肠胃功能不全或供血不足所致之腹胀、食欲不振、嗳气、便秘等也皆可用之。王老用此方,少用丁香、沉香、茯苓、甘草、木通。因二香若不是地道药材会影响疗效,木通味苦而伤胃,甘草令人中满,使用善于通调水道的赤茯苓代替茯苓。

(编者按:本文系牡丹江市中医医院主任医师、王老学术继承人杨桂森于1994年结业时提交的论文之一。编者对文字稍加修改。)

三、医案补记(2000~2013年)

(一) 阳虚恶寒

刘×,女,25岁,2001年12月25日初诊。

自述头晕、恶寒、手足不温1周,且日见加重(此前曾去哈尔滨公出受寒,回来后即开始头晕),近几日已无法上班,每日需卧床,盖两床被仍觉寒冷,稍起即头晕,入厕需家人搀扶方可。3天前曾去某医院检查血尿常规、肝功能、肾功能、心电图、胸透等,均未见异常,故给予支持疗法,静脉滴注10%葡萄糖加维生素C 2.5g,3天病情如故。故请王老诊治。

该患者平素畏寒肢冷,神疲乏力,时而头晕但不重,饮食较少,经期错后3~5天,量少色淡、质稀,小腹喜温喜按,经后常感小腹不适、腰膝酸软,多在1周后好转。家人曾嘱其治疗,均因患者拒服汤药而作罢。观其蜷卧于床,两床厚被加盖,仍无暖意。循其手足凉至肘膝,舌淡胖大,边有齿印,舌苔薄白,脉虚数。

辨证:肾阳虚衰,气血两亏。

治法:温补肾阳,益气养血。

方药:附子10g、干姜15g、川乌5g、黄芪30g、半夏15g、泽泻20g、川芎10g、白芍20g、葛根20g、寄生30g、白术10g。7剂水煎服。每日1剂,早晚温服。

2002年1月2日二诊:头晕明显好转,已能下地自主活动,恶寒感消失,唯尚感神疲乏力,手足凉。舌淡,舌体稍胖,齿痕变浅,脉沉细。此外寒已祛大半,尚有余邪未尽。当守前法,以前方加减。川乌5g、干姜5g、桂枝15g、半夏15g、泽泻20g、白芍20g、黄芪30g、川芎10g、白术10g、葛根20g、寄生30g。7剂水煎服。日1剂,早晚温服。

1月14日三诊:头晕已除,神疲乏力症减,手足已转温,纳增,已上班1周。舌淡,苔薄白,脉沉细。继以补肾健脾、益气养血,并少佐温经散寒之品以善其后。

按语 该患素体阳虚,脾阳失煦,水谷之精微化源不足,无力滋养先天。且阳虚生内寒,致使素体阴寒较重,又未予治疗。此次外寒入侵,阳虚之体无力抵御,使本已阳虚之体更伤,清阳本虚,阴寒阻隔,清阳不升故头晕严重至不能起;阳虚之体本已无力温煦,外寒入侵,阳气倍伤,故蜷卧于床,盖双被均无暖意,手足凉至肘膝;月经错后量少色淡、小腹不适、腰膝酸软等均为肾阳虚衰、气血亏虚之象,非用大热之品不能振奋阳气。方中附子、干姜、川乌乃大热之品,振奋阳气以祛除寒邪;半夏、泽泻泻阴寒之浊气,以使清阳得升;黄芪补中益气,葛根助升清阳;川芎善理血中之气助清阳之升;白芍敛阴,以佐大热之药;白术健脾以助后天化生水谷之精微,使先天得以资助;寄生补肾以强腰膝。诸药相伍,恰中肯綮,故效如鼓桴。

（二）早泄

辛×，男，30岁，2003年3月4日初诊。

早泄复发月余。数年前曾因早泄而在此诊治，用药后好转。近日由于情绪激动，郁怒未解，早泄又作。自觉胸闷，入眠差，腰膝酸软，性生活时精力不集中，大便日1~2次，尚成形。舌淡，苔薄白，脉两尺沉弦。

辨证：肝郁肾虚，精关不固。

治法：疏肝解郁，补肾固精。

方药：柴胡15g、香附20g、郁金20g、熟地35g、陈皮15g、山茱萸15g、巴戟天15g、枳壳20g、肉苁蓉15g、桂枝20g、菟丝子20g、枸杞子20g、女贞子20g、芦巴子15g、淫羊藿15g、泽泻15g、合欢皮15g、黄芩15g，14剂。每日1剂，水煎早晚温服。

3月29日二诊：药后胸闷减，腰膝酸软、早泄略有改善，但入眠仍差，乏力气短，舌脉同前。此因肝木克伐脾土，中气不足，肾气尚虚所致。当以前法，兼补中气。处方：黄芪50g、太子参15g、熟地40g、白术20g、诃子10g、女贞子15g、巴戟天15g、补骨脂15g、淫羊藿15g、锁阳15g、芦巴子15g、仙茅15g、合欢皮25g、夜交藤25g、韭菜子15g、枸杞20g、白芍35g、香附20g，14剂。服法同前。

4月9日三诊：身体较前有力，入眠好转，性生活时间已有延长。舌淡苔薄白，脉沉而稍有力。处方：黄芪50g、太子参20g、附子10g、枸杞子40g、女贞子15g、香附20g、淫羊藿15g、仙茅15g、菟丝子20g、熟地20g、合欢皮20g、夜交藤20g、柏子仁15g、锁阳15g，12剂。服法同前。

6月26日四诊：用药后因早泄症状有所改善，故停药近2个月。近日症状有所反复，入眠又差而再诊。舌淡苔白，两尺脉沉弦。继用前法，以前方加减治之。黄芪50g、太子参20g、附子10g、枸杞子40g、女贞子15g、香附20g、淫羊藿15g、仙茅15g、菟丝子20g、熟地20g、合欢皮25g、夜交藤25g、阳起石15g、柏子仁15g、锁阳15g、郁金15g、柴胡15g、鹿角片20g、麦冬15g，14剂。服法同前。

7月26日五诊：药后诸症均好转，身体轻快，舌淡苔薄白，脉弦细。于上方加减，又服14剂而愈。

（三）腰痛（腰椎骨质增生、椎间盘突出）

莫×，男，51岁。2004年3月20日初诊。

双侧腰骶部疼痛，牵及下肢达膝部，并伴有膝腘窝麻木已4月余。平素腰膝酸软，病初仅腰部疼痛，痛处喜温喜按，并逐渐向下至骶、臀，以致延及下肢至膝。自服中药"舒骨宁"，曾一度好转，外敷膏药亦觉一时轻快。但近日病情反复，用前药已无效，故求治于王老。

诊见其除腰腿痛外别无所苦，食纳佳，二便正常，睡眠尚可。直腿抬高试验（＋），心肺听诊未闻及病理性杂音，腹部平软，无包块，无压痛及反跳痛，肝脾未触及，两胁无叩痛。脉弦细，舌淡红、苔白薄。血压166/94mmHg。阅病初腰骶部X线片：L_3~L_4间隙略窄，轻度骨质增生，双侧股骨头部光滑。

否认外伤史，年前曾检查血脂、血糖，皆正常。

辨证：肝肾亏虚，寒湿阻滞。

治法：补益肝肾，祛寒除湿，益气活血，通络止痛。

方药：独活寄生汤加减。独活15g、寄生35g、秦艽15g、防风15g、细辛7g、当归15g、白芍30g、川芎20g、生地20g、桂枝20g、茯苓15g、杜仲15g、怀膝20g、党参15g、甘草10g、枸杞25g、制川乌7g、制草乌5g、伸筋草30g、穿山龙30g、黄芪35g、川断20g。7剂。每日1剂，水煎早晚分服。

3月27日二诊：服药后症状稍减，但晚间及晨起症状明显，活动后减轻。脉弦细，舌淡红，苔白薄。血压136/78mmHg。腰部CT检查提示：$L_3 \sim L_4$向后及左后膨出。加强益气活血、通经止痛，易用上中下通用痛风汤加减。黄柏15g、苍术20g、海风藤25g、桂枝20g、防己10g、威灵仙20g、桃仁15g、红花10g、龙胆草10g、羌活15g、黄芪50g、白芷20g、神曲15g、制川乌7g、制草乌5g、鸡血藤35g、伸筋草35g、延胡索20g。7剂。

4月3日三诊：药后症状减轻，麻木时间缩短。近日胃脘痞满复作。舌淡红，苔白薄，脉弦细。继以前方加减。黄柏15g、苍术15g、桂枝20g、防己10g、威灵仙20g、桃仁10g、红花10g、龙胆草10g、羌活15g、白芷20g、神曲15g、制川乌7g、制草乌5g、鸡血藤35g、延胡索20g、黄芪35g、草豆蔻50g、白术15g、枳壳20g、天南星10g、穿山龙15g。7剂。

4月10日四诊：腰腿痛及麻木基本治愈，胃脘痞胀好转。继用前方加减。麻黄10g、黄柏15g、苍术15g、桂枝20g、防己10g、威灵仙20g、桃仁10g、红花10g、龙胆草10g、羌活15g、白芷20g、神曲15g、制川乌7g、制草乌5g、鸡血藤30g、延胡索20g、黄芪40g、白术10g、天南星15g、川芎20g、青风藤20g、怀膝20g。嘱继服7剂汤药，以巩固疗效。

（四）小儿咳喘（小儿肺炎）

姚×，女，13个月，2005年1月9日初诊。患儿发热、咳喘1周，在外院静脉滴注氨苄西林、红霉素治疗，体温虽由39.2℃降至38.1℃，但咳喘未见好转，慕名请王老诊治。

诊见患儿精神委靡，双目微睁，呼吸急促。肺部听诊两肺底可闻及细小湿啰音。诊其指纹青紫已近命关。舌红苔黄白相间，脉弦细而数。

辨证：风寒袭肺，入里化热，痰热壅肺，宣降失司。

治法：清肺化痰，止咳平喘。

方药：自拟鱼白桑止咳汤加减。鱼腥草25g、白花蛇舌草25g、莱菔子15g、麻黄5g、桑白皮10g、前胡10g、半夏10g、麦冬10g、杏仁10g、桔梗10g、枇杷叶5g、款冬花5g、紫菀5g、平贝10g、黄芩10g、板蓝根15g，2剂。2日1剂，水煎，少量多次频服之，并嘱其2天后复诊。

1月13日二诊：患儿精神状态明显好转，已能坐在其母双膝上玩耍。呼吸较前平稳，听诊双肺细小湿啰音明显减少，呼吸音较粗，可闻少量痰鸣音。至此患儿病邪已去大半，故于上方减麻黄、板蓝根再投2剂，以善其后。

（五）不孕症（肝郁肾虚）

马×，女，28岁，2005年9月13日初诊。

婚后3年未孕。去年夫妻双方曾做过各项孕前检查，均未发现异常。询其月经周期为31~33天，经前烦躁易怒，乳房胀痛，经行腹痛喜按，腰酸坠胀，血色紫暗有块，块下痛减。平素腰酸乏力，稍有盗汗。舌淡紫，苔薄白，脉弦，两尺无力。曾服疏肝理气、活血化瘀中药，痛经缓解，但停药几个月后症状反复，且仍未孕，故来诊。

辨证：气滞血瘀，肾虚不孕。
治法：疏肝行气，补肾化瘀。
方药：当归15g、熟地20g、桃仁10g、红花10g、赤芍10g、香附20g、柴胡15g、枳壳20g、川芎15g、甘草10g、川断20g、寄生20g、郁金15g、怀牛膝20g、全蝎5g(研末服)、鹿角霜20g、黄芪30g，10剂。每日1剂，经前水煎早晚温服。

嘱其每月经前服用10剂，连服3个月。

12月22日二诊：症状明显好转，月经周期正常。舌淡红，脉缓，两尺已较前有力。继以补肾调经种子，处方：熟地20g、女贞子20g、枸杞子15g、鹿角霜20g、甲珠3g(研末服)、丹参25g、当归15g、黄芪30g、全蝎5g(研末服)、赤芍10g、枳壳20g、柴胡15g、川芎15g、怀牛膝20g、土鳖虫10g、甘草10g、香附20g、补骨脂15g、芦巴子10g、淫羊藿20g。

本方连服1月余停药，后告知已于2月中旬妊娠。

（六）腹泻（鼻咽非霍奇金淋巴瘤并发条件性肠炎）

王×，女，60岁。2006年5月15日初诊。

患者于2005年9月无明显诱因出现上颈部多个肿大包块，伴发热、咽痛。入院检查发现鼻咽顶壁及双侧咽隐窝菜花样肿物，经病理活检，诊断为鼻咽非霍奇金淋巴瘤ⅡB期（弥漫大B细胞型）。经放、化疗后，现肿瘤已基本控制。但近2个月来出现腹泻症状，便溏5~6次/日，医院诊断为恶性肿瘤条件性肠炎，因西药治疗无效，故慕名求治于王老。

王老诊之，见其形体消瘦，面色无华，乏力神疲，气短懒言，食少纳呆，虽溏便1日数次，但无明显腹痛。仍咽部不适，红赤微痛。肝脾未触及，腹软未扪及包块。舌淡苔白罩黄，脉弦细而数。放、化疗期间白细胞曾降至$0.8×10^9$/L，现已恢复至$4.0×10^9$/L。血压100/72mmHg。

辨证：脾胃内伤，癌毒未清。
治法：健脾祛湿，抗癌解毒。
方药：黄芪50g、白术15g、生晒参15g、当归15g、苍术15g、草豆蔻50g、白豆蔻15g、败酱草30g、莪术20g、北豆根20g、板蓝根25g、柴胡15g、猪苓15g、泽泻20g、葛根15g、甘草10g、山萸肉15g。7剂。每日1剂，水煎早晚温服。

5月22日二诊：药后仍大便日下6次，但已成软便，稍有呃逆、呕恶。咽痛有所改善，余症无明显变化。舌苔转白，脉细数。继用前方加减。黄芪50g、白术15g、生晒参15g、当归15g、丹参20g、苍术15g、草豆蔻50g、白豆蔻15g、败酱草30g、莪术20g、北豆根20g、板蓝根20g、猪苓15g、泽泻25g、藿香15g、山萸肉15g、半夏20g、生姜20g、丁香10g。7剂。

5月29日三诊：药后大便次数减少，3~4次/日，咽部红赤、疼痛及呕恶、呃逆症除。舌脉同前。调整处方：黄芪50g、鱼腥草25g、白花蛇舌草25g、丹参20g、生晒参15g、皂刺15g、大贝20g、夏枯草20g、白术25g、莪术15g、山豆根15g、藿香15g、泽泻35g、甘草10g、茯苓25g、木香10g、桂枝20g、车前子15g、半夏10g、生姜15g。14剂。

6月12日四诊：腹泻明显改善，软便2次/日，气短乏力症减，食纳增加。舌略淡红、苔薄白，脉沉细稍弦。继以前方加减：黄芪50g、鱼腥草25g、白花蛇舌草25g、丹参20g、生晒参15g、皂刺15g、大贝20g、夏枯草20g、白术25g、莪术15g、山豆根15g、藿香15g、甘草10g、茯苓25g、木香10g、桂枝20g、白蔻15g、车前子15g(包)、猪苓15g、半夏10g、生姜15。7剂。

6月26日五诊：前方7剂后，因大便基本恢复正常而自行停药。但又行化疗后溏泻复作，大便日下无度，腹部不适，有便之不尽感。饮食乏味，食少纳呆，乏力神疲。脉沉细而弦，苔白薄舌干。血压100/72mmHg。调整处方：黄芪60g、生晒参15g、皂刺15g、大贝20g、良姜10g、夏枯草20g、白术30g、莪术15g、藿香20g、甘草10g、茯苓25g、木香10g、桂枝20g、白蔻15g、车前子15g(包)、猪苓20g、半夏15g、生姜15g。7剂。

7月3日六诊：前方药后溏泻止，大便又基本恢复正常，食纳增，乏力神疲症状改善。

此后，王老经常以本方加减给该患者服用，尤其在化疗前后。患者腹泻基本控制，自觉症状明显改善。之后患者又屡次出现上呼吸道感染、口腔溃疡、腰腿疼痛等症，皆由王老用中药治愈。该患者由2005年9月发现恶性肿瘤后，带瘤生存5年余，直到2010年11月，因多次放、化疗致喉头麻痹，进食饮水呛咳，引起肺部感染而死亡。

（七）咳喘（咳嗽变异性哮喘）

张×，女，26岁。2005年6月26日初诊。

咳喘3年，每遇外感或异味刺激则发。近日因着凉而发作，咳嗽、咽痒，气短喘息而不能平卧。患病前曾有喷漆工作史，现虽已调换工作，但仍不能控制其发作。

诊见其咳嗽频频，呼吸喘促，咽痒少痰。饮食、二便正常，平时夜眠佳，但病发时喘息不得卧。舌淡红、苔白，脉稍弦数。两肺呼吸音正常，未闻及哮鸣音，心律整，心音纯，肝脾未触及。血压108/72mmHg。

辨证：外邪袭肺，肺失宣降。

治法：清肺宣降，止咳平喘。

方药：自拟鱼白桑止咳汤加减。鱼腥草40g、白花蛇舌草40g、桑白皮15g、前胡15g、半夏15g、生姜10g、杏仁15g、麦冬15g、桔梗15g、杷叶15g、冬花15g、紫菀15g、平贝15g、板蓝根20g、双花20g。7剂。每日1剂，水煎早晚分服。

同时配合"可必特"喷雾剂，1次2喷，1日3次，以缓喘息之标急。

7月3日二诊：药后喘息减轻，但咳嗽未改善，仍频频干咳，咽部痒痛。咽扁桃体红肿，颌下淋巴结肿大。鱼白桑合普济消毒饮加减。鱼腥草40g、白花蛇舌草40g、桑白皮15g、前胡15g、白果15g、牛蒡子15g、黄芩15g、黄连10g、甘草5g、桔梗15g、板蓝根35g、玄参20g、升麻15g、柴胡10g、连翘15g、陈皮10g、僵蚕15g、平贝15g、杷叶15g、杏仁15g。7剂。

7月10日三诊：药后咽部疼痛、扁桃体红肿及颌下淋巴结肿大皆消，仍稍有咽痒。喘咳症状未见继续改善，时而咯白色泡沫痰。继以鱼白桑止咳汤加减。鱼腥草50g、白花蛇舌草50g、桑白皮15g、前胡15g、半夏25g、生姜30g、杏仁15g、麦冬15g、桔梗15g、杷叶15g、冬花15g、紫菀15g、黄芩15g、莱菔子15g、平贝15g、板蓝根30g、海浮石20g。7剂。每日1剂，水煎早晚分服。配合睡前吸入"舒利迭"吸入剂1喷，口服赛庚啶4mg，以安卧入睡。

7月17日四诊：药后咳嗽减轻，气喘缓解，夜间已能安卧，一般状态明显改善，故自行停用西药。虑其久咳伤肺，故在清肺基础上酌加益气养阴之品。黄芪30g、太子参15g、沙参20g、甘草10g、杷叶15g、生石膏20g、杏仁15g、阿胶5g、麦冬15g、黑芝麻20g、桑叶15g、前胡15g、平贝15g、板蓝根35g、金银花35g、天冬15g、地龙15g。

上方服用8剂后，咳喘症状完全缓解，遂停药观察。

患者分别于2005年9月4日、2006年1月3日、2008年9月13日、2009年12月20日多次因外感来诊,但仅有轻微咳嗽,经服用一般疏风解表剂后痊愈,未再引发喘息。

(八) 脉痹(脉管炎)

李×,男,48岁,2007年12月8日初诊。

左足冷痛、足趾变白2年,长期住院用西药治疗效果不明显。现行走困难,足痛影响入眠。因久病屡治不效,患者情绪低落,郁闷不舒。来诊时王老查其跌阳脉微弱,太溪脉微,舌淡紫,苔薄白。血压154/94mmHg。

辨证:阳虚寒凝,脉络瘀阻。

治法:温阳散寒,化瘀通脉。

方药:黄芪40g、红花15g、赤芍35g、蛇床子30g、川乌5g、草乌5g、当归20g、丹参35g、土鳖虫20g、干姜20g、寄生40g、葛根15g、延胡索15g,30剂。每日1剂,水煎早晚温服。同时投与外洗方:艾叶20g、川椒20g、透骨草20g、蒲公英20g、紫花地丁20g、草乌20g、威灵仙20g,30剂。每日1剂,水煎熏洗2次。

上述内服、外洗方连用30天后,症状明显好转,疼痛基本缓解,足稍稍转暖,跌阳脉、太溪脉均已较前有力。继用上方2月余,诸症消失。

(九) 关格(尿毒症)

刘×,女,55岁,2008年4月14日初诊。

肾衰竭病史16年,无尿7年,长期住院依靠血液透析维持生命。近月来因血液透析反应严重,已改为每日2小时腹膜透析。近日2小时腹膜透析亦难坚持,因病情危重,医院已下病危通知,告知家属准备后事。其子女为延续母亲生命,多方求助无果,经他人介绍,求治于王老。

患者由家人搀扶步入诊室,行动迟缓。诊见其身体羸弱,面色苍白无华,目胞虚浮,乏力神疲,语声低微,心悸气短,咳嗽有痰,痰少略黄,食少纳呆,时有呕恶,全身不适。舌淡紫、稍胖大,舌边齿痕,苔白,脉沉细而数。

辨证:脾肾两虚,湿毒内蕴。

治法:补益脾肾,行气化毒,佐以清肺化痰。

方药:生晒参20g、白术20g、黄芪80g、陈皮15g、柴胡15g、当归15g、山萸肉20g、砂仁15g、白蔻15g、枳壳20g、杷叶15g、款冬花15g、木香15g、青皮15g、文术15g、三棱15g,7剂。每日1剂,水煎服早晚温服。

4月21日二诊:服用中药后,腹膜透析已能坚持。昨日呕逆发作,舌脉同前。前方加半夏30g、生姜20g,7剂。水煎,服法同前。

4月28日三诊:自觉身体较前舒适,呕逆止,气短乏力、咳痰心悸、胃脘不适等症略有改善。继以前方加减:生晒参20g、白术20g、黄芪90g、柴胡15g、当归15g、山萸肉20g、砂仁15g、白蔻15g、杷叶15g、冬花15g、青皮15g、陈皮15g、文术15g、三棱15g、桂枝20g,7剂。水煎,服法同前。

5月5日四诊:身体较前有力,来诊已能自行慢步步入诊室。心悸气短好转,咳嗽减轻,痰量减少,胃脘稍感不适。舌淡紫,苔白,脉仍沉而无力,但已不数。脉搏74次/分。前方又行加减:生晒参20g、白术20g、黄芪100g、柴胡15g、当归15g、山萸肉20g、砂仁15g、白蔻

15g、杷叶15g、冬花15g、灵脂15g、桂枝20g、紫菀15g,7剂。水煎,服法同前。

5月12日五诊:面色稍见改善,精神状态有所好转。继用前方,7剂。

5月20日六诊:又重新进行血液透析1周,但近日血液透析后又感不适,咽部紧束,咳少量泡沫痰,心悸,心率又增至118~200次/分。前方又行加减:生晒参20g、白术20g、黄芪80g、柴胡15g、当归15g、山萸肉20g、白蔻15g、杷叶15g、冬花15g、紫菀15g、莱菔子15g、杏仁15g、板蓝根30g。

本方加减服用至7月中旬,心率渐减至78次/分,至8月初,血液透析已能坚持3.5小时。8月末,又因血液透析不能坚持而改为腹膜透析,期间曾因心绞痛住院治疗,9月末出院,心绞痛仍间断发作。继续中药治疗发作次数渐减,腹膜透析可坚持3小时。此后又坚持服药至2009年2月。联系中断。

按语 该尿毒症患者,因无尿而诊断为关格,中医也可定为重危患者。该患者长期以来依靠透析维持生命,后因透析无法进行,故生命垂危,医院告知最多只能坚持10日。后经王老调治,配合透析,直到2009年2月已将生命延长了10月有余。之后未再联系,恐已不在人世。

(十)面痛(三叉神经痛)

付×,男,38岁。2008年9月2日。

左侧面部发作性疼痛已余年,近日加重。发作时左侧面颊部呈抽搐性电击样疼痛,可持续数秒甚至长达数十秒。曾在某医院就医,诊断为三叉神经痛(第Ⅱ支),口服卡马西平,发作严重时经封闭治疗可以缓解。近日发作频繁,疼痛加重,口服卡马西平已不能控制。因不愿多次封闭治疗,故求治于王老用中药治疗。

诊见其痛苦面容,痛作时左侧面肌痉挛,口角抽搐。舌淡红、苔薄白,脉沉而弦细。脉搏72次/分,血压140/90mmHg。高血压家族史,本人嗜酒史。

辨证:风邪上窜,瘀阻脉络。

治法:活血祛风,通络止痛。

方药:散偏汤加减。川芎40g、白芍40g、细辛10g、甘草10g、黄芪40g、丹参35g、白芷20g、葛根25g、寄生40g、连翘15g、菊花15g、石决明20g、生地40g。7剂。每日1剂,水煎早晚分服。

9月9日二诊:进服1剂后疼痛即缓解,3剂后发作基本控制,坚持服完7剂,痛未发作。停药观察。

2009年4月12日三诊:自2008年9月二诊停药观察以来,疼痛一直未发作。但今日病情复发,左侧面部又疼痛难忍。舌淡红,苔白略厚,脉沉弦细。继用前方7剂。

4月19日三诊:药后痛减。继服7剂。

7月14日四诊:三诊药后,面颊痛未在发作,故而自行停药。但今日面痛复作,以左上侧牙周围痛为主。舌淡红,苔薄白,脉弦细。前方加味。川芎50g、白芍40g、细辛10g、甘草10g、黄芪40g、丹参35g、白芷20g、葛根25g、寄生40g、连翘15g、菊花15g、石决明20g、生地40g、胆草15g、黄芩15g。7剂。

7月21日五诊:药后面痛、齿痛均缓解。为巩固疗效,继服前方7剂。

11月27日六诊:五诊药后,前症数月未发。近日气温骤降,外感风寒,鼻塞流涕,面部疼痛又有发作,但程度减轻,频率减少,持续时间缩短。舌淡红,苔薄白,脉稍弦。前方酌加疏风解表、祛寒止痛之品。川芎50g、白芍50g、细辛10g、甘草10g、黄芪40g、丹参35g、白芷20g、葛根25g、寄生35g、连翘20g、石决明20g、生地20g、钩藤20g、延胡索20g、荆芥15g、防风15、制草乌5g、制川乌5g、地龙15g。7剂。

药后诸症悉除,面痛未再发作。直到2011年春寒之时,又偶有发作,但程度较轻。经服用前方7剂后,至今未见复发。

(十一) 胸痹(隐匿型冠心病)

杨×,男,35岁,2008年12月24日初诊。

自述夜间胸闷痛1周。2周前曾因故与人发生口角,此后常觉胸闷气短、两胁胀痛,善太息,脘闷纳减,睡眠不实、多梦,精力减退。近1周来,夜间常觉胸部闷痛,牵及左肩背稍酸痛。近日夜间常因恶梦惊醒。3天前曾去某三甲医院检查:静止心电图正常,但运动试验阳性,诊断为隐匿型冠心病。投与西药扩冠药效不显,故前来要求中药治疗。

诊见舌稍淡紫,边有瘀点,苔薄白,脉弦缓。

辨证:气滞血瘀,痹阻心脉。

治法:行气化瘀、宣痹止痛。

方药:当归15g、赤芍35g、桃仁10g、红花10g、生地15g、枳壳15g、柴胡10g、川芎15g、桔梗10g、川牛膝15g、香附20g、黄芪35g、甘松15g、甘草10g,3剂。每日1剂,水煎早晚温服。

12月27日二诊:药后夜间胸部闷痛稍减,恶梦减少,但仍睡眠不实,左肩背仍酸沉,舌脉同前。继以上方加减。处方:当归15g、川芎15g、赤芍35g、桃仁10g、柴胡15g、枳壳20g、香附20g、瓜蒌15g、厚朴20g、生地15g、川牛膝15g、黄芪35g、甘松15g、甘草10g,3剂。用法同前。

12月30日三诊:两胁胀痛缓解,脘闷略减,食纳仍不多,左肩背已不酸,但夜间仍时有胸部闷痛,睡眠不实。舌淡,边有小瘀点,脉沉略弦。仍继续宣通瘀阻之心脉。处方:寄生35g、葛根15g、当归15g、生地15g、桃仁10g、红花10g、甘草10g、枳壳15g、茵陈15g、丹参20g、甘松15g,3剂。用法同前。

2009年1月6日四诊:夜间胸部闷痛明显好转,心电图运动试验转阴,睡眠较前好转,饮食已增,精力略增,舌脉同前。继服前方3剂。

1月9日五诊:近2日又因郁怒而致夜寐不佳,症状稍有反复,夜间有时又有胸闷痛感。舌淡,边有小瘀点,脉沉缓略弦。处方:寄生40g、葛根20g、泽泻20g、茵陈15g、柴胡10g、当归15、桃仁10g、红花10g、夜交藤50g、合欢花20g,3剂。

1月13日六诊:睡眠好转,夜间胸闷痛未作,但白天时有胸闷,偶觉心悸。舌淡,舌边小瘀点减少,苔薄白,脉沉缓略弦。处方:太子参30g、麦冬15g、五味子10g、当归15g、生地15g、桃仁10g、红花10g、枳壳15g、赤芍35g、柴胡10g、川芎15g、怀牛膝15g、桔梗10g,7剂。

药后诸症基本消失。王老嘱患者,要调整好情绪,少生气,遇事要冷静,不要过于激动,以免病情反复。

(十二) 痹证(腰椎、颈椎骨质增生)

刘×,女,43岁,2009年12月25日初诊。

自述腰背及颈部痛3年,近日加重。经某三甲医院CT检查,确诊为腰椎、颈椎骨质增生。曾予以腰椎、颈椎牵引、透入等治疗2月余,虽稍见好转,但近日受凉后症状又明显加重,活动受限,已卧床5天。家人曾搀扶去医院重复上述治疗无效,故请王老诊治。

见其面容愁苦,转侧需由家人协助,自述腰部、颈部均疼痛,四肢酸麻沉重。由于疼痛,活动受限,已影响入眠。舌质稍黯,苔薄白,脉沉弦。

辨证:寒湿闭阻,脉络不通。

治法:温散寒湿,通经止痛。

方药:寄生20g、秦艽15g、川乌5g、草乌5g、怀牛膝15g、木瓜15g、桂枝15g、丹参30g、青风藤30g、海风藤30g,3剂。每日1剂,水煎早晚温服。同时将药渣装袋,乘热外敷腰、颈部。

12月28二诊:腰背及颈部疼痛明显好转,已能扶床轻微活动,四肢酸麻感减轻。舌质略黯,苔薄白,脉沉略弦。效不更方,仍用前方内服、外敷,10剂。用法同前。

2010年1月12日三诊:患者自行步入诊室,自述除腰部及颈部稍感不适外,轻微活动已无大碍,要求继续服药。舌转淡红,苔薄白,脉沉略弦。仍用上方,加黄芪30g以扶正,用法同前。

2个月后,电话告知,症状完全缓解,已正常上班。

(十三) 胸胁痛(胆石症)

夏×,女,61岁,2010年12月3日初诊。

右胸背胁痛20年,加重20天。患者数日在某医院做超声检查,诊断为肝内胆管结石、胆囊结石。肝功能、肾功能、甲状腺功能正常。

该患者自觉胸闷有压痛感,倦怠乏力,饮食一般。诊见舌质稍黯,苔薄白,脉弦细。

辨证:肝胆瘀滞,久而成石。

治法:疏肝利胆,化瘀散结。

方药:白芍50g、甘草15g、延胡索20g、黄芩15g、金钱草25g、黄芪40g、枳壳20g、木香15g、香附20g、丹参35g、吴茱萸10g、白术20g、苍术15g、桂枝20g、生地25g,7剂。每日1剂,水煎早晚温服。

12月10日二诊:右胸闷压痛感略减,但仍右肩背痛,以右肩胛下为著,时有恶心欲呕。血压140/86mmHg,舌质稍黯,苔略黄,脉沉弦。此乃肝胆阻滞,肝气挟胃气上逆所致。继以原法加和胃降逆之品:白芍50g、甘草15g、延胡索20g、黄芩15g、金钱草25g、黄芪40g、枳壳20g、木香15g、香附20g、丹参35g、吴茱萸10g、白术20g、苍术15g、桂枝20g、生地25g、半夏40g、生姜30g、茯苓20g,7剂。服法同前。此外,再将药渣煎煮后取药汁热敷右肩背,每日2次。

2011年3月23日三诊:3个月前服药后,因症状缓解而未继续服药。2011年3月初胸胁痛作而入住某医院,准备做腹腔镜胆囊摘除术。但造影检查后,发现胆囊结石已排至胆管,无法行腹腔镜手术而出院。近日右胸胁背部闷痛缓解,又出现颈下痛牵及上胸部。详阅既往病历,得知其既往有桥本病史。自2011年春节后出现饮食减少、体重减轻、乏力汗出等症。舌质稍黯红,苔白,脉沉细弦。此乃肝胆瘀滞,克伐脾胃所致。法当益气健脾,疏肝化郁,理气散结。处方:黄芪40g、生晒参15g、丹参30g、柴胡15g、郁金15g、白芍30g、甘草10g、延胡索25g、黄芩15g、金钱草50g、鸡内金15g、白术15g、茯苓15g、夏枯草20g、生地25g、川楝子15g、姜半夏15g、枳壳20g、香附15g,14剂。服法同前。

4月7日四诊:药后食纳改善,汗出减少,但仍乏力倦怠,胁背仍时有隐痛。舌淡红,苔白,脉沉细弦。血压110/70mmHg。此乃脾胃之气渐复,继用前法,拟方:生晒参15g、黄芪40g、丹参30g、柴胡15g、白芍25g、枸杞20g、延胡索20g、川楝子15g、生地25g、熟地25g、郁金15g、金钱草50g、甘草10g、姜半夏15g、茯苓15g、枳壳20g、鸡内金15g,7剂。服法同前。

10月26日五诊:自述半年前因服药后症状好转,而未再继续服药。近日又觉右胁背胀闷不适,隐隐而痛,咽中时有噎塞感。昨日腹部彩超检查:肝内胆管结石(3mm×3mm),胆囊及胆管结石未见,胆囊收缩功能不全,右肾囊肿(20mm×16mm);甲状腺彩超:回声不均伴右叶实性结节(4mm×2mm)。舌淡红,苔白,脉沉细。血压142/90mmHg。继以疏肝利胆化郁、降气消痰散结。处方:柴胡15g、白芍20g、川楝子15g、青皮15g、厚朴15g、延胡索20g、香附20g、郁金15g、茯苓15g、金钱草30g、桔梗15g、麦冬15g、杏仁15g、莪术15g,7剂。服法同前。

11月15日六诊:咽部噎塞感已不明显,右胁胀减,背部时而隐痛,近日胃脘略感不适,饮食未减。舌淡,脉沉细。处方:柴胡15g、白芍50g、川楝子20g、枳壳25g、青皮15g、延胡索20g、香附20g、郁金20g、甘草15g、金钱草35g、海螵蛸20g、半夏25g、生姜20g、厚朴15g、丁香10g、陈皮15g、木香15g、桂枝20g、莪术15g,7剂。服法同前。

药后胃脘不适症除,于前方酌减海螵蛸、桂枝、丁香、木香等,加丹参30g,并在此方基础上加减,又间断服药3月余,诸症明显缓解。复查超声,肝内胆管结石已明显缩小。

(十四) 不孕症(输卵管阻塞)

林×,女,35岁,2011年7月20日初诊。

人工流产术后7年未孕。该患者7年前因工作压力大,1年内先后做人工流产2次,此后未避孕一直未再受孕。前几年尚未介意,近几年求子心切,却仍未怀孕。2010年秋在市妇产医院检查,发现双侧输卵管阻塞,伴左侧输卵管伞端积水,曾通液治疗4次无效,患者因不能耐受拒绝再次治疗。此后又在某中医院治疗3个月无明显效果,慕名前来请王老诊治。

询之患者月经周期正常,经期腰腹稍有酸胀感,血色紫暗。平素带下量多,色微黄有味,月经前后尤多,偶有小腹不适。舌质淡红稍暗,苔稍黄腻,脉略滑。

辨证:湿热下注、胞脉瘀阻。

治法:首当清利湿热,继以祛瘀通脉。

方药:苍术20g、柴胡15g、土茯苓50g、半夏20g、白芍20g、党参20g、陈皮15g、甘草5g、蚤休20g、木通10g,7剂。每日1剂,水煎早晚温服。

7月27日二诊:药后带下减少,仍稍黄。舌质同前,舌苔稍退,脉略滑缓。继以清利湿热为主。处方:白术40g、黄柏20g、白花蛇舌草50g、土茯苓50g、蚤休20g、苍术20g、柴胡15g、陈皮15g、党参20g、木通10g,10剂。水煎,服法同前。

8月19日三诊:药后于8月7日月经来潮,月经前后带下明显减少,色淡无味,且经期未觉不适。舌淡稍暗,苔薄白,脉沉缓。湿热已清,继以祛瘀通脉为主,佐以温阳补肾。处方:丹参20g、当归15g、红花10g、刘寄奴20g、熟地20g、土鳖虫10g、鹿角霜20g、菟丝子30g、黄芪20g、半夏20g、全蝎5g(研末服)、桂枝20g、甲珠3g(研末服)、覆盆子15g、山茱萸15g、女贞子15g,10剂。水煎,服法同前。

9月2日四诊:药后无明显不适,带下不多,色淡,小腹不适感已无。舌质淡稍暗,脉沉缓。继用上方加减。处方:丹参20g、当归15g、红花10g、刘寄奴20g、熟地20g、土鳖虫10g、鹿角霜20g、菟丝子30g、黄芪20g、芦巴子15g、全蝎5g(研末服)、淫羊藿20g、甲珠3g(研末服)、覆盆子15g、锁阳10g、女贞子15g,20剂。水煎,服法同前。

9月25日五诊:9月6日月经来潮,本次月经前后带下稍多,略黄,经期小腹稍有酸坠感。此乃湿热之邪未尽所致,应当在祛瘀通脉的同时,再佐以清利湿热之品。处方:丹参25g、当归15g、红花10g、土鳖虫10g、蚤休20g、白花蛇舌草40g、黄柏15g、刘寄奴20g、甲珠3g(研末服)、全蝎5g(研末服)、苍术20g、土茯苓40g、木通10g、柴胡15g,10剂。水煎,服法同前。

10月16日六诊:10月4日行经,月经前后症状好转,经期已无不适,带下色淡,不多,乃于上方加减。处方:丹参25g、当归15g、黄芪25g、土鳖虫10g、全蝎5g(研末服)、蚤休20g、土茯苓30g、淫羊藿15g、菟丝子25g、刘寄奴15g、甲珠3g(研末服)、鹿角霜20g、女贞子15g、熟地20g、红花10g、芦巴子10g、川芎15g、香附20g、白术20g、鱼腥草30g,10剂。此后在本方基础上酌情加减,又连服2个月,建议其再去做输卵管造影检查,患者惧怕疼痛未去,嘱其停药观察。

该患者于2012年1月妊娠,后足月顺产1名女婴,母女平安。

(十五) 呕吐

李×,女,28岁。2011年12月16日初诊。

呕吐年余。自怀孕后胃脘不适,时而呃逆、呕吐,呕吐多发于餐后。现产后已6月余,呕吐仍时发作,经西医多项检查,未见明显异常,服用西药效果不明显。近日症状加重,故请王老诊治。

诊见其乏力神疲,恶心欲呕,伴有泛酸烧心、脘腹下坠感。舌淡苔白,脉沉细。

辨证:脾胃虚弱,升降失调。

治法:调补脾胃,降逆止呕。

方药:四君子合小半夏汤加减。生晒参20g、白术35g、生半夏40g、生姜30g、代赭石40g、海螵蛸20g、白及20g、枳壳20g、甘草10g。7剂。每日1剂,水煎频频温服,以不呕出为度。

12月23日二诊:药后呕吐止,泛酸烧心症除,乏力神疲、脘腹下坠感明显改善。继服六君子汤7剂,并嘱其饮食调养善后。

(十六) 头痛(高血压、脑动脉硬化)

孙×,男,41岁。2012年3月11日初诊。

头痛、头晕多年,近日加重。既往高血压病史10余年,以往曾服用过复方利血平、氨苯蝶啶、硝苯地平片等降压药,但血压控制不佳,头痛、头晕症状未减。月前于某医院就医,改服氨氯地平5mg、缬沙坦80mg/d,但血压仍时而高达170/110mmHg。因近日头痛、头晕症状加重,血压居高不下,慕名求王老诊治。

诊见其形体稍胖,面色微红,头胀痛而昏沉,心烦易怒,夜寐不佳,偶发心悸。舌略暗红,苔白稍厚腻,脉沉弦有力。血压180/118mmHg。

辨证：风阳上扰，痰瘀阻络。

治法：息风潜阳，通络止痛。

方药：川芎55g、白芍50g、细辛10g、甘草10g、白术20g、珍珠母30g、水牛角20g、天麻15g、生半夏20g、生姜15g、黄芪30g、丹参35g、菊花15g、枸杞30g、枳壳20g、木香15g。7剂。每日1剂，水煎早晚分服。

嘱其仍同时口服缬沙坦80mg、氨氯地平5mg，每日1次。注意观察血压变化，并检查肝功能、肾功能、血脂、血糖。

3月18日二诊：药后头痛、头晕减轻，精神状态改善，夜寐有所好转，血压降至140/92mmHg。舌稍暗红，苔白转薄，脉虽仍沉弦，但较前缓和。生化检查，肝功能、肾功能、血糖均正常，血脂TG、CH虽正常，但HDL 1.15mmol/L↓、LDL 3.34mmol/L↑。继服前方减水牛角，加葛根25g，7剂。同时口服缬沙坦、氨氯地平，用量、用法同前。

3月25日三诊：头痛、头晕、心烦易怒诸症皆除，睡眠明显好转，血压128/86mmHg。舌淡红稍暗，苔薄白，脉稍弦。继守前方加减。川芎30g、白芍30g、细辛5g、甘草10g、白术15g、珍珠母30g、天麻15g、生半夏15g、生姜15g、黄芪30g、丹参30g、菊花15g、枸杞20g、枳壳15g、葛根25g、泽泻20g。7剂。停服氨氯地平，继服缬沙坦80mg/d，以稳定血压。

4月1日四诊：一般状态佳，头痛头晕未作，停服氨氯地平后，血压仍稳定在正常范围。舌淡红，苔薄白，脉稍弦。

4月8日五诊：继服前方7剂后血脂复查，全部指标皆为正常，血压稳定。停服中药，嘱其继续口服缬沙坦80mg/d，以控制血压。

（十七）求嗣

迟×，女，37岁，2012年4月27日初诊。

先后早孕胚亡2次，自然流产1次。婚后2年，月经正常，曾怀孕3次，前2次均于早孕期胚亡刮宫，第3次孕后40余天，于2012年1月自然流产，末次月经日期为3月29日。曾于2011年11月在某市妇产医院化验检查：单纯疱疹IgG 27.2(+)、IgM 1.23(+)；抗精子抗体IgM(−)、IgA(−)、IgG(−)；抗子宫内膜抗体IgM(−)、IgG(−)；CA-125 19.83μg/L；FSH 10.95U/L、TH 5.84μg/dl、PRL 15.46ng/ml、T 0.41ng/ml、E_2 59pg/ml；TSH 2.20mU/L。求嗣心切，慕名请王老诊治。

询之患者平素乏力困倦，腰腹皆冷。诊见身体较胖，舌质稍黯，苔薄白，脉沉细。

辨证：肾虚精亏，寒凝胞宫，胞脉瘀阻。

治法：补肾填精，温宫散寒，活血祛瘀。

方药：小茴香15g、延胡索20g、没药10g、川芎20g、当归15g、干姜15g、肉桂10g、赤芍15g、蒲黄15g、五灵脂20g、菟丝子25g、川断25g、寄生25g、黄芪40g、丹参40g，7剂。每日1剂，水煎早晚温服。

5月4日二诊：月经逾期4天未行，自测HCG(+)，腰腹冷稍减。舌淡苔白，脉沉细略滑。患者已孕，寒瘀祛半，当以补肾益气摄胎为主。处方：菟丝子25g、川断20g、寄生20g、枸杞20g、沙苑子20g、黄芪50g、女贞子20g、熟地40g、陈皮15g、山药30g，7剂。服法同前。

5月11日三诊：昨日市妇产医院验血β-HCG，达8289U/L、孕酮21.71 ng/ml、雌二醇325 pg/ml。自觉身体舒适，乳房略胀，舌脉同前。继服前方7剂。

5月18日四诊：近日患者自觉乏力、倦怠，小腹有下坠感。舌淡红，苔薄白，脉沉细滑。此属肾虚无力摄胎，当以前方加白术20g，续断、寄生各增至30g。7剂水煎服。

5月25日五诊：5日前检查，孕酮>40.60ng/ml，雌二醇1130pg/ml；B超为宫内早孕，可见心管搏动；多发子宫肌瘤。药后小腹下坠感减轻，略感腰酸，时有泛酸呕恶感。舌淡苔白，脉沉滑。仍继以补肾安胎为主。处方：菟丝子25g、川断25g、寄生25g、阿胶15g、枸杞子30g、生地20g、陈皮15g、枳壳10g、黄芩10g、覆盆子15g、砂仁10g、白术20，14剂。水煎，服法同前。

6月8日六诊：1周前检验：孕酮37.13ng/ml、雌二醇2907pg/ml。身体已无不适，舌脉同前。前方加沙苑子15g、丹参20g、黄芪20g，14剂。水煎，服法同前。

6月22日七诊：已孕11周。近日胃脘不适，又有呕恶泛酸，舌淡、白苔满布，脉滑。继予菟丝子25g、川断15g、寄生20g、枸杞30g、陈皮15g、枳壳20g、黄芪30g、海螵蛸15g、砂仁15g、白术20g，14剂。水煎，服法同前。

7月6日八诊：已孕13周。前症均明显好转，舌淡，满布白苔已退，脉滑。继服前方14剂。嘱其服完中药后如无不适，可停药观察。

2013年1月家人告知，该患者已足月产下一名健康男婴，母子平安。

（十八）男子不育（弱精症）

赵×，男，31岁。2012年8月11日初诊。

婚后2年未育。2010年8月结婚，婚后夫妻和睦，性生活正常，未避孕，但配偶2年未孕，经妇科检查未发现异常。患者近日于大连市某妇产医院进行精液检查，结果：精子密度19.1×10^6/ml；精子活力a级5.7%、b级14.1%，a+b=19.8%（<50%）。诊断为弱精症，前来请王老诊治。

诊见其体型稍胖，面色㿠白，腰酸乏力，足冷不耐寒，饮食、二便正常。舌淡红略暗，苔薄白，脉沉细。无烟酒不良嗜好。

辨证：脾肾两虚，精冷不育。

治法：温补脾肾，益气助精。

方药：金匮肾气丸加减。熟地35g、山药15g、山萸15g、泽泻15g、丹皮15g、茯苓10g、黄芪35g、沙苑子20g、白术20g、桃仁15g、红花15g、肉桂10g。7剂。每日1剂，水煎早晚分服。

8月17日二诊：药后腰酸乏力稍有改善，余无明显变化。继服前方14剂。

9月6日三诊：近日气候转凉，足冷畏寒症状有所加重，房事有所力不从心。舌淡红略胖大，脉沉细。前方加重温补肾阳之品。熟地40g、山药15g、山萸15g、泽泻20g、丹皮15g、茯苓15g、黄芪40g、沙苑子15g、白术20g、桃仁15g、红花15g、肉桂10g、补骨脂20g、仙灵脾15g、仙茅15g、甘草5g。14剂。

9月20日四诊：药后足冷畏寒症减，腰酸乏力症除，房事明显改善。舌淡红，苔薄白，脉沉细稍弦。继服前方14剂后。

10月4日五诊：药后诸症悉除，自觉精力旺盛。改服金匮肾气丸，每次1丸，早晚各服1次，连服3周。嘱其药后复查精液分析。

10月27日六诊：一般状态佳。精液检查结果，精子密度增加至27.8×10^6/ml；精子活力a级21.9%、b级32.4%，a+b提高至54.3%（>50%），已达正常水平（>50%）。为巩固疗效,继服前方14剂后,再停药观察。

该患者停药后,其配偶于2012年年末妊娠,2013年9月23日足月顺产一名健康男婴。

(十九) 男子不育(少精弱精症)

沙×,男,37岁,2012年9月14日初诊。

婚后3年未育,平素时有腰酸,睾丸偶有坠胀感,有时略感乏力,女方检查正常。3日前曾于某院超声检查:双侧附睾头囊肿,左侧精索静脉宽1.5mm,右侧精索静脉宽1.7mm。精液分析:精子活力仅1%(PR向前运动精子率1%、PR向前运动精子数0.90M),形态正常精子率仅2%。诊断为少精弱精症,转请中医治疗。

诊见舌淡略紫、苔白,脉沉而两尺弱。

辨证:肾虚夹瘀。

治法:益肾养精,温阳通络。

方药:首乌20g、熟地35g、菟丝子20g、沙苑子20g、枸杞子40g、补骨脂20g、桃仁15g、红花15g、郁金15g、鹿角胶15g(烊化),7剂。每日1剂,水煎早晚温服。

9月22日二诊:前方药后,又于9月21日自行去中国医科大学附属盛京医院(沈阳)做精液分析,结果:精子密度为$1.4×10^6$/ml;被检精子数21个,其中a级1个、b级1个、c级1个、d级18个;精子活率14.29%(>60%);精子活力a+b级为9.52%。舌、脉同前。告其补肾养精尚需时日,需耐心服药方可奏效。处方:首乌20g、熟地35g、山茱萸20g、菟丝子20g、沙苑子20g、枸杞40g、补骨脂20g、淫羊藿20g、仙茅15g、三棱15g、莪术20g、丹皮15g、甘草5g、韭菜子15g、阳起石15g、鹿角胶15g(烊化),7剂。服法同前。

9月29日三诊:自述无明显变化,诊其舌、脉同前。处方:熟地20g、首乌35g、山茱萸20g、菟丝子20g、沙苑子20g、枸杞40g、补骨脂20g、淫羊藿20g、仙茅15g、三棱15g、莪术20g、丹皮15g、甘草5g、韭菜子15g、鹿角胶15g(烊化),7剂。服法同前。

10月14日四诊:腰酸减,工作劳累后偶有乏力,睾丸坠胀感已明显改善。舌淡、苔薄白,脉沉但尺脉已较前稍有力。处方:首乌15g、熟地35g、山茱萸20g、菟丝子20g、沙苑子20g、枸杞子40g、补骨脂20g、淫羊藿20g、仙茅15g、三棱15g、莪术20g、丹皮15g、甘草5g、韭菜子15g、鹿角胶15g(烊化),6剂。服法同前。

10月20日五诊:自述身体舒适,前症已基本消失。10月18日又自行在中国医科大学附属盛京医院(沈阳)做精液分析:精子密度$4.4×10^6$/ml;被检精子数65个,其中a级5个、b级13个、c级2个、d级45个;精子活率30.77%;精子活力a+b级为27.69%。结果各项指标均有提升。舌淡红,苔薄白,脉沉缓但较前有力。此乃肾精渐充,精室脉络瘀滞渐除,精血得以新生之故。继投以:熟地35g、山茱萸20g、枸杞子40g、首乌15g、菟丝子20g、淫羊藿20g、沙苑子20g、补骨脂20g、丹皮15g、韭菜子15g、仙茅15g、三棱15g、莪术20g、甘草5g、鹿角胶15g(烊化),14剂。服法同前。

11月4日六诊:身体已无不适,舌淡苔薄白,脉略沉缓。续服前方14剂。

12月10日电话告知:12月9日又去盛京医院做精液分析,各项指标均又提升,但尚未达到正常。此后患者因故中断服药。

(二十) 热入血室

刘×,女,38岁,2012年12月26日初诊。

自述每于经前10余日即开始感冒,低热,经后方能缓解,已10年。该患者10年前经前曾患重感冒,寒热往来,高热持续5天才退。此后每到经前均患感冒,多方治疗无效。平素畏寒肢冷,小腹凉,经期错后7~10天,经行腹痛,喜温喜按,经行不畅,色淡有块,乏力气短,纳少,舌淡边略紫,脉沉细略弦。

辨证:热入血室,余邪未尽,虚寒夹瘀。

治法:经前清解余邪,佐以温经散寒,化瘀止痛。

方药:连翘15g、桂枝15g、半夏15g、葛根15g、木香10g、甘草10g、桔梗15g、紫苏10g、人参10g、干姜10g、延胡索20g、赤芍15g、五灵脂10g、蒲黄10g、当归15g、川芎10g。水煎,于经前2周服用。每日1剂,早晚温服,连服2周。

2013年2月10日二诊:该患者于1月4日开始服药,连服13剂,于2月1日行经。自述仅经前3天略有感冒症状,但未有低热,经期腹痛明显好转,血块很少,小腹凉好转,畏寒肢冷稍减。效不更方,仍予前方14剂,嘱其下月经前2周服用。

3月16日三诊:本次月经33天即行,故药仅服9剂,但经前感冒低热未作,经行腹痛基本缓解,手足稍温,畏寒明显减轻。此余邪渐解,寒邪渐散,嘱其下月经前继服前方,经前10天服用。

同年11月携其母来诊,谢王老将其10年顽疾治愈,未再复发。

按语 本证乃当年热入血室,血热互结之证。当时虽已清解,但余邪未尽,以致每于经前仍有感冒低热之证复发。加之平素体虚,阳气不足故畏寒肢冷,经期错后;下焦虚寒,虚寒夹瘀,故经行腹痛,经血不畅,色淡有瘀块。王老所处之方,乃参苏饮合少腹逐瘀汤加减。参苏饮本为虚人外感所设,该患者素体亏虚,余邪难清,故以本方予以清解;少腹逐瘀汤温经散寒,活血化瘀,即可散寒化瘀,又可助血室之血结消散,以助余邪之清解,故于方中去前胡、陈皮、没药,枳壳改为连翘,肉桂改为桂枝,并去小茴香之香窜。

(二十一) 流火(丹毒)

李×,女,50岁,2013年8月19日初诊。

7年前下肢曾患丹毒,经治疗后好转。近日因脚气感染而致病情复发,左小腿皮肤发红,肿胀热痛,活动后疼痛加重。

诊见身体肥胖,下肢粗壮,左小腿下部皮肤红如涂丹,稍突起而边界清楚,伴有身热、便秘。舌稍红、苔稍厚而黄白相间,脉沉弦稍数。丹毒发于下肢者名曰流火,此为是症。

辨证:素体痰湿内蕴,复感火毒下注。

治法:清热解毒,化瘀消丹。

方药:连翘20g、黄芩20g、生石膏50g、山栀子20g、防风15g、大黄15g、芒硝25g(冲服)、荆芥15g、生麻黄10g、赤芍20g、甘草15g、桔梗20g、川芎25g、当归20g、滑石30g、薄荷15g、白术20g、怀膝30g,7剂。每日1剂,水煎早晚分服。

8月23日二诊:前方仅服4日,因要外出故提前来诊。药后热退便通,下肢红肿胀痛稍有改善。前方加鸡血藤30g,携14剂外出,继续服用。

9月13日三诊:外出归来。旅途劳顿不仅未见病情加重,其左小腿红肿疼痛却明显减轻,自觉身体轻快。继服前方,14剂。

9月28日四诊:因近日工作忙不能前来就诊,家人代诊告知药后经过良好,病已去大半。继用前方,7 剂。

10 月 5 日四诊:下肢病灶全消,仅病变处皮肤稍有浅黑印迹。经月余治疗,体重已减 5kg,自觉身体较前轻快很多。停药观察,嘱其少食肥甘之品,加强运动锻炼,预防脚气感染。

按语 王老方中重用芒硝下火毒。本例患者所用芒硝,每剂 25g,前后共用达 1050g 之多,但并未发生腹泻等不良反应。询之何故? 王老曰:"此亦《内经》所云:有故无殒亦无殒也。"

(二十二) 神经性头痛

初×,女,60 岁,2013 年 8 月 24 日初诊。

头痛年余,呈阵发性发作,以左侧为主。每次发作需数日方能缓解,但仍头晕、周身不适,3~5 日后又再次发作。数年前曾患甲亢,已治愈。年前心电图检查:完全性右束支阻滞。平素血压偏低,血常规检查:白细胞 $3.4×10^9$/L,服地榆生白片无效。

询之乏力气短,口干渴不欲饮,食欲不振,尿频。观其身体瘦弱,神态疲惫,语音低微,少气懒言。舌淡略暗,苔白,脉沉细。血压 112/76mmHg。

辨证:气虚血瘀,清窍络阻。

治法:益气活血,通络祛痛。

方药:黄芪 50g、川芎 50g、白芍 40g、细辛 10g、菊花 15g、连翘 20g、蔓荆子 15g、丹参 35g、生地 35g、生牡蛎 50g、草蔻 35g、覆盆子 20g、金樱子 20g、延胡索 20g,7 剂。每日 1 剂,水煎早晚分服。

9 月 2 日二诊:头痛减轻,口干、乏力稍减,食欲略增。舌淡,苔白罩黄,脉沉细。继以前方加瓜蒌 30g、薤白 20g,以振奋心阳,加强通络之力。7 剂,水煎服。

9 月 8 日三诊:药后头痛若失,食欲增加,乏力倦怠全无,自觉身体轻快。日前化验检查,空腹血糖 5.61mmol/L、总胆固醇 5.08mmol/L、三酰甘油 0.73mmol/L、高密度脂蛋白胆固醇 1.47mmol/L,以上各项指标皆正常,仅低密度脂蛋白胆固醇 3.36mmol/L↑,白细胞仍未恢复正常。继服前方 14 剂。

9 月 25 日四诊:头痛未发,自觉病症全无,身体轻快。为巩固疗效,于前方加钩藤 20g,再服 14 剂。药后复查,低密度脂蛋白胆固醇、白细胞皆恢复正常。

(二十三) 妊娠恶阻

汪×,女,31 岁,2013 年 10 月 29 日初诊。

妊娠 63 天,呕吐 20 余天,近 1 周加重。晨起症状稍缓解,可少量饮水,但午后食水不能进。

诊见形体消瘦,精神疲惫,时掩口鼻呕恶。面色㿠白无华,舌淡、苔薄白,脉沉细。

辨证:平素脾胃虚弱,孕后冲气挟胃气上逆。

治法:健脾益气,和胃降逆。

方药:黄芪 35g、白术 25g、陈皮 15g、枳壳 15g、黄芩 15g、生半夏 40g、生姜 40g、代赭石 35g,3 剂。每日 1 剂,水煎频频饮之。

2 日后家人告知,患者仅服药 1 剂呕吐即止,已能进少量食水。嘱其将药服完,如未再呕吐即可停药观察,并要注意饮食调养。